Phoebe Lapine

SIBO

Wenn der Darm in Aufruhr ist

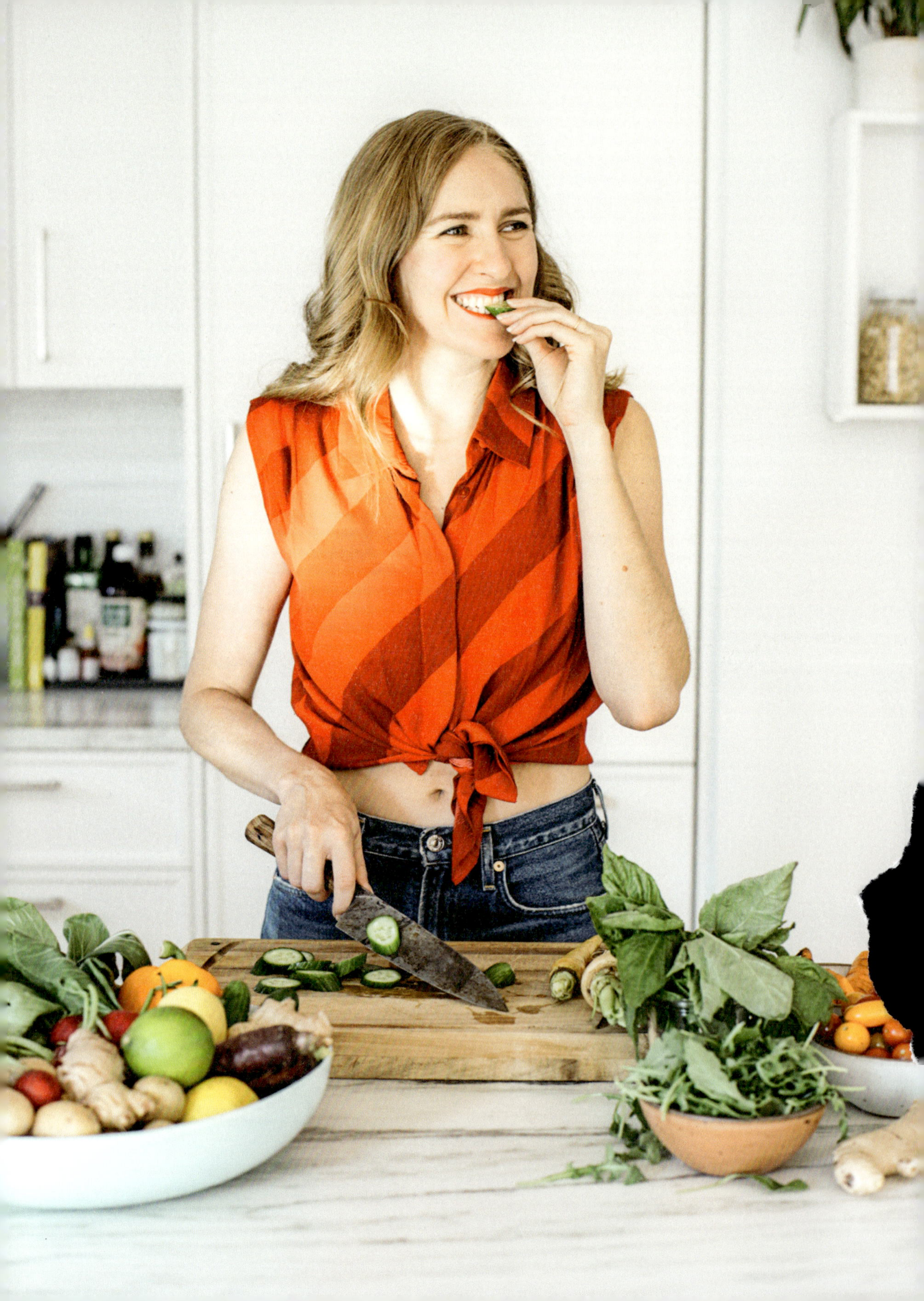

Phoebe Lapine

SIBO
WENN DER DARM IN AUFRUHR IST

Die richtige Behandlungsstrategie bei Dünndarmfehlbesiedelung und Reizdarm

Aus dem Englischen übersetzt
von Rotraud Oechsler

VAK Verlags GmbH
Kirchzarten bei Freiburg

Hinweise des Verlags
Dieses Buch dient der Information über Möglichkeiten der Gesundheitsvorsorge. Wer sie anwendet, tut dies in eigener Verantwortung. Autorin und Verlag beabsichtigen nicht, Diagnosen zu stellen oder Therapieempfehlungen zu geben. Die hier vorgestellten Vorgehensweisen sind nicht als Ersatz für professionelle Behandlung bei ernsthaften Beschwerden zu verstehen.

Titel der Originalausgabe: *SIBO Made Simple*
ISBN der Originalausgabe: 978-0-306-84616-8

Verlag und Autorin haben sich um eine geschlechtergerechte Sprache bemüht.
Alle Angaben beziehen sich selbstverständlich auf Angehörige aller Geschlechter.

Bibliografische Information der Deutschen Nationalbibliothek
Die Deutsche Nationalbibliothek verzeichnet diese Publikation in der Deutschen Nationalbibliografie; detaillierte bibliografische Daten sind im Internet über http://dnb.d-nb.de abrufbar.

VAK Verlags GmbH
Eschbachstraße 5
79199 Kirchzarten
Deutschland
www.vakverlag.de

3. Auflage 2024

Übersetzung: Rotraud Oechsler
Lektorat: Nadine Britsch
Fotos: Haley Hunt Davis
Satz: Goar Engeländer, Paderborn
Umschlag: Agentur Guter Punkt, München, unter Verwendung eines Fotos von Haley Hunt Davis
Druck: Himmer GmbH, Augsburg
Printed in Germany
ISBN: 978-3-86731-246-2

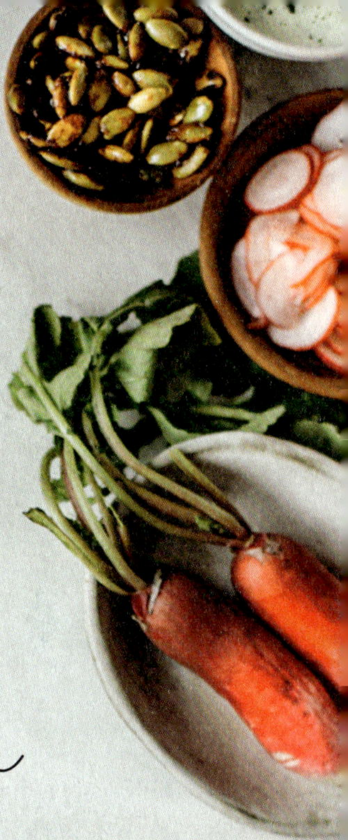

Für alle meine SIBO-Amigos und

die Schar der chronisch Kranken

Euer Darm liegt mir sehr am Herzen

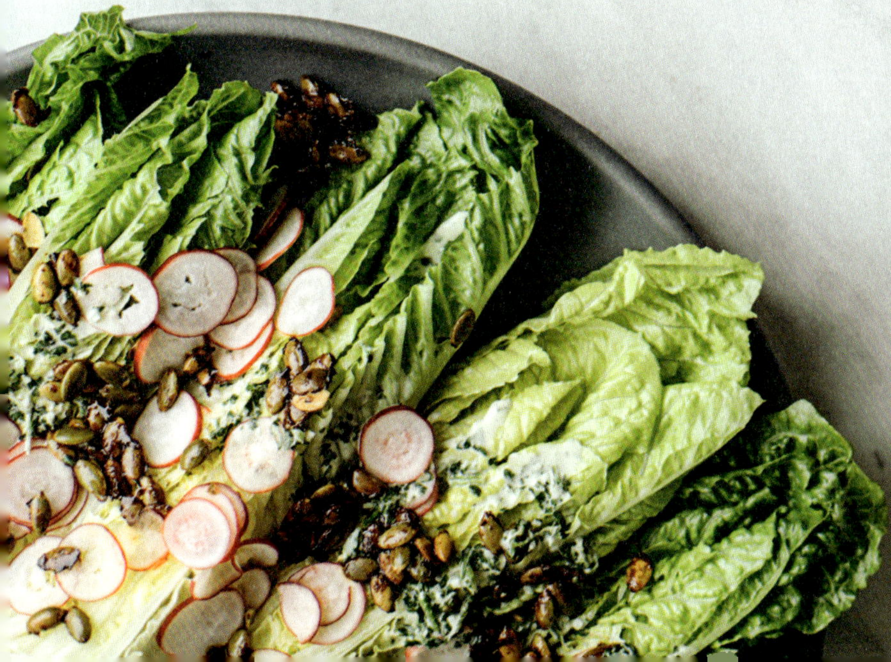

INHALT

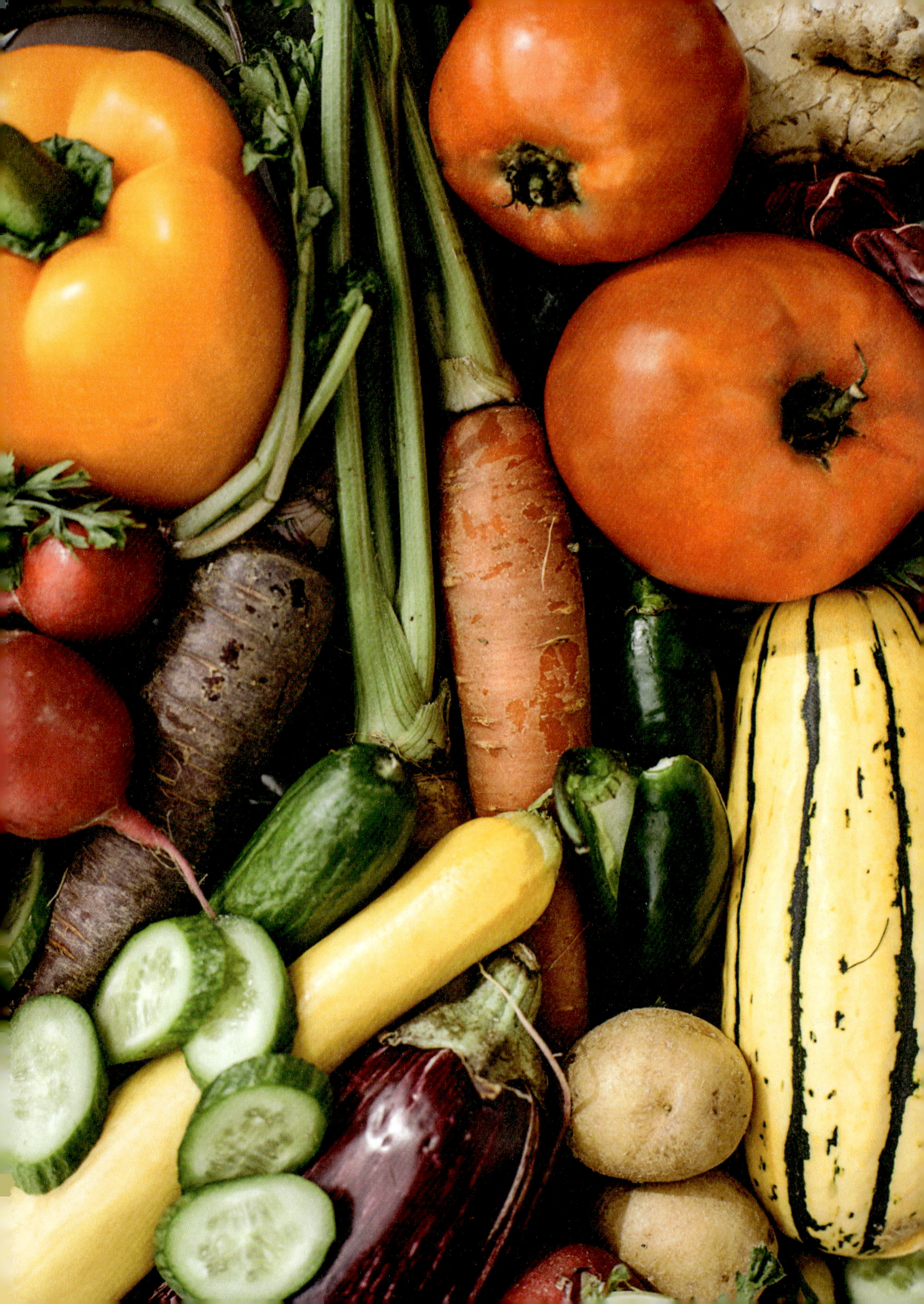

VORWORT
von Dr. Will Cole

Als Arzt, der funktionelle Medizin praktiziert und sich mit Menschen in der ganzen Welt beratschlagt, schlägt mein Herz für komplexe gesundheitliche Probleme, deren Facetten ich mit Leidenschaft zu erkennen versuche. Jemanden auf seinem Weg zu Wohlbefinden zu begleiten, ist eine Aufgabe, die ich nicht auf die leichte Schulter nehme.

Ganz egal, wen ich behandle, ich spreche immer ausführlich über den Darm und das Verdauungssystem, denn sie sind ein zentraler Schwerpunkt und der Ort, an dem so ziemlich jede chronische Krankheit ihre Wurzeln hat. Ich werde oft daran erinnert, dass ein Gespräch über dieses Thema nicht selbstverständlich ist, wenn ich meine Patienten zu ihrem Stuhlgang befrage und sie mit Kichern, Erröten und Verlegenheit reagieren. Doch in Wirklichkeit gehört das Mikrobiom des Darms, all die Billionen von Bakterien und Hefen, die in unserem Verdauungssystem beheimatet sind, zu den faszinierendsten Gesundheitsthemen.

Das quirlige Reich der Bakterien, die im Inneren eines jeden von uns leben, ist riesig und für das gesamte Wohlbefinden von enormer Bedeutung: Dieses intelligente mikrobielle Ökosystem in unserem Darm enthält nämlich im Vergleich zu den zehn Billionen Körperzellen des Menschen etwa 100 Billionen Bakterien. Mit anderen Worten, Sie bestehen aus zehnmal mehr Bakterienzellen als aus menschlichen Zellen – und sind eine Art hochentwickelter (und schöner) Wirt für das Mikrobiom. Hinzu kommt, dass die Bakterien Ihres Mikrobioms hundertmal mehr Gene besitzen als Sie.

Die bakterielle Vielfalt und das Gleichgewicht Ihres Mikrobioms sind ein wichtiger Bestandteil Ihrer Gesundheit; je ausgewogener es ist, desto besser ist tendenziell Ihr gesundheitliches Potenzial, und dieses Gleichgewicht verdanken wir dem Umstand, dass wir in einer Welt leben, die nicht steril ist. Das betrifft nicht nur die Nahrungsmittel, die wir zu uns nehmen, sondern auch den Schmutz, dem wir bei der Arbeit im Freien ausgesetzt sind, die Tiere, mit denen wir spielen, und die Luft, die wir atmen; selbst wie und wo wir das Licht der Welt erblickten, beeinflusst unser Mikrobiom. Alle diese Dinge bestimmen die Fülle, Vielfalt und Ausgewogenheit unseres individuellen „Darmgartens".

Was nach Science-Fiction klingt, ist tatsächlich so. Diese Billionen von Mikroorganismen und ihre Kolonien sind dafür verantwortlich, wie Sie aussehen, wie Sie fühlen und wie Sie denken. Hippokrates, der Vater der modernen Medizin, formulierte es so: „Alle Krankheiten beginnen im Darm." Inzwischen ist die Forschung dabei, die Antike einzuholen. Wissenschaftler lernen schnell, in welchem Maße unser Mikrobiom praktisch jedes unserer Körpersysteme steuert.

Heute wissen wir zum Beispiel, dass sich ungefähr 75 Prozent unseres Immunsystems im Darm befinden. Kein Wunder, dass viele Immunprobleme, einschließlich der Autoimmunerkrankungen, mit grundlegenden Problemen des Magen-Darm-Trakts in Zusammenhang gebracht werden können.

Erstaunliche 95 Prozent unseres „Glückshormons", die Rede ist vom Neurotransmitter Serotonin, werden im Darm gebildet und gespeichert, nicht im Gehirn. Zu Beginn unserer Entwicklung im Mutterleib wurden Darm und Gehirn aus demselben fötalen Gewebe (am jeweiligen Ende des Neuralrohrs) gebildet und sind zeitlebens durch die sogenannte Darm-Hirn-Achse, den Vagusnerv und das enterische Nervensystem untrennbar miteinander verbunden. Kein Wunder also, dass der Darm in der medizinischen Literatur tatsächlich als „zweites Gehirn" bezeichnet wird. Daher besteht ein Zusammenhang zwischen den Störungen des Mikrobioms und den Problemen des Gehirns, beispielsweise Angstzuständen, Depressionen, Müdigkeit, AD(H)S und Autismus.

Selbst gesundheitliche Probleme, die nichts damit zu tun haben scheinen, wie Diabetes und Herzkrankheiten, werden jetzt ursächlich mit Darmproblemen in Zusammenhang gebracht. Wir haben festgestellt, dass die Folgen einer gestörten Darmgesundheit weit über die Verdauung hinausreichen, doch die Verdauung selbst ist für unsere Gesamtgesundheit von zentraler Bedeutung. Darmprobleme sind wie eine Kontroll- oder Warnleuchte und oft ein Zeichen dafür, dass man sich sofort und direkt um eine Funktionsstörung kümmern muss, die an einer beliebigen Stelle im Körper auftreten kann. Die bakterielle Fehlbesiedelung des Dünndarms – also SIBO (von engl. *Small Intestinal Bacterial Overgrowth*) – ist da keine Ausnahme.

SIBO ist etwas, das ich klinisch fast stündlich zu Gesicht bekomme. Diese Störung manifestiert sich von Mensch zu Mensch unterschiedlich, die Bandbreite der dadurch verursachten Entzündungen reicht von milden bis zu extremen Symptomen. Meine Patientinnen und Patienten mit SIBO berichten von leichten Verdauungsbeschwerden bis hin zu schmerzhaften Blähungen, die sie so aussehen lassen, als wären sie im 8. Monat schwanger. Sie berichten auch von Durchfällen oder Darmträgheit, vom Aufflammen der heftigen, wehenartigen Schmerzen eines Reizdarmsyndroms (RDS), von Verdauungsstörungen bis hin zu extremem Sodbrennen oder der gastroösophagealen Refluxkrankheit (GERD). SIBO beeinträchtigt nicht nur die Verdauung, sondern kann potenziell überall im Körper eine Reihe von Autoimmunerkrankungen auslösen, wenn der Verdauungstrakt geschwächt oder geschädigt ist. Die Bandbreite der mit SIBO einhergehenden Beeinträchtigungen ist immens.

Im Laufe der Jahre habe ich hautnah miterlebt, wie ein Leben mit SIBO in die Isolation führen kann. Für andere Menschen sieht man „normal" aus, doch niemand kann sehen, was sich hinter verschlossenen Türen abspielt oder wie mühsam es ist, einfach nur den Tag zu überstehen. SIBO kann die Gefühle ebenso in Aufruhr bringen wie den Magen.

Darüber hinaus kann der endlose Strudel widersprüchlicher Informationen im Internet zu einer erheblichen Überforderung führen. Dr. Google ist ein flatterhafter, verwirrter Arzt: FODMAP-arm, histaminarm, oxalsäurearm, SCD, GAPS, Carnivore-Diät, vorwiegend pflanzliche Ernährung, Paläo-Diät, Low-Carb-Diät (kohlenhydratarm), High-Carb-Diät (kohlenhydratreich), ketogen, pharmazeutische Antibiotika, pflanzliche Antibiotika, gar keine Antibiotika ... Es ist schwierig, die Gesundheit selbst in die Hand zu nehmen und gleichzeitig Betroffener zu sein.

Phoebe Lapine ist ein Engel in Zeiten von gesundheitlichem Stress; sie bietet besonnene Orientierung in einem Sturm aus Ernüchterung und Frustration. In diesem Buch klärt sie über die Ursachen von SIBO auf und präsentiert Informationen über ähnliche Erkrankungen, sie zeigt Ihnen, wie Sie die richtige Diagnose bekommen, wie Sie einen Plan zur Linderung Ihrer Symptome entwickeln und wie Sie Ihren gestressten Darm gut ernähren für eine bessere Gesundheit. Sie stand bei SIBO an vorderster Front und ich glaube, dass das, was sie zu sagen hat, ein Licht in der dunklen Zeit auf Ihrem Weg zu Wohlbefinden sein kann.

Liebe Leserinnen und Leser, das Buch, das Sie jetzt in Händen halten, bietet eine nachhaltige Behandlungsstrategie für SIBO und ist von unschätzbarem Wert für alle Betroffenen.

EINFÜHRUNG

Wie ich zu Ihrem SIBO-Amigo wurde

Als ich Ende 2017 die Diagnose SIBO erhielt, hatte ich bereits einen inoffiziellen Bachelor-Abschluss für das Studium der Darmgesundheit von der Schule des Lebens erhalten.

Dachte ich zumindest.

Ein paar Jahre zuvor hatte ich beschlossen, etwas Neues für meine Gesundheit auszuprobieren, nachdem ich mich jahrelang schon mit einer Autoimmunerkrankung herumgeschlagen hatte. Anstelle von Vorsätzen, die bei mir regelmäßig zu einem Gefühl von Schuld und Überforderung geführt hatten, überlegte ich mir eine Reihe von monatlichen „Kurzzeitexperimenten", die mir helfen würden, jeden meiner Problembereiche in punkto Wohlbefinden anzugehen, und nahm mir immer nur eine Veränderung vor. Das Ziel war, meine Grenzen auszuloten, um einen Mittelweg für die Zukunft zu finden, etwas, das ich als *gesunden Hedonismus* bezeichne.

Mein Gesundheitsjahr entwickelte sich zu einer Serie in meinem Blog, für den ich einen Preis einheimste, und nachdem mich eine Welle der Unterstützung von anderen Hashimoto-Patienten und weiteren Menschen mit chronischen Erkrankungen überflutete, die ebenfalls versuchten, dieses schwer zu erreichende „Gleichgewicht" zu finden, wurde daraus sogar ein Buch (*The Wellness Project*; nur in englischer Sprache erhältlich).

Wie ich allerdings auf die harte Tour lernen musste, **besteht ein großer Unterschied zwischen „geheilt werden" und „gesund sein".** Obwohl es mir gelang, meine schlimmsten Schilddrüsensymptome – die Hautprobleme, die Verdauungsstörungen und das ewig kreisende Gedankenkarussell – zu lindern, verkündete ich, dass es wohl keine wirkliche Ziellinie gab, auch wenn mein Projekt vielleicht abgeschlossen sein mochte.

Vielleicht lag es an dem tiefen inneren Wissen, dass das Leben mit einer Autoimmunerkrankung eben bedeutet, immer ein wenig sensibler auf Veränderungen zu reagieren oder einem bestimmten Rhythmus folgen zu müssen, um sich auf neue Dinge einzustellen. Vielleicht hatte ich auch einfach nur eine Vorahnung von dem Weg, der hinauf zum „Berg der Gesundheit" nun vor mir lag.

Es schienen nur wenige Monate seit dem Erscheinen meines Buches vergangen zu sein, als mir auffiel, dass sich einige mysteriöse Symptome wieder in mein Leben geschlichen hatten. Nach zehn Jahren mit Verdauungsproblemen schenkte ich den Blähungen und der Verstopfung aber keine besondere Beachtung. Ich dachte nicht darüber nach, wie es dazu kommen konnte, dass jede Mahlzeit – ich ernährte mich ballaststoffreich und nahm auch fermentierte Nahrungsmittel zu mir, die theoretisch die Darmgesundheit unterstützen – zu Unwohlsein führte. Ich machte mir nicht einmal Sorgen darüber, dass mein notorisches Aufstoßen und das mehr als nur gelegentliche Pupsen zur regelmäßigen Begleitmusik der abendlichen Netflix-Orgien wurden, denen mein Partner und ich frönten.

Es ließ sich so gut und einfach vernünftig begründen. Dank der Erkenntnisse, die ich während meines Wellness-Projekts gewann, trank ich mehr selbst gemachten Kombucha, der Kohlensäure enthielt. Doch trotz dieser Erkenntnisse musste ich mich nach jeder Mahlzeit hinlegen (was definitiv nicht Teil einer „guten Ernährung für den Darm" war, aber letztlich behoben werden konnte). Und ich fühlte mich in meiner Beziehung immer wohler, was bedeutete, dass man ganz ungeniert pupsen durfte. Doch nach einigen Monaten und einem kritischeren Blick auf meine täglichen Gewohnheiten konnte ich mich selbst klarer sehen. Und was ich sah, war ein „Rettungsring" um meinen Bauch. Als ich die körperlichen Puzzleteile endlich zusammenfügte – äußerlich den Blähbauch, der an das zweite Drittel einer Schwangerschaft erinnerte, und innerlich den Stress –, beschloss ich, einen Arzt aufzusuchen, um mich gründlich untersuchen zu lassen.

Die Diagnose, die ich bekam, sollte alles verändern, was ich über die Darmgesundheit zu wissen glaubte, und der Anstoß werden für einen inoffiziellen Master-Abschluss im Fach Dünndarm.

Worauf Sie hoffen dürfen, ohne froher Hoffnung zu sein, aber so aussehen, als wäre es bald so weit

Eine bakterielle Überwucherung des Dünndarms ist leider genau das, wonach es klingt.

Sie ist eine Art von Fehlbesiedelung, was einfach bedeutet, dass sich die Billionen von Bakterien, die Ihren Darm bewohnen, in einem Ungleichgewicht befinden. Im Falle von SIBO ist das Problem jedoch nicht unbedingt das Verhältnis zwischen guten, nützlichen und schlechten, pathogenen, also krankheitserregenden Bakterien (obwohl das auch dazugehören könnte). **Das Hauptproblem ist eher der Standort, nicht die Art.**

Obwohl diese Mikroorganismen alle Abschnitte Ihres Verdauungstraktes besiedeln, werden die meisten Bakterien im Dickdarm (fachsprachlich *Colon*) gefunden. Dort unterstützen sie den letzten Schritt im Labyrinth des Verdauungskanals und bereiten die Abfallprodukte zur Ausscheidung vor. Im Dünndarm werden dagegen die Nahrungsbestandteile mit den Verdauungssäften vermischt, die Nährstoffe werden in den Blutstrom aufgenommen, und Ihr Körper erntet den Lohn für all das, was Sie ihm gerade zugeführt haben. An diesem Ort haben Bakterien keine große Funktion – vielmehr kann, wie es bei SIBO der Fall ist, ihre Präsenz eine Menge Schaden anrichten.

Da sie lebende Organismen sind und alle Heißhunger haben, bedeutet das, dass andere Mäuler mit am Tisch sitzen und um die Hauptmahlzeit konkurrieren. Steht nicht genügend Nahrung zur Verfügung, wenden sie sich der nächstbesten „Mahlzeit" zu, Ihrer Darmschleimhaut. Das Ergebnis ist eine erhöhte Durchlässigkeit, auch als sogenanntes Leaky-Gut-Syndrom bekannt, wodurch größere Nahrungspartikel (anstelle von nur notwendigen Nährstoffen) in das Blut gelangen. Im weiteren Verlauf kommt es oft zu systemischen Entzündungen,

Empfindlichkeiten gegenüber Nahrungsmitteln und Autoimmunreaktionen. **Sie können zwar ein Leaky-Gut-Syndrom, Nahrungsmittelunverträglichkeiten und eine Autoimmunerkrankung auch ohne SIBO haben, doch es ist nicht ungewöhnlich, dass diese Krankheiten als „Gesamtpaket" in Ihr Leben treten.**

Unerwünschte Bakterien können Ihre Lebensqualität auch auf viele andere Arten stören. Beim Vertilgen Ihrer Mahlzeit setzen sie Gase frei. Ihr Dünndarm ist im Hinblick auf seine „Konstruktion" jedoch nicht dafür gemacht, diesem zusätzlichen Druck standzuhalten und so wird er tendenziell (wie ein Schlauch im Fahrradreifen) unter dem Zwerchfell eingeschlossen oder durch „Druckausgleich" über Aufstoßen oder Blähungen entlastet. Durch die verlangsamte Leerung des Magens kann es auch zu Übelkeit und den klassischen Merkmalen eines Reizdarmsyndroms (RDS) wie Verstopfung oder Durchfall kommen.

Noch heimtückischer und gemeiner sind die Veränderungen, zu denen es bei Ihrem Gewicht und Ihrer Stimmung kommen kann. Je nachdem, welche Art von Bakterien Ihren Darm überwuchert, nehmen Sie eventuell beständig an Gewicht ab oder auch zu. Unabhängig davon, wie viel oder wenig Sie essen – die Pfunde scheinen nur so zu purzeln oder aber hartnäckig festzusitzen wie eine Daunenjacke, die Sie niemals ausziehen können. Da 90 Prozent Ihres Serotonins im Darm gebildet werden, kann ein geschädigter Darm auch bedeuten, dass Sie in einen unerklärlichen Nebel von Depressionen abtauchen oder das Gefühl haben, Ihr Leben wird – wie eine Art Hintergrundrauschen – von latenten Ängsten bestimmt.

Was passiert also, wenn sich all diese unerklärlichen Symptome aufsummieren? Meist bekommt dann irgendjemand die Pauschaldiagnose Reizdarmsyndrom (RDS) gestellt.

Dank neuer Forschungen in den letzten zehn Jahren nehmen Experten auf diesem Gebiet jetzt an, dass mehr als 60 Prozent aller RDS-Fälle durch SIBO verursacht werden. Wenn das stimmt, dann haben **25 Millionen Menschen** nun endlich eine Diagnose erhalten, mit der sie etwas anfangen können. Für all jene, die an diesen mysteriösen Verdauungssymptomen leiden, kann SIBO ein Leuchtturm der Hoffnung sein – eine Antwort, die während der vielen Jahre, in denen sie von Arzt zu Arzt liefen, übersehen wurde, und eine, für die es tatsächlich einen Behandlungsweg gibt.

Das einzige Problem? Dieser Weg ist leider verdammt steinig.

Ohne Plan ist man in einer ganz besch***enen Lage

Bei SIBO gibt es nicht die *eine* Methode, das verwirrt viele Patienten oft sehr. Ich weiß das, weil ich selbst Patientin war.

Selbst die besten Ärzte, die brillant sind in dem, was sie tun, vergessen oft oder haben nicht die Zeit, das *Warum* oder das *Wie* zu erklären. Das war auch bei mir der Fall, als ich die Diagnose Hashimoto-Thyreoiditis erhielt, und nach meinem positiven SIBO-Test war es genauso. Obwohl ich bei einem äußerst kompetenten, mit funktioneller Medizin arbeitenden Arzt in Behandlung war, der wusste, wie man den Dingen auf den Grund geht, verließ ich die Praxis nach der SIBO-Diagnose mit einem einsamen Infoblatt, das zu einer FODMAP-armen Ernährung, größerem zeitlichen Abstand zwischen den Mahlzeiten und einer

Kur mit pflanzlichen Antibiotika riet. Und ich wusste, dass ich Glück hatte, überhaupt so viele Ratsschläge zu bekommen.

Da ich mein Blog-Publikum gerne mitnehme auf meine gesundheitliche Reise, begab ich mich im Internet – wie Alice im Wunderland ins Kaninchenloch – auf die Suche nach Informationen zu SIBO. Was ich entdeckte, war ein Berg von Alternativen, von denen sich viele widersprachen. Ich begann ein bisschen tiefer zu schürfen, besuchte virtuelle Seminare und ging sogar so weit, einen Online-Kurs zu belegen, um zertifizierte SIBO-Behandlerin zu werden. Während meiner Recherchen sammelte und sortierte ich die Theorien, die mir begegneten. Und wie immer ließ ich auf meiner Webseite *Feed Me Phoebe* meine Leser an meinen Erkenntnissen teilhaben.

Die Reaktionen kamen schnell und waren überwältigend.

Ich erhielt Hunderte von Kommentaren, Nachrichten und E-Mails von SIBO-Patienten, die schon lange betroffen waren, sowie von Menschen, deren Diagnose erst kürzlich gestellt worden war. Sie schrieben mir, wie auch sie erst einmal das Internet auf den Kopf gestellt hatten, um Lösungen zu finden, und dass meine Veröffentlichungen von allen, die sie finden konnten, am ausführlichsten, am besten durchdacht und am leichtesten zu verstehen waren. Manche teilten mir auch mit, dass meine Texte sie dazu veranlasst hatten, sich auf SIBO testen zu lassen – etwas, wovon sie nie zuvor gehört hatten – und dass sie nach all den Jahren der Unsicherheit endlich eine klare Antwort bekamen.

Etwa zu dieser Zeit bekam ich auch eine E-Mail von meinem größten Fan.

„Phoebe, wie großartig, dass du mit dem Thema SIBO bereits ein neues Publikum anziehst – ich bin sehr beeindruckt", schrieb meine Mutter. Worauf ich antwortete: „Mama, ich ziehe kein *neues* Publikum an, SIBO wütet bereits unter meinem *bestehenden* Publikum!"

Wie bei meiner Hashi-Clique – den Millionen von Frauen, die an einer Hashimoto-Thyreoiditis leiden (die, wie es der Zufall will, ein Risikofaktor für SIBO ist) – wurde mir klar, wie dringend meine neuen SIBO-Amigos mehr brauchten, als sie von ihren Ärzten bekamen.

Sie brauchten einen richtigen „Werkzeugkasten", um für sich selbst gut zu sorgen. Sie lechzten nach einer ganzen Palette nachhaltiger Strategien und Rezepte, um wieder gesund zu werden. Und sie wollten eine klare Vorstellung davon haben, wie sie SIBO in ihren Alltag integrieren konnten, ohne dass es sich so anfühlte, als würde ein Spielverderber ihr ganzes soziales Leben zunichtemachen.

SIBO: Warum kompliziert, wenn es auch einfach geht?

Der Kampf mit einer Dünndarmfehlbesiedelung ist real. Der Plan für den Weg auf den „Berg der Gesundheit" ist alles andere als linear und stromlinienförmig. Er hält viele Gabelungen, Umwege und steile Anstiege bereit, die Sie oft zurück zu Ihrem Ausgangspunkt führen.

Leider gibt es selbst nach dem Sichten vieler aktueller Forschungsarbeiten noch immer zahlreiche Unbekannte. Einigen der folgenden Probleme und Unstimmigkeiten werden wir in diesem Buch auf den Grund gehen:

- Um eine Fehlbesiedelung richtig zu behandeln, **ist ein Atemtest vonnöten; dieser zeigt auf, welche der drei Arten von Gas „Ihre" Bakterien produzieren:** Methan, Wasserstoff oder Schwefelwasserstoff. Letzteres wird bislang nicht direkt durch Atemtests erfasst, also stützt sich die Diagnose auf Vermutungen.

- Die Symptome von SIBO ähneln jenen von SIFO – der Überwucherung des Dünndarms mit Pilzen (von engl. *Small Intestine Fungal Overgrowth*) – beide Störungen liegen oft gleichzeitig vor. **Etwa die Hälfte aller SIBO-Betroffenen leidet auch an SIFO.** Doch Letzteres ist schwieriger zu testen, also sind auch hier Vermutungen wieder an der Tagesordnung.

- Die gängigen **Antibiotika und antimikrobiellen Wirkstoffe auf pflanzlicher Basis, die bei der Behandlung von SIBO zum Einsatz kommen, unterscheiden sich je nach der Art des Gases**, auf das Sie positiv getestet werden. Zum Beispiel ist Allicin, ein Knoblauchextrakt, nachweislich bei methanogenen Überwucherungen wirksam, die tendenziell schwerer als alle anderen Arten zu beseitigen sind.

- Knoblauchzehen im Essen gehören oft zu den Nahrungsbestandteilen, die am stärksten zur SIBO-Symptomatik beitragen, da sie hohe Konzentrationen bestimmter Kohlenhydrate enthalten, die unter das Akronym FODMAP fallen (*Fermentierbare Oligo-, Di-, Monosaccharide und Polyole*, eine Gruppe von Kohlenhydraten und Zuckeralkoholen, die in vielen Nahrungsmitteln vorkommen und im Dünndarm nur schlecht resorbiert werden; Anm. d. Übers.). Das heißt also, **Knoblauch selbst kann sowohl zu den Beschwerden beitragen als auch Teil der Behandlung sein.**

- Auch wenn sowohl die üblichen als auch die pflanzlichen Antibiotika bei der Behandlung von SIBO nachweislich zu mehr als 80 Prozent wirksam sind, **verschlechtert sich der Zustand dennoch oft innerhalb von zwei Wochen nach der Behandlung wieder, weil die Grundproblematik nicht berücksichtigt wurde.**

- Allzu oft kann die tatsächliche Krankheitsursache nicht vollständig ausgeheilt oder beseitigt werden, was die Wahrscheinlichkeit eines **chronischen Verlaufs** stark erhöht.

- Eine Diät kann die schlimmsten SIBO-Symptome sehr gut lindern. Doch die **Ernährung ist nicht immer ursächlich für SIBO, genauso wenig wie eine Umstellung ausreicht, um die Dünndarmfehlbesiedelung zu heilen.**

- Studien haben zwar ergeben, dass eine FODMAP-arme Diät die Symptome des Reizdarmsyndroms äußerst wirksam lindert, doch die Forschung weist auch darauf hin, dass **das Gleichgewicht der Dickdarmflora geschädigt werden kann bei solch einer langfristigen Ernährung;** auf diese Flora sind wir jedoch angewiesen, um den Darm dauerhaft gesund zu erhalten und SIBO vorzubeugen.

- Es überrascht nicht, dass die Ernährungsvorschläge von führenden Mikrobiom-Spezialisten den gängigen SIBO-Diätrichtlinien widersprechen. Alles auf ihrer „Erlaubt"-Liste – präbiotische inulinreiche Gemüse, ballaststoffreiche Hülsenfrüchte, fermentierte probiotische Nahrungsmittel – stehen bei SIBO auf der „Verboten"-Liste.

- SIBO kann ein Leaky-Gut-Syndrom, also einen durchlässigen Darm verursachen, was wiederum zu einer Autoimmunerkrankung führen kann. Trotzdem sind auch **manche Autoimmunerkrankungen wie Hashimoto-Thyreoiditis und Zöliakie große Risikofaktoren für SIBO.** Was war nun zuerst da – die Henne oder das Ei? In dieser Beziehung gibt es noch viel zu lernen.

Wenn Ihnen aufgrund dieser Liste die Brust vor Angst eng wird oder Sie sich entmutigt fühlen, bevor Sie sich überhaupt auf den Weg gemacht haben – atmen Sie bitte tief durch.

Dieses Buch hier ist nicht einfach nur *noch* ein Gesundheitsbuch, das zu viel verspricht und zu wenig hält; deshalb ist es wichtig, gleich mit einer guten Portion Realismus anzufangen. **Dennoch ist der vor Ihnen liegende Weg weit davon entfernt, hoffnungslos zu sein.** Es gibt tatsächlich eine unglaubliche breite Palette an Strategien, die es Ihnen ermöglichen, das Steuer für Ihre eigene Gesundung selbst in die Hand zu nehmen.

Heutzutage haben es sich Fachleute weltweit zur Aufgabe gemacht, komplizierte und hartnäckige SIBO-Fälle zu behandeln, und so kommen täglich immer neue Instrumente für unser Arsenal zum Vorschein. Das Ziel, mit dem ich meinen Podcast *SIBO Made Simple* seinerzeit begann, war, möglichst viele dieser Ratschläge zu sammeln. Da Forschungsstudien über SIBO und RDS ständig voranschreiten, sind diese klinischen Perspektiven (das heißt, was Ärzte bei ihrer täglichen Arbeit zu sehen bekommen) wesentlich, um zu verstehen, was wir selbst tun können, um die eigene SIBO zu behandeln. Die Wissenskörner, die ich aus den Interviews mit Dutzenden von Experten auf dem Gebiet der funktionellen Medizin und SIBO-Spezialisten herausgepickt habe, wurden zur tragenden Säule dieses Buches. Als Ihr SIBO-Amigo werde ich Ihnen all diese medizinischen Ratschläge allerdings auf eine Weise „verabreichen", die die meisten Laien, wie ich es auch bin, tatsächlich „verdauen" können.

Da ich zur Abteilung „Umfassende Recherche und Informationsverwaltung" gehöre und nicht zum medizinischen Personal mit spezifischem Behandlungsansatz, **ist dieses Buch eine Zusammenfassung und Erklärung der verschiedenen Wege, wie Ärzte, Diätspezialisten, Körpertherapeuten, Psychiater und Ernährungswissenschaftler an die Ausheilung des Darms herangehen.**

In Teil 1 beschäftigen wir uns gemeinsam damit, *was* genau SIBO ist und *wie* es dazu kommt, damit Sie Ihre eventuelle Grundursache herausfinden können. Wie Sie vielleicht festgestellt haben, falls auch Sie in das „Kaninchenloch des Internets" gefallen sind, sind all diese Ausführungen oft nur böhmische Dörfer für medizinische Laien. Den Anfang machen also eine verständliche Vorstellung aller am Verdauungssystem Beteiligten sowie eine Erklärung der Schlüsselbegriffe. In jedem Kapitel erhalten Sie Tipps und wichtige Erkenntnisse, damit sich die bisweilen dichten Informationen auch individuell umsetzen lassen. Und schließlich finden sie am Ende jedes Kapitels die SIBO-Amigo-Übersicht mit den wichtigsten Faustregeln.

In Kapitel 2 befassen wir uns mit Behandlungsalternativen, natürlichen Therapien und Maßnahmen für den Lebensstil, die Ihnen helfen werden, Ihre fehlgeleiteten Bakterien zu beseitigen und einige der Hindernisse abzubauen, die vielleicht anfangs zu Ihrer SIBO-Infektion beigetragen haben.

Auch der Ernährung habe ich einen ganzen Abschnitt gewidmet. In Kapitel 3 begleite ich Sie durch eine gründliche Analyse zum Für und Wider verschiedener Ernährungsansätze und wofür diese jeweils am besten geeignet sind. Nach Auffassung von Dr. Allison Siebecker, die als „Königin der Dünndarmfehlbesiedelung" gilt, ist der wichtigste Teil jedes Ernährungsansatzes bei SIBO, sich einen auszusuchen und dann auch dabei zu bleiben. *SIBO – Wenn der Darm in Aufruhr ist* hilft Ihnen, Ihren individuellen Weg zu finden und bietet Ihnen zugleich Alternativen an, sollten Sie einen anderen Weg einschlagen müssen, um zum Ziel zu gelangen.

In Teil 2 machen wir uns mit Ihrer Küche vertraut und besprechen, wie Sie Ihre SIBO-Ernährung in die Praxis umsetzen können. Das schließt wertvolle Informationen über „Super-Zutaten" ein, die die Ausheilung unterstützen, und auch über Produkte, die man besser meiden sollte, weil sie die Krankheit verschlimmern. **Doch was *SIBO – Wenn der Darm in Aufruhr* ist wirklich von anderen Ratgebern abhebt, ist nicht nur die umfassende Darstellung von Informationen, sondern es sind die Rezepte**.

Seit mehr als zehn Jahren bin ich im Bereich Ernährung unterwegs. Als private Küchenchefin, Kochbuchautorin, Kochlehrerin und Rezeptentwicklerin für einige der größten Marken im Naturkostsortiment bin ich stolz darauf, nahrhafte Mahlzeiten, die immer auch eine Wohltat für die Seele sind, auf den Tisch zu bringen, wie eingeschränkt auch immer die Nahrungsmittelauswahl ist oder wie groß die Ungereimtheiten.

In Kapitel 5 finden Sie **mehr als 90 FODMAP-arme Rezepte**, die an jede beliebige Ernährungsrichtlinie von führenden SIBO-Experten angepasst werden können und auch kompatibel sind mit den Herausforderungen, die es im Rahmen einer SIBO-Erkrankung gibt, etwa histaminarme Gerichte und solche, die bei einer Besiedelung mit Hefepilzen gegessen werden können. **Alle Rezepte können alternativ mit Soja zubereitet werden und sind frei von Gluten, Mais, raffiniertem Zucker und Milch sowie Milchprodukten** (mit Ausnahme von Ghee und einem 24-Stunden-Joghurt, s. S. 193). Noch wichtiger ist, dass die Rezepte mit nährstoffdichten, entzündungshemmenden Zutaten entwickelt wurden, sodass Sie Ihren Körper tatsächlich mit der „Munition" versorgen können, die ihm hilft, endlich auszuheilen.

Allen SIBO Betroffenen sei gesagt, dass es in diesem Buch nicht um kurzfristige Lösungen geht. Es geht darum, einen neuen Weg zu finden, mit dem Sie gut und gerne leben können, ohne dabei Ihre Darmgesundheit zu riskieren. Daher gibt es von jedem Rezept eine weitere Variante mit Zutaten „für später", die während des Wiedereinführungsprozesses vielleicht wieder verzehrt werden können. Das langfristige Ziel jeder SIBO-Diät ist, dass Sie möglichst viele verschiedene Gemüsesorten essen können – das vielfältige und widerstandsfähige Ökosystem in Ihrem Darm zählt darauf.

Ich hoffe, dass dieses Buch zu einem zuverlässigen Leitfaden wird, der es Ihnen ermöglicht, Ihr eigener Darm-Detektiv, Darmprobleme-Löser und Küchen-Aktivist zu sein – und zwar frei von unerwünschten Mikroorganismen. Der Silberstreif am SIBO-Horizont (und vertrauen Sie mir, es gibt Licht am Ende des Tunnels), besteht darin, dass Sie mehr über Ihren Körper und Ihr Verdauungssystem lernen, als Sie es je für möglich gehalten hätten. Als ich mein „Gesundheitsjahr" hinter mich gebracht und *The Wellness Project* geschrieben hatte, war ich der festen Überzeugung, ich hätte meine Darmgesundheit im Griff. SIBO war mein Weckruf, denn in Wahrheit hatte ich gerade erst einen Blick auf die Spitze des Eisbergs erhascht.

Bevor wir aber beginnen, uns den Weg durch das SIBO-Unkraut zu bahnen, möchte ich Ihnen die wichtigste Lektion mitgeben, die ich während meines inoffiziellen Masterstudiums im Fach Dünndarm gelernt habe: **Heilung verläuft nicht auf einer geraden Linie zwischen Punkt A und Punkt B. Fortschritt besteht oft aus einem Schritt nach vorne und zwei Schritten zurück.** Und es spielt keine Rolle, wann Sie Ihr Ziel erreichen, solange Sie auf dem Weg etwas über Ihre Seele, Ihren Körper und Ihren Geist erfahren haben.

Dieses Buch ist vielleicht keine Wunderwaffe oder universell gültige Systemlösung – falls es eine solche überhaupt gibt, hätte ich sie inzwischen gefunden. Doch ich habe die Hoffnung, dass Sie durch die Lektüre besser in der Lage sein werden, Ihren eigenen Weg auf den SIBO-Gipfel des „Gesundheitsberges" zu finden, wo auch immer er Sie lang führen mag.

Also, krempeln wir die Ärmel hoch und machen wir uns gemeinsam an den Aufstieg.

Ihre Phoebe Lapine

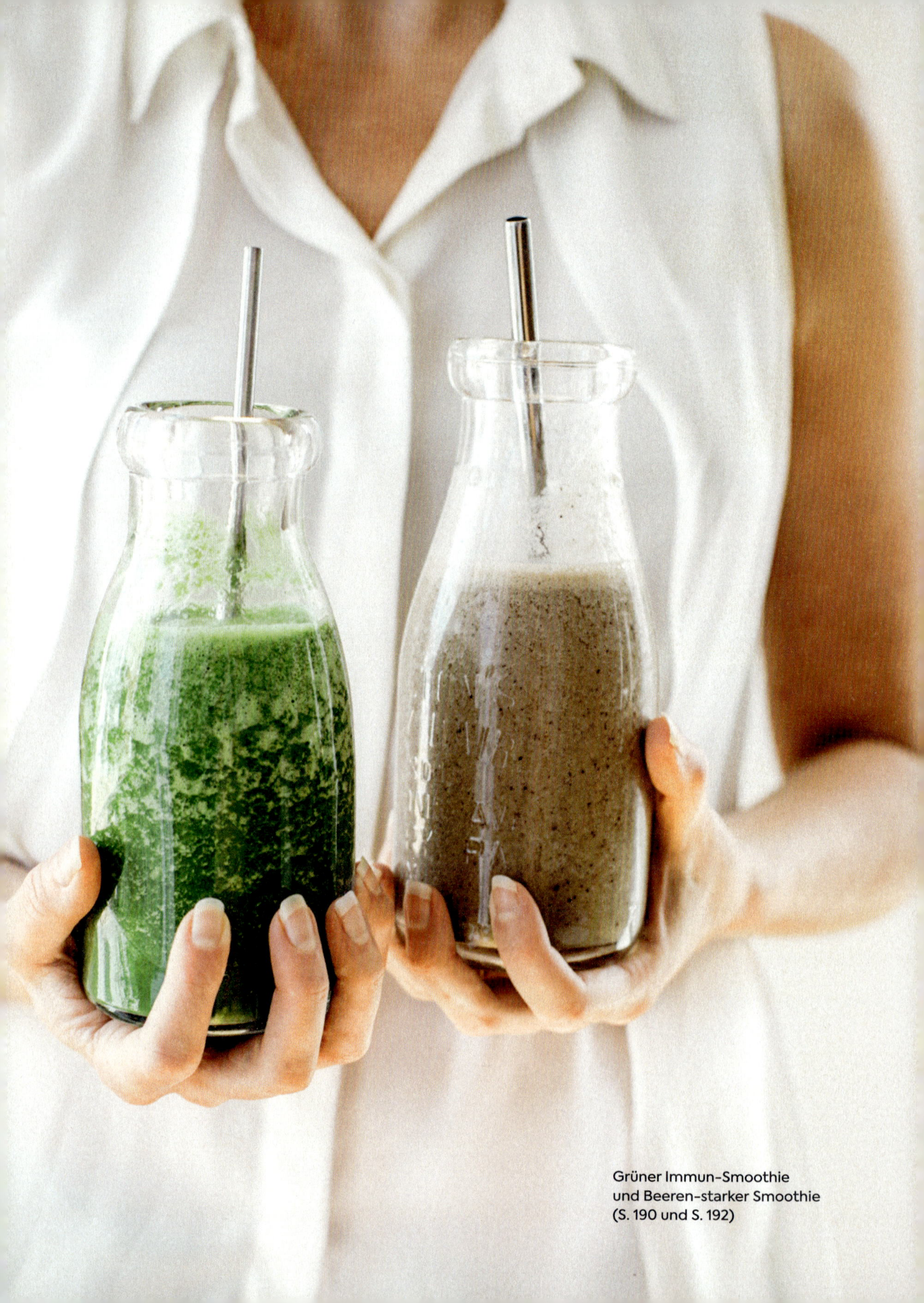

Grüner Immun-Smoothie
und Beeren-starker Smoothie
(S. 190 und S. 192)

Teil 1

Das SIBO-Einmaleins

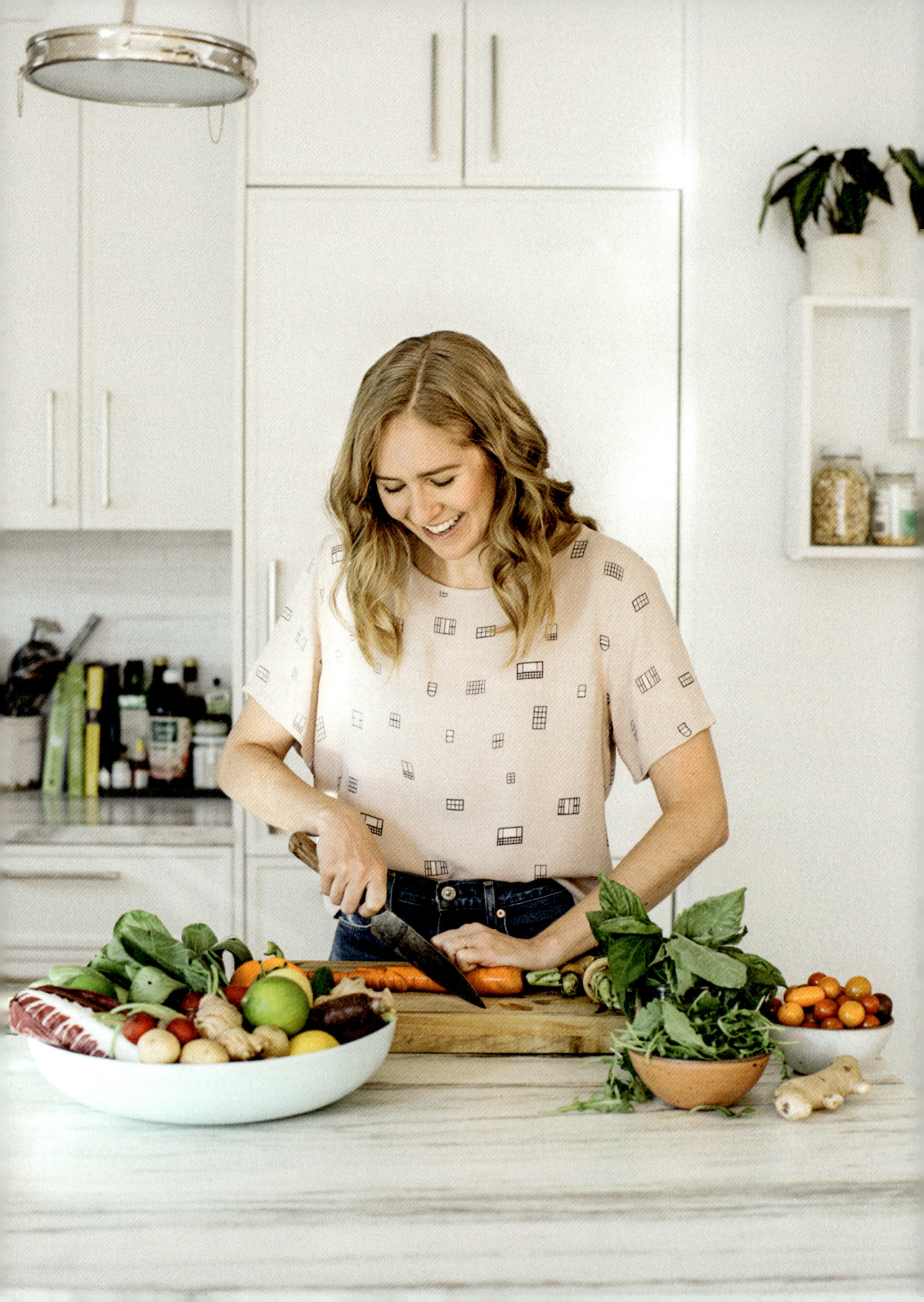

Kapitel 1

Die SIBO-Grundlagen

Symptome, Ursachen und Untersuchungen

Ihr Verdauungssystem stellt sich vor (von oben nach unten)

Der Verdauungstrakt besteht aus einer Reihe von Organen, die auf einem langen gewundenen Weg von der Eintrittspforte der Nahrung (Ihrem Mund) bis zur Austrittsrampe (Ihrem After), dem letzten Schritt unserer Verdauung, miteinander verbunden sind. Es gibt Hohlorgane, die die Nahrung transportieren und verarbeiten, wie Magen, Dünn- und Dickdarm, sowie parenchymatöse Organe, wie die Leber und die Bauchspeicheldrüse, die nicht zu den Hohlorganen gehören und auch nicht direkt mit der Nahrung in Kontakt kommen, aber an ihrer Aufspaltung beteiligt sind. Die Gallenblase ist zwar auch ein Hohlorgan, kommt aber ebenfalls nicht direkt mit der Nahrung in Kontakt. Die folgende Beschreibung stellt die Hauptakteure des Verdauungssystems vor und erklärt, wie sie mit vereinten Kräften sicherstellen, dass Ihr Körper mit Energie versorgt wird und gesund bleibt.

MUND UND ZÄHNE Ganz am Anfang des Verdauungslabyrinths steht der Kauapparat, er ist für das Zerkleinern verantwortlich. Starke Verdauungsenzyme im Speichel beginnen schon beim Kauen mit der Aufspaltung der Nahrung.

↓

VAGUSNERV
Dieses Nervenpaar bildet eine „Schnellstraße" zwischen Gehirn und Darm. Der Vagus hat beispielsweise das Sagen, wenn Ihr Körper in den Ruhe- und Verdauungsmodus schaltet – oder ins Gegenteil, wenn eine verstärkte Verdauungsaktivität und die Sekretion von Verdauungssäften vonnöten sind. Er weist außerdem die Magenmuskeln an, sich zu kontrahieren und die Nahrung zum Dünndarm zu transportieren. Das ist nur eine seiner vielen Funktionen.

→

MAGEN
Im Magen verarbeiten Salzsäure und Verdauungsenzyme Ihre Mahlzeit weiter, die harten Hüllen von Gemüsen werden aufgeweicht, Proteine abgebaut und Bakterien getötet, die über Nase oder Mund hineingelangt sind. Bei einer Mahlzeit mittleren Umfangs dauert es 1–5 Stunden, bis sich ein Speisebrei gebildet hat, der vollständig in den Dünndarm entleert wird.

→

BAUCHSPEICHELDRÜSE
Das Pankreas ist eines der wichtigsten „Arbeitstiere" und verantwortlich für die Bildung von Verdauungsenzymen, die Kohlenhydrate, Fette und Proteine abbauen. Dieser Cocktail wird direkt in den Dünndarm freigesetzt.

LEBER
Sie ist das fleißigste Organ und wirklich hart im Nehmen – die Leber ist verantwortlich für das Filtern des Blutes, die Ausleitung von Toxinen, die Verstoffwechselung von Arzneimitteln, die Regulierung von Hormonen, die exakte Kontrolle Ihrer Energiereserven, die Speicherung von Nährstoffen sowie für die Bildung von Galle, die in der Gallenblase gesammelt wird.

→

GALLENBLASE
Dieser kleine „Aufbewahrungsbeutel" befindet sich direkt unter der Leber und wartet nur darauf, Galle für die Verarbeitung von Nahrungsbestandteilen, insbesondere von Fetten, in den Dünndarm abzugeben.

→

DÜNNDARM
Auf der längsten Strecke des Verdauungslabyrinths, dieses etwa sechs Meter langen Rohrs, werden die wichtigsten Nahrungsgruppen zu ihren wesentlichen Bestandteilen abgebaut – den Aminosäuren, Zuckern und Fettsäuren –, die dann in den Blutstrom aufgenommen werden. Es kann 2–4 Stunden dauern, bis eine Mahlzeit im Dünndarm verarbeitet ist.

↓

DICKDARM / COLON Schließlich ist die etwa 1,5 Meter lange Endstrecke erreicht, auf der aus den restlichen Nahrungsbestandteilen Wasser resorbiert wird und die gesamten überschüssigen Abfallstoffe aus dem Körper entfernt werden. Im Dickdarm sind auch die meisten Ihrer Darmbakterien beheimatet und vertilgen die unverdauten Ballaststoffe während der 5–70 Stunden, bevor die Ausscheidung über den Enddarm stattfindet.

„Tut mir leid, ich spreche kein SIBO“: Eine Liste der wichtigsten Begriffe zum Thema Darmgesundheit

Damit Sie nicht das Gefühl haben, eine neue Sprache lernen zu müssen, stelle ich Ihnen im folgenden Abschnitt die wichtigsten Definitionen der in diesem Buch am häufigsten erwähnten Krankheiten, Körperfunktionen und Vorgänge vor. Wann immer Sie etwas verwirrt sind oder Sie Ihr Wissen über SIBO erweitern wollen, blättern sie einfach zu diesen Seiten zurück.

REIZDARMSYNDROM (RDS)

RDS ist weltweit die am häufigsten gestellte gastrointestinale Diagnose, von der bis zu 15 Prozent der Gesamtbevölkerung betroffen sind. Sie ist durch Symptome wie Blähungen und Völlegefühl, Bauchschmerzen oder Missbehagen, Verstopfung und Durchfälle oder einer Kombination aus beidem gekennzeichnet.

PILZÜBERWUCHERUNG DES DÜNNDARMS (SIFO)

Wenn sich Pilze, vor allem der Hefepilz Candida, über die normalerweise vorhandenen sehr geringen Mengen im Dünndarm hinaus vermehren, führt das oft zu Symptomen eines Reizdarmsyndroms (RDS). Schätzungen von Fachleuten zufolge leiden 50 Prozent aller SIBO-Betroffenen auch unter SIFO.

POSTINFEKTIÖSES RDS (PI-RDS)

Darunter versteht man RDS-Symptome, die aufgrund eines akuten Autoimmunprozesses einige Wochen nach Beschwerden durch eine Lebensmittelvergiftung oder nach einem Reise-Durchfall auftreten. Lediglich 10 Prozent der Menschen, die nach dem Verzehr keimbelasteter oder verunreinigter Nahrungsmittel Beschwerden haben, entwickeln danach ein PI-RDS. Es wird durch eine Blutuntersuchung diagnostiziert, bei der auf das Vorliegen bestimmter Antikörper untersucht wird. Nach Meinung von Experten ist PI-RDS ursächlich für die meisten RDS-Fälle oder SIBO-Erkrankungen, bei denen Durchfälle überwiegen.

BAKTERIELLE FEHLBESIEDELUNG DES DÜNNDARMS (SIBO)

Davon spricht man, wenn sich normale Bakterienpopulationen im Verdauungskanal zu weit oben ansiedeln und dort vermehren, was oft zu RDS-Symptomen führt. Schätzungen von Fachleuten zufolge leiden 60 Prozent aller RDS-Patienten an einer Fehlbesiedelung des Dünndarms.

CHRONISCH-ENTZÜNDLICHE DARMERKRANKUNG (CED)

Autoimmunerkrankungen wie Morbus Crohn und Colitis ulcerosa sind durch eine chronische Entzündung des Gastrointestinaltrakts (GI) gekennzeichnet. Viele CED-Patienten haben RDS-Symptome, doch nur ein geringer Teil der RDS-Betroffenen leidet an einer chronisch-entzündlichen Darmerkrankung.

MIGRIERENDER MOTORISCHER KOMPLEX (MMC)

Dieser „Kehrmaschinen“-Mechanismus ist für die Beseitigung von unverdauten Nahrungsresten und Zelltrümmern aus dem Dünndarm zuständig. Er läuft im Nüchternzustand ab und man kann ihn mit dem Spülen des Geschirrs nach dem Essen vergleichen.

MOTILITÄT
Die Darmbewegung sorgt dafür, dass Ihre Nahrung durch den Verdauungstrakt transportiert wird. Dünndarm und Dickdarm haben jeweils ihre eigenen separaten Funktionen und Geschwindigkeiten.

PERISTALTIK
Hiermit bezeichnet man die Kontraktion und Entspannung der Muskeln, die die Nahrung durch den Verdauungstrakt transportieren. Es handelt sich um eine langsame Durchmischung im Vergleich zur schnellen Vorwärtsbewegung des MMC. Im Dünndarm wird die Nahrung durch die Peristaltik „durchgeschüttelt", sodass wir den Lohn unserer Mahlzeit ernten können, und der MMC räumt hinterher auf.

ENTZÜNDUNGEN
Darunter versteht man die normale Reaktion unseres Körpers auf eine Infektion oder Verletzung, die dem Immunsystem signalisiert, dass es an der Zeit ist, geschädigtes Gewebe zu reparieren oder sich gegen fremde Eindringlinge wie Viren oder Bakterien zur Wehr zu setzen.

AUTOIMMUNERKRANKUNG
Hierbei kommt es zur Auslösung einer Entzündungsreaktion, obwohl keine reale Fremdbedrohung vorliegt, oft aufgrund einer Verwechslung (siehe *Molekulare Mimikry* weiter unten). Das kann dazu führen, dass das Immunsystem immer wieder körpereigenes Gewebe angreift und schädigt.

HISTAMIN
Histamin ist ein wichtiger Neurotransmitter, der an lokalen Entzündungsreaktionen beteiligt ist, sowie bei der Funktion von Darm und Gehirn eine Rolle spielt.

DIAMINOOXIDASE (DAO)
Dieses Verdauungsenzym wird in den Nieren, im Thymus sowie in der Schleimhaut des Verdauungstrakts gebildet und baut überschüssiges Histamin ab.

MOLEKULARE MIMIKRY
Davon spricht man, wenn eine fremde Struktur Ähnlichkeit mit körpereigenem Gewebe hat. Das führt oft zu einer Autoimmunität, wenn der Körper sich versehentlich selbst angreift.

PARASYMPATHISCHES NERVENSYSTEM
Der Parasympathikus ist aktiv, wenn der Körper im Ruhe- und Verdauungsmodus ist, die Herzfrequenz sinkt und der Verdauungsapparat mit Hochdruck arbeitet.

SYMPATHISCHES NERVENSYSTEM
Der Sympathikus ist aktiv, wenn der Körper im Kampf- oder Fluchtmodus ist, die Herzfrequenz steigt, die Stresshormone anfluten und Sie auf eine Bedrohung oder Verletzung reagieren können.

SALZSÄURE (HCL)
Hierunter versteht man die Verdauungssäfte, die im Magen gebildet werden; der Begriff wird als Synonym für Magensäure verwendet.

HYPOCHLORHYDRIE
Damit wird ein niedriger Magensäurespiegel bezeichnet.

ILEOZÖKALKLAPPE
Die „Verbindungstür" zwischen Dünndarm und Dickdarm. Substanzen können nur in eine Richtung (vom Dünn- in den Dickdarm) fließen, es sei denn, diese Klappe ist defekt oder nicht vorhanden.

VERWACHSUNG ODER VERKLEBUNG
Ein Narbengewebsstreifen, durch den zwei Bereiche miteinander verwachsen oder verklebt sind, die normalerweise gegeneinander beweglich wären.

HERXHEIMER-REAKTION (MASSENHAFTES ABSTERBEN VON KEIMEN)
Damit gemeint ist die Reaktion des Immunsystems auf die Freisetzung von Toxinen bei massenhaftem Zerfall von Krankheitserregern, die zu weiteren Symptomen führen kann, wenn der Körper die Keime nicht schnell genug ausleiten kann.

PROKINETIKUM
Prokinetika sind Medikamente oder Naturstoffe, welche die Motilität steigern. Sie können den Transport der Nahrung durch den Dünndarm unterstützen, sind jedoch nicht dasselbe wie ein Abführmittel.

DARMDURCHLÄSSIGKEIT (LEAKY-GUT-SYNDROM)
Zu solch einer Barrierestörung der Darmschleimhaut kommt es, wenn die festen Verbindungen, die sogenannten *Tight Junctions*, zwischen den Zellen der Darmwand geschädigt sind und dadurch größere Partikel in den Blutstrom gelangen, was oft zu systemischen Entzündungen führt.

VILLI
Diese fadenartigen Ausstülpungen auf der Darmwand vergrößern die Oberfläche und erleichtern die Resorption von Flüssigkeiten oder Nährstoffen in den Blutstrom.

VISZERALE HYPERSENSITIVITÄT
Hierunter versteht man eine veränderte Reaktion auf die normale Funktion unserer Verdauungsorgane – vor allem Darmkontraktionen oder Druck von Gasen im Dickdarm –, die das Gehirn als starken Schmerz wahrnimmt.

BIOFILM
Diese Kolonie von Organismen (Bakterien und Pilzen) siedelt sich unter einer gemeinsamen Schleimschicht an und erleichtert es ihnen, die gleichen Ressourcen zu nutzen, Ihr Immunsystem zu umgehen und sich Antibiotika und Antimykotika zu widersetzen.

Das durchgeknallte Verdauungssystem: Den Symptomen Ihres RDS auf den Grund gehen

Das Reizdarmsyndrom wurde lange für eine rätselhafte, auf Symptomen beruhende Störung gehalten, der keine klare Diagnose zuzuordnen war – was manche Ärzte als „Papierkorbdiagnose" bezeichnen, die man erst stellen sollte, wenn alle anderen Möglichkeiten ausgeschlossen wurden und im „Papierkorb" gelandet sind.

Mehr als 40 Krankheiten können die Hauptsymptome eines RDS verursachen: Blähungen, Bauchschmerzen, Verstopfung, Durchfall oder eine beliebige Kombination. Doch in den meisten Fällen gehen Betroffene mit zwei oder mehr dieser Symptome zum Arzt, werden ohne weitere Untersuchungen mit RDS diagnostiziert und mitsamt einem Darm voller Gas wieder ihrer bedrückenden Wege geschickt.

Das kommt Ihnen bekannt vor? Dann sind Sie damit nicht allein.

Das Reizdarmsyndrom ist die weltweit am meisten verbreitete Erkrankung des Magen-Darm-Trakts, von der etwa 10 bis 20 Prozent der Gesamtbevölkerung betroffen sind. Gastrointestinale Krankheiten wie Zöliakie schlagen dagegen nur mit etwa einem Prozent zu Buche. Frauen leiden doppelt so häufig wie Männer an einem RDS; daher bekommen sie auch viel öfter zu hören, der ganze Stress spiele sich nur in ihrem Kopf ab, und die beste Medizin sei es, sich einfach einmal zu entspannen.

Für all diese Betroffenen kann es ein willkommenes Licht am Ende des Tunnels bedeuten, wenn sie sich über SIBO kundig machen. Vor dem 21. Jahrhundert wurde diese Art von Überwucherungen nur in Einzelfällen in der medizinischen Literatur diskutiert – meist dann, wenn ein Stück des Dünndarms entfernt wurde. Erst in den letzten zehn Jahren haben wir verstanden, dass SIBO viel weiter verbreitet und Schätzungen zufolge inzwischen für mehr als die Hälfte aller RDS-Fälle verantwortlich ist.

Doch mit zunehmendem Bewusstsein für SIBO besteht das Risiko, dass daraus eine Art Allerweltsdiagnose wird, auch wenn es sich dabei in Wirklichkeit um das **Symptom eines viel größeren Problems in Ihrem Verdauungstrakt handelt und nicht per se um eine eigenständige Krankheit.** Wenn Sie unter einer Dünndarmfehlbesiedelung leiden, gibt es immer einen – und oft nicht nur einen – Grund dafür, dass die Bakterien wuchern. Es könnte sein, dass eine Endometriose, also außerhalb der Gebärmutter versprengtes Gebärmuttergewebe, oder ein Tumor auf den Darm drücken. Es könnte sich um eine entzündliche Darmerkrankung handeln, etwa Morbus Crohn oder Colitis ulcerosa, was die Wahrscheinlichkeit von SIBO um das Neunfache erhöht. **Ähnlich wie bei RDS sollte man bei SIBO nicht nach dem Was, sondern nach dem Warum suchen.** Denn es kann sein, dass ein ernsteres Problem unbeachtet bleibt, wenn der Eindruck entsteht, dass SIBO genau das ist, wonach wir nach vielen Jahren des Leidens gesucht haben.

Auf dem folgenden Spickzettel sehen Sie die vielen grundverschiedenen Symptome, die im Rahmen von SIBO auftreten könnten. Wenn wir uns mit den feinen Unterschieden der verschiedenen Organismen befassen, die den Dünndarm besiedeln können (S. 40), verstehen Sie vielleicht besser, warum bestimmte, scheinbar gegensätzliche Symptome (zum Beispiel Verstopfung oder Durchfall, eine anhaltende Gewichtsabnahme oder hartnäckige Gewichtszunahme) bei manchen Menschen auftreten und bei anderen nicht.

Frauen, die von SIBO betroffen sind, berichten oft, dass sie sich beim Aufwachen ganz normal fühlen, doch nach dem Frühstück bläht sich ihr Bauch auf, als wären sie erkennbar schwanger. Der Zeitpunkt, die Häufigkeit und die Lokalisation Ihrer Symptome gehören zu den wichtigsten Anzeichen dafür, ob das Problem in Ihrem Dünndarm liegt oder ob eine andere Art von Ungleichgewicht im Darm herrscht. Das Aufgeblähtsein, das Gefühl, als befände sich ein aufgepumpter Fahrradschlauch unter den Rippen, ist eines der charakteristischen SIBO-Symptome. Dieses Gefühl unterscheidet sich von den Beschwerden, die viele Frauen während ihrer Periode haben. Bei einer Dünndarmfehlbesiedelung finden diese Blähungen viel weiter oben statt, der Druck ist stärker und er ist beständig.

Die meisten SIBO-Betroffenen bekommen die Folgen ihrer Mahlzeit innerhalb der ersten Stunde nach dem Essen zu spüren, wohingegen gastrointestinale Symptome sechs Stunden nach einem Bohnen- oder Linsengericht wahrscheinlich der Gasbildung im Dickdarm geschuldet sind. Wenn Sie merken, dass Sie nach jeder Mahlzeit Schmerzen haben oder sich unwohl fühlen, ist das eher ein Indiz für SIBO als für sporadische RDS-Schübe, die vielleicht auf einer Unverträglichkeit eines bestimmten Inhaltsstoffs beruhen. Das Arbeitsblatt zu den Symptomen und Beschwerden, die im Tagesverlauf auftreten können (S. 333), hilft Ihnen herauszufinden, wo und wann Symptome auftreten und ob Nahrungsmittel als Auslöser dabei eine Rolle spielen.

Mit anderen Worten, nur weil sich Gas in Ihrem Darm bildet, weil Sie an einem Blähbauch, Durchfall oder dem berühmten „benebelten Gehirn“ leiden, heißt das nicht, dass Sie auch von SIBO betroffen sind – oder dass es sich dabei *ausschließlich* um SIBO handelt.

Für die Entschlüsselung Ihrer Symptome ist es am wichtigsten, dass Sie zusätzliche Ursachen ausschließen können. SIBO steht mit vielen anderen Krankheiten in Zusammenhang, und wir müssen immer noch lernen, wie die

Henne-Ei-Beziehung in diesem Fall aussieht. In Kapitel 1 geht es nur darum, Ihnen dabei zu helfen, die Symptome zu analysieren, einen korrekten SIBO-Test durchführen zu lassen, Doppelinfektionen in Betracht zu ziehen oder auszuschließen sowie die Fehlfunktionen innerhalb Ihres Verdauungssystems aufzudecken, um ein vollständigeres Bild des großen Ganzen zu bekommen, damit Sie in Kapitel 2 den passenden Behandlungsplan für sich zusammenstellen können.

Wir besprechen auch, warum keimbelastete Nahrungsmittel so häufig zu einer Nahrungsmittelvergiftung führen, welche Rolle das für die gesunde Darmfunktion spielen kann (S. 34) und warum Frauen dafür anfälliger zu sein scheinen als Männer (S. 48). Und wir beschäftigen uns mit dem Thema Hefen, die auch nicht zu unterschätzen sind, und warum eine Überwucherung mit dem Hefepilz Candida ein ebenso respekteinflößender Feind Ihres Dünndarms sein kann (S. 44).

SPICKZETTEL DER SIBO-SYMPTOME

Verwenden sie das Arbeitsblatt auf S. 333, um Häufigkeit und Schweregrad der einzelnen Symptome und Beschwerden im Tagesverlauf im Blick zu behalten.

• Blähbauch	• Gasbildung: Aufstoßen und Blähungen	• Bauchschmerzen und Bauchkrämpfe	• Verstopfung, Durchfälle oder beides
• Sodbrennen	• Säurereflux (GERD, Gastrointestinale Refluxkrankheit)	• Übelkeit oder Völlegefühl nach dem Essen	• Darmdurchlässigkeit (Leaky-Gut-Syndrom)
• Nahrungsmittelunverträglichkeiten	• Kopfschmerzen	• Unklares Denkvermögen, „vernebeltes“ Gehirn	• Müdigkeit
• Gelenkschmerzen	• Hautreizungen: Ekzeme, Rosacea, Ausschläge, Juckreiz usw.	• Ängste oder Depressionen	• Verdauungsstörungen (Fett oder Fruktose)
• Histaminintoleranz	• Nährstoffmangel	• Anhaltender Gewichtsverlust oder beharrliche Gewichtszunahme	

Wir spielen „Darm-Detektiv“: Das Aufdecken von Ursachen und Risikofaktoren

Um verstehen zu können, wie es zu einer bakteriellen Fehlbesiedelung im Dünndarm kommen kann, müssen Sie zuerst den grundsätzlichen anatomischen Aufbau und die Funktionen Ihres Verdauungssystems verstehen.

Bakterien gelangen ständig über Mund und Nase in den Körper – durch all das, was wir zu uns nehmen sowie durch den grundlegenden Austausch mit unserer Umgebung. Das Labyrinth unseres Verdauungskanals ist so konzipiert, dass es die „bösen Jungs“ unter den Bakterien abwehren kann, bevor diese eine Chance haben, bis zum bakteriellen Ökosystem unseres Dickdarms vorzudringen und dessen empfindliches Gleichgewicht potenziell über den Haufen zu werfen. **Zu diesem Zweck bilden unsere Verdauungsorgane eine gemeinsame Abwehrlinie aus natürlichen antibakteriellen Substanzen.** Dazu gehören die hochwirksame Salzsäure im Magen, die Galle, die in der Leber gebildet und über die Gallenblase abgegeben wird, sowie die Verdauungsenzyme aus der Bauchspeicheldrüse. Die beiden Letzteren werden in den Dünndarm abgegeben und fungieren als Sicherheitsnetze, sodass alle Mikroorganismen abgetötet werden bzw. deren Wachstum unterbunden wird, wenn es ihnen trotzdem gelingt, den Magen zu passieren.

Die verlässlichste Sicherheitsmaßnahme ist natürlich unser eigenes Immunsystem. Was nicht der Magensäure, der Galle oder den Enzymen zum Opfer fällt, bekommt es zwangsläufig mit unseren Immunzellen zu tun, von denen 70 Prozent in der Darmschleimhaut beheimatet sind. Gewinnt ein fremder Eindringling scheinbar an Boden, entfesselt dieses Bataillon seine spezifischen antimikrobiellen Toxine, um ihn zu bekämpfen.

Schlägt alles andere fehl – und gelingt es Bakterien, auch diese Maßnahmen zu überstehen –, kann sich Ihr Körper auf seine Anatomie verlassen, um sie zumindest zügig loszuwerden. Der migrierende motorische Komplex (MMC) ist die vor Ort agierende „Spül- und Kehrmaschine“ unseres Dünndarms, die klar Schiff macht, die Straße freiräumt und unverdaute Nahrungsbestandteile sowie unerwünschte Mikroorganismen nach jeder Mahlzeit durch den Kanal fegt. **Deswegen tritt der MMC auch immer erst dann in Aktion, wenn wir 90 Minuten oder länger nichts zu uns genommen haben.** Rumort oder gurgelt es in Ihrem Darm zwischen den Mahlzeiten, dann ist das ein gutes Zeichen dafür, dass Ihr MMC seine Aufgabe ordnungsgemäß erfüllt.

Ist im Dünndarm ausreichend Platz für die nächste Mahlzeit, bildet Ihre zuverlässige Ileozökalklappe eine Barriere, die jeden Rückfluss von Bakterien aus dem Dickdarm „nach oben“ verhindert. Funktioniert sie ordnungsgemäß, ist der Weg durch diese Tür also eine Einbahnstraße.

Mindestens eine, aber häufiger mehrere dieser Schutzmechanismen müssen versagen, damit es zu SIBO kommen kann. **Auch wenn ein Magensäuremangel, zu wenig Galle oder ein geschädigtes Immunsystem erhebliche Risikofaktoren sein können, weist die Forschung darauf hin, dass ein defekter MMC oder eine strukturelle Blockade die beiden wichtigsten Grundursachen darstellen.**

STAGNATION: Wenn der migrierende motorische Komplex nicht richtig funktioniert

In der Natur gibt es viele Beispiele dafür, was passiert, wenn frei fließendes Wasser träge wird. Denken Sie an einen schnell fließenden Fluss, es bildet sich kaum Schaum an der Oberfläche, wohingegen ein ruhender Tümpel schnell trüb wird, da viele Spezies zu wuchern beginnen.

Der Ausfall des migrierenden motorischen Komplexes schafft eine ähnliche Voraussetzung, und er kann seine Funktion aus vielerlei Gründen einstellen. Die grundlegendsten Probleme im Zusammenhang mit dem Lebensstil sind Stress (verbunden mit Schlafmangel) und die Snacks zwischen den Hauptmahlzeiten. Stress schränkt nachweislich nicht nur die Motilität des Dünndarms ein, er erschwert auch die Bildung von Magensäure. Auf Seite 48 befassen wir uns näher damit, wie man die unbewussten Stressfaktoren des digitalen Zeitalters bekämpft – und zwar eben nicht dadurch, dass man sich alle paar Stunden eine Tüte Chips schnappt.

Die Mär, dass man rund um die Uhr essen müsse, ist in unserer modernen Welt eine weitere Art, den MMC ständig anzuhalten. Selbst wenn Ihre Snacks auf dem Papier „gesund" sind, schon eine Handvoll Mandeln zwischen den Mahlzeiten reicht aus, um die Reinigungswelle zu beenden. Ein Getränk, ein wenig zu schnell und in einem Zug ausgetrunken, kann diese Funktion ebenfalls abschalten, wenn auch für eine kürzere Zeit als ein richtiger Imbiss oder eine Mahlzeit. Selbst ein kalorienfreies künstliches Süßungsmittel kann an Darmrezeptoren binden und anzeigen, dass eine Mahlzeit im Anmarsch ist. Zum Glück ist das zeitliche Abstandhalten zwischen den Mahlzeiten eine ziemlich einfache Veränderung der Lebensweise; damit befassen wir uns eingehender auf Seite 126.

Eine weitere Möglichkeit, wie der MMC aus der Bahn geworfen werden kann, findet sich auf der Darm-Hirn-Achse. Der Vagusnerv ist der „Chef" des parasympathischen Nervensystems, das unsere Fähigkeit zum „Ruhen und Verdauen" vorgibt. Jede Art von Kopf- oder Rückenmarksverletzung, selbst eine leichte Gehirnerschütterung, kann den Vagusnerv abschalten und die Signale an den MMC stoppen, die diesem übermitteln, dass es nun an der Zeit ist, in Bewegung zu kommen. Der gewohnheitsmäßige Gebrauch von bestimmten Arzneimitteln kann die Motilität ebenfalls stören, vor allem Antibiotika, Opiate und Muskelrelaxanzien – die paradoxerweise vielleicht nach einem schweren Unfall oder einer ernsthaften Verletzung verschrieben werden.

Viele der Krankheiten aus der Liste der Risikofaktoren (S. 33) führen zu weiteren Darmstörungen, die auch den MMC betreffen. Bemerkenswerte Beispiele sind Hypothyreose (Schilddrüsenunterfunktion) oder Hashimoto-Thyreoiditis (Autoimmunerkrankung der Schilddrüse), Zöliakie, Diabetes, Ehlers-Danlos-Syndrom (angeborene Störungen im Bindegewebe), Parkinson, Lyme-Borreliose und posturales Tachykardiesyndrom (POTS, Benommenheit und/oder Schwindel und erhöhter Puls beim Wechsel in die aufrechte Körperlage).

Und schließlich ist die wichtigste Ursache bei einer Störung des MMC etwas recht häufig Vorkommendes, das oft nicht als Krankheit eingestuft wird: Wenn Essen zu Magen-Darm-Problemen führt, also zu einer Nahrungsmittelvergiftung. Damit befassen wir uns auf Seite 34 eingehend.

BLOCKADEN UND RÜCKFLUSS: Strukturelle anatomische Probleme

Selbst wenn Ihr migrierender motorischer Komplex ordnungsgemäß funktioniert und Nahrung sowie Bakterien durch den Darm transportiert, besteht die Möglichkeit einer Barriere, einer Schlinge, eines Schlupfwinkels oder einer Ritze, wo sich Bakterien verstecken und ansammeln können. Diese Teilblockierung ist wahrscheinlich nicht massiv genug, um lebensbedrohlich zu sein – vielleicht bemerken Sie sie noch nicht einmal.

Eine neuere Studie ergab, dass selbst kleinere Bauchoperationen Verwachsungen oder Verklebungen verursachen, die zu SIBO führen können. Ob es sich um einen laparoskopischen Eingriff wegen Endometriose, einen Kaiserschnitt, die Entfernung der Gebärmutter oder eine Blinddarmoperation handelt – sie alle können in Ihrem Bauchraum Narbenbänder bilden. Äußerlich zeugt vielleicht nur eine kleine Narbe von der Operation, doch im Inneren ist ein sehniges Faszienband so mit einem anderen Gewebe verwachsen, dass Ihre Organe sich nicht mehr ungehindert gegeneinander verschieben können.

Viele Ärztinnen und Ärzte vergleichen Verwachsungen mit einer nicht faltenfrei gelungenen Umhüllung durch Frischhaltefolie – es bilden sich dünne Verklebungen, die Ihre Organe auf unnatürliche Art miteinander „zwangsverbinden". Selbst wenn sie sich außerhalb des Darms bilden, können sie seine Motilität behindern und ihn einengen. Wie bei einer überfüllten Autobahn, wo sich der Verkehr auf mehreren Spuren staut, bewegen sich Nahrung und Bakterien immer langsamer voran, und es wird immer wahrscheinlicher, dass sie von der „Straße" abfahren müssen, in einem „Motel" an der Darmwand (dem sogenannten Biofilm) Quartier nehmen und dort eine Zeitlang verbleiben.

Zu anderen strukturellen Anomalien gehören die Darmverschlingung, ein Verdrehen oder Abknicken des Dünndarms, sowie eine Verengung des Darms durch eine Vene, Arterie, ein Organ oder einen Tumor, die darauf drücken. Zu einem Blindsack-Syndrom kommt es, wenn ein Teil des Dünndarms eine Verschlingung bildet, die von der Nahrung im Zuge der Verdauung umgangen wird, aber trotzdem ruhende Taschen für Bakterien bildet. Jede Art von Druck oder Komprimierung bedeutet noch mehr Blockierungen und Bakterienbildung.

Schließlich gibt es noch strukturelle Probleme, die dazu führen können, dass Bakterien aus dem Dickdarm zurückwandern. Eine anormale Verbindung, eine sogenannte Fistel, bildet sich eventuell zwischen Dünn- und Dickdarm; durch diese können Bakterien schlüpfen. Und wenn Ihre Ileozökalklappe entfernt wurde, bedeutet das, dass es diese „Hintertür" gar nicht mehr gibt.

DAS PUZZLE ZUSAMMENSETZEN

Bei vielen Menschen liegen oft vielerlei Ursachen vor, die zum einen strukturell, zum anderen durch Motilitätsprobleme bedingt sind. Sie könnten beispielsweise als Kind vom Pferd gefallen und auf Ihrem Steißbein gelandet sein. Ein Schleudertrauma oder ein Wirbelsäulenschaden könnte die Vagusfunktion hemmen und dadurch auch den MMC. Sie mussten vielleicht Schmerzmittel einnehmen, die die Motilität zusätzlich einschränken. Noch heimtückischer ist allerdings, dass der Körper im Zuge des Heilungsprozesses möglicherweise innere Verwachsungen oder Verklebungen gebildet hat. Glücklicherweise gibt es Neurofeedback und anderen Techniken der Körperarbeit, mit deren Hilfe selbst die am schwierigsten zu lokalisierenden Schäden behoben werden können (mehr dazu auf Seite 79). Weitere zugrundeliegende Ursachen, etwa das Fehlen einer Ileozökalklappe, beeinträchtigen die Patienten mitunter dauerhaft.

Durch das Aufspüren der verschiedenen Teile Ihres SIBO-Puzzles – und davon kann es drei oder vier geben –, können Sie sich besser durch die hier aufgeführten Möglichkeiten arbeiten, korrigieren, was sich korrigieren lässt, und Sie können durch Veränderungen im Lebensstil Ihre eigenen Sicherheitsmaßnahmen treffen, die all das kompensieren, was sich eben nicht ändern lässt. Eine kurze Checkliste von gleichzeitig mit SIBO auftretenden Krankheiten und Beschwerden finden Sie auf Seite 335.

SIBO-CHECKLISTE FÜR URSACHEN UND RISIKOFAKTOREN

STRUKTURELLE PROBLEME

- ☐ Bauch- oder Beckenverletzung
- ☐ Bauch-OPs (Kaiserschnitt, Adipositas-Chirurgie, Blindsack, Gebärmutterentfernung, Magenverkleinerung, laparoskopischer Eingriff bei Endometriose, Entfernung der Ileozökalklappe)
- ☐ Blindsackschlingen
- ☐ Darmverschlingungen
- ☐ Divertikulose
- ☐ Endometriose
- ☐ Fistel
- ☐ Funktionsstörung der Ileozökalklappe
- ☐ Innere Blutungen
- ☐ Intestinale mechanische Hemmungen oder Pseudohemmungen
- ☐ Krebs der Bauch- und Unterleibsorgane (Eierstöcke, Gebärmutter, Leber, Gallenblase)
- ☐ Kurzdarmsyndrom
- ☐ Mukoviszidose
- ☐ Unterleibsentzündungen
- ☐ Verwachsungen oder Verklebungen

MOTILITÄTSPROBLEME

Lebensstil

- ☐ Antibiotika
- ☐ Nahrungsmittelallergien
- ☐ Nichtsteroidale Antirheumatika (NSAR, z. B. Ibuprofen)
- ☐ Opiate oder Muskelrelaxanzien
- ☐ Stress

Krankheiten oder Verletzungen

- ☐ Colitis ulcerosa
- ☐ Diabetes
- ☐ Ehlers-Danlos-Syndrom
- ☐ Hashimoto-Thyreoiditis
- ☐ Leaky-Gut-Syndrom
- ☐ Lebensmittelvergiftung / Reisedurchfall
- ☐ Lyme-Borreliose
- ☐ Morbus Crohn
- ☐ Muskelschwund
- ☐ Parasiten
- ☐ Parkinson
- ☐ Posturales orthostatisches Tachykardiesyndrom (POTS)
- ☐ Schädel-Hirn-Trauma oder Rückenmarksverletzung
- ☐ Sklerodermie / Systemische Sklerose
- ☐ Übergewicht / Fettleibigkeit
- ☐ Zöliakie

FEHLGESCHLAGENE KÖRPEREIGENE SCHUTZMASSNAHMEN (KEINE BAKTERIENABTÖTUNG)

- ☐ Bauchspeicheldrüsenentzündung
- ☐ Cholelithiasis (Gallensteine)
- ☐ Immunsuppressiva
- ☐ Protonenpumpenhemmer
- ☐ Gastroparese (Motilitätsstörung des Magens)
- ☐ *Helicobacter-pylori*-Infektion
- ☐ HIV
- ☐ Hypochlorhydrie / Magensäuremangel
- ☐ Immunschwäche (durch Krankheit oder Co-Infektion)
- ☐ Laktoseintoleranz
- ☐ Leberkrankheiten
- ☐ Lyme-Borreliose
- ☐ Mangel an Enzymen oder Gallenflüssigkeit
- ☐ Mastzellaktivierungssyndrom (MCAS)
- ☐ Schimmelpilzerkrankung / Belastung durch Umwelttoxine

LEBENSMITTELVERGIFTUNG: Die Ursache allen Übels

SIBO ist eine Frage des Ortes, nicht der Art. Unser Hauptproblem ist also nicht, ob es sich per se um „gute" oder „schlechte" Bakterien handelt. Es geht schlicht und ergreifend darum, dass sie sich am falschen Ort befinden.

Gleichwohl haben wir in den letzten fünf Jahren besser zu verstehen gelernt, inwiefern pathogene Bakterien oft die ersten Akteure in einer Ereigniskette sind, die schließlich dazu führt, dass es zu einer Fehlbesiedelung des Dünndarms kommt. Viele dieser Entdeckungen verdanken wir Dr. Mark Pimentel, dessen Forschung am Cedars-Sinai Medical Center in Los Angeles aufdeckte, dass unsere Darmmotilität am häufigsten durch eine akute Lebensmittelvergiftung, durch Reisedurchfall oder eine Magen-Darm-Grippe verlangsamt wird – es handelt sich um eine neue diagnostische Kategorie, die als **postinfektiöses Reizdarmsyndrom** (PI-RDS) bezeichnet wird.

Bei einem postinfektiösen RDS dringt ein opportunistischer Keim in den Dünndarm ein, beispielsweise Salmonellen, Parasiten oder Viren, und unser Immunsystem springt an. Es reagiert auf das Toxin des Eindringlings typischerweise mit der Freisetzung einer Substanz namens CdtB, der Untereinheit B des zelltödlichen schwellenden Toxins Cdt (engl. *cytolethal distending toxin*). Die Bildung von CdtB-Antikörpern ist eine gesunde Reaktion – eine, auf die unser Immunsystem sein Leben lang trainiert wird. Bei manchen Menschen jedoch kommt es dabei zu einem Fall von „Identitätsverwechslung": Beim Abwehren der „Bösewichte" greift unser Immunsystem versehentlich die eigenen Zellen an. Das wird als **molekulare Mimikry** bezeichnet. Unser migrierender motorischer Komplex wird von Nervenzellen angetrieben, die aus einem Protein namens Vinculin bestehen. Da der Aufbau von Vinculin in Teilen jenem von Bakterientoxinen ähnelt, kann der Abwehrprozess das eigene Gewebe schädigen. Das führt dazu, dass die MMC-Funktion sich verlangsamt und mit höherer Wahrscheinlichkeit weitere Bakterien in den Körper eindringen, die dort verbleiben und übermäßig wuchern.

Schwierig bei einem postinfektiösen RDS ist, dass man sich oft innerhalb weniger Tage wieder besser fühlt. Der Eindringling ist besiegt. Doch nach etwa einem Monat mit verlangsamter Motilität beginnen sich Bakterien anzusammeln, und die RDS-Symptome schleichen sich in den Alltag ein. Aufgrund der zeitlichen Verzögerung und des langsamen Beginns zählen nur ganz wenige Menschen hier eins und eins zusammen und erkennen die mögliche Ursache ihrer Symptome in der länger zurückliegenden Nahrungsmittelvergiftung.

Inzwischen gibt es zum Glück einen Bluttest – den sogenannten IBS-Smart-Test – mit dessen Hilfe ermittelt werden kann, ob unter anderem eine Lebensmittelvergiftung ursächlich war. Der Test untersucht das Vorhandensein von Antikörpern gegen Vinculin und CdtB. Liegen Antikörper gegen CdtB vor, so ist das ein Hinweis darauf, dass Sie in den vergangenen zwölf Monaten eine Lebensmittelvergiftung hatten. Finden sich Antikörper gegen Vinculin im Blut, bestätigt das die Diagnose eines postinfektiösen RDS. Das heißt, Sie haben folglich eine Autoimmunreaktion entwickelt, die Sie schon viel länger als ein Jahr begleiten könnte.

Forschungen der Mayo-Klinik zufolge bleibt bei der überwiegenden Mehrheit – 90 Prozent – der Menschen, die über eine schützende genetische Disposition verfügen, solch eine Lebensmittelvergiftung folgenlos, ohne dass sich ein Reizdarmsyndrom entwickelt. Bei den restlichen 10 Prozent finden sich jedoch Antikörper gegen Vinculin im Blut, die die Bewältigung einer Überwucherung erschweren.

Zum Glück erfolgt die Reparatur unserer interstitiellen Cajal-Zellen (ICC-Nervenzellen im Magen-Darm-Trakt) schnell. Sobald die Antikörper zurückgehen, normalisieren sich die Abläufe im Darm mühelos. Allzu oft manifestieren sich in diesem Zustand jedoch auch andere Ursachen und Risikofaktoren, die das SIBO-Bild verzerren. Zweifelhafte Fleischgerichte an Straßenküchen in einem fremden Land könnten der Auslöser gewesen sein, doch erst ein niedriger Magensäurespiegel oder Verwachsungen könnten Sie empfänglicher für die Folgen gemacht haben. Und genau dieselben Faktoren könnten auch die Wahrscheinlichkeit erhöhen, dass Sie, lange nachdem sich diese Nervenzellen wieder selbst repariert haben, eine SIBO infolge solch einer Lebensmittelvergiftung entwickeln.

Mit anderen Worten, bei den meisten Menschen mit einer SIBO-Vorgeschichte liegen weitere Ursachen vor, die sie anfälliger für die Fehlbesiedelung machen. **Aber all jene, bei denen eine Autoimmunkomponente im Rahmen ihres postinfektiösen RDS diagnostiziert wurde, leiden eher und länger an den Folgen.** Die bei SIBO eingesetzten Antibiotika oder antimikrobiellen Medikamente wirken sich nicht auf die Präsenz dieser Antikörper aus – sie lassen sich auch dann noch nachweisen, wenn die Überwucherung im Darm zeitweilig gelindert wurde. **Sind die Antikörper gegen Vinculin erhöht, bleibt der MMC beeinträchtigt.** Das führt dazu, dass Patienten viel anfälliger für einen chronischen SIBO-Verlauf und künftige Beschwerden durch Lebensmittelvergiftungen werden, die den Autoimmunkreislauf erneut in Gang setzen können.

Postinfektiöses RDS = Sie infizieren sich mit einem Krankheitserreger
> Eindringlinge setzen Toxine frei
> Immunsystem setzt Antikörper gegen Vinculin frei
> Antikörper greifen versehentlich Ihre Nervenzellen an
> MMC verlangsamt sich
= Überwucherung

ENTZÜNDUNGEN, LEAKY-GUT-SYNDROM UND DIE AUTOIMMUN-VERBINDUNG

Das postinfektiöse RDS ist nur ein Beispiel dafür, wie ein fremder Akteur einen lokalen Entzündungsherd im Darm verursachen kann. Um zu verstehen, warum so viele Autoimmunerkrankungen ein Risiko für SIBO darstellen und warum SIBO auch umgekehrt ein Risikofaktor für so viele Autoimmunerkrankungen ist, **muss man verstehen, wie lokale Entzündungsherde sich zu einem Fall von systemischer Immunfunktionsstörung hochschrauben können.**

Schauen wir uns das Schritt für Schritt an.

Unser Körper ist sowohl ein hoch entwickeltes, als auch äußerst ursprüngliches „Betriebsgerät". Wir sind so konzipiert, dass wir in Harmonie mit unserer Umgebung leben wollen, aber dennoch sicherstellen müssen, dass diese uns nicht umbringt. Die meiste Arbeit, um zwischen Freund und Feind – also einem fremden Eindringling und einem geschätzten Gast – zu unterscheiden, lastet auf unseren Immunzellen.

Ich möchte Ihnen nun erklären, warum das solch eine schwierige Aufgabe ist: Für den Fall, dass Sie durch Ihre SIBO-Erkrankung ein wenig voreingenommen und vielleicht auch ängstlich im Hinblick auf alle Arten von Bakterien geworden sind, sollten Sie wissen, dass jeder Mensch ein großer wandelnder Sumpf aus Fremdsubstanzen ist. Unser Körper ist voll von Bakterien. **Tatsächlich**

bestehen wir aus dreimal mehr Fremdorganismen als aus eigenen Zellen! Diese Arten sind überwiegend „Freunde"; sie unterstützen uns, damit unser Körper richtig funktioniert, und sie helfen sogar unseren Immunzellen auf die Beine, damit diese ihre Arbeit besser erledigen können. Doch diese Beziehung ist auf einige „werksseitig eingebaute" Schutzmechanismen angewiesen, damit gewährleistet ist, dass diese Bakterien auch „toleriert" werden.

Siebzig Prozent unserer Immunzellen sind im Darm beheimatet; dort lebt auch die Mehrzahl der Bakterien, hauptsächlich im Dickdarm. Damit beide harmonisch zusammenarbeiten können, sitzen die Immunzellen in der Darmwand, die von anderen Substanzen durch eine schützende Schleimhautschicht getrennt ist. Im Dickdarm, der die Mehrzahl unserer Bakterien beherbergt, ist diese Schleimhautschicht besonders massiv, sodass sich die Bakterien nicht mit den Immunzellen vermischen können. Im Dünndarm ist eine viel geringere Bakterienpopulation vorgesehen, daher ist die schützende Schleimhautschicht weniger massiv.

In einem gesunden Darm verläuft all das ganz harmonisch: Eindringende Bakterien werden durch die Magensäure abgetötet. Wer dennoch ein Schlupfloch gefunden hat, wird im Dünndarm von den Verdauungsenzymen neutralisiert. Lösliche Ballaststoffe werden in den Dickdarm transportiert, wo sich fleißige Bakterien glücklich über den „Rest vom Fest" hermachen und sie weiter abbauen. Die Schleimhautschicht sorgt dafür, dass jedes Team auf seiner eigenen Seite bleibt, und die Immunzellen rücken nur bei Bedarf aus, um eine „tätliche Auseinandersetzung" zu beenden.

Doch was geschieht im Fall einer SIBO?

Befinden sich zu viele Bakterien im Dünndarm, verspeisen sie die Nahrung, die normalerweise für den Wirt – also für Sie – gedacht ist. Dadurch entstehen viele der Symptome, die wir in diesem Kapitel bereits angesprochen haben. Doch die Bakterien können sich auch durch die dünne Schleimhautschicht „essen", die aus Polysacchariden bestehen (ein Begriff, den Sie eventuell aus dem Akronym FODMAP wiedererkennen). Sobald die Bakterien diese Schutzschicht durchbrechen, stehen sie in direktem Kontakt mit Ihren Immunzellen.

„Bakterien sind keine körpereigenen Substanzen", sagt Dr. Susan Blum, die Autorin von *Autoimmunerkrankungen erfolgreich behandeln* (ebenfalls bei VAK erschienen). „Es besteht eine Toleranz gegenüber unseren eigenen Geweben, aber nicht gegenüber den Mikroorganismen, die im Darm angesiedelt sind. Deshalb hat uns die Natur mit dieser Barriere ausgestattet."

Treffen die Immunzellen auf die Bakterien, erkennen sie sie als „fremd". Sie reagieren darauf mit der Freisetzung von Zytokinen und entzündungsfördernden Substanzen – einer Art „Exekutionskommando", das versucht, den Bakterien Schaden zuzufügen. Diese lokale Entzündungsreaktion – das „Feuerwerk" – hat das Potenzial, im Rahmen eines „Kreuzfeuers" Ihrem eigenen Gewebe zu schaden, ganz ähnlich, wie ich es im Fall von postinfektiösem RDS beschrieben habe.

Und leider kann es noch schlimmer kommen: Das von den Bakterien gebildete Gas beschädigt auch die fest verschlossenen „Tore" in Ihrer Darmwand, die sogenannten *Tight Junctions*. Was einmal ein feinmaschiges Sieb war, ist nun ein grober Durchschlag, der größere Partikel passieren lässt. Der „Beschuss" durch die Immunzellen führt schließlich zur Zertrümmerung der Bakterien. Stehen die normalerweise fest verschlossenen Tore jedoch offen, können diese

Bakterientrümmer in den Blutstrom gelangen. **Das ist unter dem Namen Leaky-Gut-Syndrom bekannt – und es ist der wichtigste Mechanismus, der dazu führen kann, dass SIBO-Betroffene eine Autoimmunerkrankung entwickeln.**

Wiederholen wir noch einmal: Sobald die Schleimhautschicht beschädigt ist, kommt das Immunsystem in Kontakt mit Bakterien, was normalerweise nicht der Fall ist. Sobald die Tore beschädigt sind, können die Bakterien in den Blutstrom gelangen. **Was ursprünglich eine lokale Entzündungsreaktion war, wird dann zu einer systemischen Entzündung, die Schmerzen und merkwürdige Symptome an den entferntesten Stellen verursacht.** In Studien wurden zum Beispiel Proteine von Bakterienzellwänden in den Gelenken von Menschen mit rheumatoider Arthritis gefunden. „Wenn Sie sich vorstellen, dass das monatelang geschieht, Tag für Tag, kann die Gefahr bestehen, dass das Immunsystem ruiniert wird", sagt Susan Blum. „Infolge dieser chronischen, permanenten Reizung können Sie mit der Zeit die Toleranz gegenüber Ihren eigenen Geweben verlieren."

Mit anderen Worten: Eine SIBO ist mehr als nur ein paar Blähungen und ein wenig Unwohlsein. Besteht dieses Ungleichgewicht im Darm zu lange, kann es zu gravierenderen Problemen kommen, die dann mit viel größerer Wahrscheinlichkeit zu einer chronischen SIBO führen. Sehen Sie sich einfach auf Seite 33 die Übersicht mit all den Autoimmunerkrankungen an, die Risikofaktoren für eine SIBO darstellen. Es ist ein Teufelskreis.

SIBO = Bakterien schädigen die Dünndarmschleimhaut > Kontakt mit Immunzellen > Lokale Entzündung > Tight Junctions werden geschädigt > Leaky-Gut-Syndrom > Bakterien treten in den Blutstrom über > Systemische Entzündung > Funktionsstörung des Immunsystems = Autoimmunerkrankung

Schlussendlich ist das Leaky-Gut-Syndrom nicht nur ein Phänomen im Zusammenhang mit SIBO – zur Schädigung Ihrer Darmwand kann es durch viele Lebensgewohnheiten kommen: Bei langfristiger Einnahme von nichtsteroidalen Schmerzmitteln (NSAR, zum Beispiel Ibuprofen), einer Pestizidbelastung, bei Einnahme von Antibiotika und durch chronischen Stress. Bestimmte Nahrungsmittel, wie Gluten, können einem Leaky-Gut-Syndrom ebenfalls Vorschub leisten. **Gleichzeitig gehören Nahrungsmittelunverträglichkeiten (die den ebenfalls durch die Darmwand gelangenden Nahrungspartikeln geschuldet sind), zu den wichtigsten Symptomen eines Leaky-Gut-Syndroms und von SIBO.** Mehr zu diesem Zusammenhang und darüber, warum ich glaube, dass der Verzicht auf weit verbreitete Allergene so wichtig für die Ausheilung ist, finden Sie auf Seite 107. Eine Liste von Nahrungsergänzungsmitteln, die die Gesundung der Darmwand unterstützen, steht auf Seite 70.

Wie Sie sehen, braucht es für eine gesunde Darmwand und ein gut funktionierendes Immunsystem also mehr als das bloße Abtöten von Bakterien. Und das gilt auch für all jene, die nicht von einem postinfektiösen Reizdarmsyndrom und der dadurch verursachten Bildung von Antikörpern betroffen sind.

Untersuchungsmethoden und korrekte Auswertung der Ergebnisse

Es gibt Organe, die leichter zugänglich sind für Untersuchungen und um Proben für das Anlegen von Kulturen zu gewinnen als der Dünndarm. Selbst mit dem üblichen Verfahren – der Endoskopie oder Koloskopie – können Ärzte nur einen kleinen Abschnitt am einen oder anderen Ende erreichen. Da eine Endoskopie teuer und invasiv ist und einen großen Bereich des (im Durchschnitt fünf Meter langen) Dünndarms gar nicht erfasst, ist sie für eine SIBO-Diagnose nicht die Methode der Wahl.

Die meisten Menschen halten Stuhlproben zwar für die führende Maßnahme, um ein Ungleichgewicht im Mikrobiom festzustellen, doch diese spiegeln nur die Vorgänge im Dickdarm wider. Hat man Ihnen aufgrund des Ergebnisses einer Stuhlprobe mitgeteilt, dass Sie von SIBO betroffen sind, sollten Sie wissen, dass es keinen Stuhltest auf SIBO gibt, und die Diagnose daher bestenfalls fragwürdig ist.

Auf S. 34 habe ich bereits den IBS-Smart-Test erwähnt, einen Bluttest, der das Vorliegen von Antikörpern gegen Vinculin und CdtB überprüft. Dies ist hilfreich, um einen Teil des *Warum* zu bestimmen – ob die Ursache in Ihrem Fall auf eine Lebensmittelvergiftung zurückzuführen ist und Sie das bei der Behandlung berücksichtigen müssen –, sagt aber nicht unbedingt etwas darüber aus, *was genau* in Ihrem Darm übermäßig wuchert. Ein postinfektiöses RDS kommt zwar häufig bei Durchfallbeschwerden vor, bei Betroffenen mit Verstopfungssymptomen ist es aber viel weniger wahrscheinlich.

Der Goldstandard für eine SIBO-Diagnose, der ein vollständiges Bild von den Vorgängen in Ihrem gesamten Dünndarm liefert, ist **ein Atemtest, der den Gehalt von Wasserstoff und Methan bestimmt.**

Als ich zu Hause meinen ersten Atemtest durchführte, fühlte ich mich ein wenig wie eine verrückte Wissenschaftlerin. Dazu gehörten mehrere Fläschchen, ein Strohhalm und ein bunter Sirup. Nach einer 24-stündigen Vorbereitungszeit – während der ich nur Reis und Hühnerfleisch zu mir nahm und über Nacht gar nichts – trank ich am Testmorgen die Zuckerlösung (das „Fastfood" für die Bakterien) und atmete dann alle 15 Minuten durch den Strohhalm in eines der Fläschchen.

Im Labor wird anschließend der Atemgehalt von Wasserstoff und Methan – beide Gase werden gebildet, während die Zuckerlösung durch den Darm wandert – anhand der Proben bestimmt. Diese Gase können von den Bakterien nur beim „Essen" gebildet werden. Sind die Werte in der Atemluft also erhöht, bedeutet das, dass lebende Mikroorganismen vorhanden sind und sich an der Zuckerlösung gütlich tun, die Sie gerade geschluckt haben. Es ist der zeitliche Ablauf, der anzeigt, wo sie sich befinden – in Ihrem Dünndarm oder im Dickdarm – und ob es sich um eine normale Besiedelung handelt oder um einen Hinweis auf SIBO.

SIBO-Atemtests unterscheiden sich durch die verwendete Zuckerlösung. Glukose und Laktulose sind die beiden bekanntesten, aber jede hat Vor- und Nachteile. Wenn das Budget der Patienten es erlaubt, führen manche Ärzte beide Atemtests im Abstand von einem Tag durch. Alle Bakterien ernähren sich von Glukose, also erreicht man damit eine in Ihrem Verdauungstrakt befindliche größere Artenvielfalt. Glukose wird jedoch nur auf den ersten etwa 60 bis 90 Zentimetern des Dünndarms in den Körper aufgenommen, die restlichen sechs Meter bleiben unberücksichtigt.

Viele SIBO-Experten empfehlen einen Laktulose-Atemtest über einen Zeitraum von 180 Minuten. Da es sich bei Laktulose um einen nicht resorbierbaren, im Labor hergestellten Zucker handelt, schafft sie es bis in den Dickdarm und man erhält einen Messwert aus dem gesamten Verdauungstrakt. Sie wird von einigen Bakterienarten zwar nicht verspeist, deckt aber etwa 80 Prozent der vorhandenen Flora ab und, was noch wichtiger ist, sie liefert auch Werte aus dem unteren Abschnitt des Dünndarms (des sogenannten distalen Endes), wo Überwucherungen am häufigsten vorkommen. Die Passagezeiten variieren zwar je nach individueller Darmmotilität, doch **meist dauert der Weg in den Dickdarm zwei Stunden.**

Das Ergebnis eines Glukose-Atemtests kann negativ ausfallen, obwohl eine Dünndarmfehlbesiedelung vorliegt. Wenn Sie sich auf einen Laktulose-Atemtest jedoch korrekt vorbereiten (gemäß den Ratschlägen auf S. 44) und ein negatives Ergebnis erhalten, liegt in der Regel tatsächlich keine SIBO vor. Überdies kommt es bei einem Laktulose-Test nicht zu solch einem glykämischen Schub wie es bei Glukose der Fall ist; das ist für Menschen mit Blutzuckerproblemen wünschenswert.

WIE SIEHT EIN POSITIVES TESTERGEBNIS AUS?

Die Auswertung von SIBO-Atemtests ist noch immer ein bisschen uneinheitlich. Jedes Labor nutzt unterschiedliche Kriterien, ab welcher Höhe und bei welcher Sollzeit die gemessenen Gaswerte als positives Ergebnis gelten. Allen gemeinsam ist jedoch, dass man – grob gesagt – nach einem deutlichen Anstieg eines Gases oder einer Kombination aus beiden sucht, bevor die Zuckerlösung im Dickdarm ankommt.

Eines der führenden US-Labors für SIBO-Atemtests geht nach folgenden diagnostischen Kriterien vor:

- Ein Anstieg von Wasserstoff in Höhe von 20 ppm (parts per million) oder mehr innerhalb von 120 Minuten nach Zufuhr der Laktulose.
- Ein Anstieg von Methan in Höhe von 12 ppm oder mehr innerhalb von 120 Minuten nach Zufuhr der Laktulose.
- Ein Anstieg der Summe aus Wasserstoff und Methan in Höhe von 15 ppm oder mehr innerhalb von 120 Minuten nach Zufuhr der Laktulose.

Traditionell gilt ein steiler Anstieg der Gase nach 120 Minuten als normal, da die Lösung dann im Dickdarm angelangt ist, wo die Bakterien normalerweise üppig vorhanden sind. Der North American Consensus (ein Expertengremium aus Gastroenterologen und Forschern) sowie einige anderen Labore arbeiten mit einer konservativeren Sollzeit von nur 90 Minuten, da eine der auffallenden Begleiterscheinungen der Laktuloselösung ist, dass sie abführend wirkt. Das heißt, die Passagezeit kann kürzer sein als üblich.

Im Allgemeinen sind die individuellen Unterschiede in der Verdauung eines Menschen ein Grund dafür, warum die Interpretation von Atemtests eher eine Kunst als eine Wissenschaft sein kann. Bei Patienten mit schwerer Verstopfung kommt es eventuell erst nach der 120-Minuten-Marke zu einem Anstieg, dem eine zweite Spitze folgt, sobald die Lösung den Dickdarm erreicht. Aufgrund dieser Varianz bei den Symptomen und Passagezeiten empfehlen SIBO-Experten den Test über 180 Minuten zu strecken, um ein vollständiges Bild zu bekommen. Neuere Erkenntnisse zu Schwefelwasserstoff, einem dritten Gas, machen die Informationen, die in den weiteren 60 Minuten gewonnen werden, noch bedeutsamer. Im nächsten Abschnitt befassen wir uns näher mit den Nuancierungen dieser drei Gase.

METHAN UND WASSERSTOFF

Das Gas, welches dramatischere Spitzenwerte erreicht, führt zu einer Diagnose, die Sie entweder als wasserstoff- oder als methandominant klassifiziert. Sie können zwar auch übermäßig viel von beiden Gasen bilden, aber der Spitzenwert weist darauf hin, welches von größerer Bedeutung ist.

Je nach Ergebnis überwuchern also andere Bakterien Ihren Dünndarm. Zu den wasserstoffbildenden Bakterien, die häufig bei SIBO gefunden werden, gehören zum Beispiel *E. coli*, *Klebsiella* und *P. mirabilis*. Mikroorganismen, die dagegen Methan im Körper bilden, werden als Methanogene bezeichnet; zu ihnen gehören Archaeen, eine Gruppe vorzeitlicher einzelliger Organismen sowie einige Bakterienarten. Und wovon ernähren sich diese Methanogene bevorzugt? Von Wasserstoff!

Ja, ich weiß, das ist jetzt verwirrend – zumal SIBO ohnehin schon für ein „benebeltes" Gehirn sorgt. Wenn Archaeen Wasserstoff konsumieren, bilden sie Methan als Nebenprodukt. Kühe sind ein ausgezeichnetes Beispiel für ein Verdauungssystem mit Archaeen-Dominanz. Wegen all der Bakterien in ihrem Verdauungstrakt, die Gras vergären, bilden sie riesige Mengen von Methan. Archaeen lieben den Wasserstoff aus diesen Gärprozessen, also vermehren sie sich stark und bilden Methan. Liegen bei Ihnen Methanogene vor, kann das bedeuten, dass die Atemwerte für Wasserstoff niedriger ausfallen, selbst wenn wasserstoffbildende Bakterien vorhanden sind. Und es erklärt auch, warum Ihr Testergebnis auf Wasserstoff „falsch negativ" sein kann, obwohl eine SIBO mit Wasserstoff-Dominanz vorliegt.

Kohlenhydrate füttern Bakterien > Bakterien bilden Wasserstoff > Wasserstoff füttert Archaeen > Archaeen bilden Methan

Der Begriff methandominante SIBO ist eigentlich eine Fehlbezeichnung, da es sich nicht um klassische Bakterien handelt und die Überwucherung auch nicht immer auf den Dünndarm begrenzt ist. Daher wurden im Januar 2020 neue Richtlinien herausgegeben, die die Erkrankung umbenannten in „Intestinale methanogene Überwucherung" (IMO für engl. *intestinal methanogen overgrowth*). Doch für die Zwecke dieses Buches und um nicht noch mehr Verwirrung zu stiften, werde ich die Methan-Überwucherung weiterhin als einen Typ von SIBO bezeichnen.

Die Wasserstoffdominanz geht häufiger mit Durchfällen einher, wohingegen man von Methangas weiß, dass es Verstopfung oder ein gemischtes Muster verursacht, bei dem Verstopfung jedoch vorherrschender ist. Sie werden oft die Begriffe SIBO-C (für engl. *constipation*, also Verstopfung) und SIBO-D (für Durchfall oder fachsprachlich Diarrhoe) zu hören bekommen, wobei SIBO-C meist mit einer Methandominanz einhergeht. Wenn das Methangas zuschlägt, verkrampft sich Ihr Darm und kann nicht mehr normal funktionieren. Es liegt bei diesem Typ an der langsameren Passagezeit, dass das Blähgefühl, die Bauchschmerzen und die mangelnde Darmbewegung so frustrierend sein können. Da Methanogene eine vermehrte Bildung und Resorption von kurzkettigen Fettsäuren verursachen, werden sie auch mit Gewichtszunahme und starkem Übergewicht in Zusammenhang gebracht.

Mit anderen Worten: Methanogene bauen Nahrung effektiver ab und sorgen für eine bessere Kalorienverwertung. Daher steigt das Gewicht bei jenen Menschen, die von einer Methan-SIBO betroffen sind, vergleichsweise eher an, was bei anderen, die genau dieselbe Mahlzeit zu sich nehmen, aber keine

Methan-SIBO haben, nicht passieren würde. Andererseits können zu einer Wasserstoff-SIBO auch Bakterienarten gehören, die eine Resorption notwendiger Nährstoffe verhindern, und Betroffene könnten Probleme mit dem Zunehmen haben.

Was das Ganze für SIBO-Betroffene mit Methandominanz noch verschlimmert: Die methanbildenden Archaeen sind gegen viele Antibiotika resistent. Daher ist eine Methan-SIBO schwerer behandelbar. Hier muss ein anderer Ansatz mit einem zusätzlichen Wirkstoff gewählt werden, um die Methanogene zu bekämpfen, wie wir auf S. 56 besprechen werden.

SCHWEFELWASSERSTOFF

Es gibt einen wichtigen Grund für die Verlängerung des Atemtests über eine dritte Stunde, nämlich das Gas Schwefelwasserstoff (H_2S).

Schwefelwasserstoffbildende Bakterien konkurrieren mit Methanogenen um den Wasserstoff. „Stellen sie sich den Wasserstoff als Kaninchen vor", sagt Dr. Mark Pimentel, der – zur Zeit der Entstehung dieses Buches – in seinem Labor an der Entwicklung eines Schwefelwasserstofftests arbeitet. „Sie sind die Nahrungsquelle für die Wölfe oder die Kojoten. Die Wölfe stehen für das Methan, die Kojoten für den Schwefelwasserstoff. Gewinnen die Wölfe, ziehen die Kojoten in ein neues Gebiet weiter. Einer von beiden muss gewinnen, und dieser ist dann Ihr dominantes Symptom."

Wenn Ihr Laktulose-Atemtest wie eine Nulllinie aussieht, was Dr. Allison Siebecker als Anstieg von Wasserstoff auf höchstens 6 ppm oder von Methan auf 3 ppm nach 120 Minuten einstuft, könnte dies ein Hinweis darauf sein, dass die schwefelwasserstoffbildenden Bakterien Ihren Darm überwuchern. Nach zwei Stunden sollte die Zuckerlösung im Dickdarm angekommen sein, wo sich normalerweise eine Menge Bakterien befinden, die dafür sorgen, dass die Gaswerte einen Höchststand erreichen. Ohne dieses Wasserstoffmaximum muss also etwas anderes im Spiel sein.

Eine Nulllinie ist nicht immer die Bestätigung dafür, dass eine H_2S-SIBO vorliegt. Tatsächlich weisen Studien nach, dass das nur in 25 Prozent der Fälle so ist. Eine andere häufige Erklärung? Manche Patienten vergessen, vor dem Atemtest die Zuckerlösung zu trinken; das ist tatsächlich etwas, das Gary Stapelton, der Gründer der US-Firma Aerodiagnostics, oft in seinem Labor sieht. Solange sich der spezifische Test auf Schwefelwasserstoff noch in der Entwicklung befindet, ist die Interpretation einer Nulllinie zusammen mit den Symptomen also gegenwärtig der einzige Diagnoseweg.

Was sind das nun für Symptome?

In geringen Mengen ist Schwefelwasserstoff ein für lebende Organismen überlebenswichtiges Molekül. **Sulfat spielt bei einer Reihe von täglichen Prozessen im Körper eine wichtige Rolle**, etwa bei der Erhaltung der Blutviskosität und der Auskleidung des Bindegewebes. Für eine ordnungsgemäße Funktion müssen wir kontinuierlich damit versorgt werden, doch wenn unser Schwefelstoffwechsel nicht einwandfrei arbeitet und der Körper einen Sulfatmangel feststellt, kann er sich anpassen und für mehr H_2S-bildende Bakterien zum Ausgleich sorgen.

Verschiebt sich dieses empfindliche Gleichgewicht zugunsten der H_2S-bildenden Bakterien, bekommen die Betroffenen möglicherweise die toxischen

Wirkungen des Schwefelwasserstoffgases zu spüren: Unklares Denkvermögen (das bekannte „benebelte" Gehirn), Gedächtnisprobleme, Müdigkeit, Taubheit oder Kribbeln an Händen und Füßen, Geräuschempfindlichkeit, Muskelschmerzen, Blasenreizung sowie Verdauungsprobleme wie Durchfall und Verstopfung. Viele dieser Symptome ähneln jenen anderer SIBO-Typen, aber die Patienten, deren Beschwerden auf Schwefelwasserstoff zurückzuführen sind, nehmen sie eventuell intensiver wahr oder stellen fest, dass ihre Blähungen unangenehm nach faulen Eiern riechen.

Neben den üblichen Behandlungsmaßnahmen bei schwefelwasserstoffdominanter SIBO, die in Kapitel 2 besprochen werden, profitieren Betroffene in diesem Fall sehr von einer schwefelarmen Diät ohne Knoblauch, Eier und Kohlgemüse. Auch die reduzierte Zufuhr von schwefelhaltigen Nahrungsmitteln über einen kurzen Zeitraum kann Ihren Körper bei der Entgiftung von übermäßigen Schwefelgasen unterstützen. Bäder mit Bittersalz, in der Regel eine therapeutische Maßnahme, verschlechtern unter Umständen das Befinden von Menschen, die an einer schwefelwasserstoffdominanten SIBO leiden, weil Magnesiumsulfat enthalten ist. Eine Liste aller Nahrungsmittel mit hohem Schwefelgehalt finden Sie auf S. 329. Sie sollten auch auf die Kennzeichnung schwefelarmer Kochrezepte mit der Abkürzung HS im Buch achten.

DIE GROSSE DEBATTE RUND UM DEN ATEMTEST: Lohnt es sich?

Der Atemtest ist nach wissenschaftlichen Kriterien nicht perfekt, bleibt jedoch die einzige Möglichkeit, um zu einer positiven SIBO-Diagnose zu gelangen. Wenn Sie das Buch gerade zur Hand genommen, sich den Symptome-Spickzettel angesehen haben und überzeugt davon sind, dass Sie von SIBO betroffen sind, fragen Sie sich vielleicht, was es also bringen soll, einen Atemtest zu machen.

Sehen wir uns beide Seiten der Medaille an.

Manche Ärzte stimmen der zentralen Hypothese bezüglich der Atemtests nicht zu: Dass nämlich steigende Gaswerte zwangsläufig für das Vorliegen einer SIBO sprechen. Manche argumentieren, dass diese Gase auch von Bakterien im Mund stammen könnten. Andere sagen, ein positiver Atemtest sei eher ein Hinweis auf eine verkürzte Passagezeit und meinen damit, die Zuckerlösung habe den Dickdarm vergleichsweise schneller erreicht als dies bei den unauffälligen Atemtests in der Kontrollgruppe der Fall war. Doch angesichts dessen, was wir über die Darmmotilität und ihren Zusammenhang mit einer Dünndarmfehlbesiedelung wissen, scheint Letzteres unwahrscheinlich.

Wenn wir uns all diese Daten ansehen, stellen wir fest, dass eine Meta-Analyse von elf Atemteststudien zu SIBO eine Korrelation zwischen Patienten mit auffälligen Atemtests und RDS-Symptomen nachweist. Sie belegt auch, dass nach der Behandlung die jeweiligen Gaswerte gesunken waren und eine Besserung der Symptome eintrat. Unabhängig davon, ob wir das nun als SIBO bezeichnen können oder nicht, ist jedenfalls klar, dass die Atemtests eine Art von Ungleichgewicht im Darm aufzeigen und uns einen Weg weisen, um das in Ordnung zu bringen.

Noch wichtiger ist, dass die Wahl für die richtige Behandlung einfacher zu treffen ist, wenn man weiß, welche Art von Mikroorganismen abgetötet werden müssen. Wer seine Diagnose selbst stellt und sich mit antimikrobiellen Substanzen behandelt, ohne dass sich das messbar auswirkt, ist eventuell gar nicht von SIBO betroffen. Oder es könnte sich um eine methandominante SIBO handeln, die nicht mit den richtigen, für Archaeen spezifischen antimikrobiellen Substanzen behandelt wurde. Ein anderes Szenario wäre, dass die SIBO durch ein postinfektiöses RDS verursacht wurde. Zwar wird nicht immer zusätzlich zum SIBO-Atemtest auch noch ein IBS-Smart-Test empfohlen, doch aufgrund der Ergebnisse wäre es so möglich, einen individuell zugeschnittenen Behandlungsplan zu konzipieren. Bei extrem erhöhten Vinculin-Antikörpern heißt das, dass eine hartnäckigere SIBO vorliegt, bei Auslandsreisen äußerste Vorsichtsmaßnahmen getroffen werden sollten und ein Prokinetikum zur Stimulierung des MMC nötig sein könnte, bis die Antikörper sich nicht mehr nachweisen lassen (mehr dazu auf S. 69).

Wollen Sie den schulmedizinischen Weg mit Antibiotika einschlagen, ist der Test ein wichtiger Schritt, damit Ihre Krankenversicherung für die Behandlung aufkommt. (Die Autorin bezieht sich auf Verhältnisse in den USA, Patienten im deutschsprachigen Raum sollten sich an ihre Versicherung wenden; Anm. d. Übers.) Und selbst wenn Sie sich für frei verkäufliche Kräuterprodukte entscheiden – pflanzliche Arzneimittel sind nicht harmlos. Sie sollten sichergehen, dass in Ihrem Darm auch tatsächlich etwas ausgemerzt muss, bevor Sie zum Feldzug aufbrechen.

Zu bedenken ist, dass auch Atemtests oft nicht ungefährlich sind. Bei manchen Patienten verschlimmern sich die Symptome nach dem Trinken der Laktuloselösung. Da sie für die Mikroorganismen schnellverdaulich ist, kann eine Überwucherung angefacht werden, oder es wird aufgrund zunehmender Beschwerden noch einmal deutlich, dass wohl oder übel eine Überwucherung vorliegen muss. **Eine ganz wichtige Lektion – aus diesem Buch sowie aus jedem eingeschlagenen Gesundheitsweg –, ist die Tatsache, dass alles, was helfen kann, auch das Potenzial hat, zu schaden.**

Was wir der Debatte aber in jedem Fall entnehmen können: **Ein positiver Atemtest hat für sich genommen noch keine Bedeutung.** Völlig gesunde Menschen können ein positives Testergebnis erhalten und sehr kranke Menschen ein negatives. Ihre Symptome müssen zu den Laborwerten passen. Fällt Ihr Atemtest negativ aus, kann es sein, dass die Werte zwar normal sind, Sie aber äußerst empfindlich auf den Druck in Ihrem Dickdarm reagieren – man nennt das viszerale Hypersensitivität. In diesem Fall sollten in Ihrem Behandlungsplan keine Maßnahmen zur Abtötung von Bakterien vorgesehen sein, sondern es wären einige Ernährungsumstellungen vonnöten, um die Gasbildung zu verringern, und eine eventuelle Einnahme von Probiotika gegen die Sensitivität. Wer nicht über die finanziellen Mittel für einen Atemtest bzw. eine privatärztliche Auswertung verfügt, aber RDS-Symptome hat, kann seine Lebensqualität durch eine FODMAP-arme Ernährung (S. 100) unkompliziert verbessern. Man kann auch eine Allergen-Eliminationsdiät machen, um Nahrungsmittelunverträglichkeiten auszuschließen (S. 107) oder verschiedene Prä- und Probiotika versuchsweise einnehmen (S. 74), um zu sehen, ob eine Umverteilung von verschiedenen Bakterienpopulationen zum Erfolg führt.

Fazit: Nichts lässt sich leichter als eine SIBO feststellen. Das heißt allerdings nicht, dass es nicht auch noch weitere Probleme geben kann. Wenn Ihre SIBO behandelt wird und Sie trotzdem noch Symptome haben, der Atemtest aber negativ ausfällt, ist wahrscheinlich noch etwas anderes im Busch. Wir haben meist mehr als nur ein Verdauungsproblem (was Hefen damit zu tun haben können, finden Sie weiter unten), und bei SIBO liegen oft mehrere Ursachen vor, die aufgedeckt werden müssen, bevor wir wirklich gesund werden können.

WIE SIE SICH AM BESTEN AUF DEN ATEMTEST VORBEREITEN

Atemtests werden meist nüchtern am Morgen durchgeführt, nachdem in den vorhergehenden 24 Stunden nur wenig bzw. gar nichts in der Nacht vor dem Test gegessen werden darf. Ziel einer Vorbereitungsdiät ist es, sicherzustellen, dass sich keine Ballaststoffe oder fermentierbaren Nahrungsbestandteile mehr im Darm befinden. Nur so kann gewährleistet werden, dass die Reaktion eindeutig auf die Zuckerlösung erfolgt und nicht ganz normale Verdauungsprozesse im Darm stattfinden. Wird die Vorbereitung auf den Atemtest nicht korrekt durchgeführt, verändern sich damit potenziell die Ergebnisse.

Die Anleitungen variieren von Labor zu Labor, doch eine typische Vorbereitungsdiät ist auf weißen Reis, Fisch, Geflügel oder anderes Fleisch, klare Rinder- oder Hühnerbrühe (keine Knochenbrühe oder Bouillon), ein leichtes Speiseöl und ganz wenig Salz beschränkt (mit meinem Rezept für *Congee mit Huhn* auf S. 224 zur Vorbereitung auf den Atemtest sind Sie perfekt gerüstet). Mir ist klar, dass für Vegetarier dann nur der Reis bleibt, aber das ist immer noch besser, als einen Tag lang gar nichts zu essen.

Wenn Sie unter einer starken Verstopfung leiden oder eine langsame Verdauung haben, dauert es eventuell zwei Tage statt nur 24 Stunden, um sicherzustellen, dass sich keine Nahrungsreste mehr im Darm befinden, die das Testergebnis verzerren könnten. Antibiotika sollten mindestens zwei Wochen vor einem Test abgesetzt werden, manche Quellen empfehlen sogar vier Wochen. Wenn Sie den Atemtest nach der SIBO-Behandlung wiederholen wollen, hat es sich bewährt, damit nach Behandlungsende einige Wochen zu warten.

Hefen sind auch nicht ohne: Die SIBO-Candida-Connection

Lassen Sie mich ein häufiges SIBO-Amigo-Szenario schildern: Sie haben eine SIBO-Diagnose erhalten und durchlaufen nun die Behandlung. Es geht Ihnen um etwa 40 Prozent besser, also wiederholen Sie den Atemtest und finden heraus, dass die Fehlbesiedelung behoben ist. Doch Ihre Symptome – der anhaltende Blähbauch, das Aufstoßen, die Übelkeit, die Durchfälle und die Gasbildung – sind noch immer vorhanden, wenn auch in geringerem Maße.

Es wäre schön, wenn ein einziges Problem für alle Reizdarm-Beschwerden verantwortlich wäre, und viele Menschen setzen all ihre Hoffnungen darauf, dass SIBO genau dieses Problem ist. Doch leider sind allzu oft Ko-Infektionen im Spiel. Und zu den häufigsten gehört die Überwucherung mit Hefen beziehungsweise Hefepilzen, die als Candidiasis oder umgangssprachlich Candida bekannt ist.

Es ist ziemlich normal, dass Hefepilze sich ebenso wie Bakterien im Körper befinden. Meist besiedeln sie Haut und Schleimhäute. Das Problem tritt auf, wenn Immunsystem oder Mikrobiom aus dem Gleichgewicht geraten, also oft

DIE CHECKLISTE ZUR VORBEREITUNG AUF DEN ATEMTEST

- ☐ **Zwei Wochen vorher:** Beenden Sie die Einnahme von Kräutern, pflanzlichen und anderen Nahrungsergänzungsmitteln, Antibiotika oder antimikrobiellen Medikamenten.
- ☐ **Vier Tage vorher:** Nehmen Sie kein Vitamin C, Magnesium oder Abführmittel mehr ein, die die Passagezeit verkürzen. Das könnte zu einem falsch positiven Ergebnis führen, da die Zuckerlösung eventuell schneller in den Dickdarm gelangt.
- ☐ **24–48 Stunden vorher:** Verzichten Sie auf Ballaststoffe, laktosehaltige Nahrungsmittel oder Gewürze. Nehmen Sie nur klare Brühe, mageres Fleisch und weißen Reis mit sehr wenig Salz zu sich. Schränken Sie den Verzehr von Fetten und Ölen ein. Unser Ziel ist es, den Dünndarm so vorzubereiten, dass er keine Nahrung mehr enthält, wenn wir ihm die Glukose- oder Laktuloselösung schicken. Mein *Congee mit Huhn* auf S. 224 zur Vorbereitung auf den Atemtest ist alles, was Sie am Vortag brauchen.
- ☐ **12 Stunden vorher:** Trinken Sie nur noch Wasser. Üblicherweise wird der Test so gelegt, dass sich diese Zeit über den Nachtschlaf erstreckt. Machen Sie auch keinen Sport. Eine anstrengende sportliche Betätigung verändert die gesamte Biochemie des Darms. Bei Menschen, die vor dem Test Sport treiben, können sich die Bakterien durch die Bildung von Milchsäure tarnen, was zu einem falsch negativen Ergebnis führt.
- ☐ **Am Morgen des Testtages:** Vor oder während des Tests bitte nicht rauchen. Vergessen Sie nicht, die Zuckerlösung aus Ihrem Testkit zu trinken! Versuchen Sie normal zu atmen und pusten Sie nicht zu stark. Holt man kräftig Luft, als wolle man einen Luftballon aufblasen, oder atmet man richtig tief ein, ist es letztlich vor allem Raumluft, die zurück in das Fläschchen geatmet wird. Das ist sehr häufig ein Problem bei Kindern und Männern.

aufgrund derselben Risikofaktoren wie bei SIBO, etwa nach wiederholten Antibiotikabehandlungen. Das kann entweder zu einer Überwucherung oder einem Toleranzverlust führen gegenüber diesen Organismen – oder zu beidem.

Es gibt drei hauptsächliche Szenarien, die Probleme verursachen können. Das erste ist eine Infektion – eine von der Art, die man mit frei verkäuflichen Medikamenten bekämpfen könnte (denken Sie an eine Scheideninfektion mit Hefepilzen oder an den Nagelpilz am Zeh). Ein Östrogenüberschuss ist ein potenzieller Auslöser wiederholter Hefepilzinfektionen, insbesondere, wenn diese sich tendenziell in der Zyklusmitte oder kurz vor der Periode aufgrund schwankender Hormonspiegel verschlimmern (mehr über die Östrogendominanz finden Sie auf S. 48).

Das zweite Szenario sehen wir am häufigsten bei SIBO: eine Überwucherung mit Hefepilzen im Darm. SIFO bedeutet, dass sich übermäßige viele Pilzorganismen im Dünndarm tummeln, im Gegensatz zu SIBO, bei der es sich um eine bakterielle Besiedelung handelt. Der Begriff wurde von Dr. Satish Rao geprägt, einem der führenden Forscher, die sich mit dem Zusammenhang zwischen SIBO und SIFO beschäftigen. Durch seine Arbeit, zu der auch die endoskopische Probenentnahme von Dünndarmsaft gehört, konnte Dr. Rao feststellen, dass **nur ein Viertel aller Reizdarm-Patienten von SIBO betroffen ist, ein weiteres Viertel leidet unter SIFO, und etwa die Hälfte hat beides.**

Das dritte Hefe-Szenario, das in Verbindung mit einer Überwucherung vorkommen kann, liegt dann vor, wenn sich Ihr Immunsystem gegen Ihre „freundlich gesonnenen" Pilze wendet und diese nicht mehr toleriert. Der Zusammenhang zwischen Leaky-Gut-Syndrom und systemischer Entzündung wird auf S. 36 diskutiert. In diesem Fall wird Ihr Immunsystem von einer problematischen Kreuzreaktion zwischen verschiedenen Proteinen herausgefordert.

Beispielsweise neigen Menschen mit dieser Art der Candida-Intoleranz auch zu einer Sensitivität auf das Gluten-Protein oder sogar zu einer voll ausgeprägten Zöliakie. Es besteht auch ein enger Zusammenhang zwischen dem Toleranzverlust gegenüber Hefepilzen und dem Mastzellaktivierungssyndrom, Ekzemen und anderen Hautproblemen sowie entzündlichen Darmerkrankungen. In mehreren Studien wurde festgestellt, dass bei Patienten mit Morbus Crohn vergleichsweise häufiger Hefepilz-Besiedelungen vorliegen und die Antikörper entsprechend erhöht sind. Die Immunreaktion auf Hefepilze kann bei manchen Patienten faktisch M. Crohn und die damit einhergehenden Symptome auslösen. Ebenso führt die Behandlung von Colitis ulcerosa mit Antimykotika (Antipilzmittel) nachweislich zur Linderung der Symptome und verbesserten Remissionsraten.

Die Differenzierung zwischen SIBO und SIFO ist deshalb so schwierig, weil sowohl die Symptome als auch viele der Risikofaktoren relativ ähnlich sind. Die Testalternativen zur Bestimmung von Hefepilzen sind weitaus weniger zuverlässig und verfügbar als der SIBO-Atemtest, also ist es am besten, nach dem Ausschlussverfahren vorzugehen. Fällt der SIBO-Test negativ aus und deuten alle Anzeichen Ihrer Krankengeschichte auf eine Hefepilzinfektion hin, sind die Einnahme von Antimykotika oder Veränderungen bei der Ernährung ein einfacher erster Schritt.

☞ Tipps und wichtige Erkenntnisse

▷ **Machen Sie einen Nahrungsmitteltest.** Eine Pilzüberwucherung kann Sie übermäßig empfindlich auf Schimmel oder Hefe in Ihrer Ernährung reagieren lassen. Für den Hefe-Provokationstest meiden Sie fünf Tage lang alle Nahrungsmittel, die Hefe und Schimmelpilze enthalten sowie jene, die Hefen anfüttern. Das sind Zucker, Backhefe, Essig, Trockenobst, Alkohol (Wein, Bier, Apfelmost), fermentiertes Gemüse, Kombucha, Tee, Kaffee, abgehangenes Fleisch, Säfte in Flaschen, Knochenbrühe und andere gereifte Nahrungsmittel. Eine vollständige Liste finden Sie auf S. 328. Am sechsten Tag nehmen Sie eines dieser Nahrungsmittel wieder zu sich und beurteilen Ihre Reaktion darauf. Beginnen Sie zum Beispiel mit fermentiertem Gemüse und achten Sie darauf, wie es Ihnen in den folgenden ein bis drei Tagen geht. Verwenden Sie das Arbeitsblatt zu den Symptomen und Beschwerden im Tagesverlauf (S. 333) sowie das Arbeitsblatt für die Wiedereinführung von Nahrungsmitteln nach einer Eliminationsdiät (S. 331) zur Planung Ihrer Vorgehensweise und notieren Sie die Ergebnisse.

▷ **Finden Sie heraus, ob es sich um ein Histaminproblem handeln könnte.** Wenn Sie auf fermentierte Nahrungsmittel reagieren, könnte das auch auf eine Histamin-Fehlsteuerung hinweisen (mehr dazu auf S. 118). Vielleicht ist Ihnen aufgefallen, dass die hier aufgeführten hefehaltigen Nahrungsmittel all jenen ähneln, die einen hohen Histamingehalt haben (S. 327). Machen Sie noch einen Versuch mit Branntweinessig oder frischem Zitronensaft, die beide viel Histamin, aber wenig Hefe oder Schimmelpilze enthalten, um herauszufinden, welche Gruppe Reizungen bei Ihnen hervorruft.

▷ **Achten Sie auf Kreuzreaktionen mit anderen Nahrungsmittelgruppen.** Wenn Sie allergisch auf Candida reagieren oder Ihr Immunsystem überreagiert, können die Antikörper auch eine Kreuzreaktion auf Gluten verursachen. Um die Symptome in den Griff zu bekommen, sollten Sie ebenfalls alle Süßungsmittel (Haushaltszucker, Honig, Ahornsirup, Agavendicksaft, Saftkonzentrate usw.) sowie Eier, Soja und Mais meiden. Noch besser wäre es, eine vollständige Eliminationsdiät durchzuführen, um die entsprechenden Auslöser festzustellen (mehr dazu auf S. 107). Wenn Sie es vertragen, dürfen Sie weiterhin Vollkornkost zu sich nehmen. Bei vielen Candida-Diäten, über die man im Internet lesen kann, werden alle stärkehaltigen Produkte und Gemüse gemieden, doch bei SIFO ist das unter Umständen nicht nötig. „Weißer Reis enthält weniger Schimmelpilze als ein Mehlprodukt, das lange im Regal gelegen hat", sagt Dr. Ami Kapadia, deren Praxis auf SIFO spezialisiert ist. „In mehreren Studien konnte nachgewiesen werden, dass Pilze sich von anderen Nahrungsmitteln zu ernähren beginnen, wenn keine Stärke mehr zur Verfügung steht." Eine Gesamtliste der Nahrungsmittel, vor denen Sie sich bei einer Sensitivität auf Hefe hüten sollten, finden Sie auf S. 328. Wenn Sie während Ihrer Testphase nach den Rezepten in diesem Buch kochen wollen, achten Sie bitte auf den Hinweis YC unterhalb der Rezepte bei einer Überwucherung mit Hefe- oder Candida.

▷ **Nehmen Sie Nährstoffmängel in den Blick.** Niedrige Werte von Magnesium, B-Vitaminen (einschließlich Biotin und Folat), Vitamin A, Zink, essenziellen Fettsäuren und Eisen stehen in Zusammenhang mit Hefepilz-Problemen.

▷ **Überprüfen Sie, ob Ko-Infektionen vorliegen.** Durch Zecken übertragene Krankheiten (z. B. Lyme-Borreliose) und Umwelttoxine (z. B. Schimmel, Schwermetalle, Duftstoffe und hormonaktive Stoffe in Haushaltswaren) können die Toleranz des Immunsystems und die Darmgesundheit insgesamt beeinträchtigen. Parasiten (wie *Giardia intestinalis*, *Entamoeba histolytica*, *Cyclospora cayetanensis* und *Cryptosporidium spp.*) sind auch nicht zu vernachlässigende Faktoren.

▷ **Achten Sie auf das Absterben von Mikroorganismen.** Wenn Sie auf antimykotische Substanzen, die beispielsweise in Kräuterpräparaten zur SIBO-Behandlung enthalten sind (s. S. 59), stark reagieren, kann das ein Hinweis darauf sein, dass Ihr Immunsystem diese Organismen nicht mehr länger toleriert. Es könnte auch hilfreich sein, spezielle Therapeutika in Ihren Behandlungsplan aufzunehmen, welche die Matrix des Biofilms aufbrechen können, da Bakterien und Pilze sich in gemeinsamen Biofilmen organisieren, um sich vor einem Angriff durch Antibiotika und Antimykotika zu schützen (mehr darüber auf S. 64).

▷ **Nehmen Sie sich in Acht vor Schimmel.** Studien zeigen, dass Sie bei einer Candida-Besiedelung anfälliger für eine Schimmelallergie werden können. Wenn Sie in einem Gebäude leben, das schon einmal von einem Wasserschaden betroffen war, könnte bei entsprechender Empfindlichkeit eine Immunreaktion ausgelöst werden. Schimmelpilzgifte in Ihrem Zuhause tragen unter Umständen auch zu einer SIBO bei, da sie die Gallebildung beeinträchtigen und das Nervensystem beeinflussen können. Lassen Sie sich von einer vertrauenswürdigen Umweltberatung helfen, falls Sie ein Schimmelproblem bei sich zu Hause vermuten.

Die Schilddrüse – und was Frauen über SIBO wissen müssen

Es sind überwiegend Frauen von einem Reizdarm und einer Dünndarmfehlbesiedelung betroffen, und die Zahlen steigen. Warum sind Frauen anfälliger für Darmprobleme als Männer?

In der Medizin wird bei der Behandlung von Frauen und Männern traditionell kein Unterschied gemacht. Zwar nehmen mehrheitlich männliche Probanden an Studien teil, deren Ergebnisse dann auf Frauen übertragen werden, doch in der Praxis sind Frauen nicht einfach nur kleinere Versionen desselben „Modells", sondern Wesen mit einem anderen „Betriebssystem". Die fein austarierten Hormonzyklen machen Frauen empfindlicher und empfänglicher für Funktionsstörungen. Und natürlich kann man den Körper auch nicht von dem gesellschaftlichen Druck trennen, der zusätzlich auf ihm lastet.

Die folgenden Dinge bereiten unserem Darm an allen Ecken und Enden Probleme:

STRESS UND SCHLAFMANGEL

Da sich in erster Linie Frauen um die Betreuung der menschlichen Rasse verdient machen, nehmen sie auf dieser Welt eine Menge Stress auf sich. Ständig gehen andere Menschen (ähem, also *alle* anderen) vor. Frauen sind auch gefährdeter in Bezug auf Gewalt, was bedeutet, dass sie unbewusst ständig in höchster Alarmbereitschaft leben. Das mag zwar so klingen, als sei das eben die Lebensrealität, doch im Ergebnis bedeutet es eben sehr viel mehr Stress. Stress, der „auf den Magen schlägt" und infolgedessen im Darm gespeichert wird, der den Magensäurespiegel senkt, den Schlafrhythmus stört und zu noch mehr Hormonschwankungen führt. Durch diesen Stress arbeitet der MMC während der Wachzeiten weniger gut. Kommt es dann zusätzlich zu Schlafstörungen, kann diese „Kehrmaschine" auch nachts nicht mehr ordentlich durchputzen. In die Nachtschicht fällt auch die Maximalzeit der Leber (nach der chinesischen Organuhr von 1 bis 3 Uhr; Anm. d. Übers.), also können Schlafstörungen dazu führen, dass sich noch mehr Toxine und überschüssige Hormone im Körper anreichern. Was uns zu Problem Nr. 2 führt ...

ÖSTROGENDOMINANZ

Ein Aspekt des Mikrobioms, der in direktem Zusammenhang mit dem Hormonspiegel steht, ist das sogenannte Östrobolom. Diese Ansammlung von Mikroorganismen dient ausschließlich der Verstoffwechselung und Beseitigung von Östrogenen. Die zirkulierende Östrogenmenge richtig zu regulieren, ist eine Gratwanderung, und unser hormonelles Steuerungssystem ist darauf angewiesen, dass Überschüsse entfernt werden. Zu viel Östrogen im Körper – durch eine ineffizient arbeitende Leber, Wachstumshormone im Fleisch, endokrine Disruptoren, die die Wirkung von Östrogen nachahmen, ein gestörtes Mikrobiom oder schlicht fehlender täglicher Stuhlgang – kann eine Kaskade von Problemen im Darm nach sich ziehen. Die Fähigkeit zur Umwandlung von Schilddrüsenhormonen kann beeinträchtigt werden. Die Überwucherung mit Hefepilzen kann gefördert werden. Doch am bemerkenswertesten in Bezug auf

SIBO ist vielleicht, dass eine Östrogendominanz das Risiko für eine gestörte Gallenblasenfunktion erhöht. Wenn Sie an einer Funktionsstörung der Gallenblase leiden und keine Gallensäuren bilden, fällt ein wichtiger Abwehrmechanismus zur Neutralisierung unerwünschter Bakterien im Dünndarm aus.

HORMONELLE VERHÜTUNG

Auf den ersten Blick mag das wie ein ganz spezielles Problem aussehen, doch tatsächlich ist eine der am weitesten verbreitenden Formen des Östrogenüberschusses der „Pille" geschuldet, die viele Frauen täglich nehmen. Wie Dr. Jolene Brighton in ihrem großartigen Buch *Es geht auch ohne Pille* erörtert, kann die hormonelle Empfängnisverhütung zu einem Leaky-Gut-Syndrom, einer Hefepilzüberwucherung (Candida), einer Verringerung der mikrobiellen Vielfalt und einer veränderten Darmmotilität führen, was schließlich in eine Dünndarmfehlbesiedelung münden kann. Da (in den USA) geschätzte 16 Prozent aller Frauen zwischen 15 und 45 Jahren die Pille nehmen, ist es wichtiger als je zuvor, dass richtig verstanden wird, inwiefern orale Kontrazeptiva den Darm beeinträchtigen können. Die Forschung hat gezeigt, dass – einmal abgesehen vom Rauchen – insbesondere die langfristige Anwendung hormoneller Verhütungsmittel vielleicht der konstanteste umweltbedingte Risikofaktor für Morbus Crohn ist. Das „Warum" ist teilweise noch unbekannt, doch man mutmaßt, dass eine aus den Fugen geratene Immunfunktion, Veränderungen in der gesunden Darmflora und eine erhöhte Darmdurchlässigkeit (Leaky-Gut-Syndrom) dazu beitragen.

HYPOTHYREOSE

Damit das inaktive Schilddrüsenhormon (T_4) in seine aktive Form (T_3) umgewandelt (konvertiert) werden kann, sind ein gesunder Darm und eine funktionstüchtige Leber vonnöten. Umgekehrt ist jedoch auch eine optimale Darmfunktion auf das Vorhandensein von T_3 angewiesen. Die autoimmune Schilddrüsenunterfunktion Hashimoto-Thyreoiditis und SIBO können sich also zu einem Teufelskreis auswachsen.

Hypothyreose > T_3-Mangel > Niedriger Magensäurespiegel + Niedriger B_{12}-Spiegel > Verlangsamte Motilität = SIBO

SIBO = Nährstoffmangel + Entzündungsherde > Konversionsstörung von T_4 zu T_3 > T_3-Mangel = Hypothyreose

Mangelt es an Schilddrüsenhormonen, bilden die Parietalzellen Ihres Magens nicht genügend Salzsäure (HCl) und auch keinen intrinsischen Faktor (ein Glykoprotein), ohne den Vitamin B_{12} nicht resorbiert werden kann. Wird nicht ausreichend Vitamin B_{12} aus der Nahrung aufgenommen, kann der MMC, der migrierende motorische Komplex, nicht funktionieren. Infolgedessen sind zwei der häufigsten mit einer Hypothyreose einhergehenden Symptome Verstopfung und unklares Denkvermögen – das berühmte „benebelte" Gehirn. Ohne täglichen Stuhlgang kann das überschüssige Östrogen nicht ausgeschieden werden. Verstopfung und Östrogendominanz können zu SIBO und einer weiteren Funktionsstörung der Schilddrüse führen.

Und damit nicht genug: Mangelt es an Schilddrüsenhormonen, kann die Bauchspeicheldrüse nicht genügend Verdauungsenzyme bilden und die Gallenblase sich nicht kontrahieren und Galle in den Dünndarm abgeben. Ohne Galle wiederum werden die fettlöslichen Vitamine nicht resorbiert. Dadurch kommt es zu einem Nährstoffmangel, wodurch das Risiko für nahrungsmittelbedingte Beschwerden steigt, ebenso wie die Wahrscheinlichkeit, dass die Fehlbesiedelung sich weiter verschlimmert.

☞ Tipps, die ich Ihnen mit auf den Weg geben möchte

▷ **Wenn Sie von SIBO betroffen sind, lassen Sie Ihre Schilddrüsenhormone bestimmen.** Wie Sie sehen, verläuft dieser Teufelskreis in beide Richtungen. Hat Ihr Darm zu kämpfen, könnte Ihnen die Einnahme von Schilddrüsenhormonen auf die Beine helfen und das Nährstoffgleichgewicht verbessern. Weitere Tipps, wie Sie die Schilddrüsenfunktion durch Veränderungen in der Lebensweise ankurbeln können, finden Sie in meinem Buch *The Wellness Project* oder auf meinem Blog unter *www.feedmephoebe.com* (beides nur in englischer Sprache).

▷ **Führen Sie einen Zykluskalender, in den Sie auch gastrointestinale Symptome eintragen.** Bei manchen Frauen sind die Symptome möglicherweise nicht einem Darmproblem geschuldet, sondern sind „Nebenwirkungen" des hormonellen Geschehens. Viele Frauen haben während der Menstruation verstärkte gastrointestinale Beschwerden, wenn der Unterleib „in Aufruhr" ist. Wenn Sie von einer Östrogendominanz betroffen sind, könnten diese Symptome auch verstärkt auftreten. Achten Sie also darauf, wenn im Laufe Ihres Zyklus bestimmte Beschwerden aufflackern. Auf dem Arbeitsblatt zu den Symptomen und Beschwerden im Tagesverlauf (S. 333) ist dafür Platz vorgesehen.

▷ **Sortieren Sie Ihre Pflegeprodukte aus.** Ihr Badezimmerschrank beherbergt viele Umwelttoxine, darunter hormonaktive Substanzen, die sogenannten Xeno- oder Fremdöstrogene. Diese ahmen im Körper die Sexualhormone nach und können Hormonschwankungen, Fruchtbarkeitsprobleme oder andere Beschwerden verursachen – einmal abgesehen von bereits bestehenden Problemen (z. B. Hashimoto-Thyreoiditis, PCOS oder Endometriose). Würden wir im Vergleich zum Essen, das wir zu uns nehmen, auch nur halb so gut darauf achten, wie viele dieser Chemikalien wir auf die Haut auftragen, ließen sich Darmprobleme leichter beheben. Stellen Sie auf natürliche Haushaltsreiniger sowie auf ungiftige Kosmetika um und meiden Sie Duftkerzen.

▷ **Reisen Sie mit Köpfchen.** Bei Schilddrüsenproblemen oder einem postinfektiösen RDS besteht ein erhöhtes Risiko für lebensmittelbedingte Beschwerden; das bedeutet, dass Sie für eine Reise entsprechende Vorkehrungen treffen sollten. Auf S. 69 finden Sie Empfehlungen für Nahrungsergänzungsmittel, auf die Sie zurückgreifen können, wenn Sie in Ländern mit erhöhtem Risiko für Lebensmittelvergiftungen beispielsweise Fleischgerichte in Straßenküchen essen. Vielleicht verzichten Sie auch auf solche Dinge, bis Schilddrüse und Darm wieder auf Kurs sind.

▷ **Wenn Sie schwanger sind, sollten Sie Ihre SIBO-Therapie überdenken.** Viele Frauen mit einer problematischen Verdauung geraten in Panik, wenn sie schwanger werden. Gedanken wie „Was passiert, wenn auf meine inneren Organe durch eine sich schnell ausdehnende Kugel noch mehr Druck ausgeübt wird? Wie löse ich mein SIBO-Problem, wenn bestimmte Kräuter nicht mehr eingenommen werden dürfen? Und wie soll der Stuhlgang am Laufen gehalten werden, wenn ich auf meine tägliche Ration Kaffee verzichten muss?" Viele dieser Fragen stellte ich Dr. Aviva Romm, ihres Zeichens Hebamme, Expertin für funktionelle Medizin und für Frauengesundheit. Sie erklärte mir, dass Motilitätsprobleme und Verstopfung zwar weiterbestehen können, weil jedoch das ganze Immunsystem sich während einer Schwangerschaft tendenziell beruhigt, ist SIBO nach ihrer Erfahrung kein großes Thema. Da in der Schwangerschaft pflanzliche Antibiotika oder Präparate wie Iberogast kontraindiziert sind, empfiehlt sie, sich auf die Ernährung zur Unterstützung zu verlassen. Ingwer, bis zu einem Gramm täglich, fördert die Verdauung und Kamillentee kann den Darm beruhigen. Eine FODMAP-arme Diät ist ebenfalls eine Möglichkeit, um die Gasbildung zu reduzieren.

Die SIBO-Amigo-Übersicht: 10 Faustregeln für das weitere Vorgehen

1. SIBO ist ein Zeichen dafür, dass mit Ihrem Verdauungssystem etwas nicht stimmt, es ist keine eigenständige Krankheit.

2. Sie sollten die zugrundeliegende Ursache finden – also den Grund, *warum* die Bakterien übermäßig wuchern. Oft gibt es mehr als nur eine Ursache.

3. Ein defekter migrierender motorischer Komplex (MMC) oder ein strukturelles Problem sind die beiden größten Treiber einer SIBO.

4. Nahrungsmittelbedingte Beschwerden und Lebensmittelvergiftungen gehören zu den häufigsten Ursachen für einen defekten MMC.

5. Der Atemtest sollte nicht das einzige diagnostische Kriterium oder Messgerät für den Fortschritt sein.

6. Sie müssen herausfinden, welche Art von Organismen übermäßig wuchern, um die richtige Behandlung wählen zu können.

7. SIBO mag wie ein Licht am Ende des Tunnels erscheinen, doch Sie sollten sich davon nicht blenden lassen. Schließen Sie andere gastrointestinale Probleme oder Nahrungsmittelunverträglichkeiten aus.

8. Nichts lässt sich einfacher als eine SIBO feststellen. Das heißt aber nicht, dass sie das einzige Problem sein muss.

9. Überwucherungen mit Hefen und anderen Pilzen überschneiden sich häufig mit einer SIBO und lassen sich weniger leicht diagnostizieren.

10. Östrogendominanz, Schilddrüsenkrankheiten und andere Hormonschwankungen können Teil Ihres SIBO-Kreislaufs ein.

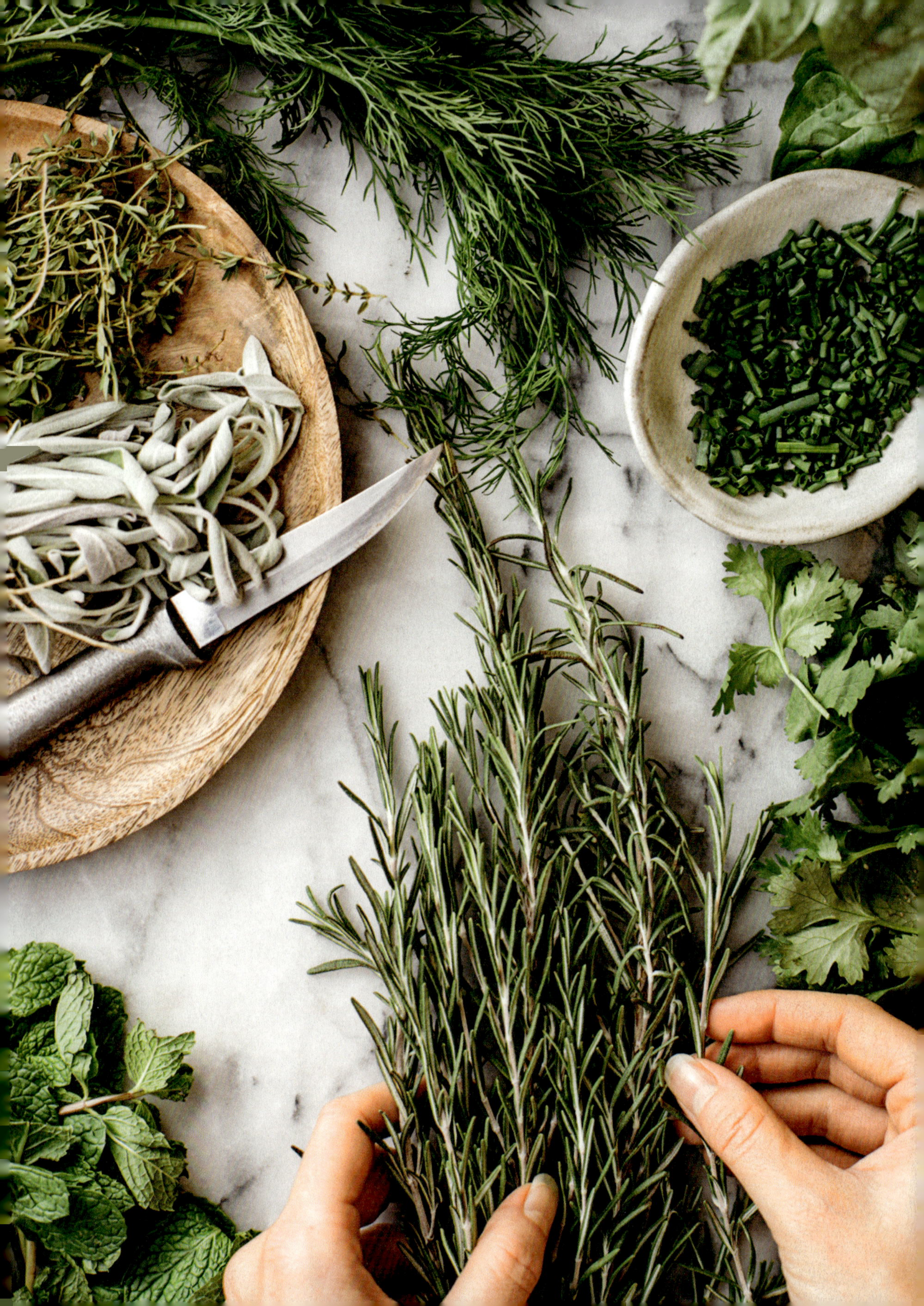

Kapitel 2

Machen Sie Ihren unerwünschten Mikroben den Garaus

Medikamente, natürliche Behandlungsmethoden und integrative Therapien

DIE ENTSCHEIDUNG FÜR EINEN BESTIMMTEN BEHANDLUNGSPLAN kann eine der anstrengendsten Phasen auf dem Weg zur Genesung sein. Zumindest war das bei mir der Fall – und ich hatte einen Arzt, der mir genau sagte, was ich tun sollte!

Ein Teil des Problems war das Vertrauen: Selbst nach der mehrwöchigen Einnahme pflanzlicher antimikrobieller Mittel – das war eine der drei Behandlungsalternativen, die mein Arzt für mich gewählt hatte –, fühlte ich mich noch immer nicht wohl. Tatsächlich fühlte ich mich sogar weniger gut als vorher: Mein Bauch war aufgebläht, mein Darm war träge. Und obwohl sich diese Symptome leicht gebessert hatten, befürchtete ich, im Internet bald in den verzweifelten Chor all jener einzustimmen, die mehrere Behandlungen brauchten, um die Dünndarmfehlbesiedelung endgültig zu überwinden.

Diese Art von SIBO-Paranoia scheint bei Betroffenen häufig vorzukommen. Und das aus gutem Grund: Die Behandlungsoptionen sind kompliziert und mannigfaltig, und oft müssen Ärzte ein wenig tüfteln, bis sie die richtige Mischung aus Maßnahmen gefunden haben, um auch wirklich alle „Stützpunkte" der Bakterien zu erwischen. Und dennoch ist es notwendig, auf diese verschiedenen Möglichkeiten zurückgreifen zu können. Eine Taktik mag beim ersten Mal funktionieren, doch die Bakterien können eine Resistenz entwickeln, wodurch die Wirkung nachfolgender Behandlungsrunden abgeschwächt wird. „Ich habe schon jede Behandlungsmethode funktionieren und auch jede Behandlungsmethode scheitern sehen", sagt Dr. Allison Siebecker, die zahllose schwierige SIBO-Fälle in ihrer Praxis behandelt hat.

Noch während ich auf die Ergebnisse meines Nachfolge-Atemtests wartete, ging ich bereits vom Schlimmsten aus und recherchierte weitere Behandlungsoptionen, diskutierte, welches Sammelsurium an Möglichkeiten mir in der nächsten Runde zur Verfügung stehen könnte, und fragte mich, ob ich jemals verzweifelt genug sein würde, um meine Mahlzeiten in Form von medizinischer Flüssignahrung zu mir zu nehmen (s. S. 59: „Die Formula-Diät"). Bevor ich Sie auch noch in meine Spirale hineinziehe, lassen Sie mich einen Schlussstrich unter Ihre Paranoia ziehen: Meine Befürchtungen haben sich nämlich als völlig unbegründet erwiesen. Das Ergebnis meines SIBO-Atemtests war negativ. Ich konnte nun zum nächsten Schritt übergehen.

Doch meine Erfahrung brachte mir zwei wichtige Erkenntnisse, die ich Ihnen mit auf den Weg geben möchte, bevor Sie sich für Ihr eigenes SIBO-Behandlungsabenteuer entscheiden.

Erstens, SIBO ist keine lebenslange Strafe. Auch wenn Sie Horrorgeschichten über unzählige Behandlungszyklen und Rückfälle zu hören bekommen, in vielen Fällen, wie auch in meinem, lässt sich die Sache tatsächlich „auf einen Schlag" erledigen. Von diesen unspektakulären Fällen hört man einfach nicht so viel. Oft sind SIBO-Spezialisten auch nicht die erste Anlaufstelle und bekommen es daher tendenziell nur mit den hartnäckigen Fällen zu tun. Es ist wichtig, dass Sie deren Ratschläge, von denen ich viele hier zusammengetragen habe, im Hinterkopf behalten. Doch das gesamte Instrumentarium wird für den Durchschnittspatienten nicht gebraucht. Die Perspektive ist nicht annähernd so düster, wie es scheinen mag, insbesondere, wenn Sie sich die Zeit nehmen, die grundsätzlichen Ursachen aufzudecken (s. Kapitel 1) und an Ihrem Lebensstil einige generelle Veränderungen vorzunehmen (s. S. 126).

Dennoch lautet mein zweiter Rat: Selbst einfache Fälle profitieren von einer langfristigen Strategie. Vielleicht sind Sie schon beim ersten Versuch erfolgreich und fühlen sich doch noch geraume Zeit nicht hundertprozentig wohl. Das ist auch ganz normal. **Einer der größten Fehler, die Sie im Rahmen einer SIBO-Behandlung machen können, ist die Erwartungshaltung, dass das Problem sich praktisch über Nacht lösen lässt.** Selbst natürliche Arzneimittel können Ihr Verdauungssystem stören und rechtfertigen für sich genommen schon eine Wiederherstellung. **Ich würde Ihnen empfehlen, sich ein Jahr Zeit zu nehmen, um langsam wieder in die Gänge zu kommen und Ihren neuen Normalzustand zu erreichen.**

Ich weiß, zwölf Monate klingen wie eine Ewigkeit. Doch nachdem ich mich für mein erstes Buch ein ganzes Jahr meiner Gesundheit widmen musste, verstehe ich inzwischen, wie töricht es von mir gewesen war zu erwarten, dass sich eine tiefgreifende, aussagefähige Veränderung schneller vollziehen könnte. Heilung braucht Zeit, insbesondere, wenn der Körper schon sehr lange mit chronischen Krankheiten wie SIBO lebt. Die gute Nachricht ist, dass eine SIBO-Behandlung auch zu Ihrem eigenen „Wellness-Projekt" werden kann – zum Impuls, Ihr Leben komplett umzukrempeln und gesünder zu werden. So tauchten viele der Maßnahmen, die ich während meines Gesundheitsjahrs ausprobierte – wie eine gesündere Schlafhygiene und ein besseres Stressmanagement – wieder auf, als ich an meinem SIBO-Angriffsplan arbeitete.

Dieses Kapitel soll Sie dazu ermutigen, bei Ihrer Genesung über den Tellerrand hinaus zu blicken und bereit zu sein, auch einmal Dinge auszuprobieren, die Sie sonst vielleicht für allzu schräg oder irrational gehalten hätten. Im Folgenden stelle ich Ihnen die drei wichtigsten Methoden zur Abtötung Ihrer falsch angesiedelten Bakterien vor – Antibiotika, medizinische Kräuter und die Formula-Diät – sowie viele weitere Ergänzungsmittel zur Behandlung von Symptomen und Verhinderung eines Rückfalls. Sie finden hier außerdem eine ganze Palette von Strategien, um auch in Zukunft Ihr Mikrobiom nicht aus dem Blick zu verlieren; die meisten sind kostenlos und Sie können jederzeit darauf zurückgreifen. Methoden, wie die viszerale Osteopathie (S. 79), Akupunktur und andere Körpertherapien waren in den SIBO-Geschichten von so vielen Betroffenen die Geheimwaffe. Ich gehe auch auf wissenschaftlich belegte Möglichkeiten ein, wie Ihr Gehirn sich neu vernetzen und mehr Flexibilität entwickeln kann (zum Beispiel mithilfe von Hypnose und Neurofeedback), wenn die „Darm-Angst" zu einer sich selbst erfüllenden Prophezeiung wird (S. 83). Und schließlich befassen wir uns auf S. 74 mit widersprüchlichen Ansätzen in der SIBO-Therapie, etwa damit, inwiefern Probiotika und Präbiotika Teil Ihres Instrumentariums sein können.

Kommen wir nun kurz zum bereits angesprochenen Vertrauen zurück. Ich kann gar nicht genug betonen, wie schlecht Stress für jede chronische Krankheit ist, auch wenn die chronischen Krankheiten selbst zu den stressigsten Belastungen unseres Lebens gehören. Doch eine wesentliche „Zutat" bei der SIBO-Behandlung, über die nicht oft genug gesprochen wird, ist der Optimismus. So schwer es auch erscheinen mag, versuchen Sie optimistisch zu bleiben. Akzeptieren Sie das Prinzip „Versuch und Irrtum". Und selbst wenn die Strecke sich ewig anfühlt, sobald Sie auf der „Panoramastraße" am Berg der Gesundheit unterwegs sind, sind Sie so viel besser dafür gerüstet, auch andere auf der bevorstehenden Reise zu leiten.

Die „Killerphase": Ein Wegweiser in drei Richtungen

Manchen Menschen gelingt es, ihre Dysbiose, also die Fehlbesiedelung des Darms, durch eine Ernährungsumstellung und mithilfe von Nahrungsergänzungen erfolgreich zu verändern, doch die Mehrzahl der SIBO-Patienten wird mit mindestens einer „Killerphase" beginnen. Das Ziel in dieser Phase ist, die unerwünschten Bakterien im Dünndarm zu beseitigen. Die wichtigsten Strategien hierfür lassen sich in drei Kategorien unterteilen: Reguläre Antibiotika, pflanzliche Antimikrobiotika und eine Formula-Diät.

Bei der Auswahl der Methode sollten Sie primär beachten, dass die wirksamste Behandlung sich danach richtet, ob eine Wasserstoff- oder Methandominanz vorliegt (lesen Sie gegebenenfalls noch einmal auf S. 40 nach). Unabhängig davon, ob Sie pflanzliche Mittel oder reguläre Antibiotika einsetzen wollen, bei den methanbildenden Mikroorganismen benötigen Sie einen zweiten Wirkstoff in Ihrem Behandlungsprogramm; sie müssen spezifisch ins Visier genommen werden, da sie anders agieren als die meisten Bakterien. Die Formula-Diät, die Bakterien schlicht und einfach aushungert, funktioniert bei beiden Typen.

Es ist aus zwei Gründen wichtig, dass vor der Behandlung ein Atemtest durchgeführt wird: Zum einen gibt er Ihnen Aufschluss darüber, welche Art von Mikroorganismen Ihren Darm überwuchert, zum anderen erhalten Sie auch wertvolle Informationen darüber, wie viel Gas diese Art bildet. Jede der folgenden Behandlungen reduziert diese Menge, doch bei manchen, etwa bei der Formula-Diät, ist das Potenzial größer, sodass es in nur einem Behandlungszyklus zu einem erheblichen Rückgang kommt. Mit anderen Worten: Wenn Sie beim Atemtest feststellen, dass Ihre Gasbildung einen Spitzenwert von 90 ppm hat, profitieren Sie eher von einer Behandlung, die diese um 50 ppm und mehr senkt – im Vergleich zu einer, die nur 30 ppm schafft und potenziell drei Durchgänge erfordert.

Die Auswahl der richtigen Behandlungsmethode hängt natürlich auch von Ihrem Lebensstil ab sowie davon, worauf Sie mehr Wert legen. Manche Menschen lassen es lieber langsam angehen und sind bereit, mehrere Behandlungszyklen in Kauf zu nehmen. Für andere Betroffene sind vielleicht die Alternativen attraktiver, die einen schnelleren und stärkeren Rückgang der Gasbildung ermöglichen. Vielleicht ist für Sie aber auch die Anwendung „natürlicher" Wirkstoffe am wichtigsten oder aber eine kostengünstige Variante. Nachfolgend schauen wir uns einige Vor- und Nachteile an, die bei jeder der drei Hauptkategorien zu berücksichtigen sind.

1. KONVENTIONELLE ANTIBIOTIKA

DURCHSCHNITTLICHE BEHANDLUNGSDAUER: 2 Wochen	DURCHSCHNITTLICHER RÜCKGANG DER GASBILDUNG: 30 ppm	Verschreibungspflichtig

Für die SIBO-Therapie werden einige konventionelle Antibiotika häufig verschrieben.

Der Wirkstoff Rifaximin (Handelsname u. a. Xifaxan) hat den besten Ruf in dieser Arzneistoffgruppe, selbst bei Ärzten für Naturheilverfahren, da es ein Antibiotikum mit sogenannter eubiotischer Wirkung ist. Es wirkt gezielt im Dünndarm, verbleibt dort und erledigt seine Arbeit, statt in das System resorbiert zu werden. Laut Studien hat es nur milde Nebenwirkungen und das Gleichgewicht der Stuhlflora verschlechtert sich dadurch nicht. Tatsächlich verbessert es nachweislich die nützliche Darmflora im Dickdarm. Wer Antibiotika gegenüber skeptisch ist, insbesondere im Hinblick auf die Ausführungen in Kapitel 1, sie seien ein Risikofaktor für SIBO, dem sei gesagt, dass Rifaximin nicht zu jenen Antibiotika zählt, vor denen man Angst haben muss.

Was man bei Rifaximin am ehesten beanstanden darf, ist jedoch der Kostenfaktor, der erheblich sein kann. Klären Sie gegebenenfalls mit Ihrer Krankenversicherung eine eventuelle Kostenübernahme ab, bevor Sie bei Ihrem Arzt mit einer solchen Therapie beginnen.

Ein weiteres Problem, das bei allen pharmazeutischen Alternativen in dieser Kategorie auftritt, ist die Wahrscheinlichkeit einer Resistenz, die bei wiederholter Anwendung steigt. Es könnte sich zwar lohnen, einen Behandlungszyklus durchzuführen, doch Sie sollten die regelmäßige Anwendung vermeiden. Das gilt in gewissem Maße auch für Kräuterbehandlungen.

Bei einer Methandominanz und bei Patienten mit Verstopfung ist Rifaximin weniger wirksam. Zur Bekämpfung der Methanogene sind zusätzliche Antibiotika mit den Wirkstoffen Neomycin oder Metronidazol erforderlich. Diese fallen in die Kategorie der konventionellen Antibiotika, die Ihre Darmflora komplett ausrotten. Ist die Dünndarmfehlbesiedelung also methandominant und möchten Sie weiterhin Rifaximin anwenden, können Sie auch einen hybriden pflanzlichen Ansatz testen und ein Allicin-Ergänzungsmittel als zusätzliche „Munition" gegen die Methanbildner einsetzen. Hierzu liegen zwar weniger Daten vor als zu den vorgenannten Antibiotika in Kombination mit Rifaximin, doch Ärzte erzielen mit diesem Ansatz häufig positive Ergebnisse (siehe hierzu auch den folgenden Abschnitt „Pflanzliche Antimikrobiotika").

Aus der Praxis weiß man außerdem, dass der Nutzen konventioneller Antibiotika nach drei Wochen sein Maximum erreicht, also ist eine zweiwöchige Behandlungsdauer die optimale Zeit, über die Sie mit Ihrem Arzt sprechen sollten.

2. PFLANZLICHE ANTIMIKROBIOTIKA

DURCHSCHNITTLICHE BEHANDLUNGSDAUER:	DURCHSCHNITTLICHER RÜCKGANG DER GASBILDUNG:	
4 Wochen	30 ppm	**Frei verkäuflich, aber professionelle Unterstützung empfohlen**

Ärzte für Naturheilverfahren haben nicht unbedingt deshalb ein Faible für pflanzliche Alternativen, weil sie „natürlicher" sind. Viele nutzen sie gerne, weil sie gesehen haben, wie wirksam sie sein können. Erst kürzlich konnte in einer Studie nachgewiesen werden, was viele Kliniker aus der Praxis kennen – dass ein pflanzliches Behandlungsprogramm seine Sache genauso gut machen kann wie Rifaximin.

Die Kehrseite ist: Mehr Tabletten über einen längeren Zeitraum mit möglicherweise mehr Nebenwirkungen. Denn nur weil die Substanzen von Pflanzen stammen, heißt das nicht, dass sie harmlos sind. Insbesondere bei Mischrezepturen – wenn viele Kräuter kombiniert werden – reagieren manche Patienten eventuell stärker, sobald die Bakterien zerfallen (mehr zum Zerfall von Mikroorganismen auf S. 62), denn es liegt in der Natur der Sache, dass sie ein breiteres Wirkungsspektrum haben. Auch ich hatte Beschwerden und meine gastrointestinalen Symptome haben während der Behandlung mit biologischen Mitteln zugenommen.

Diese Kräutermittel sind rezeptfrei erhältlich, **doch ich möchte Ihnen ans Herz legen, sich bezüglich der Zusammenstellung Ihres individuellen Behandlungsprogramms und im Hinblick auf den Umgang mit eventuellen Empfindlichkeitsreaktionen in kompetente Behandlung zu begeben.** Kräutermischrezepturen – wie die folgenden beiden Präparate – enthalten oft Kräuter gegen Pilze und Parasiten, was unter Umständen von Vorteil ist, wenn Sie den Verdacht haben, dass auch eine SIFO zu Ihrem SIBO-Bild gehört. Doch sehr empfindliche Patienten, die voraussichtlich mehrere Behandlungszyklen durchlaufen müssen, sind mit der Einnahme einer Kombination aus ein bis drei Einzelkräutern besser beraten. Falls ein weiterer Zyklus nötig ist, können Sie die Mittel abwechseln und die Entwicklung von Resistenzen vermeiden.

Bei einer methandominanten SIBO ist Allicin die wirksamste pflanzliche Alternative zur Ergänzung Ihres Behandlungsprogramms. Dieses starke Mittel gegen Mikroorganismen wird zwar aus Knoblauch gewonnen, enthält aber keine Ballaststoffe und kein Inulin (ein problematischer FODMAP-Inhaltsstoff), die in Teilen der Knoblauchzehe zu finden und dafür bekannt sind, dass sie manchmal zu Darmreizungen führen. Wenn Sie schlecht auf Allicin reagieren, könnte das ein Anzeichen dafür sein, dass Schwefelwasserstoffgas zu Ihrem SIBO-Bild gehört, da dieses Ergänzungsmittel schwefelhaltig ist.

Und auch wenn es nicht die Regel ist, so haben manche Behandler doch festgestellt, dass ihre Patienten weniger Symptome aufweisen, wenn sie Kräutertinkturen anstelle von magensaftresistenten Kapseln einnehmen. In Tinkturen fehlen zwar viele der flüchtigen Komponenten, die in ätherischen Ölen enthalten sind, aber die entzündungshemmenden Eigenschaften der gesamten Pflanze, etwa die Polyphenole, bleiben erhalten. Betroffene mit einem schwer geschädigten Darm können Kapseln unter Umständen nicht ausreichend verarbeiten, damit die Inhaltsstoffe ihre volle Wirksamkeit entfalten. Flüssigkeiten wie Tees oder Tinkturen sind viel leichter zu resorbieren und zu assimilieren. Wenn Sie sich mit einem Behandlungsprogramm quälen, das aus Kräuterpillen besteht, sollten Sie mit Ihrem Therapeuten über diese Alternative sprechen.

Eine der häufigsten Fragen, die mir gestellt werden, dreht sich um den Einnahmezeitpunkt der antimikrobiellen Mittel: Zu den Mahlzeiten oder auf nüchternen Magen? Da Kräuter oft Übelkeit verursachen können, ist für manche Menschen die Einnahme zu einer Mahlzeit die beste Alternative. Meist wird dazu geraten, Kräuter 30 Minuten vor einer Mahlzeit auf nüchternen Magen einzunehmen. Dennoch sollten Sie darauf achten, wie es Ihnen damit ergeht und ein bisschen experimentieren – es gibt keinen richtigen oder falschen Weg.

Bitte beachten Sie: Tinkturen sind nicht für Frauen geeignet, die schwanger sind oder versuchen, schwanger zu werden.

Wissenschaftlich untersuchte Behandlungsprogramme mit Kräutermischrezepturen

- **METAGENICS:** Candibactin-AR + Candibactin-BR
- **BIOTICS:** FC Cidal + Dysbiocide (Fragen Sie in Ihrer Apotheke, evtl. sind die Präparate über eine internationale Apotheke zu beziehen oder über das Internet; Anm. d. Übers.)

Einzelkräuter

- **OREGANOÖL:** Dieses Kräuteröl gilt seit Langem als Kraftpaket gegen Pilze, Mikroben und Viren.
- **NEEM:** Ein ayurvedisches antimikrobielles Mittel, das von einem tropischen immergrünen Baum stammt. Man sagt, dass es die positiven Wirkungen von Berberin verstärkt.
- **BERBERIN:** Dieses Alkaloid ist unter anderem in Gelbwurz, gemeiner Mahonie und Berberitze enthalten. Viele Behandler verwenden eine der Pflanzen zusammen mit Oreganoöl und Neem bei wasserstoffdominanter SIBO. Auch Berberinkomplexmittel sind erhältlich.
- **ALLICIN:** Dieses Heilkraut zur Einzelanwendung ist nachweislich bei einer methandominanten SIBO äußerst wirksam. Es kann zu einem der gemischten Behandlungsprogramme hinzugefügt, mit Rifaximin oder zusammen mit Berberin und Neem verwendet werden. Die wirksamste Rezeptur auf dem Markt ist Allimed.

Bitte beachten Sie: Bevor Sie eine Kräuterbehandlung beginnen, klären Sie bitte mit Ihrem behandelnden Arzt ab, ob es Kontraindikationen oder Nebenwirkungen gibt.

3. DIE FORMULA-DIÄT

DURCHSCHNITTLICHE BEHANDLUNGSDAUER: 2 Wochen	DURCHSCHNITTLICHER RÜCKGANG DER GASBILDUNG: 50 bis 70 ppm	Frei verkäuflich, doch professionelle Unterstützung empfohlen

Die Formula-Diät hat von allen Behandlungsmöglichkeiten bei SIBO das höchste Wirksamkeitspotenzial. Dennoch wird sie oft falsch angewendet, falsch verstanden und im Allgemeinen wird ihr mit der Befürchtung begegnet, sie sei der letzte Ausweg.

Im Gegensatz zu ihrem Namen ist diese Methode auch keine richtige Diät, sondern eher eine antimikrobielle Behandlung. Hierbei ersetzt man alle Mahlzeiten durch eine Trinknahrung aus aufgeschlossenen Mikronährstoffen. Die Strategie hat sich zu 85 Prozent als wirksam für das Aushungern von Bakterien erwiesen und stellt gleichzeitig die Grundversorgung mit Nährstoffen sicher. Diese liegen in ihrer einfachsten Form vor, werden sofort nach Eintritt in den Dünndarm resorbiert, also früh genug im Verdauungstrakt, damit Bakterien keine Chance haben, sich an ihnen zu laben. Hierbei soll keine zusätzliche Einnahme von Antibiotika oder pflanzlichen Mitteln erfolgen, da die Bakterien ohne Nahrungsquelle im Prinzip in den Ruhemodus gehen oder von selbst zerfallen. Diese Formula-Diät wird für eine Behandlungsdauer von 14 Tagen durchgeführt; häufig wird eine Wiederholung des Atemtests direkt am 15. Tag empfohlen, da Sie durch die Ernährungsumstellung im Vorfeld ja bereits darauf vorbereitet sind. Möglich ist aber auch abzuwarten, bis Sie wieder feste Nahrung zu sich nehmen, weil man dann unter Umständen ein realistischeres Bild davon bekommt, wie es um die Gasbildung bestellt ist.

Wer mit einer extrem starken Gasbildung zu kämpfen hat oder eine sehr restriktive Diät macht, mag die Formula-Diät tatsächlich als Erleichterung empfinden. In nur zwei Wochen kann die Gasbildung um ganze 70 ppm reduziert werden. Wer sehr empfindlich ist und gerne einen „natürlichen" Weg einschlagen möchte, dem bietet sie eine Alternative zu den Kräutermitteln, die manchmal zu Reizungen führen. Es gibt auch noch einen positiven finanziellen Aspekt: Obwohl die Kosten für eine gebrauchsfertig gekaufte Rezeptur höher liegen als für Ergänzungsmittel, sparen Sie natürlich das Geld, das Sie sonst für Essen ausgeben würden.

Außer zur SIBO-Behandlung werden Formula-Diäten häufig in Krankenhäusern bei Patienten mit Magen-Darm-Krankheiten eingesetzt, deren Verdauungssystem ausheilen muss – hauptsächlich bei entzündlichen Darmerkrankungen und Zöliakie. Dr. Michael Ruscio, der eine eigene Formula-Diät entwickelt hat, weist darauf hin, dass ein flexibleres Vorgehen beim Einsatz dieser Trinknahrung für SIBO-Patienten mit geschädigtem Darm zahlreiche Möglichkeiten eröffnet. Erscheint der Gedanke unrealistisch, die täglich benötigten Kalorien zwei Wochen lang in Form eines Getränks zu sich zu nehmen, so kann die Formula-Diät auch in therapeutischer Dosierung als Ersatz für eine oder zwei Mahlzeiten täglich oder bei Menschen mit einem Wiederaufflammen von Symptomen als schneller „3-Tage-Neustart" eingesetzt werden. Solch eine sporadische Anwendung hungert die Bakterien zwar nicht vollständig aus, ermöglicht Ihrem Darm aber eine dringend benötigte Ruhepause. Gibt man einem verletzten oder entzündeten Darm nach oder sogar während einer Dünndarmfehlbesiedelung Zeit zur Ausheilung, stärkt man ihn und ermöglicht es ihm, wieder auf Kurs zu kommen.

In einer Studie wurde festgestellt, dass die Darmflora der Probanden nach einer Formula-Diät gesünder war, obwohl sie keine Ballaststoffe enthält, mit denen man die Bakterien hätte füttern können. „Wehrt sich Ihr Immunsystem gegen all diese Entzündungsherde im Darm, wird das Darmmilieu in Mitleidenschaft gezogen und das wiederum schwächt die Gesundheit der Bakterienkolonie", so Dr. Ruscio. Gibt man dem Immunsystem Zeit, um sich zu erholen, bekommt auch der Darm die Chance auszuheilen. (Mehr zum Immunsystem finden Sie auf S. 29).

Abgesehen davon, dass es schwer ist, zwei Wochen lang auf feste Nahrung zu verzichten, ist bei der Trinknahrung von jeher der Geschmack eines der größten Hemmnisse. Manche Betroffenen haben selbstgemachte Rezepturen mit dem Geschmack von Klebstoff auf Briefumschlägen verglichen. Zum Glück wurden auch an dieser Front einige Fortschritte erzielt. (Bitte sprechen Sie mit Ihrem Arzt oder Apotheker über eine geeignete sogenannte bilanzierte Trinknahrung; Anm. d. Übers.)

Es ist wie immer am besten, wenn Sie sich fachkundige Unterstützung suchen, für welche Behandlung auch immer Sie sich entscheiden. Eine Ernährungsberatung kann Ihnen ebenfalls Hilfestellung geben, wenn Sie nach Abschluss der Formula-Diät wieder zu fester Nahrung übergehen (siehe hierzu die folgenden Ratschläge).

Lesen Sie die Zutatenliste. Nicht alle Trinknahrungen halten in der Praxis, was auf dem Etikett versprochen wird. Sehen Sie sich die Zutatenliste genau an, um sicherzugehen, dass Ballaststoffe, nicht aufgeschlossenes Protein oder Nahrungsbestandteile nicht enthalten sind. Diese Zutaten sind zu meiden: Molkenprotein-Isolat, Gemüsepulver, Kakao.

Geben Sie sich Zeit für die Umstellung. Selbst wenn die Nebenwirkungen der Formula-Diät weniger dramatisch ausfallen als bei der Einnahme pflanzlicher Antimikrobiotika, heißt das nicht, dass gar keine negativen Symptome auftreten. Ein wenig Zeit für die Anpassung ist normal. Wenn man auf feste Nahrung verzichtet, kann es gelegentlich zu grippeähnlichen Symptomen kommen. Bestehen sie auch nach drei Tagen noch, ist das wahrscheinlich ein Hinweis darauf, dass Sie einen Bestandteil der Trinknahrung nicht vertragen. Weitere Informationen über die Symptome, die beim massenhaften Zerfall von Mikroorganismen auftreten, und wie man diese von einer Unverträglichkeitsreaktion unterscheidet, finden Sie auf Seite 62.

Trinken Sie langsam und in kleinen Schlucken. Diese Shakes soll man nicht hinunterstürzen. Da die Rezepturen aus Einfachzuckern bestehen, ist es für den Blutzuckerhaushalt wichtig, sie sehr langsam im Laufe einer Stunde zu sich zu nehmen. Bewahren Sie die Flüssigkeit in einer Isolierflasche auf und stellen Sie sich beim Trinken einen intravenösen Tropf vor; bei Bedarf können Sie auch mehr Wasser zugeben. Wenn Sie sich wegen der Einfachzucker Sorgen um Ihre Zähne machen, nutzen Sie einen (wieder verwendbaren) Strohhalm.

Führen Sie feste Nahrung behutsam wieder ein. Je länger Sie auf eine Flüssignahrung zurückgreifen, desto langsamer und vorsichtiger sollten Sie es mit fester Nahrung angehen lassen. Eine Möglichkeit für eine einfachere Umstellung ist der Ersatz von zunächst nur einem Shake durch feste Nahrung. Nach einigen Tagen können Sie allmählich dazu übergehen, eine weitere Flüssigmahlzeit gegen eine normale Mahlzeit auszutauschen; so verabschieden Sie sich Schritt für Schritt von der Formula-Diät. Für diese Übergangsphase sollten Sie sich auf kleinere, leicht verdauliche Mahlzeiten konzentrieren. Wählen Sie weiches, gekochtes Essen, etwa gedünstetes Gemüse, Suppen und Brühen. Wenn Sie bereits wissen, dass Sie FODMAP-reiche Nahrungsmittel nicht so gut vertragen, führen Sie nur FODMAP-arme Produkte wieder in Ihren Speiseplan ein. Rezeptideen und einen Menüvorschlag finden Sie auf Seite 315 unter „Trainingslager für den gesunden Darm“.

Nutzen Sie die Gelegenheit, bei der Wiedereinführung von Nahrungsmitteln eine Eliminationsdiät zu machen. Wenn Sie FODMAP-reiche Nahrungsmittel gemieden haben, können Sie die Zeit nach der Formula-Diät nutzen (sobald Sie also wieder feste Nahrung zu sich zu nehmen), um die Verträglichkeit bestimmter Inhaltsstoffe zu testen. Auf diese Weise lassen sich auch Allergene ermitteln. Mehr zur geschickten Vorgehensweise bei der Wiedereinführung von Nahrungsmitteln nach einer Eliminationsdiät finden Sie auf Seite 114.

Lassen sie sich von Rückschlägen nicht entmutigen. Da es bei einer Formula-Diät zu fundamentalen Verbesserungen kommen kann, fühlt sich die Umgewöhnung an normale Nahrung möglicherweise wie ein Schritt vor und zwei Schritte zurück an. Das ist ganz normal und sollte Ihnen keine Angst machen. Ihr Körper brauchte Zeit, um sich auf die Trinknahrung umzustellen, nun müssen Sie ein wenig Geduld mit ihm haben, wenn er wieder mit fester Nahrung zurechtkommen soll. Geben Sie Ihrer Verdauung ein bis drei Wochen Zeit, um zu diesem neuen Normalzustand zurückzukehren. Eine Verbesserung Ihrer Symptomatik um 80 Prozent nach der Wiedereinführung von fester Nahrung ist ein großer Erfolg, selbst wenn es Ihnen mit der Formula-Diät zu 100 Prozent besser ging.

Der Umgang mit Symptomen und Nebenwirkungen: Ein Blick in Ihre SIBO-Hausapotheke

„Ich habe gerade mit der SIBO-Behandlung begonnen und es geht mir so viel schlechter!"

Solche E-Mails und Kommentare habe ich schon unzählige Male erhalten. Die nervenaufreibenden Achterbahnfahrten der Reizdarmsymptomatik sind zum Verrücktwerden, vor allem deshalb, weil sie während der proaktiven Phasen Ihrer Behandlung kommen und gehen. Diese Symptome sind zwar in vielen Fällen bei Behandlungsbeginn normal, doch es ist wichtig herauszufinden, ob Sie auf die Behandlung selbst reagieren, auf den Zerfallsprozess der Bakterien oder ob auf Ihrem Speiseplan Nahrungsmittel stehen, die als Auslöser in Betracht kommen.

Zu einer **Herxheimer-Reaktion**, die umgangssprachlich auch als „plötzlicher massenhafter Zerfall" bezeichnet wird, kommt es, wenn Bakterien oder Pilze in großen Mengen absterben und ihre Endotoxine freisetzen. Die Zellwände der tendenziell bei einer Dünndarmfehlbesiedelung vorkommenden Bakterien, etwa *Klebsiella* und *E. coli*, enthalten Lipopolysaccharide (LPS). Diese gehören zu den stärksten Auslösern von Entzündungen, Depressionen und Angstzuständen. In vielerlei Hinsicht richten die beim Zerfall freigesetzten Toxine mehr Schaden in Ihrem Körper an als die lebenden Bakterien.

Ist die Leberfunktion beeinträchtigt oder liegt ein schweres Leaky-Gut-Syndrom vor (was häufig vorkommt im Rahmen von SIBO, vgl. S. 37), empfindet Ihr Körper diese Auswirkungen als sehr viel heftiger. Manche Betroffenen beschreiben die Symptomatik als grippeähnlich, mit extremer Müdigkeit,

Spickzettel für die Behandlung in der SIBO-„Killerphase“

ART DER BEHANDLUNG	REZEPT	DURCHSCHNITTLICHE DAUER	DURCHSCHNITTLICHE REDUZIERUNG DER GASBILDUNG	DURCHSCHNITTLICHE KOSTEN	WASSERSTOFF (& SIBO-D)	METHAN (& SIBO-C)
Konventionelle Antibiotika	Verschreibungspflichtig	2 Wochen	30 ppm	ca. 400 € für zweiwöchige Therapie*	Rifaximin (Xifaxan)	& Neomycin oder Metronidazol
Pflanzliche Antimikrobiotika	Frei verkäuflich	4 Wochen	30 ppm	Lt. Rechnungsbeleg (mit/ohne KV-Anteil)	**1-3 Einzelkräuter:** Oreganoöl, Berberin, Neem *oder* **Fertigrezepturen:** Biotics FC Cidal + Dysbiocid oder Metagenics Candibactin-AR + BR **	& Allicin
Formula-Diät (Elementardiät, Formeldiät)	Frei verkäuflich	2 Wochen	50-70 ppm	Kosten variieren je nach Produkt	**Selbstgemachte Rezeptur** oder **bilanzierte Fertigpräparate;** lassen Sie sich von Ihrem Arzt oder Apotheker beraten.	

* Keine Kostenübernahme durch GKV aufgrund der sogenannten Off-label-Verordnung, da Rifaximin in Deutschland nur für die Therapie von Reisedurchfall, nicht für die SIBO-Behandlung zugelassen ist.

** Auch wenn diese Präparate über das Internet erhältlich sind, sollten Sie sich beraten lassen.

unklarem Denkvermögen, also dem sprichwörtlich „benebelten“ Gehirn, mit starken Schmerzen und Reizbarkeit. Verstopfung und Blähungen kommen ebenfalls häufig vor. Leiden Sie unter Verstopfung und kann sich Ihr Darm nicht richtig entleeren, sind Sie ebenfalls anfälliger für diese Beschwerden. Letzten Endes läuft alles darauf hinaus, wie gut Sie entgiften können. Wie die Ernährung Sie hierbei unterstützen kann, wird auf Seite 112 ausführlicher besprochen.

Ein Mittel, das die Toxine bindet, wie Aktivkohle oder Bentonit, kann die Ausscheidung von Giftstoffen effizient unterstützen, ebenso wie Mittel zur Linderung der Verstopfung. Wenn Sie die Dosis verringern, die Sie zur Behandlung der SIBO anwenden und langsamer vorgehen, kann das diese Übergangsphase ebenfalls erleichtern. Zeigt keine dieser Maßnahmen Wirkung, ist die zweite Möglichkeit, dass Sie auf eine Komponente der Behandlung selbst reagieren.

Übelkeit kommt zum Beispiel bei berberinhaltigen Kräuterpräparaten häufig vor. Halten die Symptome länger als ein paar Tage an, könnte also auch das der Grund sein.

Zum Glück gibt es eine ganze Reihe frei verkäuflicher Mittel, die Ihre Symptome vor, während oder nach der Behandlung lindern können. Manche davon können die Wirkung von antibiotischen und antimikrobiellen Arzneimitteln verbessern. Andere sind wichtig, um dem Verdauungsprozess wieder auf die Sprünge zu helfen und einem Rückfall vorzubeugen. Und viele sind oft notwendig, um ein Wiederaufflammen abzumildern. Diese Liste mag erdrückend erscheinen, aber der Vorschlag lautet ja nicht, „alles zu machen", sondern nur bei Bedarf die entsprechenden Maßnahmen auszuwählen (s. S. 70).

DIE WIRKSAMKEIT VON ANTIMIKROBIOTIKA VERBESSERN

Substanzen, die den Biofilm zerstören: Opportunistische Bakterien und Pilze können recht raffiniert darin sein, sich einer antibiotischen Behandlung erfolgreich zu entziehen. Das liegt zum Teil an einer Anpassungsstrategie, bei der sich mehrere Organismen zu einer Kolonie zusammenschließen, sich die Nährstoffe teilen und von einer physischen Barriere umhüllt werden, einem sogenannten Biofilm. Stellen Sie sich diesen Biofilm als eine hochfunktionelle mittelalterliche Stadtmauer vor, die verhindern kann, dass Bakterien von Immunzellen entdeckt und von Antibiotika gezielt angegriffen werden. Da die Oberfläche des Dünndarms größer ist als ein ganzes Fußballfeld, bietet sie Bakterien und Pilzen viele Schlupfwinkel und Verstecke, um sich zusammenzutun und „Elendsviertel" zu bilden. Jene Bereiche der Darmwand, die keine schützende Schleimhaut mehr haben, sind hinsichtlich der Bildung eines Biofilms am stärksten gefährdet. Laut der National Institutes of Health (NIH, US-amerikanische Gesundheitsbehörde) geht die überwiegende Mehrzahl bakterieller Infektionen beim Menschen mit Biofilmen einher. Einer der berüchtigtsten Biofilme befindet sich als schmierige Plaque auf Ihren Zähnen! Tatsächlich bezeichnen viele Menschen Biofilme im Darm als „Verdauungsplaque". Um die Wirksamkeit antimikrobieller Medikamente während einer SIBO-Behandlung zu erhöhen, wird häufig zusätzlich ein Mittel verordnet, das den Biofilm auflöst. Zu mehreren Enzymen und Mineralstoffen liegen hier zuverlässige Daten vor. Manche dieser Präparate haben Sie vielleicht auch schon in Ihrer Hausapotheke, etwa N-Acetylcystein (NAC), N-Acetylglucosamin (NAG) und Monolaurin. Bestimmte Probiotika sind auch für eine Hemmung der Biofilmbildung bekannt. Für weitere Informationen hierzu lassen Sie sich bitte von Ihrem behandelnden Arzt oder Ihrer behandelnden Ärztin beraten. Und schließlich können Sie Ihre Ernährung auch um bestimmte Zutaten erweitern, die bei Biofilmen helfen: Apfelessig, Kurkuma und Kokosöl. Knoblauch ist auch stark wirksam, doch SIBO-Patienten profitieren vielleicht eher von einem allicinhaltigen Ergänzungsmittel, da der Verzehr ganzer Knoblauchzehen Symptome verursachen kann.

Gallensäuren: Neben Rifaximin wurden auch Gallensäuren untersucht, und sie erhöhen nachweislich die Wirksamkeit des Antibiotikums. Während sich im Dickdarm hauptsächlich Wasser befindet, ist der Dünndarm voller Galle. Der genaue Mechanismus ist zwar noch unbekannt, doch in einer Studie wurde festgestellt, dass Rifaximin besser resorbiert wurde, wenn man während der Behandlung zusätzlich Gallensäuren ergänzte; eventuell schwächen sie die bakterielle Zellmembran. Insbesondere Ochsengalle ist bei Fettverdauungsstörungen hilfreich.

Partiell hydrolysierter Guar (PHGG): Studien belegen regelmäßig, dass dieser präbiotische Faserstoff zahlreiche RDS-Symptome bessert. Näheres zur Wirksamkeit finden Sie auf Seite 77. Äußerst bemerkenswert ist eine Studie, bei der festgestellt wurde, dass sich durch die Zugabe von PHGG zu Rifaximin die Wirksamkeit bei SIBO von 65 auf 85 Prozent erhöhte.

SCHMERZEN, GASBILDUNG, BLÄHUNGEN UND DARMPROBLEME LINDERN

Pfefferminzöl: Oft entstehen Bauchschmerzen durch angespannte Muskeln aufgrund von eingeschlossenen Gasen im Darm. Pfefferminzöl ist eingehend untersucht, insbesondere in Bezug auf die Linderung von Bauchschmerzen bei Reizdarm-Patienten. Es wirkt als sanftes Muskelrelaxans und hat den zusätzlichen Vorteil, dass es antibakteriell wirksam ist (ein Plus bei einer Wasserstoffdominanz). Pfefferminze kann als starker Tee aufgebrüht, als Tinktur eingenommen oder als ätherisches Öl direkt in die Bauchhaut eingerieben werden. Die häufigste Trägersubstanz sind magensaftresistente Pfefferminzöl-Kapseln, die am besten zu den Schmerzen im mittleren Bauchbereich vordringen. Wer allerdings Probleme mit Säurereflux hat, sollte Pfefferminz eher meiden.

Aktivkohle: Aktivkohle ist ein äußerst hilfreiches Bindemittel, das gut gegen unerwünschte Toxine, Bakterien oder Viren wirkt. Bei SIBO-Patienten ist sie ganz besonders hilfreich, da sie Gas absorbiert, dadurch die Bauchschmerzen lindert und sowohl bei Durchfällen als auch bei Verstopfung für Besserung sorgt. Man kann Aktivkohle auch gut zusätzlich einsetzen, wenn es zu Reaktionen auf einen raschen Bakterienzerfall kommt, da sie teilweise freigesetzte Toxine bindet und ihre Beseitigung unterstützt. Wichtig zu wissen ist, dass Aktivkohle *alles* bindet, also achten Sie bitte darauf, dass Sie sie zwei Stunden vor oder nach einem Medikament, einem Nahrungsergänzungsmittel oder einer Mahlzeit einnehmen, wenn Sie nicht auf deren Wirksamkeit oder Nährstoffe verzichten wollen.

Iberogast: Diese pflanzlichen Tropfen sind als Zugabe bei einer SIBO-Therapie äußerst beliebt. Sie wurden zur Behandlung von Gastritis, Magenschmerzen, Blähungen und Sodbrennen entwickelt. Wird Iberogast zu den Mahlzeiten eingenommen, entspannt es die Bauchmuskulatur rasch und sorgt dafür, dass Gase abgehen. Es gilt auch als Prokinetikum, wenn es also vor dem Schlafengehen eingenommen wird, unterstützt es den Transport der Nahrung durch den Magen-Darm-Trakt, was für Patienten mit Verstopfung hilfreich sein kann.

Bitte beachten Sie: Dieses pflanzliche Präparat ist nicht für Schwangere oder Frauen mit Kinderwunsch geeignet.

Atrantil: Obwohl dieses Phytotherapeutikum nicht speziell für die Anwendung bei SIBO entwickelt wurde, kann es die Auswirkungen von Methangas im Darm begrenzen. Bei einer randomisierten Studie berichteten 91 Prozent der Probanden mit RDS von reduzierten Blähungen und 71 Prozent von einer Besserung der Verstopfung. Viele Patienten mit methanbedingter SIBO oder RDS-C nutzen Atrantil zur Linderung ihrer Symptome.

Magnesiumoxid oder -citrat: Magnesium ist nicht nur ein lebenswichtiger Mineralstoff, sondern kann auch bei Verstopfung helfen, da es Wasser in den Darm zieht und als mildes Abführmittel wirkt. Am besten nimmt man es vor dem Zubettgehen auf nüchternen Magen ein. Da es auch ein Muskelrelaxans ist und allgemein beruhigend auf den Körper wirkt, ist es auch für seine schlaffördernde Wirkung bekannt.

Ingwer: Zu den besten Mitteln gegen Übelkeit gehört Ingwer. Sie können frischen Tee brühen (s. S. 158, *Verdauungstee für einen glücklichen Bauch*) oder ihn in Kapselform oder als Kautabletten zu sich nehmen. Ingwer wirkt auch als natürliches Prokinetikum (mehr dazu auf S. 69), er kann also die Darmmotilität unterstützen.

SIBO-Diät: Eine Ernährungsumstellung gehört mit zu den besten Methoden, um RDS-Symptome zu lindern, das konnte wissenschaftlich nachgewiesen werden. In Kapitel 3 finden Sie eine Liste von alternativen Konzepten. Und natürlich sollen die Rezepte in diesem Buch Sie ebenfalls dabei unterstützen, Ihre individuelle Ernährung in die Praxis umzusetzen.

Vollspektrum-CBD-Hanföl: CBD-Öl (Cannabidiol) sowie Forschungen zur Funktionsweise des Endocannabinoid-Systems, eines Teils unseres Nervensystems, sind seit einigen Jahren auf dem Vormarsch. Obwohl wir noch nicht alles über die Mechanismen im Körper wissen, ist aber klar, dass qualitativ hochwertige Hanfprodukte bei RDS-Problemen eine große Hilfe sein können, da sie das Immunsystem aktivieren und Entzündungsherde im Darm eindämmen. „Sie können sich CBD als Adaptogen vorstellen", sagt die Kräuterspezialistin Chloe Weber. „Wenn Sie mehr Energie brauchen, bekommen Sie mehr Energie. Wenn Sie mehr Schlaf brauchen, unterstützt es Ihren Schlaf. Es bringt den Körper und das Gehirn auf der elementarsten Ebene in die Homöostase." Weber empfiehlt Öle, die Wirkstoffe aus der ganzen Pflanze enthalten, anstatt nur ein CBD-Isolat. Hanf ist sehr mineralstoffreich, und die Forschung lässt erkennen, dass das Ganze größer ist als die Summe seiner Teile (die geringe Menge an enthaltenem THC, also Tetrahydrocannabinol, ist nicht psychoaktiv). Die Hanfpflanze enthält auch CBG, Cannabigerol, eines der Cannabinoide, die sich bei RDS nachweislich als am wirksamsten erweisen; es stellt die Tight Junctions, die festen Verbindungen zwischen den Zellen, wieder her und sorgt für die Linderung eines Leaky-Gut-Syndroms. Manche dieser positiven Wirkungen auf den Darm sind der Art und Weise geschuldet, wie Cannabinoide das Gehirn beeinflussen, den Vagotonus regulieren und bei vielen Menschen auch Angstzustände bessern. Am besten behalten Sie das Öl für 30 Sekunden unter der Zunge, bevor Sie es schlucken. Vollspektrum-Hanföl ist kein Arzneimittel, das bei erneut aufflammenden Symptomen schnell wirkt, wie das viele der anderen Ergänzungsmittel tun. Das Öl eignet sich eher für die tägliche Einnahme, um Ihre Symptome zu regulieren und die Wahrscheinlichkeit eines Rückfalls zu verringern.

DIE VERBESSERUNG DER VERDAUUNGSFUNKTION

Verdauungsenzyme: Hochwirksame Enzyme können Nahrung dreimal schneller verdauen, als Ihr System das alleine bewerkstelligen könnte, insbesondere dann, wenn die dafür benötigten Organe (wie die Bauchspeicheldrüse) der Aufgabe nicht gewachsen sind. Diese Ergänzungsmittel verschaffen Ihrem Darm nicht in derselben Weise Ruhe wie die erwähnte Formula-Diät. Aber sie können sehr hilfreich sein, wenn es an bestimmten Nährstoffen mangelt, um die Versorgung mit ausreichenden Mengen an Magensäure, Galle und Bauchspeicheldrüsenenzymen sicherzustellen. Zur Erinnerung: Wenn Nahrung bis zur Ankunft im Dünndarm nicht korrekt aufgespalten wurde, ist sie eine zuverlässige Nahrungsquelle für unerwünschte Bakterien.

Betain-HCl: Haben Sie den Verdacht, dass auch ein Magensäuremangel ursächlich für Ihre Beschwerden sein könnte, dürfte die Lösung dieses Problems erheblich dazu beitragen, weitere Beschwerden zu verhindern. Eine Metaanalyse zum Einsatz von Protonenpumpenhemmern (PPI), die den Magensäurespiegel senken, ergab, dass die Einnahme dieser Medikamente das SIBO-Risiko erhöht. Mit sinkendem Magensäurespiegel steigt das Risiko für eine Lebensmittelvergiftung, die eine der Hauptursachen für SIBO ist. Tatsächlich ist gerade ein niedriger Magensäurespiegel einer der Gründe dafür, warum manche (nicht alle) Menschen unter Reflux-Symptomen leiden. Ein niedriger Magensäurespiegel führt dazu, dass sich der untere Ösophagussphinkter (Speiseröhrenschließmuskel) entspannt, sodass ein Rückfluss aus dem Magen möglich wird. Die richtige Menge an Magensäure können Sie mit einem HCl-Test herausfinden: Beginnen Sie mit der Einnahme einer Betain-Tablette direkt vor dem Essen und nehmen dann immer eine mehr bei den nachfolgenden Mahlzeiten; erhöhen Sie die Menge so lange, bis Sie Reflux-Symptome feststellen. Kehren Sie dann zu der letzten Dosis vor dem Auftreten der Symptome zurück. So wissen Sie, welche Dosis in Ihrem Fall für eine ausreichende Menge an Magensäure sorgt.

Apfelessig: Um die Magensäurebildung vor den Mahlzeiten zu stimulieren, können Sie auch einen Esslöffel Apfelessig oder frisch gepressten Zitronensaft in knapp 250 ml Wasser geben und vor dem Essen trinken. In Studien hat sich zudem eine Verbesserung der Insulinsensitivität bei kohlenhydratreichen Mahlzeiten gezeigt, Apfelessig ist also potenziell hilfreich für Menschen mit Blutzuckerproblemen. Wenn Sie Bedenken haben wegen der Auswirkung von Säure auf den Zahnschmelz, benutzen Sie einfach einen Trinkhalm. Wer empfindlich auf Histamin reagiert oder eine Überwucherung mit Hefepilzen vermutet, sollte keinen Apfelessig verwenden.

DAS LEAKY-GUT-SYNDROM ERFOLGREICH BEHANDELN

Wir sind in erheblichem Maß darauf angewiesen, dass die Darmwand richtig unterscheidet zwischen all dem, was sie passieren lassen darf, und jenem, was die Hürde besser nicht überwinden sollte. Die „Grenzbeamten" sind die bereits erwähnten Tight-Junction-Proteine, die dafür verantwortlich sind, dass die „Einwanderer" die richtigen „Pässe" für den Übertritt vorweisen können. Wird die Dünndarmschleimhaut geschädigt, ist eine erhöhte Durchlässigkeit die Folge. Das bedeutet, dass das vormals feinmaschige Sieb jetzt auch größere Partikel durchlässt.

Fehlplatzierte Bakterien im Dünndarm gehören zu den vielen Möglichkeiten, die diese Durchlässigkeit erhöhen können, die auch als Leaky-Gut-Syndrom bekannt ist. Sobald Fremdorganismen (etwa Bakterien) oder Nahrungspartikel in den Blutstrom gelangt sind, können sie das Immunsystem „anwerfen", was zu systemischen Entzündungen führt. Die Eindämmung dieser Entzündungsherde beruht zum Teil auch darauf, dass die Immunreaktion abflaut. Ein wichtiger Schritt auf diesem Weg ist die verbesserte Widerstandsfähigkeit der Darmwand. Die Dünndarmfehlbesiedelung mit unerwünschten Bakterien zu beseitigen, ist zwar schon die halbe Miete, doch es gibt noch weitere ergänzende Maßnahmen, die die Reparatur der Tight Junctions unterstützen.

L-Glutamin: Die Aminosäure L-Glutamin ist eines der bekanntesten Supplemente für die Behandlung eines Leaky-Gut-Syndroms. Sie ist als Kapsel oder Pulver erhältlich; ist Ihr Darm jedoch in einem schlechten Zustand, sollten Sie mit dem Pulver beginnen. L-Glutamin ist auch in vielen Nahrungsmitteln, insbesondere in Kohl, reichlich enthalten. Ergänzen Sie Ihren Behandlungsplan mit einem täglichen Schuss Sauerkrautsaft, wenn kein Verdacht auf eine Schwefelwasserstoff-bedingte SIBO besteht.

Kollagen: Dass Knochenbrühe geradezu Balsam für die Darmwand ist, ist zum Teil ihrer Fülle an Kollagen zu verdanken, eine Art Netz aus hochwirksamen Aminosäuren. Das sind die großen „Arbeitstiere", die das Gewebe erneuern sowie Ihre Haare, Nägel und Zähne stärken. Sie können Kollagen in Ihren morgendlichen Tee (oder meinen *Goldglanz-Latte*, S. 187), in Suppen und Smoothies einrühren sowie zu Backwaren hinzufügen. Oder Sie bereiten eines der Rezepte für Brühen auf S. 170 zu und trinken regelmäßig eine Tasse davon am Morgen oder am Abend. Meiden Sie Kollagenpulver oder Brühen, die lange gekocht wurden, wenn Sie eine Histaminintoleranz haben.

Kolostrum: Dieser Muttermilchbestandteil bereitet den Darm von Babys auf die Aufnahme guter Bakterien vor und unterstützt den Übergang von einem stark durchlässigen zu einem funktionierenden geschlossenen Ökosystem. Studien haben ergeben, dass bestimmte RDS-Symptome durch Kolostrum gebessert werden, etwa Blähungen, und viele Menschen nutzen es zusätzlich bei der Behandlung eines Leaky-Gut-Syndroms. (Das hier erwähnte Kolostrum, die Vormilch, die von allen Säugetieren gebildet wird, stammt meist von Kühen. Anm. d. Übers.)

Zink-Carnosin: Zink-Carnosin ist in der Hauptsache ein echtes Kraftpaket für die Zellreparatur. Es wandert direkt zum geschädigten Gewebe und verringert dabei die lokale Entzündung. In Studien wurde vor allem festgestellt, dass es sich positiv auf die Darmschleimhaut auswirkt und die Symptome entzündlicher Darmerkrankungen sowie des Reizdarmsyndroms bessert.

Vitamin D: In vielen Studien wurde die Wirkung von Vitamin D auf die Funktion der Darmbarriere demonstriert. Es ist wichtig, ein Ergänzungsmittel zu nehmen, das auch Vitamin K enthält, da dieses mit Vitamin D Hand in Hand arbeitet. Man darf auch nicht vergessen, dass Vitamin D fettlöslich ist. Wenn Sie Autoimmunprobleme in der Vorgeschichte haben oder Fettablagerungen im Stuhl beobachten konnten, ist die Einnahme von Ochsengalle oder eines anderen Gallensalzes hilfreich, damit der Körper das aufgenommene Vitamin D auch nutzen kann.

Saccharomyces boulardii: Diese nützliche Hefe ist ein häufig bei Reisedurchfall eingesetztes Probiotikum und hat auch schon überzeugende Nachweise seiner Fähigkeit zum Schutz und zur Wiederherstellung der Barrierefunktion des

Darms geliefert. Selbst Therapeuten, die zurückhaltend sind mit der Empfehlung eines Probiotikums während der SIBO-Behandlung, raten manchmal zur Einnahme von *S. boulardii*, da es das Gleichgewicht im Darm erhalten kann, ohne dass man Gefahr läuft, den Dünndarm damit zu überwuchern. Mehr zum Thema Probiotika und SIBO finden Sie auf S. 74.

Kurkumin: Wie Sie auf S. 143 lesen, ist die Farbe ein großartiger Hinweis auf die entzündungshemmende Kraft eines Nahrungsmittels. Daher wird Kurkumin schon lange als heilkräftiges Gewürz gepriesen. Kurkumin, der Hauptbestandteil von Kurkuma, ist speziell bei einem Leaky-Gut-Syndrom hilfreich, da es die Regeneration der Drüsen auf der Oberfläche der Darmwand fördert. In Kapselform ist es in hohen Konzentrationen zu therapeutischen Zwecken im Handel erhältlich. Die Zugabe von Kurkuma zur Nahrung funktioniert auch!

SO SORGEN SIE FÜR EINEN ROBUSTEN MAGEN-DARM-TRAKT

Das SIBO-Reise-Set: Wurde bei Ihnen ein postinfektiöses RDS diagnostiziert oder reisen Sie in ein Land, wo das Risiko hoch ist, sich mit Parasiten zu infizieren (Mittelamerika, Südostasien, Indien und andere Entwicklungsländer), dann ist es wichtig, Ihr Verdauungssystem auf jede erdenkliche Weise zu stärken. Die erste Option für die Dauer Ihrer Reise ist die niedrig dosierte Einnahme eines antimikrobiellen Mittels, z. B. **Oreganoöl**. Dr. Mark Pimentel empfiehlt sogar Rifaximin für die Reiseapotheke und die Einnahme einer geringen Dosierung (eine halbe Tablette) zu den Mahlzeiten. Die Einnahme von **HCl und Verdauungsenzymen** wird auch immer wichtiger, um sicherzustellen, dass Magensäure und Galle in ausreichenden Mengen zur Verfügung stehen und in der Lage sind, einem fremden Eindringling den Garaus zu machen. Wenn es Ihnen bekommt, wäre auch ein Probiotikum (siehe S. 74) nützlich, um Ihr Immunsystem in Kampfbereitschaft zu halten. **Sporenbildende Probiotika** sind für Reisen am besten geeignet, da sie nicht gekühlt werden müssen (s. S. 76). Schlussendlich sollten Sie auch dafür sorgen, dass Sie unterwegs für mögliche Symptome gerüstet sind: Aktivkohle kann für eine schnelle Linderung bei Durchfall sorgen, **Iberogast** oder **Ingwer-Kautabletten** können den Magen beruhigen und die Motilität unterstützen, **Kurkumin** kann die Entzündungsherde bekämpfen.

ALLGEMEINE SIBO-PRÄVENTION: So bringen Sie Ihren MMC in Gang

Vielleicht erinnern Sie sich noch aus Kapitel 1, dass eines der größten grundlegenden Probleme, die zu einer SIBO beitragen, ein aus dem Takt gebrachter, verlangsamter MMC (migrierender motorischer Komplex) ist. Zum Glück sorgen bereits einfache Ernährungsumstellungen dafür, dass Ihr Verdauungssystem wieder in Schwung kommt und Ihr MMC reibungslos weiterläuft (darum geht es auf S. 126). Veränderungen im Lebensstil können zwar sehr viel bewirken, doch es besteht immer auch die Möglichkeit, dass Sie medikamentöse Maßnahmen oder die Unterstützung zusätzlicher Ergänzungsmittel benötigen. Wer zu jenen Patienten gehört, die von einem postinfektiösen RDS betroffen sind – insbesondere mit hartnäckigen, stark erhöhten Antikörpertitern gegen

Vinculin – muss sich vielleicht nach einem kontinuierlich einzunehmendem Prokinetikum umschauen, um SIBO-Rückfälle zu verhindern, bis die Antikörperwerte gesunken sind. Eine SIBO kehrt meist innerhalb von zwei Wochen nach der ersten Behandlung zurück, insbesondere, wenn die Grundursachen nicht angegangen wurden. Die folgenden prokinetischen Alternativen stellen die beste Möglichkeit dar, um den MMC zu stimulieren und so einer weitere Bakterienakkumulation vorzubeugen.

Verschreibungspflichtige Prokinetika: Insbesondere Patienten mit einer Schilddrüsenunterfunktion oder anderen Krankheiten, die die Darmmotilität einschränken, profitieren unter Umständen von einem verschreibungspflichtigen Prokinetikum, z. B. LDN (niedrig dosiertes Naltrexon), Prucaloprid oder Erythromycin. Diese Medikamente werden oft nach der ersten SIBO-Behandlungsphase zur kontinuierlichen Unterstützung und Vorbeugung eingesetzt.

Natürliche Prokinetika: Zu den natürlichen prokinetischen Alternativen gehören Kräuterrezepturen mit hochkonzentriertem Ingwer (1 000 mg). Ghee und Kokosöl – gesunde Fette, die die „Laufräder" Ihres Verdauungstrakts schmieren – gelten auch als natürliche Prokinetika, obwohl sie die Kontraktionen des MMC nicht auf dieselbe Weise stimulieren wie die eben vorgestellten verschreibungspflichtigen. Wenn Sie während der Behandlung an Verstopfung leiden, sind Sie mit Alternativen, die abführende Eigenschaften haben, wie etwa Magnesiumcitrat oder Magnesiumoxid, besser bedient.

Spickzettel für die SIBO-Hausapotheke

		ERGÄNZUNGSMITTEL	HAUPTEINSATZBEREICH	EINNAHMEFORM	ANMERKUNGEN
Antimikrobielle Mittel	Zerfall von Mikroorganismen	Aktivkohle	Zerfall von Mikroorganismen, Durchfall, Blähungen, Bauchschmerzen, für die Reiseapotheke	Kapsel	Unbedingt beachten: Zeitlicher Abstand von 2 Stunden zu anderen Medikamenten, um deren Wirksamkeit nicht zu beeinträchtigen.
		Bentonit / Tonerde	Zerfall von Mikroorganismen, Durchfall, Blähungen, für die Reiseapotheke	Pulver	Manche Menschen mischen sie mit Apfelmus. Auch geeignet als Grundlage für eine selbstgemachte natürliche kosmetische Gesichtsmaske!
	Biofilm	N-Acetylcystein (NAC)	Bricht den Biofilm auf, unterstützt die Entgiftung, unterstützt das Immunsystem	Kapsel	NAC ist wichtig für die Auffüllung der Glutathionspeicher; Glutathion ist das stärkste Antioxidans im Körper.
		Monolaurin	Bricht den Biofilm auf, unterstützt die Entgiftung, unterstützt das Immunsystem, für die Reiseapotheke	Kapsel	Da Monolaurin gegen Viren und Bakterien wirkt, ist es ideal für die Reise.

Kategorie		ERGÄNZUNGSMITTEL	HAUPTEINSATZBEREICH	EINNAHMEFORM	ANMERKUNGEN
Antimikrobielle Mittel	Biofilm	Allicin	Bricht den Biofilm auf, unterstützt die Entgiftung, unterstützt das Immunsystem, für die Reiseapotheke	Kapsel oder Tablette	Eines der wichtigsten Kräuter in der SIBO-Behandlung, ideales Therapeutikum für die Reiseapotheke.
Antimikrobielle Mittel		Oreganoöl	Antimikrobiell, unterstützt das Immunsystem, für die Reiseapotheke	Ätherisches Öl oder Kapsel	Eines der wichtigsten Kräuterpräparate in der SIBO-Behandlung, ideales Therapeutikum für die Reiseapotheke oder bei aufkeimender Lebensmittelvergiftung.
Antimikrobielle Mittel	Unterstützung für die Verdauung	Formula-Diät	RDS-Symptome, unterstützt die Verdauung	Pulver	Eine der wichtigsten Behandlungsoptionen bei SIBO, kann therapeutisch als Ersatzmahlzeit genutzt werden, um dem Darm bei starken Magen-Darm-Problemen Ruhe zu verschaffen.
Antimikrobielle Mittel	Unterstützung für die Verdauung	Verdauungs-enzyme	Resorptionsstörung, unterstützt die Verdauung, Magensäuremangel, für die Reiseapotheke	Tablette	Für die meisten SIBO-Amigos ist eine tägliche Einnahme sinnvoll. Für optimale Ergebnisse nehmen Sie die Enzyme 15 Minuten vor den Mahlzeiten ein; manche Präparate enthalten auch Betain-HCl und Pepsin.
Antimikrobielle Mittel	Unterstützung für die Verdauung	Ochsengalle	Fettverdauungsstörungen, unterstützt die Verdauung, antimikrobielle Wirksamkeit	Kapsel	Nützlich bei Gallenblasenproblemen. Laut einer Studie kann dieses Verdauungsenzym die Wirksamkeit von Rifaximin verbessern.
Antimikrobielle Mittel	Unterstützung für die Verdauung	Betain-HCl	Unterstützt die Verdauung, Magensäuremangel	Kapsel oder Tablette	Ermitteln Sie die richtige Dosierung mithilfe eines HCl-Tests: Beginnen Sie mit einer Kapsel oder Tablette direkt vor einer Mahlzeit und erhöhen Sie die Dosis bei den nachfolgenden Mahlzeiten, bis Sie Reflux-Symptome verspüren; kehren Sie dann zu vormaligen Dosierung zurück.

	ERGÄNZUNGSMITTEL	HAUPTEINSATZBEREICH	EINNAHMEFORM	ANMERKUNGEN
RDS-Symptome	Pfefferminzöl	Bauchschmerzen, RDS-Symptome, antimikrobielle Wirkung	Kapsel, Tee, Tinktur oder ätherisches Öl	Ätherisches Pfefferminzöl kann Kopfschmerzen lindern, wenn es in die Schläfen eingerieben wird. Die orale Einnahme ist nicht geeignet bei Säurereflux.
RDS-Symptome	Iberogast	Gasbildung, Bauchschmerzen, Blähungen, unterstützt die Verdauung, fördert die Motilität	Tinktur	Nicht geeignet für Schwangere oder Frauen mit Kinderwunsch.
RDS-Symptome	Atrantil	Gasbildung, Bauchschmerzen, Blähungen, Verstopfung, antimikrobielle Wirkung	Kapsel	Wurde entwickelt, um Methanogene und Auswirkungen von Methangas zu reduzieren; nur geprüft in Bezug auf eine Verringerung von Symptomen.
RDS-Symptome	Magnesiumoxid/ Magnesiumcitrat	Verstopfung, Muskelrelaxans, schlaffördernd	Kapsel oder Pulver	Lindert Verstopfung, wenn es vor dem Schlafengehen auf nüchternen Magen genommen wird. Fördert einen gesunden Schlaf.
RDS-Symptome	Ingwer	Übelkeit, unterstützt das Immunsystem, fördert die Motilität	Kapsel, Tinktur, Tee oder Kautablette	Wirkt nur in hoher Dosierung (1000 mg) als Prokinetikum. Bonbons mit hohem Ingwergehalt oder Kautabletten sind auch eine großartige Alternative für Ihre Reiseapotheke.
RDS-Symptome / Leaky-Gut-Syndrom	Vollspektrum-CBD-Hanföl	RDS-Symptome, unterstützt das Immunsystem, Angstzustände, Leaky-Gut-Syndrom, Entzündungen	Öl oder in Nahrungsmitteln	Durch die Nutzung der ganzen Pflanze (im Gegensatz zum Cannabidiol-Isolat CBD) nehmen Sie Cannabigerol (CBG) auf, das bei RDS äußerst wirksam ist. Das Öl 30 Sekunden lang unter der Zunge belassen und erst dann schlucken für optimale Ergebnisse.
Leaky-Gut-Syndrom	L-Glutamin	Leaky-Gut-Syndrom, unterstützt das Immunsystem	Kapsel oder Pulver	Eventuell Reizreaktionen bei Menschen mit Histamin- oder Mastzellproblemen

	ERGÄNZUNGSMITTEL	HAUPTEINSATZBEREICH	EINNAHMEFORM	ANMERKUNGEN
Leaky-Gut-Syndrom	Kollagen	Leaky-Gut-Syndrom	Pulver	In den Frühstückstee, in Suppen oder Backwaren geben. Nicht geeignet für Menschen mit Histaminintoleranz.
	Kolostrum / Immunglobuline	Leaky-Gut-Syndrom, unterstützt das Immunsystem, RDS-Symptome	Kapsel	Kolostrum enthält Immunglobuline, die bekanntermaßen das Immunsystem stimulieren. Ebenfalls hochwirksam bei RDS-Symptomen ist EnteraGam, ein verschreibungspflichtiges Immunglobulin (in Deutschland noch nicht zugelassen; Anm. d. Übers.).
	Zink-Carnosin	Leaky-Gut-Syndrom, unterstützt das Immunsystem, RDS-Symptome, Entzündungen	Kapsel	Schützt die Dünndarmschleimhaut und hemmt Entzündungsreaktionen bei *Helicobacter-pylori*-Infektionen.
	Vitamin D_3	Leaky-Gut-Syndrom, unterstützt das Immunsystem	Flüssigkeit	Entscheiden Sie sich für ein Präparat, das auch Vitamin K enthält. Nehmen Sie Vitamin D morgens ein – nicht am Nachmittag oder Abend – damit es Ihren Schlafrhythmus nicht stört.
	Kurkumin	Leaky-Gut-Syndrom, Entzündungen, unterstützt das Immunsystem, für die Reiseapotheke	Kapsel	Die entzündungshemmende Komponente in Kurkuma, die Sie in Ihr Gewürzregal stellen können, also in Ihre „Küchen-Apotheke"!
Präbiotika	*Saccharomyces boulardii*	Durchfall, Leaky-Gut-Syndrom, unterstützt das Immunsystem, für die Reiseapotheke	Kapsel	Diese nützlichen Hefepilze müssen im Kühlschrank gelagert werden. SIFO-Betroffene (Überwucherung mit Hefepilzen) können dieses Probiotikum bedenkenlos einnehmen.
	Sporenbildende Probiotika	Unterstützen das Immunsystem, für die Reiseapotheke	Kapsel	Sporenbildende Probiotika sind lagerfähig, daher sind sie ideal für die Reiseapotheke.

	ERGÄNZUNGSMITTEL	HAUPTEINSATZBEREICH	EINNAHMEFORM	ANMERKUNGEN
Präbiotika	Mischprobiotikum aus *Lactobacillus* und *Bifidobacterium*	Antimikrobielle Wirkung, unterstützt das Immunsystem, für die Reiseapotheke	Kapsel oder Tablette	Der DSM-Strang 17938 von *Lactobacillus reuteri* wurde speziell auf seine antimikrobielle Wirkkraft hin untersucht. Wer Motilitätsstörungen hat, sollte bei Mischungen mit Vorsicht vorgehen.
	Partiell hydrolysierter Guar (PHGG)	Antimikrobielle Wirksamkeit, RDS-Symptome	Pulver	Erfolgreiche Ergänzung der Behandlung bei Wasserstoff- und Methandominanz. In einer Studie wurde die Verbesserung der Wirksamkeit von Rifaximin nachgewiesen. Eventuell Reizreaktionen bei Menschen mit Histamin- oder Mastzellproblemen.

Probiotika und Präbiotika: Zielführend oder Sackgasse?

Pro- und Präbiotika haben bei SIBO-Betroffenen keinen guten Ruf. Nach der gängigen Vorstellung sei die Gabe weiterer Bakterien zu dem bereits vorhandenen Arsenal für SIBO-Patienten wenig hilfreich. Aufgrund der schlechten Darmmotilität verbleiben diese Mikroorganismen zu lange im Dünndarm und siedeln sich unter Umständen sogar dauerhaft dort an. Und da bestimmte präbiotische Ballaststoffe bei einer FODMAP-armen Ernährung der „Staatsfeind Nummer 1“ sind, stellt sich die Frage, ob die Betroffenen auf diese supplementierten Ballaststoffe dann nicht ebenso schlecht reagieren.

Doch die Realität ist sehr viel differenzierter.

Fangen wir mit den Probiotika an, da Sie davon wahrscheinlich schon ein Fläschchen in Ihrer Hausapotheke haben. Im Laufe der letzten fünf Jahre sind probiotische Ergänzungsmittel rasend schnell zu einer äußerst lukrativen weltweiten Industrie geworden. Viele Marken versprechen, Milliarden von Mikroorganismen für Ihren Dickdarm zu liefern – und dazu noch jede Menge gesundheitlicher Vorteile, von der Gewichtsabnahme bis hin zur Senkung des Herzerkrankungsrisikos. Einer der grundsätzlichen Irrtümer in Bezug auf Probiotika ist jedoch, dass diese in Flaschen abgefüllten Bazillen sich mit Ihren bereits vorhandenen Bakterien zusammentun und in Ihrem Darm dauerhaft Quartier nehmen.

Probiotische Bakterien sind vielmehr vorübergehende Besucher, die es dem Immunsystem ermöglichen, seine Reaktion auf gefährlichere Mikroben genau abzustimmen. Auf Umwegen werden dadurch Gedeihen und Vermehrung von nützlichen Populationen gefördert. Wie in Kapitel 1 erwähnt, kann es ohne ein ruhiges, zuverlässiges Immunsystem keinen „glücklichen Darm" geben. **Vor allem aber erfüllen unterschiedliche probiotische Stränge auf dem Weg durch Ihr System gezielte Funktionen.** Manche wirken antimikrobiell, andere können die Darmpassagezeit verbessern und den MMC stimulieren, ähnlich wie ein Prokinetikum. Der Schlüssel zum Erfolg ist, vor allem im Hinblick auf eine Dünndarmfehlbesiedelung, die passenden Bakterienstränge für die erwünschte Reaktion zu finden.

„Wenn wir über eine Reduzierung der im Übermaß vorhandenen Mikroben sprechen, dann müssen probiotische Mittel zum Zug kommen, die nachweislich gegen die bei einer SIBO am häufigsten vorkommenden Mikroorganismen wirksam sind", sagt Dr. Jason Hawrelak, der seine Doktorarbeit über die Rolle der Dysbiose beim Reizdarmsyndrom schrieb und heute ein sehr gefragter Forscher, Lehrer und Kliniker auf dem Gebiet der Probiotika ist.

Ein spezieller Strang, mit dem Hawrelak in seiner Praxis arbeitet, ist der **DSM17938-Strang von *Lactobacillus reuteri*.** Dieser wurde unlängst daraufhin untersucht, ob er die Entwicklung von SIBO bei Patienten verhindern könnte, die Protonenpumpenhemmer (PPI) nehmen. Laut einer 2017 in *The Journal of Gastroenterology* veröffentlichten Meta-Analyse erhöht die Einnahme von PPI das Risiko für SIBO erheblich – die Wahrscheinlichkeit liegt 1,71-fach höher als beim Durchschnitt. Durch die Unterdrückung der Magensäure, so die Theorie dahinter, wird ein entscheidender Schritt im Verdauungsprozess ausgelassen: nämlich jener, der die Chancen von Bakterien verringert, bis in den Dünndarm zu gelangen. In dieser Studie entwickelten 56 Prozent der Kinder, die PPI einnahmen, eine Dünndarmfehlbesiedelung; Kinder, bei denen PPI mit diesem speziellen *Lactobacillus-reuteri*-Strang kombiniert wurden, entwickelten nur in 6 Prozent der Fälle eine SIBO.

Was diesen probiotischen Strang so erfolgreich macht, ist seine Fähigkeit, eine antimikrobielle Substanz zu bilden, die unglaublich wirksam gegen *E. coli*, *Klebsiella* und andere Mikroben ist, die häufig bei SIBO angetroffen werden. Mit anderen Worten, das Probiotikum scheint bei einem Magensäuremangel die eigentliche Aufgabe der Säure, nämlich eindringende unerwünschte Mikroorganismen zu neutralisieren, zielführend zu erledigen.

Für Menschen, die aufgrund eines nicht besonders robusten Verdauungstrakts vergleichsweise empfindlicher auf Lebensmittelkeime reagieren oder die aufgrund anderer Ursachen zu einer Risikogruppe zählen, könnten bestimmte probiotische Stränge also eine Wende bei der Prävention von chronischer SIBO bedeuten. In ähnlicher Weise könnten auch andere probiotische Stränge, die die Motilität steigern, bei Menschen, die häufig unter Verstopfung leiden, eine wichtige Funktion haben.

Leider ist diese Gleichung kompliziert und viele Ärztinnen und Ärzte sind mit den Eigenheiten von Probiotika nicht ausreichend vertraut, um sie differenziert, das heißt je nach Beschwerdebild, zuverlässig verschreiben zu können. Und wenn es um Probiotika geht, nehmen die meisten Menschen erst gar keine Beratung in Anspruch, was bei manchen Betroffenen, so Dr. Hawrelak, zu Schwierigkeiten führen kann.

Trotzdem zeigen Meta-Analysen von Forschungsarbeiten über die letzten 50 Jahre des Probiotika-Einsatzes in der Reizdarm-Therapie im Hinblick auf die Symptomatik meist positive Ergebnisse. Wenn tatsächlich eine Dünndarmfehlbesiedelung in den meisten Fällen die Ursache von Reizdarmproblemen ist, dann ist es unlogisch, Probiotika als Therapieoption, im Umgang mit Magen-Darm-Symptomen oder für die Prävention außer Acht zu lassen.

Dennoch empfehlen die meisten SIBO-Experten nicht, Probiotika auf gut Glück einzunehmen, bevor nicht eine Behandlungsphase (z. B. mit einer der antimikrobiellen Alternativen von S. 56) durchlaufen wurde, um die Darmflora des Dickdarms wieder aufzubauen. Da das Mikrobiom individueller ist als ein Fingerabdruck, bedarf es vielleicht mehrerer Versuche und Irrtümer, um die individuell passende Kombination von Probiotika zu finden. Die meisten Probiotika lassen sich einer der folgenden drei Kategorien zuordnen, und wenn Sie eine negative Reaktion feststellen, liegt es wahrscheinlich eher am Typ (Sporen kontra Lacto-Bifido) als an der speziellen Marke.

Am leichtesten ist es, mit einer der folgenden Kategorien zu beginnen und sich von dort aus Stück für Stück durchzuarbeiten, um Nebenwirkungen zu vermeiden, auf deren Ursache Sie sich keinen Reim machen können. Wer verschiedene Arten gut verträgt, kann sich durch alle Kategorien arbeiten.

***Lactobacillus*- und *Bifidobacterium*-Mischungen:** Sowohl die *Lactobacillus*- als auch die *Bifidobacterium*-Stränge sind zur Behandlung verschiedener Infektions- und Entzündungskrankheiten umfassend untersucht. Die meisten handelsüblichen Probiotika auf dem Markt bieten Kombinationen aus diesen Strängen an. Befinden sich jedoch fehlplatzierte Bakterien im Dünndarm, gehören sie oft zu einer dieser beiden Arten, weshalb es eher nicht zum Einsatz einer probiotischen *Lacto-Bifido*-Mischung in der Therapie kommt, sondern häufig eine der beiden folgenden Optionen zum Zuge kommt.

Sporenbildende Probiotika: Sporenbildende Mikroorganismen, die unsere Böden bevölkern, gab es in früheren Zeiten in viel größeren Mengen in unserem Verdauungssystem. Seit unsere Nahrung (und unser Leben) zunehmend hygienischer und frei von natürlichen Probiotika sind, kommen wir nicht umhin, diese Organismen zu ersetzen. Sporenbildende Probiotika sind unglaublich stabil und können den Weg durch den Magen überleben. Sie sind außerdem hitzeresistent und müssen nicht gekühlt aufbewahrt werden. Das ist vor allem auf Reisen praktisch.

Saccharomyces boulardii: Wie auf S. 68 erwähnt, ist diese nützliche Hefe ein Rundum-Kraftpaket bei Reizdarm, Abwehrschwäche, Beschwerden, die durch ein Leaky-Gut-Syndrom verursacht werden, sowie bei Reisedurchfall. Diese Hefe kann sogar bei einer Überwucherung mit Candida (Hefepilz) eingesetzt werden. In Studien wurde außerdem nachgewiesen, dass sie Wasserstoffgas bei Kindern reduzieren kann, die von SIBO betroffen sind. Passt keine der beiden anderen Probiotika-Gruppen zu Ihnen, dann ist *S. boulardii* einen Versuch wert.

PRÄBIOTIKA: Ballaststoffe, vor denen niemand Bammel haben muss

Eine der Weisheiten, denen man in Bezug auf die Darmgesundheit nicht entgeht und auf die ich auch gestoßen bin, ist die, dass Probiotika nur helfen können, wenn sie auch auf einen gut genährten Boden fallen. Ein hilfreiches Bild ist der Vergleich von Probiotika mit teurem Dünger. Er wird Ihrem Garten nicht guttun, wenn Sie vergessen, die Pflanzen zu gießen.

In diesem Szenario sind die Präbiotika das Wasser und gelten als wirksamste Nahrung für Ihren „Darm-Garten". Diese selektiv fermentierten Ballaststoffe fördern das Wachstum nützlicher Bakterien (der Blumen, wenn Sie so wollen) in Ihrem Dickdarm, die dann die Ausbreitung von entzündungsfördernden Arten (das Unkraut) unterdrücken können.

Unterschiedliche Präbiotika ernähren unterschiedliche Mikroben. Das bedeutet, dass bestimmte Präbiotika bei SIBO-Patienten vergleichsweise mehr Symptome verursachen als bei anderen Menschen. Beispiele für präbiotische Substanzen sind: Laktulose (ja, Sie haben richtig gelesen, die Substanz, die Teil Ihres Atemtests ist), Galaktooligosaccharide und Fructooligosaccharide (also GOS und Fruktane, die Sie vielleicht aus dem FODMAP-Akronym wiedererkennen) sowie partiell hydrolysierter Guar (PHGG). Manche enthalten Akazienfasern und Beta-Glucane sowie bestimmte resistente Stärken, die eine ähnliche Wirksamkeit haben; zu den Stärken gibt es allerdings weniger Untersuchungen.

Das Präbiotikum, das SIBO-Patienten mehr Vorteile als Nachteile bietet, ist PHGG. Dr. Hawrelak hat alle Studien systematisch überprüft, die sich mit dem Einsatz von PHGG bei RDS-Patienten befassen. Die Analyse ergab eine Verringerung der Gesamtsymptomatik, auch im Hinblick auf Blähungen, Durchfälle und Verstopfung. Es war eindeutig, dass der präbiotische Ballaststoff selbst die Lebensqualität ganz erheblich verbesserte, da er das zugrundeliegende Ökosystem des Darms veränderte.

Speziell für SIBO-Patienten wurde eine überzeugende Studie durchgeführt: Die Wirksamkeit der Einzelgabe von Rifaximin in der SIBO-Therapie wurde verglichen mit der Wirksamkeit bei kombinierter Einnahme von Rifaximin und PHGG. Rifaximin beseitigte zwar die Überwucherung bei 62 Prozent der Probanden, doch bei den Teilnehmern, die Rifaximin und PHGG erhielten, waren es 87 Prozent.

PHGG wirkt deshalb bei SIBO-Patienten so gut, weil sich vornehmlich die butyratbildenden Bakterien davon ernähren. Butyrat (Buttersäure) kann das Wachstum des wichtigsten Organismus hemmen, der für die übermäßige Bildung von Methan verantwortlich ist. Sind mehr butyratbildende Bakterien vorhanden, kann sich auch die Hypersensitivität im Dickdarm bessern und den Weg für eine höhere Toleranz aller gasbildenden präbiotischen Nahrungsmittel ebnen.

In seiner Praxis hat Dr. Hawrelak festgestellt, dass PHGG sowohl bei der Behandlung einer wasserstoffdominanten als auch bei einer methandominanten SIBO ein erfolgsversprechender Zusatz ist. Und auch wenn eine Minderheit unter Umständen etwas weniger gut auf präbiotische Ballaststoffe reagiert, so werden sie von den meisten seiner SIBO-Patienten jedoch vertragen, wie er feststellte.

Für all jene, die den „Killer-Programmen" – die Mikroorganismen einfach wegpusten – skeptisch gegenüberstehen und die Dysbiose eher auf einer Makroebene angehen möchten, ist der Versuch mit Präbiotika ein einfacher erster Schritt. Ergänzungsmittel, die lösliche Fasern enthalten, sind in der Folge ebenfalls nützlich, sobald das Leaky-Gut-Syndrom erfolgreich behandelt wurde und abheilen konnte. Sie dämmen Entzündungen ein, insbesondere dann, wenn Ihr Darm noch nicht wieder kräftig genug ist für eine stark pflanzenbetonte Kost, mit der die gleichen Ziele erreicht werden können.

☞ Tipps, die ich Ihnen mit auf den Weg geben möchte

▷ **PHGG ist ein risikoarmes Ergänzungsmittel, dessen Einsatz sich ausgesprochen lohnt.** Zahlreiche Forschungsergebnisse legen nahe, dass Präbiotika für die Ausheilung des Darms durch eine Erhöhung von Populationen entzündungshemmender Arten eine Rolle spielen. Im Bereich der Probiotika gibt es nichts Vergleichbares. PHGG ist sehr einfach zu handhaben, sodass auch Laien, ohne allzu viele Nebenwirkungen befürchten zu müssen, es ausprobieren können. Dieses Ergänzungsmittel könnte sich auch als segensreich für den Behandlungsplan Ihres Arztes erweisen oder für Ihre Remissionsphase im Anschluss an die Behandlung. Vergewissern Sie sich, dass Sie ein partiell hydrolysiertes Produkt und nicht einfaches Guarkernmehl kaufen, das eine ganz andere Substanz ist.

▷ **Sie sind unsicher, ob es sich wirklich um SIBO handelt? Versuchen Sie es zuerst mit einem Probiotikum.** Viele Menschen lassen den Atemtest aus und versuchen direkt die Fehlbesiedelung einzudämmen. Laut Faustregel 7 und 8 aus Kapitel 1 liegt nicht zwangsläufig eine SIBO vor, nur weil die Symptome Ihres Reizdarmsyndroms (RDS) danach klingen. Bevor Sie einen Vernichtungsfeldzug gegen die gesunde Darmflora starten, könnte sich ein Versuch mit einer oder mehreren Arten der hier vorgeschlagenen Probiotika lohnen. Geht es Ihnen damit schlechter, könnte eine SIBO wahrscheinlich sein. Geht es Ihnen besser, dann haben Sie schlichtweg eine Menge Zeit und Geld gespart und Ihre „guten" Bakterien vor der unnötigen Vernichtung gerettet.

▷ **Nehmen Sie Probiotika und pflanzliche Antimikrobiotika nicht gleichzeitig ein.** Dr. Hawrelak setzt Probiotika oft parallel mit Phytotherapeutika ein, achtet aber darauf, dass zwischen der Einnahme immer mehrere Stunden liegen. Probiotika können zum Beispiel zum Mittagessen und vor dem Schlafengehen genommen werden, die pflanzlichen Antimikrobiotika zum Frühstück und zum Abendessen. Bitte beachten Sie: Dr. Hawrelak verwendet hochspezifische Stränge, kein 0815-Probiotikum, das rezeptfrei erhältlich ist. Wenn Sie diesen Weg einschlagen und Probiotika parallel zur Behandlung einnehmen möchten, sollten Sie sich unbedingt in die erfahrenen Hände eines Therapeuten begeben, der sich gut auskennt.

▷ **Probiotische Wirkungen sind nicht nachhaltig.** Bitte bedenken Sie, dass Probiotika eine kurze Wirkungsdauer haben. Sie siedeln sich nicht bleibend im Darm an. Wenn Sie beispielsweise bei Verstopfung ein bestimmtes Probiotikum einnehmen, um die Darmmotilität zu fördern, dann hält der Nutzen auch nur für die Einnahmedauer an – nicht aber nach dem Absetzen.

▷ **Gönnen Sie sich eine Pause nach der Einnahme antimikrobieller Mittel.** Am häufigsten werden Probiotika nach einer Behandlung mit Antibiotika oder Antimikrobiotika eingesetzt. Eine neuere (nicht SIBO-spezifische) Studie aus Israel lässt darauf schließen, dass der Nutzen von Probiotika am größten ist, wenn Sie erst vier Wochen nach der Antibiotikabehandlung mit dem Wiederansiedelungsprozess der guten Darmbakterien beginnen. Für SIBO-Patienten ist diese Wartezeit eventuell auch eine Chance, den Test zu wiederholen und das Behandlungsergebnis abzuwarten, bevor mit der Einnahme von Probiotika begonnen wird.

Strukturelle Körpertherapien: Neuer Schwung für Ihren Darm

Etwa neun Monate nach meinem negativen SIBO-Atemtest erlebte ich einen bisher ungekannten Rückschlag.

Es dauerte den größten Teil des Jahres, doch nach vielen Monaten mit winzigen Schritten konnte ich schließlich die meisten Gemüsesorten wieder vertragen. Mein Darm arbeitete wie ein Uhrwerk, was ich zum Teil einem Prokinetikum zu verdanken hatte, in diesem Fall niedrig dosiertem Naltrexon. Auf einer Urlaubsreise nach Paris fühlte ich mich zuversichtlich genug, um genussvoll zu essen, und es gab nur eine Notsituation mit (schwerwiegenden) Folgen, die mich kurzfristig ans Badezimmer fesselte. Dieses Aufflackern kam so selten vor, dass ich mir keine übermäßigen Sorgen machte. Alles in allem schien es, als lebte ich meinen Genesungstraum.

Doch fast unmittelbar nach meiner Rückkehr in die USA war es vorbei damit – in meinem System kam es zu einer „Kernschmelze". Ich war wieder zu Hause, zurück in meiner Alltagsroutine. Und nachdem ich wochenlang Butter in allen möglichen Zubereitungsformen zu mir genommen hatte, kochte ich nun wieder zufrieden mein (halbwegs) FODMAP-armes Seelenfutter und brachte meinen Hintern in täglichen Pilates-Kursen in Schwung. Und dennoch kauerte ich mich jeden Nachmittag in Embryonalstellung zusammen, tief gefangen in einem Teufelskreis aus Durchfällen und Verstopfung.

Was war geschehen? Brachte der Stress, der mit der Arbeit einherging, meinen ganzen Darm aus dem Gleichgewicht? Hatte ich mir im Ausland unwissentlich Keime eingefangen? Oder gehörte ich einfach nur zu den Menschen mit chronischer SIBO, denen für einige Monate ein Rückfall erspart geblieben war?

Viele Menschen in einer ähnlichen Situation haben auf diese Frage vielleicht nie eine Antwort gefunden. Und mir wäre es ebenso ergangen, hätte ich nicht wegen einer ganz anderen Sache, nämlich Kreuzschmerzen, eine Körpertherapeutin aufgesucht. Sie erklärte mir, dass mein Vagusnerv völlig eingezwängt sei. Das Bauchmuskeltraining in den vielen Pilatus-Stunden hatte meine Ausrichtung auf eine Weise aus dem Gleichgewicht gebracht, dass mein Körper nicht mehr nahtlos in den und aus dem Ruhe- und Verdauungsmodus wechseln konnte. Zusätzlich hatte ich so viel Verspannung und Steifheit aufgebaut, die meinen Darm noch mehr beeinträchtigten. Und ich bin sicher, dass der Stress nach dem Urlaub ganz bestimmt auch nicht hilfreich war ...

Selbst nach allem, was ich über SIBO bereits wusste, dachte ich weder daran, dass strukturelle Probleme zu meinen Krankheitsursachen gehören konnten, noch daran, dass sie auch ohne ein traumatisches Ereignis auftreten konnten. Doch nun wurde ich schmerzhaft daran erinnert, dass **alles, was wir körperlich tun, sowohl helfen als auch schaden kann.** Bei manchen Menschen sind nach einer Operation die Faszien, also die dünne sehnige Muskelhaut, für immer verändert. Andere wiederum sind so empfindlich, dass selbst kleinste Verschiebungen in der Körpermitte das ganze Verdauungssystem aus dem Takt bringen kann.

Um wieder aus der körperlichen Einbahnstraße herauszukommen, in die ich mich mit dem Pilates-Training manövriert hatte, begab ich mich in die Hände einer Spezialistin für viszerale Osteopathie, die die inneren Hohlräume des Körpers mit kleinen, sanften Bewegungen bearbeitet. Auf dem Massagetisch fühlte es sich an, als würde die Therapeutin ihre Hände kaum bewegen, Ihre Berührung war ganz zielgerichtet und leicht. Doch innerhalb von Stunden nach der Sitzung fühlte ich mich wie ein neuer Mensch. Am nächsten Morgen war ich wieder ganz ich selbst, als hätte es die vorherige Verdauungsmisere nie gegeben. Es fühlte sich wie Zauberei an.

Bis in den Frühling hinein ließ ich mich weiterhin einmal im Monat von ihr behandeln. Sie konnte die Schichten meines Körpers auf eine Weise „abziehen", wie das niemandem zuvor gelungen war. Wir arbeiteten an körperlichen Traumata, die Jahrzehnte zurück lagen – zum Beispiel an einem Sturz bei einem Reitunfall, bei dem ich eine schwere Steißbeinprellung erlitten hatte – Dinge, an die ich mich kaum noch erinnerte, mein Körper aber schon.

Nach dieser Therapie war ich nicht mehr dieselbe. Ich konnte endlich ungestraft größere Mengen FODMAP-haltiger Nahrungsmittel essen. Ich bewegte mich freier durch die Welt. Die Therapie schien das fehlende Puzzleteil zu sein, das für meinen neuen Normalzustand verantwortlich war und nach dem ich mehr als ein Jahr gesucht hatte.

Und sie erinnerte mich auch daran, dass eine Dünndarmfehlbesiedelung weitaus mehr ist als nur eine Infektion, die man bekämpft, indem man den „schlechten" Mikroben mit Kräutermedikamenten den Garaus macht, sondern ein Zeichen dafür, dass etwas im Körper nicht richtig funktioniert. Die „Killer-Programme", die wir in diesem Kapitel besprechen, lösen die strukturellen Probleme nicht, die für ein Auf und Ab der SIBO-Symptomatik verantwortlich sein können (mehr zu den Ursachen finden sie auf S. 29). Für all jene Betroffenen, die operiert wurden wegen Endometriose, Kaiserschnitt, Entfernung von Gebärmutter oder Blinddarm oder anderen Erkrankungen, und für all jene Menschen, die einen Autounfall, Knochenbruch oder Sturz erlitten haben, von dem sie sich nie wieder ganz erholen konnten: Eine Körpertherapie kann genau den Unterschied bewirken zwischen einem gesunden Verdauungssystem und bleibenden Schmerzen für den Rest des Lebens.

Der ganze Heilungsprozess muss Teil eines Gesamtbildes sein, und dieses sieht bei jedem Menschen anders aus. Manchen Betroffenen gelingt es durch Körpertherapie, anderen durch Energiearbeit oder eine Ernährungsumstellung. Es gibt so viele Möglichkeiten, um Zugang zu unserem Körper zu finden und zu entdecken, was er uns mitteilen möchte. Ich erzähle Ihnen diesen Teil meiner Geschichte, weil ich vorher nicht geglaubt hätte, dass zu meinem Zugang jemand gehören würde, der seine Hände sanft auf meinen Bauch legt. Und doch war die viszerale Osteopathie eine der wirkungsvollsten Behandlungen, die ich ausprobierte. In der folgenden Übersicht finden Sie einige Ideen, welche Art von Körpertherapie für Sie geeignet sein könnte.

☞ Tipps, die ich Ihnen mit auf den Weg geben möchte

▷ **Bewegen Sie Ihren Körper möglichst oft (und sanft).** Bei subtileren Verletzungen oder Problemen mit der Ausrichtung reicht es manchmal schon aus, sich tagsüber ein wenig mehr zu bewegen. Dehnübungen, Yin Yoga, Qigong, Tai Chi und Pilates sind sehr wirksam, um die Beweglichkeit zu verbessern. Insbesondere Yoga ist eine gut belegte Therapie bei gastrointestinalen Störungen wie SIBO. Das liegt eventuell ebenso sehr an der geistigen Entspannung, die durch regelmäßiges Yoga verbessert wird (mehr dazu auf S. 84), wie auch an der Entspannung eines blockierten Körperteils.

▷ **Eine konzentrierte, moderate Bewegung kann niemals Schaden anrichten.** Das ist etwas ganz anderes als das überdrehte Pilates-Programm in New York City, das ich gemacht habe! Oft ist uns mehr damit gedient, uns zu Hause in unserem eigenen Tempo zu bewegen, als uns vom Takt der Gruppe antreiben zu lassen. „Ich würde sagen, ein Großteil meiner Patientinnen und Patienten sind sehr, sehr gut in Form, sie trainieren wirklich auch hart", sagt Dr. Jason Wysoki, ein naturheilkundlich tätiger Arzt, der auch strukturelle Integration praktiziert. „Manchmal müssen sie eine Sportpause einlegen während der Behandlungsphase. Bestimmte Übungen, gerade die Bauchpresse, können tatsächlich alles verschlimmern."

▷ **Nach einer OP benötigen Ihre Faszien eine Reha-Maßnahme.** Ein großer Teil der Körperstruktur ist auf diese dünne, sehnige, als Faszie bezeichnete Muskelhaut angewiesen. Sie verflicht sich mit Knochen und Muskeln und trennt Nerven und Blutgefäße voneinander. Wenn Sie schon einmal eine Hühnerbrust gefüllt haben, sind Ihnen vielleicht die durchsichtigen, klebrigen Schichten aufgefallen, durch die Haut und Fleisch voneinander getrennt werden. Das sind Faszien. Bei einer Veränderung in unseren Bewegungen oder wenn Ihr Körper sich nach einer Verletzung im Heilungsprozess befindet, können Faszien wie eine nicht glatt gezogene Klarsichtfolie verkleben, was oft zu Problemen führt. Manche Menschen spüren das als Funktionsstörung in den Muskeln oder Knochen. Andere bemerken einfach nur, dass ein Körperteil weniger beweglich ist als sonst. Bei SIBO-Betroffenen kommen die häufigsten Verklebungen im Bauchraum vor, wenn Faszien so mit dem Darm verwachsen, dass seine Motilität eingeschränkt wird. Studien haben ergeben, dass selbst ein kleiner operativer Eingriff im Bauchraum zu Verklebungen führen kann. Nach solchen Operationen durchgeführte Atemtests waren oft auffällig. Auch wenn viele chirurgische Eingriffe notwendig sind und man keine Angst davor haben sollte, ist es wichtig, sich anschließend viszeral behandeln zu lassen, um künftigen Problemen mit dem Magen-Darm-Trakt vorzubeugen. Es gibt viele Methoden, die hier helfen können: Akupunktur, Schröpfen, Craniosacral-Therapie oder eine der folgenden Methoden – alles, was den Körper in einem bestimmten Bereich in Bewegung bringt und dort mit Energie versorgt, hat das Potenzial, eine solche Verklebung zu lösen.

▷ **Gehen Sie zu einem viszeralen Osteopathen.** In einfachen Worten ausgedrückt mobilisiert die viszerale Manipulation das Bauchnetz, die Fettschicht, die über unseren lebenswichtigen Verdauungsorganen liegt. Ein solchermaßen spezialisierter Körpertherapeut mobilisiert mit seinen Händen ganz sanft all das, was unbeweglich geworden ist. Diese Art der Körpertherapie kann auch den Vagusnerv wieder ausrichten, der das parasympathische Nervensystem steuert. Die Verbesserung seiner Funktion hilft, einmal abgesehen von neurologischen Symptomen, bei vielen Verdauungssymptomen weiter, etwa Blähungen, Aufstoßen, Magenschmerzen und Verstopfung. Solche geringfügigen Korrekturen haben großen Einfluss auf der körperlichen, aber auch auf der psychischen und energetischen Ebene.

▷ Versuchen Sie es mit struktureller Integration. (Diese Methode ist weltweit als Rolfing bekannt; Anm. d. Übers.) Hierbei handelt es sich um eine Form der Körperarbeit, die von Ida Rolf im Laufe ihrer 40-jährigen praktischen Tätigkeit als Therapeutin entwickelt wurde. In zehn Sitzungen werden die Hände langsam durch die Körperschichten bewegt, bis jedes Segment in Harmonie mit dem Ganzen funktioniert. „Behandlungsziel ist, Ihren Körper freier und anpassungsfähiger zu machen für all das, was auf ihn zukommen könnte, ob das nun körperlich, geistig, seelisch oder spirituell ist", sagt Dr. Wysocki. „Im Kern ist das Korrektur- und Präventivmedizin vom Feinsten." Rolfing-Therapeuten gibt es auch im deutschsprachigen Raum und in vielen anderen Ländern.

▷ Schädelverletzungen (Schädel-Hirn-Trauma, SHT) mit Neurofeedback behandeln. Verletzungen des Gehirns treten häufiger auf als jede andere Krankheit und werden dennoch meist lückenhaft dokumentiert. Auch wenn Sie glauben, davon nicht betroffen zu sein – wenn Sie schon einmal mit dem Rad oder auf der Skipiste gestürzt sind, wenn Sie einen Blechschaden hatten oder von einem Fußball am Kopf getroffen wurden, wenn Sie auf Eis ausgerutscht sind oder sich am Nacken verletzt haben, dann könnte auch das für Ihre Darmprobleme von größerer Bedeutung sein, als sie derzeit glauben. Da das Gehirn nicht fest in der Schädelhöhle liegt, müssen Sie sich den Kopf tatsächlich gar nicht gestoßen haben; es kann durch ein Schleudertrauma, das dazu führt, dass es von innen an den Schädel stößt, genauso leicht Schaden nehmen. Sie müssen auch nicht das Bewusstsein verlieren oder sich gar desorientiert zu fühlen. **Inzwischen ist allgemein anerkannt, dass wir Hirnverletzungen nicht als isolierte Ereignisse, sondern als den Beginn eines Krankheitsprozesses betrachten sollten.**

Die Funktion von Gehirn und Nervensystem haben entscheidenden Einfluss auf die Gesundheit des Verdauungssystems, und eine Verletzung kann leicht zu SIBO führen. Das autonome Nervensystem liegt im Hirnstamm. Kommt es hier zu Störungen, kann das zu einer verminderten Wirksamkeit des migrierenden motorischen Komplexes (MMC) führen. Bei einer Studie mit Mäusen stellten die Forscher fest, dass es innerhalb weniger Wochen nach einem mittelgradigen Schädel-Hirn-Trauma zu einer Veränderung in der Darmschleimhaut und einer verringerten Peristaltik im Dünndarm kam.

Konzentrieren wir uns nur auf die Fehlbesiedelung, verpassen wir eine wesentliche Chance, das gesamte System zurück „ans Netz" zu bekommen und die Gehirnfunktion wieder herzustellen. Eine der führenden Techniken dafür ist das Niedrigenergie-Neurofeedback-System (LENS, von engl. *low-energy neurofeedback system*), das Therapeuten zur Stimulierung des Gehirns einsetzen, indem sie ihm Informationen über seine eigene Leistung spiegeln. Kommt die LENS-Behandlung für Sie nicht infrage (häufig eine private Leistung, erkundigen Sie sich bei Ihrer Krankenversicherung; Anm. d. Übers.), können Sie auch einige andere Techniken zu Hause anwenden, um Ihren Vagusnerv zu aktivieren und die Kommunikation im Zentralnervensystem wieder herzustellen. Mehr dazu finden Sie auf S. 84.

▷ Bedenken Sie, dass Beschwerden nicht immer nur körperliche Ursachen haben. Der Körper erinnert sich nicht nur an physische Schmerzen, sondern auch an psychische. Der Umgang mit Problemen auf spiritueller oder metaphysischer Ebene ist ein kleines bisschen komplexer als einfach nur einen Arm zu bewegen. Doch viele Menschen, die Körpertherapien ausprobiert haben, stellen fest, dass die Mobilisierung eines Organs helfen kann, auch so manche tiefsitzende psychische Last abzuwerfen. Um das Problem von dieser Seite anzugehen, braucht es eventuell einen Therapeuten, Berater oder spirituellen Führer – oder all die bereits erwähnten Maßnahmen zusammen. Manchmal läuft es eventuell nur darauf hinaus, dass man eine bessere Taktik zur Stressbewältigung findet. Im Folgenden gehe ich darauf ein, wie das Seelische in das Körperliche hineinspielt und wie Sie Ihren Behandlungsplan darauf ausrichten können.

Schalten Sie Ihren Kopf ein: Strategien zum Umgang mit Stress und Angstzuständen

Die Darm-Hirn-Achse ist keine Einbahnstraße. Wird das Gehirn geschädigt, wird auch der Darm geschädigt und umgekehrt.

Der Darm sendet dem Gehirn ständig Signale – und das Gehirn sendet dem Darm ständig Signale. Beim Menschen findet dieser Dialog eher lautlos statt. Möglicherweise bemerken wir ihn nicht einmal, sieht man von den gelegentlichen Schmetterlingen im Bauch oder einem dringenden Toilettengang direkt vor einem großen Auftritt ab. Doch bei Menschen mit Magen-Darm-Problemen kommt es zu Störungen in dieser Kommunikation. Das Gehirn interpretiert normale Empfindungen aus dem Darm als Schmerzsignale. Wie bereits erwähnt, ist das oft einem Übertragungsausfall im Vagus geschuldet.

Eine Erklärung, warum der Vagusnerv seine Fähigkeit verliert, nahtlos aus dem Kampf-oder-Flucht-Modus in den Ruhen-und-Verdauen-Modus zu wechseln, könnte übermäßiger Stress sein. So viele Bereiche in unserer modernen Welt erzeugen Signale, die Angst und Sorgen verursachen. Sogar Alltagsgeräusche – das Hupen von Autos auf der Straße, die ständigen Benachrichtigungssignale des Handys – können das sympathische Nervensystem aktivieren. Wenn wir gestresst oder besorgt sind, steigt unsere Herzfrequenz, die Atmung wird schneller und flacher und unsere Verdauungs- und Immunfunktionen werden zurückgefahren.

Stress kann den Körper extrem angreifen und eine Vielzahl von Problemen auflodern lassen, die zu einer Dünndarmfehlbesiedelung beitragen, einschließlich Hormonschwankungen, Flüssigkeitsmangel, Schlafstörungen oder eben eine geschädigte Darmflora. Es gibt sogar Nachweise, dass traumatisierte Kinder als Erwachsene anfälliger für Darmprobleme und eine beeinträchtigte mikrobielle Vielfalt sind.

Leichte Ängste können wir uns zunutze machen, denn sie können dazu beitragen, uns auf anstehende Dinge vorzubereiten, Arbeiten zu erledigen, vorauszudenken. Problematischer wird es, wenn Ihr alltägliches Leben durch Ängste vor dem Unbekannten oder vor Dingen, die sich Ihrer Kontrolle entziehen, ins Stocken gerät. Eine solche Spirale entsteht auch oft bei SIBO-Amigos, weil Probleme mit dem Vagusnerv bestehen, weil in einem geschädigten Darm zu wenig Serotonin gebildet wird oder einfach, weil die Behandlung selbst zu einer Quelle der Angst wird (S. 123).

Natürlich können wir frühere Traumata nicht ungeschehen machen. In den meisten Fällen können wir nicht einmal den Großteil unserer unbewussten Stressfaktoren beseitigen. Aber wir können unsere Reaktion darauf steuern. Da wir emotionale, oft auch irrationale Wesen sind, sind auch die Strategien individuell verschieden, wie wir den Geist freimachen können von all dem, was ihn quält. Für manche Menschen besteht die Lösung vielleicht darin, dass sie mehrmals in der Woche Sport treiben, für andere in jahrelanger Gesprächstherapie. Unterschätzen Sie nicht, wie wichtig Stille in Ihrem Leben ist und dass es viele Möglichkeiten zur emotionalen Verarbeitung von Dingen gibt (etwa Tagebuch zu schreiben, schwerelos in einem Floating-Tank zu entspannen, Infrarot-Sauna, Massagen und andere Methoden zur Beruhigung des Geistes). Jede Art von täglichem Ritual kann Ihnen helfen, sich auf Ihr Nervensystem einzuschwingen.

☞ Tipps, die ich Ihnen mit auf den Weg geben möchte

▷ **Atmen Sie tief in den Bauch hinein, wenn Sie Angst haben oder gestresst sind.** Wenn es Ihnen gelingt, langsamer zu atmen, kann das parasympathische Nervensystem (für Ruhe und Verdauung) aktiviert werden. Das hilft dem Verdauungsprozess, denn Spannung und Druck im Körper werden gelöst. Schwingen Sie in Ihren Atem ein, wenn Sie sich angespannt fühlen, atmen Sie etwa vier Sekunden durch die Nase ein, spüren Sie, wie sich Ihr Bauch dabei hebt, halten Sie den Atem vier Sekunden an und atmen Sie sechs Sekunden durch den Mund aus, wobei sich Ihr Bauch wieder senkt. Bei dieser Art der Atmung wird das Zwerchfell aktiviert und massiert die Eingeweide. Atmen Sie nur in die Brust, spannen sich die Muskeln im Körper an und verschlimmern die Verdauungsprobleme. Diese Methode steht Ihnen immer und überall zur Verfügung und ist sofort einsatzbereit.

▷ **Reizdarmbeschwerden lindern mit Hypnosetherapie.** Untersuchungen zu ihrer Wirkung haben beeindruckende Ergebnisse gezeigt. Bei Patienten kam es durch etwa sechs bis zehn Hypnosesitzungen zu einer Verringerung der Symptome um mehr als 80 Prozent. Das belegt, dass Magen-Darm-Symptome durch die unmittelbare Arbeit mit dem Unterbewusstsein und dem enterischen Nervensystem, umgangssprachlich auch als „Bauchhirn" bezeichnet, unter Kontrolle gebracht werden können. Insbesondere bei Magen-Darm-Patienten kann Hypnose die Empfindung des Gehirns in Bezug auf Schmerzen im Darm dämpfen. Auch die Angst vor Symptomen und die damit verbundene Erwartungshaltung rund um die Mahlzeiten lassen sich gezielt angehen. Durch Hypnose lernen Sie Ihren Körper tiefer zu entspannen, und sie rückt die Art und Weise zurecht, wie Ihr Gehirn Empfindungen aus dem Darm interpretiert (viszerale Hypersensitivität). Es gibt zwei datenbasierte Programme, das *North-Carolina-Programm* und das *Manchester-Programm* (Informationen zu Hypnosetherapeuten siehe Anhang).

▷ **Suchen Sie einen Spezialisten für kognitive Verhaltenstherapie auf.** Die kognitive Verhaltenstherapie (CBT von engl. *cognitive behavioral therapy*) ist eine evidenzbasierte Form der Psychotherapie, die häufig in medizinischen Einrichtungen eingesetzt wird. Sie unterstützt Menschen darin, festgefahrene und wenig hilfreiche Denkmuster zu betrachten und alternative Strategien zu entwickeln. Die CBT kann eine besonders hilfreiche Technik sein, um sich mit der Angst vor Nahrungsmitteln auseinanderzusetzen. Wenn Sie von einer negativen Warte aus an Ihre Mahlzeiten herangehen, kann die CBT Ihnen bewusst machen, in welcher Weise Sie über Nahrungsmittel sprechen und das beispielsweise durch konstruktive Selbstgespräche ersetzen.

▷ **Meditieren Sie oder machen Sie Yoga.** Meditation wurde interdisziplinär als Wundermittel bei Stress erforscht. Selbst die Krankenversicherer in den Vereinigten Staaten haben entdeckt, dass Menschen, die meditieren, weniger Kosten verursachen. Das Datenmaterial, das sie fünf Jahre lang von ihren Versicherten auswerteten, ergab, dass all jene, die meditierten, nur halb so oft ins Krankenhaus kamen wie jene, die das nicht taten; unter ihnen gab es auch seltener Krebserkrankungen, Herzinfarkte und sogar Autounfälle. Bei RDS-Patienten sind Meditation, Yoga und andere Entspannungstechniken nachweislich äußerst wirksam zur Verringerung der Symptomatik und zum Abbau von Angstzuständen in Bezug auf den Darm.

▷ **Achten Sie auf guten Schlaf.** Unser zirkadianer Rhythmus bestimmt, wann wir welche Hormone ausschütten, und einer der wichtigsten Regulierer ist hier Melatonin. Melatonin wird überwiegend im Dünndarm gebildet, was bedeuten kann, dass bei SIBO-Amigos der Schlafrhythmus gestört wird, wodurch es für den Körper noch schwerer wird, nachts ausreichend Zeit für Reparatur und Entgiftung zu schaffen. Ein Melatonin-Ergänzungsmittel, zwei Stunden vor dem Zubettgehen eingenommen, kann hilfreich sein. Außerdem ist es wichtig, zwischen der letzten Mahlzeit und dem Schlafengehen ausreichend Zeit verstreichen zu lassen (mehr dazu auf S. 130). Der Gegenspieler von Melatonin am Morgen ist Vitamin D. Ein flüssiges Vitamin-D-Ergänzungsmittel oder eine ordentliche Dosis natürliches Sonnenlicht am Morgen unterdrückt die Melatoninbildung und vermittelt dem Verdauungssystem, dass es jetzt Zeit ist, in den Tag zu starten.

▷ **Begrenzen Sie die Nutzung Ihrer elektronischen Geräte.** Die ständige Stimulation durch das Smartphone stresst den Körper mehr als wir es uns vorstellen können. Aber auf einer viel konkreteren Ebene wissen wir alle, wie es sich anfühlt, wenn unser Telefon ständig summt oder piepst, weil andere irgendetwas von uns wollen. Rufen Sie Ihre E-Mail-Einstellung nur noch manuell ab, schalten Sie Benachrichtigungsdienste aus, hören Sie auf, alle fünf Minuten Ihre Nachrichten zu überprüfen und legen Sie morgens und abends eine Uhrzeit fest, wie lange Ihr Mobiltelefon im Flugmodus bleibt. Noch besser ist, es nur außerhalb des Schlafzimmers in die Hand zu nehmen. Das blaue Licht, das unsere Geräte emittieren, ahmt die Signale der Sonne nach, die unser Körper dahingehend fehlinterpretieren kann, dass er wach bleiben soll. Studien haben ergeben, dass es tatsächlich eine Rolle spielt, wie lange man diesem blauen Licht ausgesetzt ist – zehn Minuten irritieren Ihre Melatoninbildung wesentlich weniger als eine ganze Stunde. Es gibt zahlreiche Apps für Ihren Computer, um den blauen Lichtanteil nach Anbruch der Dunkelheit auszublenden, und auf fast jedem Smartphone lässt sich inzwischen ein Nachtmodus aktivieren, der blaues Licht filtert. Und es gibt (inzwischen auch schicke) Brillen, die die Blaulichtanteile blockieren und die Sie abends tragen können.

▷ **Bringen Sie Ihren Vagusnerv wieder in Schwung.** Na, kommen Sie schon, singen sie laut! Ja, genau – das ist eine der vielen Möglichkeiten, wie wir den Vagus stimulieren können: Singen, Summen, Lachen, Jodeln, Chanten oder Gurgeln. Wenn Sie die Halsmuskulatur aktivieren, stimulieren Sie das Hirnzentrum, das Signale durch den Vagusnerv sendet. Studien haben auch ergeben, dass die tiefe Bauchatmung, Yoga, Meditation, Selbstmassage und Akupunktur ebenfalls hilfreich für die Verbesserung des Vagotonus sind. Der „Om"-Rhythmus und andere Chants im Kundalini-Yoga sind ganz besonders heilsam. Und schließlich ist die regelmäßige Kälteeinwirkung eine der wirkungsstärksten und einfachsten Möglichkeiten, um einen „wackeligen" Vagusnerv zu stabilisieren. Eine kalte Dusche oder eine Kältetherapie sorgen dafür, dass wir sofort in den Kampf-oder Flucht-Modus wechseln, sich unsere Atmung vertieft und wir heftig zittern. Es mag sich unlogisch anhören, doch mit diesen Dingen können wir das parasympathische Nervensystem am Ende tatsächlich besser erreichen. Stellen Sie es sich so vor: Für den Vagusnerv ist es das, was für das Herz ein Defibrillator ist – die Möglichkeit, ihn mit einem Schock wieder auf Hochtouren zu bringen.

Jetzt wird's dreckig: Regeln für eine bessere Darmgesundheit

Inwiefern die Gesamtgesundheit unseres Mikrobioms an einer Dünndarmfehlbesiedelung beteiligt ist, darüber ist das letzte Wort noch nicht gesprochen. Wir wissen jedoch, dass viele SIBO-Patienten andere Dysbioseprobleme haben, die über eine bakterielle Überwucherung hinausgehen.

Leider können SIBO-Behandlungen dieses Gleichgewicht weiter stören, entweder dadurch, dass mit Breitbandantibiotika alle Bakterien vernichtet werden, oder weil eine stark eingeschränkte Ernährung dem Ökosystem des Dickdarms die Lieblingsballaststoffe entzieht. **Ein akutes Gesundheitsproblem soll schließlich keine größeren, langfristigen Probleme erzeugen.** Daher ist es für die nächste Stufe Ihrer Genesung so wichtig, dass Sie verstehen, welche Lebensstilfaktoren den größten Einfluss auf Ihre Darmflora haben.

Ein vielfältiges Mikrobiom, also viele unterschiedliche Bakterienarten – und nicht zu viele von einer speziellen Art – schützt Sie auch auf vielfältige Weise, und zwar nicht nur davor, eine Krankheit wie SIBO zu entwickeln. Die Forschung hat in den letzten Jahren herausgefunden, dass die Immunfunktion, ein gesunder Stoffwechsel (insbesondere die Fähigkeit, Gewicht zu verlieren) und das geistige Wohlbefinden sehr eng mit der bakteriellen Flora in Ihrem Dickdarm zusammenhängen.

Ganz besonders Ihr Immunsystem wünscht sich eine Vielfalt an verschiedenen Mikroben – so mannigfaltig wie die Organismen auf dieser Erde. Wenn es nicht in Kontakt mit diesen kommt, kann das bedeuten, dass Ihr Verhältnis zu den Substanzen in Ihrer Umwelt angespannter wird. Unser Körper hat sich mit der Natur entwickelt – **es muss eine Toleranz in der Innenwelt geben, damit es eine Toleranz für die Außenwelt geben kann.**

Das Mikrobiom eines jedes Menschen ist individueller als ein Fingerabdruck. Und so bedarf es vielleicht mehrerer Strategien, um die Puzzleteile für die eigene Darmgesundheit so zu platzieren, dass ein harmonisches Gesamtbild entsteht.

☞ Tipps, die ich Ihnen mit auf den Weg geben möchte

▷ **Nehmen Sie Breitbandantibiotika wirklich nur, wenn es absolut notwendig ist.** Antibiotika können lebensrettend sein, aber eben auch unnötig, wenn es nur um kurzfristige Erfolge geht. Das durchschnittliche amerikanische Kind wird einmal im Jahr mit Antibiotika behandelt, hauptsächlich bei geringfügigen Erkrankungen – zur Linderung einer Nebenhöhlen- oder Ohrinfektion, zur vorübergehenden Beseitigung von Akne, bei einem Magen-Darm-Infekt. Bei jeder Anwendung eines Breitbandantibiotikums merzen wir ein Drittel unserer Bakterien im Dickdarm aus. Das wirkt sich auf viele Funktionen aus, doch ganz besonders für SIBO-Patienten bedeutet die Zerstörung der Buttersäure bildenden Arten, dass wir die wichtigsten Antriebskräfte unserer Darmmotilität vernichten. Die Entzündungsherde und Nervenschäden durch Antibiotika können auch zu einer Störung im MMC führen. Das ist einer der Gründe, warum die Einnahme von Antibiotika bei SIBO ein großer Risikofaktor ist. Wer an Reisedurchfall (postinfektiösem Reizdarmsyndrom) leidet und Antibiotika einnimmt, hat doppeltes Pech.

Wenn zum Beispiel eine Infektion mit Parasiten oder mit Viren vorliegt, fragen Sie Ihren Arzt – mit allem Respekt –, warum er Ihnen überhaupt ein Antibiotikum verordnet, schließlich hilft dieses ja nur bei Bakterien. Fragen Sie auch, was schlimmstenfalls passieren könnte, wenn Sie das Antibiotikum nicht nehmen. Wenn Sie sich dennoch dafür entscheiden, die verschriebenen Medikamente einzunehmen, beginnen Sie bitte vier Wochen nach Abschluss der Behandlung mit der Einnahme eines Probiotikums, um sicherzugehen, dass Sie die Wiederansiedlung der Darmflora fördern.

▷ **Nehmen Sie Protonenpumpenhemmer (PPI) wirklich nur, wenn es absolut notwendig ist.** Antazida und Protonenpumpenhemmer verändern den pH-Wert des Magens und reißen damit die erste Verteidigungsmauer gegen Bakterien nieder. Menschen, die mit PPI behandelt werden, haben ein um 750 Prozent erhöhtes SIBO-Risiko. Nicht jeder Reflux-Patient kann sie absetzen, aber manche Betroffenen leiden vielleicht unter Symptomen eines Magensäuremangels. Schlagen Sie auf S. 74 nach, inwiefern bestimmte Probiotika, wenn sie zusammen mit PPI genommen werden, das SIBO-Risiko senken können.

▷ **Meiden Sie nicht-steroidale Entzündungshemmer (NSAR).** Diese Medikamente schädigen die Darmschleimhaut, wodurch Bakterien leichter die Darmwand passieren können und sich von dort auch weiter ausbreiten können. So erzeugen sie im ganzen System eine Intoleranz gegenüber Ihren eigenen „guten" Mikroorganismen. Entscheiden Sie sich bei der nächsten Verletzung also nicht für Ibuprofen, sondern ziehen Sie die natürlichen Alternativen gegen Schmerzen auf S. 65 in Betracht. Wenn Sie regelmäßig NSAR nehmen, erwägen Sie die zusätzliche Einnahme eines der auf S. 72 besprochenen Ergänzungsmittel zur Behandlung des Leaky-Gut-Syndroms.

▷ **Verbannen Sie nicht alle Keime aus Ihrem Leben.** Speziell in der Kindheit, wenn das Mikrobiom für die späteren Jahre angesiedelt wird, ist es wichtig, nicht alle Organismen, mit denen wir in Kontakt kommen, gleich wegzuschrubben. Entsorgen Sie die Desinfektionstücher, antibakteriellen Seifen, schädlichen Haushaltsreiniger und die nur so vor Chemie strotzenden Körperpflegeprodukte – um Ihrer langfristigen Abwehrkräfte willen. Eine normale Olivenölseife und warmes Wasser ist alles, was Sie zum Schutz vor den „bösen Jungs" brauchen. Es ist buchstäblich ein Ammenmärchen, dass „bakterienverseuchte" Schwämme Ihre ganze Familie infizieren könnten. Eine Studie deckte auf, dass Kinder, die in einem Haushalt auswuchsen, in dem von Hand gespült wurde und keine Geschirrspülmaschine zum Einsatz kam, mit viel geringerer Wahrscheinlichkeit an Allergien litten. Und Sie sollten auch Bleichmittel verbannen. Kinder, in deren Umfeld diese Produkte regelmäßig verwendet werden, leiden eher an chronischen Atemwegsinfekten und Bronchitis. Es könnte am chemischen Mittel liegen, aber viel wahrscheinlicher ist, dass es mit der mikrobiellen Vielfalt zu tun hat, die wir benötigen, um gesund zu bleiben. Haustiere erhöhen Ihre mikrobielle Vielfalt ebenfalls und gelten als Indikator für ein reduziertes Krankheitsrisiko im Erwachsenenalter. Eine SIBO-Erkrankung kann zwar dazu führen, dass wir übermäßig wachsam werden und ein möglichst „keimfreies" Leben führen wollen, doch wenn wir allzu steril leben, richten wir damit langfristig nur noch mehr Schaden an. Anstatt Ängste vor Bakterien zu entwickeln, sollten wir den Hebel besser bei den Ursachen ansetzen und keinen Krieg gegen Mikroben führen, durch deren Grundlage wir seit Menschengedenken wachsen und gedeihen.

▷ **Gehen Sie raus.** Einfach in die Natur hinauszugehen, hat eine enorme therapeutische Wirkung auf Ihr Gemüt und auf Ihr Mikrobiom. Es gibt viele Informationen dazu, inwiefern der Aufenthalt im Freien Ihre mikrobielle Vielfalt, den Vagotonus und den Schlaf verbessert. Sogar Ihr Kortisolspiegel sinkt und die Anti-Krebs-Proteine steigen. „Waldbaden" ist ein neues Konzept, es bedeutet einfach, dann und wann in die Schönheit der Wälder einzutauchen. Eine Wanderung wirkt auch!

▷ Essen Sie auch mal ein bisschen Dreck mit. Bodenmikroben verbessern nachweislich die Stimmung, erhöhen den geistigen Fokus, schärfen die Wahrnehmung und verringern Ängste. Sie müssen Ihr Geld nicht in teure Probiotika investieren, sondern können auch leichte Gartenarbeit machen oder den Apfel vom eigenen Baum einfach nur gründlich abreiben, statt ihn zu waschen. Hierfür müssen Sie weder aufs Land ziehen oder sich aus der Zivilisation verabschieden, Sie können Ihr Gemüse auch einfach auf dem Bauernmarkt kaufen und ihm zu Hause nicht mit dem Hochdruckreiniger zu Leibe rücken – Sie wissen, was ich meine. „In einem Teelöffel Erde gibt es so viele Mikroorganismen wie Menschen auf dem Planeten", sagt Dr. Maya Shetreat, Kinderneurologin und Autorin von *Darm heilt Hirn heilt Körper* (Knaur 2015). „Sie brauchen sich nicht den Mund damit vollzustopfen, winzige Mengen genügen."

▷ Filtern Sie Ihr Wasser. Leider lässt sich die Aussage „Dreck gehört zum Leben" nicht auf das amerikanische Wassersystem übertragen. Die Verordnungen für die öffentliche Trinkwasserversorgung sind beklagenswert veraltet, laut amerikanischer Trinkwasserverordnung dürfen Raketentreibstoffzusätze und Lösungsmittel für die chemische Reinigung noch immer legal aus einem amerikanischen Wasserhahn fließen. Insbesondere nach der Wasserkatastrophe in Flint im Bundesstaat Michigan (vor einigen Jahren führte bleihaltiges Flusswasser zu Vergiftungen; Anm. d. Übers.) sprechen die Menschen oft über das Risiko von Blei und anderen Schwermetallen – einem „Nebenprodukt" veralteter Wasserrohre und einer ebensolchen Infrastruktur. Aber es sind die Arzneimittel, die mich am meisten misstrauisch machen. Abwässer werden zwar aufbereitet, bevor sie in die Reservoirs, Flüsse oder Seen geleitet werden und dann noch einmal, bevor sie wieder in den Gläsern der Verbraucher landen, doch die meisten Aufbereitungsanlagen filtern Arzneimittelrückstände nicht vollständig heraus. In Anbetracht der anderen Hinweise können Sie vielleicht verstehen, warum es so wichtig ist, auch geringe Einträge von Antibiotika in das Trinkwasser zu vermeiden. Um unserer Darmflora willen ist es auch wichtig, schädliche Reiniger wie Chlor herauszufiltern. Sie funktionieren nicht anders als die Bleichmittel bei der Bodenreinigung – diese aggressiven Chemikalien töten empfindliche Mikroorganismen auf Ihrer Haut und in Ihrem Darm. Nicht aufbereitetes Brunnenwasser kann wegen Parasiten und anderer opportunistischer Organismen ebenso problematisch sein. Am besten filtern Sie Ihr Wasser zu Hause. Ich verwende einen Aktivkohle-Blockfilter, der direkt an den Wasserhahn geschraubt wird. Der Filter muss nur einmal im Jahr ausgetauscht werden, was eine erschwinglichere und bequemere Alternative zum Kannenfilter ist, dessen Kartusche alle zwei Monate gewechselt werden muss.

▷ Ernähren Sie sich abwechslungsreich. Unsere Ernährung ist eine der tiefgreifendsten Möglichkeiten, um die mikrobielle Vielfalt zu unterstützen – oder ihr zu schaden. Wenn wir uns im nächsten Kapitel eingehender mit dem Thema Ernährung beschäftigen, sollten Sie das bedenken, denn Ernährungsweisen wie ein FODMAP-armer Ansatz können das Gleichgewicht der Dickdarmflora negativ beeinflussen, wenn die Ernährung sich über längere Zeit daran orientiert. Die Regeln für eine bessere Darmgesundheit lauten also: Je mehr verschiedene Pflanzenarten wir essen, desto mehr Vielfalt fördern wir in unserem Körper. **Arbeiten Sie darauf hin, jede Woche vierzig oder mehr pflanzliche Nahrungsmittel zu sich zu nehmen.** Das brauchen keine großen Mengen zu sein. Insbesondere, wenn Sie nur allmählich mehr Vielfalt in Ihren Speiseplan einführen, beginnen Sie mit einem Esslöffel und beobachten Ihre Reaktion darauf. Vierzig mag nach einer großen Zahl klingen, aber das sind nur sechs verschiedene Pflanzen am Tag, bei drei Hauptmahlzeiten also jeweils zwei.

▷ Ergänzen Sie Ihren Speiseplan mit fermentierten Nahrungsmitteln und Ballaststoffen. Wie in diesem Kapitel erwähnt, werden Prä- und Probiotika während der SIBO-Behandlung oft gefürchtet, doch beide wirken sich weitreichend auf die Verbesserung der Darmgesundheit aus.

Wir können Vitamine und Mineralstoffe von Nahrungsmitteln, die einen Fermentierungsprozess durchlaufen haben, besser resorbieren. Ihr Einfluss verblasst aber im Vergleich zum Verzehr von mehr präbiotischen Ballaststoffen. Wenn Sie Ihren Speiseplan zu erweitern beginnen, kombinieren Sie idealerweise beides und nehmen beispielsweise selbstgemachtes Sauerkraut dazu (S. 165). Falls Sie auf fermentierte Nahrungsmittel nicht gut reagieren, könnte das an deren Histamin-, Hefe- oder Schimmelgehalt liegen. Sind SIBO oder SIFO erfolgreich beseitigt, dürfte aber auch die Verträglichkeit fermentierter Produkte steigen. Dennoch ist es wichtig, nichts zu überstürzen. Nach meiner SIBO-Behandlung begann ich mit 30 ml Kombucha und arbeitete mich über mehrere Wochen langsam an eine ganze Flasche heran. Verträgt Ihr Darm Pflanzenfasern nicht so gut, können Sie es zuerst mit Ergänzungsmitteln in Pulverform versuchen, etwa mit PHGG (partiell hydrolysierter Guar, S. 65).

▷ **Nehmen Sie Ihren Stuhlgang wichtig.** Mithilfe von Stuhltests kann die DNA der Ausscheidungen untersucht werden, nicht nur, um aktuelle Mikroorganismen nachzuweisen, sondern auch frühere Belastungen. Stuhluntersuchungen werden in der Regel von Ihrem Arzt oder Ihrer Ärztin (oder einem Heilpraktiker) in Auftrag gegeben. Informieren Sie sich gegebenenfalls im Internet, welche Labore auch Stuhlproben von Privatpersonen entgegennehmen und wie die Interpretation der Ergebnisse geregelt ist. Vielleicht können sie ja auch mit Ihrem Arzt vereinbaren, dass er das Ergebnis mit Ihnen bespricht und Empfehlungen gibt, zum Beispiel in Bezug auf die Ernährung.

▷ **Nutzen Sie einen Toilettenhocker im Bad.** Wenn Sie zu Verstopfung neigen, versuchen Sie doch einfach einmal die Sitzhaltung zu verändern; das kann unglaublich viel bewirken. Eine kleine Fußbank (ideale Höhe 20-30 cm) vor der Toilette, auf die Sie die Füße stellen, führt zu einer natürlichen Hockstellung, die bereits unsere Vorfahren einnahmen. Dadurch werden die Knie angehoben und das Colon wird geöffnet, sodass der Darm in die richtige Position zur Entleerung kommt. Wir wären alle besser dran, wenn wir das Verhalten unserer Vorfahren nachahmen würden, die über einem Loch hockten – und keinen Zeitschriftenstapel neben sich liegen hatten. Mein Toilettenhocker sieht zwar aus wie ein Utensil, das eher in ein Pflegeheim gehört, aber ich finde ihn inzwischen absolut unverzichtbar.

Die SIBO-Amigo-Übersicht: Zehn Faustregeln für die Behandlung

1 Erwarten Sie nicht, dass eine Dünndarmfehlbesiedelung über Nacht ausheilt. Geben Sie sich ein Jahr Zeit, um Ihren neuen Normalzustand zu erreichen.

2 Es gibt kein Wundermittel und auch keinen Königsweg bei SIBO – akzeptieren Sie das Prinzip „Versuch und Irrtum".

3 Kräuter und Antibiotika haben Nebenwirkungen.

4 Die Toxine, die Bakterien beim Zerfallsprozess freisetzen, können mehr Symptome verursachen als die Bakterien selbst.

5 Der Genesungsprozess geht weit über die „Killerphase" hinaus.

6 Lassen Sie nicht zu, dass die Behandlung zu Stress führt, der zu einem neuen Hindernis für die Ausheilung wird.

7 Es ist wichtig, dass Sie sich mit den körperlichen und seelischen Verletzungen beschäftigen, an denen Ihr Körper noch festhält.

8 Fortschritt bedeutet oft, einen Schritt nach vorne und zwei Schritte zurückzugehen.

9 Übertreiben Sie es nicht mit der Hygiene – werden Sie auch einmal schmutzig und verlieren Sie Ihr Mikrobiom nicht aus dem Blick.

10 Gesundheitsvorsorge ist die nachhaltigste Medizin.

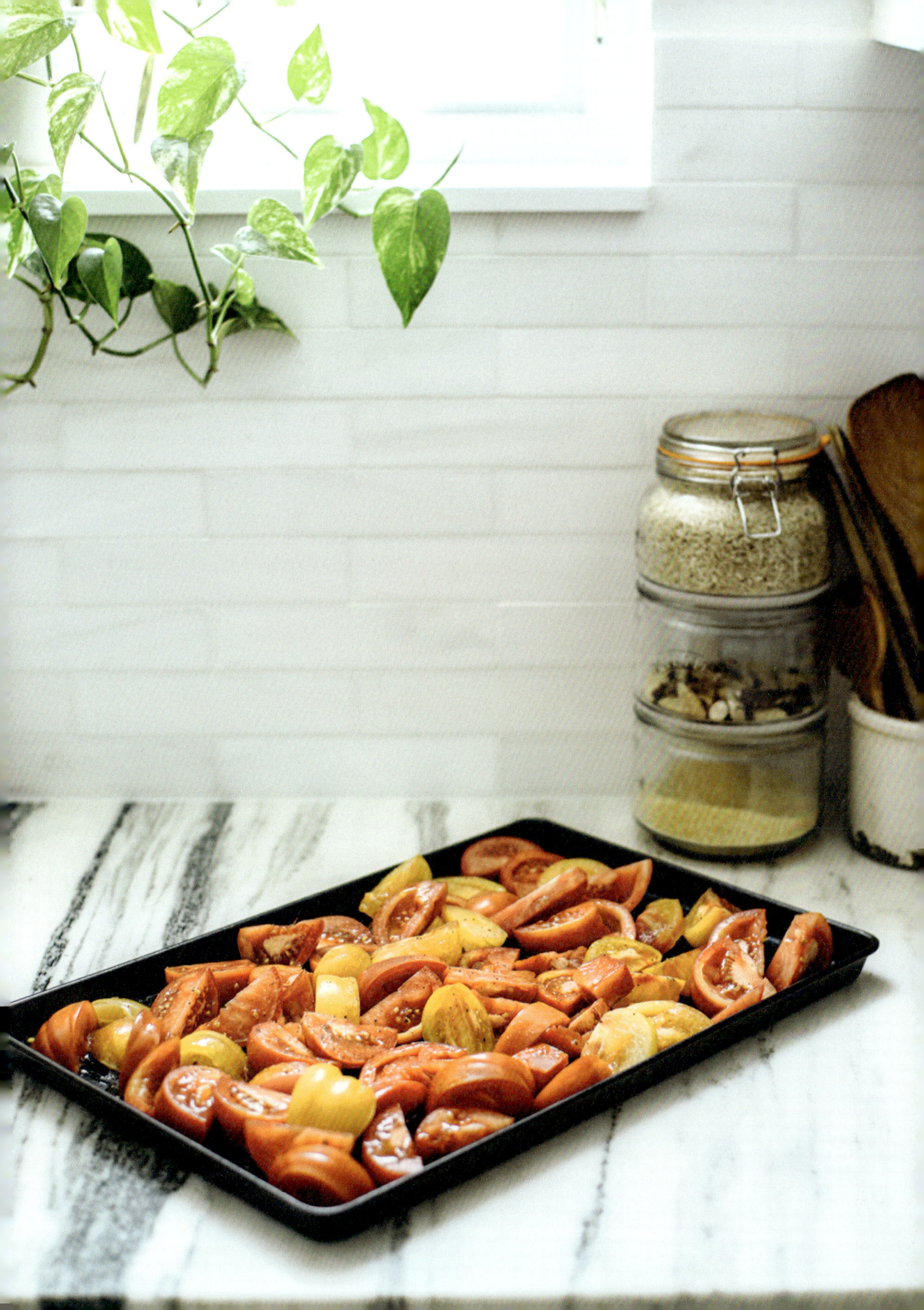

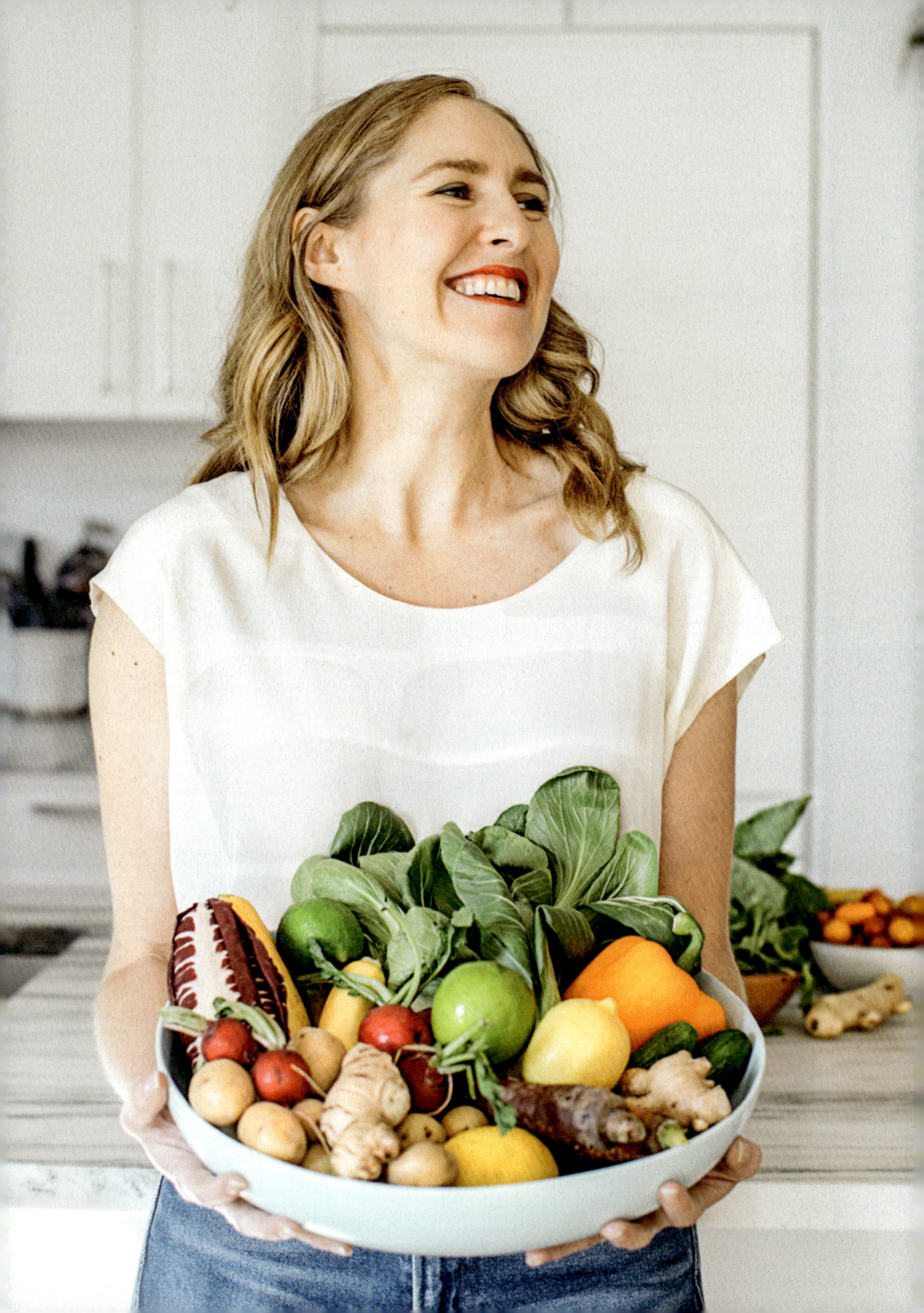

Kapitel 3

Der Essensplan

Gesund essen und leben trotz SIBO

DIE ERNÄHRUNG IST EIN WESENTLICHER TEIL des SIBO-Puzzles, als Einzelmaßnahme jedoch nicht ausreichend für eine Heilung.

Trotzdem rechnen Menschen sie oft den alternativen Behandlungsoptionen im Rahmen der SIBO-Therapie zu. Tatsächlich ist es möglich, eine Dünndarmfehlbesiedelung ohne jegliche Veränderung der Ernährungsweise erfolgreich zu behandeln. Und doch lässt sich, wie bei allen Entzündungen – insbesondere, wenn dabei das Verdauungssystem in Mitleidenschaft gezogen wurde –, das Problem nur schwer lösen, wenn wir unser zuträgliches oder aber schädliches Essverhalten nicht im Lichte eines ausgewogeneren Mikrobioms betrachten.

Auch wenn SIBO über eine alleinige Ernährungsumstellung nicht immer dauerhaft beseitigt werden kann, so kann man sie doch auf andere Weise als Medizin einsetzen, insbesondere, um die Zeit bis zur offiziellen Diagnose zu überbrücken. Bestimmte diätetische Maßnahmen können die schlimmsten RDS-Symptome enorm lindern, weil sie den unerwünschten Mikroorganismen die „Leibspeise" vorenthalten und sie so an einer ungebremsten Ausbreitung hindern. Außerdem verschaffen sie der Darmschleimhaut Zeit zum Ausheilen, sie verringern die Gasbildung und dämmen die Entzündung ein und fördern schlussendlich das Gedeihen der vorteilhafteren Bakterien im Dickdarm, also dort, wo sie eigentlich auch hingehören.

Diese Ziele lassen sich mit zahlreichen Maßnahmen erreichen. Viele wurden nach dem Prinzip „Versuch und Irrtum" entdeckt, **da es leider noch keine durch Daten gestützte „Musterdiät speziell zur Behandlung einer Dünndarmfehlbesiedelung gibt.** Nahezu alle Expertinnen und Experten, mit denen ich gesprochen habe, selbst jene, die eigene spezielle Ernährungspläne entwickelt haben, betonen, dass sich die Maßnahmen von Patient zu Patient unterscheiden.

Kapitel 3 soll Ihr Leitfaden sein, damit Sie sich je nach individuellen Unverträglichkeiten und Bedürfnissen für die am besten geeigneten Nahrungsmittel entscheiden können. Auf den folgenden Seiten stelle ich Ihnen einige der häufigsten diätetischen Maßnahmen vor, die Fachleute bei SIBO einsetzen. Die FODMAP-arme Methode wurde in Zusammenhang mit dem Reizdarmsyndrom (RDS) am gründlichsten untersucht; auf S. 96 werden wir uns ganz genau ansehen, warum sie so wirksam ist. Sie erfahren außerdem, wie wichtig es ist, Ihre Allergene zu kennen (S. 107), wie Sie Ihre Ernährung bestmöglich auf die Einnahme antimikrobieller Mittel abstimmen (S. 112) und was zu tun ist, wenn Histamin bei Ihren Unverträglichkeiten eine Rolle spielt (S. 118).

Der größte Fehler bei solch einer Ernährungsumstellung ist, dass man sie zu lange macht. Falls die Einschränkungen Sie abschrecken, darf ich Ihnen versichern, dass alle diese Ernährungsweisen therapeutische Maßnahmen sind – keinesfalls sind sie zur langfristigen Anwendung gedacht. Wenn die Einschränkungen jedoch einen besonderen Reiz auf Sie ausüben, dann ist das womöglich ein Zeichen, dass solch eine diätetische Maßnahme für Sie in psychischer Hinsicht eventuell nicht das Mittel der Wahl ist. Mit den Fallstricken der Angst vor dem Essen und wie diese zu Essstörungen führen kann, befassen wir uns auf S. 123 eingehender.

Und mit welchem Plan auch immer Sie beginnen, **letztendlich ist das Ziel, dass Ihr Darm möglichst viele verschiedene pflanzliche Nahrungsmittel vertragen kann.** Die Studienergebnisse zeigen sehr eindeutig, dass eine pflanzliche

Ernährung mit farbenfrohen Gemüsesorten, die alle nur erdenklichen Antioxidanzien (und FODMAPS) enthalten, zusammen mit Vollkorngetreide und gesunden Fetten – was man gemeinhin als mediterrane Diät bezeichnet – das Beste ist, was Sie tun können, um langfristig für eine gesunde Darmflora zu sorgen, Entgiftungsprozesse zu unterstützen und die Abwehrkräfte zu stärken. Wichtig ist, den Weg erfolgreich bis zum Ende zu gehen.

Ich stelle mir die SIBO-Essensregeln gerne als dreistufigen Prozess vor, der bis zu einem Jahr dauern kann, wobei die erste Phase mit den größten Einschränkungen verbunden ist:

- **PHASE 1, BEHANDLUNG:** **Wiederherstellung** des Gleichgewichts der Darmflora durch eingedämmte Überwucherung, Aushungern der unerwünschten Mikroorganismen sowie Ausheilung der Darmschleimhaut (2 Monate).
- **PHASE 2, WIEDEREINFÜHRUNG VON NAHRUNGSMITTELN:** **Training** des Verdauungssystems, Feststellung von individuellen Unverträglichkeiten und langsamer Aufbau von langfristigen Ernährungsregeln (2-4 Monate).
- **PHASE 3, AUF DER ZIELGERADEN:** **Abwechslung** in der Ernährung schaffen, um die nützliche Darmflora anzufüttern, und das Mikrobiom bei künftigen Essensentscheidungen nicht mehr aus den Augen verlieren (6 Monate – lebenslang).

Und selbst wenn Sie diese drei Phasen ignorieren und alle Ernährungsregeln in den Wind schlagen, hätte ich nichts dagegen einzuwenden, solange Sie sich an die Tipps am Ende dieses Kapitels halten. **Allzu oft sind wir nur darauf fixiert, was wir essen, dabei hat die Art, wie wir essen, doch den größten Einfluss auf unsere Verdauung.** Sie vermeiden Rückfälle und stärken Ihren Darm wesentlich mehr, wenn Sie die Vorschläge von S. 126 umsetzen.

Jeder der folgenden Abschnitte legt eine andere Schicht frei, wie bei einer Zwiebel (und erklärt auch, warum Zwiebeln möglicherweise grundsätzlich tabu sind), um zu zeigen, welche Nahrungsmittel auf welche Weise eine Rolle für Ihren Genesungsprozess spielen. In Teil 2 gehen wir auf die Besonderheiten ein, wie Sie Ihre neuen Ernährungsregeln in der Küche umsetzen können.

Ernährungsalternativen bei SIBO

Durch die meisten SIBO-Ernährungspläne zieht sich ein roter Faden: Sie schränken Kohlenhydrate ein. Bei manchen Maßnahmen, etwa bei der traditionellen Paläo-Methode, werden Getreide und Gemüse gemieden. Andere, deren Schwerpunkt auf FODMAP-armen Zutaten liegt, reduzieren die Belastung mit speziellen Zuckern, Ballaststoffen und Stärken. Dadurch schränkt man die Nahrungsmittel ein, die bei SIBO-Betroffenen mit hoher Wahrscheinlichkeit zu Symptomen führen.

Die Vorstellung, dass Sie Ihre Bakterien umso besser aushungern, je weniger Kohlenhydrate Sie zu sich nehmen, ist jedoch ein SIBO-Mythos, der zu Stress und Denkfehlern rund um das Thema Essen führt. Selbst wenn Sie nur noch Fleisch und Fett essen würden, würden Sie trotzdem Bakterien füttern – nur eben andere Bakterien. Diese Arten bilden eventuell keine störenden Gase, doch das heißt nicht, dass sie nicht auf andere Weise Schaden verursachen oder zu Entzündungen führen können.

Es ist wichtig, zu erkennen, dass Kohlenhydrate nicht der Feind eines langfristig gesunden Darms sind. Frauen, besonders im gebärfähigen Alter, brauchen Kohlenhydrate, um wichtige Hormonreserven zu bilden. Im Abschnitt *Schonende Kohlenhydrate* auf S. 221 befassen wir uns eingehender damit, wie sich das richtige Gleichgewicht finden lässt. Doch Sie sollten bei der Durchsicht der folgenden Ernährungsalternativen nicht vergessen, dass eine extrem kohlenhydratarme Diät vielleicht nicht ideal ist, wenn Sie Untergewicht haben oder eine Frau mit Hormonschwankungen sind (hallo, Hashi-Clique).

Für welchen Ernährungsansatz auch immer Sie sich entscheiden – ich rate Ihnen, die Regeln zu hinterfragen und bereit zu sein, Ihre eigenen aufzustellen. Alle Rezepte in diesem Buch enthalten entsprechende Kennzeichnungen, sodass Sie, unabhängig von der Richtung, die Sie einschlagen, immer in der Lage sein werden, einen passenden Speiseplan zusammenzustellen.

FODMAP-ARM (LF)

FODMAP ist ein Akronym für verschiedene Gruppen von Kohlenhydraten, die leicht vergärbar und oft schwerverdaulich sind. Sie kommen in allen Pflanzen vor, doch manche Nahrungsmittel enthalten sie in höheren Konzentrationen als andere. Zu den Nahrungsmitteln, die bei der von einer Forschergruppe an der Monash University in Melbourne (Australien) entwickelten FODMAP-armen Diät (LF von engl. *low FODMAP*) gemieden werden müssen, gehören Hülsenfrüchte, Milch und Milchprodukte mit hohem Laktosegehalt, Weizen (und andere Getreidesorten), Obst mit hohem Fruktosegehalt sowie Süßungsmittel, Gemüse aus der Familie der Lauchgewächse (Knoblauch, Schalotten, Zwiebeln) und andere Gemüse mit hohem Inulingehalt (Spargel, Artischocken). Sie ist eine der Eliminationsdiäten, die es erschweren, auswärts zu essen, denn es fallen so viele Nahrungsmittel weg, die dem Essen Aroma verleihen (Knoblauch, Zwiebel) und dafür sorgen, dass eine gesunde Küche, die frei ist von künstlichen Geschmacksverstärkern, trotzdem großartig schmeckt. Hinzu kommt, dass man bei einer Liste, die so viele gesunde Gemüse enthält, nur schwer den Überblick behalten kann. Doch eine FODMAP-arme Ernährung gehört auch zu den am besten untersuchten Methoden zur Verringerung von Reizdarmbeschwerden und ist daher einer der bekanntesten Ansätze zur Symptomlinderung während oder nach einer SIBO-Behandlung. Da diese diätetische Maßnahme so verbreitet ist, hat sie im Vergleich zu den folgenden, die eher ein Nischendasein führen, auch eine höhere Internetpräsenz – dazu gehört auch die offizielle Monash-App (es gibt eine deutschsprachige Version als kostenpflichtigen Download in den entsprechenden App-Stores; Anm. d. Übers.), mit der Sie ganz leicht den FODMAP-Gehalt verschiedener Nahrungsmittel bestimmen können. Da ich diese Vorgehensweise für die Rezepte hier im Buch übernommen habe, befassen wir uns damit ausführlicher auf S. 154.

SPEZIFISCHE KOHLENHYDRAT-DIÄT (SCD)

Die spezifische Kohlenhydrat-Diät (SCD, von engl. *specific carbohydrate diet*) zielt auf alle Nahrungsmittel ab, die im üblicheren Sinn als Kohlenhydrate gelten: Zuckerarten, Getreide und stärkehaltige Gemüsesorten wie Kartoffeln. Im Gegensatz zur FODMAP-armen Diät werden hier die spezifischen Gruppen der Kohlenhydrate nicht gründlich unter die Lupe genommen, deshalb könnte sie auch etwas leichter einzuhalten sein, da Knoblauch, Zwiebeln und die meisten grünen Gemüse erlaubt sind. Ursprünglich wurde sie für Menschen mit entzündlichen Darmerkrankungen konzipiert, damit sich ihr Darm erholen kann, und es sind nur spezifische Kohlenhydrate zugelassen, die eine minimale Verdauungsleistung erfordern. Da bei der Entwicklung dieser Diät SIBO oder RDS nicht im Fokus standen und viele FODMAP-reiche Gemüse aufgenommen wurden, kommt es bei manchen Betroffenen während dieser Diät eventuell zu Symptomen. Es gab auch Kritik bezüglich der verwendeten Formulierung („illegale" kontra „legale" Nahrungsmittel bzw. Zusatzstoffe), die ein starker negativer Auslöser für Menschen mit Essstörungen sein kann.

SIBO-SPEZIFISCHE ERNÄHRUNGSRICHTLINIEN (SSFG)

Dr. Allison Siebecker entwickelte diese SIBO-spezifischen Ernährungsrichtlinien (SSFG, von engl. *sibo-specific food guide*) als eine Methode für hochempfindliche SIBO-Patienten. Sie verbindet die beiden oben genannten Diätformen miteinander, indem sie den zucker-, stärke- und getreidefreien SCD-Ansatz mit FODMAP-reichen Gemüsesorten (siehe Liste auf S. 105) kombiniert. Diese gemischte Vorgehensweise hungert die Bakterien aus und die Getreide, die zu Reizungen führen können, werden vom Speiseplan gestrichen, um einem Leaky-Gut-Syndrom die Chance zur Ausheilung zu geben. Mithilfe des Schaubilds auf ihrer Webseite kann man genau sehen, wie sich die beiden Ernährungsweisen unterscheiden und worin sie übereinstimmen. Diese extrem kohlenhydratarme Methode ist eher für schwere Krankheitsverläufe gedacht und für Menschen mit Untergewicht oder Essstörungen in der Vorgeschichte weniger gut geeignet. Bitte beachten Sie auch, dass es umso wichtiger, ist die Dauer zu begrenzen, je strenger die Diät ist.

ZWEI-PHASEN-DIÄT (BPD)

Dr. Nirala Jacobi begann in Ihrer Praxis in Australien, die SIBO-spezifischen Ernährungsrichtlinien (SSFG) in einzelne Phasen aufzuteilen, um die restriktivste Zeitspanne auf nur wenige Wochen zu beschränken und den Patienten eine eher schrittweise Wiedereinführung von Nahrungsmitteln zu ermöglichen. Diese Zwei-Phasen-Diät (BPD, von engl. *bi-phasic diet*) setzt die strengste Phase vor die medikamentöse Behandlung und lässt mit Beginn der Einnahme antimikrobieller Mittel wieder begrenzte Mengen an Reis und stärkehaltigen Nahrungsmitteln zu. Die Behandlungsstrategie „Anfüttern statt Aushungern" der Bakterien besprechen wir auf S. 112. Mit diesem Ansatz ist Dr. Jacobi ziemlich erfolgreich. Für alle, die sich konkretere Hinweise wünschen, gibt es eine fantastische Anleitung zum kostenlosen Download (in englischer Sprache; Anm. d. Übers.). Allerdings hat Dr. Jacobi die Diät nicht für den „Hausgebrauch" entwickelt und betont ausdrücklich, dass Patienten sie nur unter der Anleitung eines geschulten Experten machen sollten.

FERMENTATIONSARME CEDARS-SINAI-DIÄT

Diese von Dr. Mark Pimentel entwickelte Diät ist etwas weniger streng als die anderen Vorschläge und eine fantastische Alternative, wenn Sie sich bisher eher klassisch „westlich-ungesund" ernährt haben. Dr. Pimentel ist einer der führenden SIBO-Experten und hat diese Diät für die zweite Phase seines Behandlungsprogramms eingesetzt. Die Richtlinien ähneln der FODMAP-armen Diät, sind aber einfacher abgefasst. Die letzte Zeile der kostenlosen Broschüre (in englischer Sprache) lautet: „Manchmal fühlt es sich richtig gut an, etwas nicht ganz so gut zu machen" und bezieht sich auf die Empfehlung, mit einem Fertigkuchen aus dem Supermarkt zu „schummeln". Der Schwerpunkt dieser Diät liegt weniger auf der Eindämmung von SIBO-bedingten Entzündungen, sondern mehr auf den unerwünschten Bakterien. Alle hier im Buch aufgeführten Rezepte passen zu den Vorgaben.

PALÄO-DIÄT (P)

Die übliche Paläo-Ernährung bringt Sie dem Ziel näher, sich gesund und entzündungshemmend zu ernähren und die Gesamtgesundheit Ihres Darms zu unterstützen. Sie bietet auch einen guten Ansatz für eine Basis-Eliminationsdiät, da starke Allergene wie Gluten, Milch und Milchprodukte, Soja und Mais vom Speiseplan gestrichen sind, was bei einer FODMAP-armen Ernährung nicht der Fall ist. Durch das Meiden von Hülsenfrüchten (zusätzlich zum Getreide) sind auch die potenziell am stärksten für Reizungen sorgenden Mitglieder der FODMAP-Familie aus dem Rennen. Mit Ausnahme von Produkten aus diesen großen Kategorien erlaubt die Paläo-Ernährung aber jedes Gemüse und auch Protein. Da dazu Kartoffeln und natürliche Süßungsmittel wie Ahornsirup und Honig gehören, ist sie etwas weniger kohlenhydratarm als die spezifische Kohlenhydrat-Diät (SCD). Die für eine Paläo-Diät benötigten Nahrungsmittel gibt es überall zu kaufen, also findet man problemlos auch Alternativen in den Geschäften. Wenn trotz der Umstellung auf diese Ernährungsform weiterhin Symptome bestehen, wäre es vielleicht einen Versuch wert, FODMAP-reiche Nahrungsmittel zu meiden und darauf zu achten, welche dieser Dinge Ihrer Verdauung Probleme bereiten.

AUTOIMMUN-PALÄO-DIÄT (AIP)

Dieser Ansatz ist speziell für Menschen mit Entzündungskrankheiten konzipiert. Zusätzlich zu Gluten, Milch und Milchprodukten, Mais, Soja und raffiniertem Zucker wird bei einer AIP auch alles weggelassen, was zu einer Kreuzreaktion mit Antikörpern führen könnte, dazu gehören alle Getreide, Hülsenfrüchte, Eier, Erdnüsse, Nüsse, Samen und Kerne, Gemüse aus der Familie der Nachtschattengewächse sowie Kaugummi. Wurde bei Ihnen eine Autoimmunerkrankung diagnostiziert und haben Sie akute Symptome oder einen sehr hohen Antikörpertiter, könnte ein Neustart wie mithilfe dieser Methode angebracht sein. Andernfalls gibt es auch schonendere Alternativen. Gegen diese Vorgehensweise bei einer Dünndarmfehlbesiedelung spricht hauptsächlich, dass Sie durch das Meiden von Nachtschattengewächsen (die alle FODMAP-arm sind), stärker auf solche Gemüse angewiesen sind, die für ein Ansteigen der Reizdarm-Symptomatik bekannt sind.

KETO-DIÄT (KETO)

Die ketogene Ernährungsweise ähnelt dem Paläo-Ansatz, allerdings sieht sie den Verzehr von noch weniger Kohlenhydraten und noch mehr Fett vor. Die hauptsächliche Wirkung besteht ausgerechnet darin, dass dadurch eine wirksamere Fettverbrennung unterstützt wird. Der Name ist von den „Ketonen" abgeleitet, kleinen Energie liefernden Molekülen, die im Zustand einer sogenannten Ketose gebildet werden, wenn Ihr Körper beginnt, für die Energiegewinnung mehr Fett zu verbrennen als Kohlenhydrate. Um diesen Zustand zu erreichen, sollte Ihre Ernährung sich folgendermaßen zusammensetzen: etwa 75 Prozent Fett, 20 Prozent Protein und 5 Prozent Kohlenhydrate. Das bedeutet, dass das mit den meisten Obstsorten und stärkehaltigen Gemüsen, die bei einer Paläo-Diät erlaubt sind, nicht gelingen kann. Die guten Fette, die Sie bei einer ketogenen Diät zu sich nehmen, können die Freisetzung eines Proteins aus den Darmzellen fördern, das zeitweilige Entzündungsattacken verringert. Das klingt für SIBO-Patienten zwar erst einmal sehr gut, doch da der Schwerpunkt bei einer Paläo- oder Keto-Diät auf nicht-stärkehaltigen Lebensmitteln liegt, führt dies zu einer vermehrten Zufuhr von präbiotischen Ballaststoffen, die für die unerwünschten Mikroorganismen in Ihrem Dünndarm ein echter Gaumenschmaus sind.

Ernährungsformen-Matrix bei SIBO

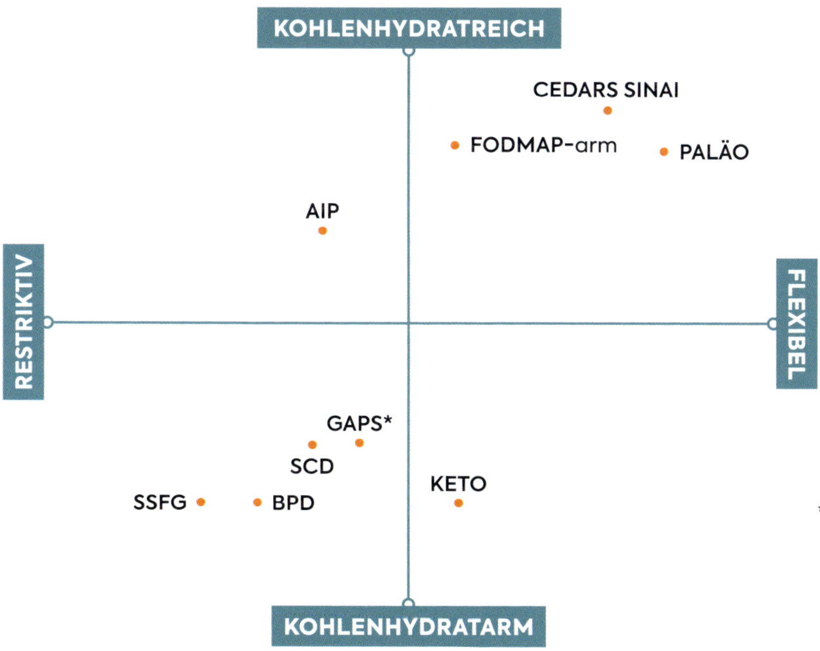

* GAPS, engl. *gut and psychology syndrome*, steht für „Darm- und Psychologie-Syndrom".

FODMAP – Kann es Genuss ohne fermentierbare Kohlenhydrate geben?

Da die FODMAP-arme Diät eine der häufigsten Methoden zur Verringerung von RDS-Symptomen ist und die Rezepte in diesem Buch dazu passen, lassen Sie uns kurz darauf eingehen, was es wirklich heißt, fermentierbare Kohlenhydrate aus Ihrem Leben zu streichen, und wie sich diese Ernährungsform mit allen Vor- und Nachteilen auf Ihre langfristige Darmgesundheit auswirkt.

Doch zuerst möchte ich erklären, warum der FODMAP-Ansatz auch viel Verwirrung stiften kann.

Ich hörte das Akronym FODMAP zum ersten Mal 2015, als die Leser meines Blogs um eine Erklärung baten, was es mit dieser geheimnisvollen Diät aus der Kochshow-Serie *Chopped* auf sich habe. Dem kam ich pflichtbewusst nach und stellte Kochtipps zusammen, wie sich schmackhafte Mahlzeiten ohne Knoblauch und Zwiebeln zubereiten lassen (die ich auch heute noch mag, ein Rezept finden Sie auf S. 173) und stellte einen Haufen Rezepte ins Netz, die diesen Anforderungen entsprachen. Ich wusste zwar, dass es dafür ganz klar Bedarf gab (bis heute erhalte ich sehr viele Nachrichten zu diesem Thema), doch ich verstand trotzdem nicht, warum diese Ernährungsform Menschen mit Darmproblemen helfen würde.

Zu dieser Zeit war ich im Zusammenhang mit Hashimoto sehr viel mit Experimentieren und Recherchieren für meine eigene Gesundheit beschäftigt und hatte gerade mein offizielles „Gesundheitsjahr" begonnen. Ich hatte ausgewiesene Darmspezialisten wie Erica und Justin Sonnenburg und aufstrebende Stars auf diesem Gebiet wie Dr. Robynne Chutkin interviewt. Und ihre Ernährungsvorschläge waren immer gleich: Ernähren Sie sich hauptsächlich von pflanzlichen Nahrungsmitteln, vorzugsweise solchen, die viele präbiotische Ballaststoffe und resistente Stärken enthalten, beispielsweise nährstoff- und kaloriendichte Hülsenfrüchte, Nüsse sowie Samen und Kerne. Als ich auf meiner Liste abhakte, was bei einer FODMAP-armen Ernährung alles nicht erlaubt war, sprang mir sofort ins Auge, dass diese Nahrungsmittel exakt jenen entsprachen, die mein „Darm-Sensei" zu seinen Favoriten zählte. Artischocken, Spargel und Avocado. Lauch, Schalotten und Knoblauch. Bohnen, Bohnen und noch mehr Bohnen. Wie bitte?

Etwa ein Jahr später unterhielt ich mich während des Cocktailempfangs anlässlich einer Hochzeit mit einem alten Schulfreund über das Reizdarmsyndrom. Als Chefarzt der Gastroenterologie in einem Krankenhaus war er es vermutlich eher gewöhnt als ich, bei Gin Tonic über den Darm zu plaudern, und er erzählte begeistert von all den neuen Daten rund um die FODMAP-arme Ernährung. Eine neuere Studie, sagte er, habe herausgefunden, dass Patienten, die unter einer Glutensensitivität litten, aber eben nicht unter Zöliakie, möglicherweise auf die FODMAPs, nicht auf das Glutenprotein reagieren. Und vielen seiner Patienten gehe es jetzt besser durch das Weglassen FODMAP-reicher Nahrungsmittel.

Es überraschte mich, ein Mitglied des schulmedizinischen Establishments mit so viel Begeisterung über eine Diät als potenzielle ärztliche Verordnung sprechen zu hören. Trotzdem war ich noch nicht ganz überzeugt. „Aber Dave", sagte ich, „wie bringst du denn diese Diät mit den Ratschlägen der anderen Darmexperten unter einen Hut? Und mit der Bevölkerung in den Blauen Zonen, die alle Bohnen, fermentierte Nahrungsmittel, Vollkorngetreide und sehr viel mehr pflanzliches als tierisches Protein essen? Glaubst du nicht, dass es den Reizdarm-Patienten vielleicht nur deshalb besser geht, weil ihr Darm schon vorher dermaßen aus dem Gleichgewicht geraten war?" (Menschen in den sogenannten Blauen Zonen leben vergleichsweise gesünder und länger; Anm. d. Übers.)

Dave räumte ein, dass die Fragen interessant seien, doch dann wurden wir gebeten, unsere Plätze einzunehmen und wir konnten das Gespräch nicht fortsetzen. In den nächsten Monaten dachte ich jedoch weiter darüber nach, bis meine eigene SIBO-Diagnose mir eine Flut von Aha-Momenten und Antworten bescherte.

WARUM HILFT EINE FODMAP-ARME ERNÄHRUNG BEI SIBO-SYMPTOMEN?

Es gibt zwar noch andere Erklärungen dafür, warum eine FODMAP-arme Ernährung bei Menschen mit einem Reizdarm so gut funktionieren könnte, doch eine bakterielle Überwucherung im Dünndarm klingt schlüssig: Wenn Sie eine normale Darmflora haben, die sich in Ihrem Darmtrakt zu weit oben angesiedelt hat und von Ihnen mit ihrer „Leibspeise" gefüttert wird, dann ist es (gemäß dem Rat meines Darm-Senseis) ganz natürlich, dass das Gas, das diese Bakterien bilden, zu unangenehmen Blähungen, Aufstoßen und anderen Irritationen führt. Es ist auch vollkommen verständlich, dass all diese Symptome nachlassen, wenn Sie ihnen das „Futter" verweigern.

Natürlich ist das Mikrobiom unendlich komplexer als die Logik unseres beschränkten gesunden Menschenverstandes es zulässt, und es gibt neben SIBO viele weitere Möglichkeiten, warum jemand auf bestimmte Arten von Ballaststoffen empfindlich reagieren könnte. Bei vielen Betroffenen liegt es möglicherweise daran, dass bestimmte „Schlüsselbakterien" fehlen, die den Abbau dieser Bestandteile fleißig unterstützen oder andere, die deren Gasbildung ausgleichen.

„Wenn Sie alle Buttersäure bildenden Bakterien eingebüßt haben, können Sie noch so viele Klettenwurzeln essen, und es wird Ihnen nicht gut bekommen" sagt Dr. Andrea McBeth, Mikrobiologin und Gründerin von Flora Medicine. (Klettenwurzeln enthalten viele Ballaststoffe; Anm. d. Übers.) „Der Grund hierfür ist, dass Sie all die Bakterien verloren haben, die helfen, das nützliche Inulin zu Buttersäure abzubauen." Mit anderen Worten: Wenn Sie zu den Menschen gehören, die zwar die Dünndarmfehlbesiedelung ausgemerzt, aber immer noch Probleme mit Linsen und Zwiebeln haben, dann könnte das an einem größeren Ungleichgewicht im Dickdarm liegen (siehe *Regeln für eine bessere Darmgesundheit*, S. 86).

Auch wenn Ballaststoffe theoretisch gut für Ihr Mikrobiom sind, sollten Sie sie einem Darm nicht aufzwingen, der nicht gesund und stark genug ist, um sie auch zu verdauen, denn das kann alles nur noch verschlimmern. Insofern folgt die FODMAP-arme Ernährung einer einfachen Logik: **Schafft man ein gesundes Milieu, siedeln sich auch gesunde Bakterien an.** Manchmal erreicht man das durch eine Ernährung, die weniger Ballaststoffe enthält, aber entzündungshemmend ist.

Studien haben ergeben, dass eine FODMAP-arme Strategie nicht nur die Gasmenge reduziert, sondern auch die Durchlässigkeit der Darmschleimhaut verbessert, Entzündungen eindämmt, die Fehlregulierung von Histamin korrigiert sowie den Serotoninspiegel erhöht, da Serotonin zu 90 Prozent im Darm gebildet wird.

Daraus lernen wir: Jeder Mensch hat unterschiedliche Schwachstellen, die unterschiedliche Lösungen erfordern, und wir finden gerade erst heraus, welche Möglichkeiten es geben kann. Doch für die Ausheilung einer SIBO und zur Unterstützung eines gesünderen Mikrobioms eignet sich eine entzündungshemmende Ernährung am besten.

WAS SIND FODMAPS?

Nachdem wir nun das *Warum* hinter der FODMAP-armen Diät geklärt haben, lassen Sie uns über das *Was* sprechen.

Der erste Buchstabe des Akronyms steht für *fermentierbar*, es handelt sich also um gasbildende Kohlenhydrate. Die Buchstaben ODM und P bezeichnen verschiedene Arten dieser Kohlenhydrate:

O steht für *Oligosaccharide*, ein Wort, das Ihnen vermutlich nicht ganz so flüssig über die Lippen kommt. Ihre beiden wichtigsten Unterkategorien sind *Fruktane* und *Galaktooligosaccharide*, zwei Arten präbiotischer Ballaststoffe, die zum Beispiel in Weizen, Zwiebeln, Knoblauch und Bohnen vorkommen. Diese Gruppe verursacht bei den Betroffenen tendenziell die meisten Probleme.

Das D in FODMAP steht für *Disaccharide*, was schlicht Zweifachzucker bedeutet. Unter den FODMAPs ist Laktose der bemerkenswerteste. Eine Laktoseunverträglichkeit könnte einer Dünndarmfehlbesiedelung geschuldet sein, das heißt, sie kann sich auch wieder bessern. Wer eine „echte“ Laktoseintoleranz hat, kann das Enzym (Laktase) nicht bilden, welches die Laktose abbaut. Es kommt immer dann zu vielen gastrointestinalen Symptomen, wenn im Dickdarm unverdaute Laktose ankommt. Sie könnten den Unterschied zwischen diesen beiden Formen ganz einfach selbst herausfinden, je nachdem, wo Ihre Blähung auftritt – im Ober- oder im Unterbauch – oder indem Sie Laktasetabletten einnehmen und beobachten, ob es hilft.

Das M steht für *Monosaccharide*. Der Einfachzucker Fruktose kommt in vielen Nahrungsmitteln vor, ist meist aber nur dann problematisch oder verursacht Symptome, wenn Fruktose im Verhältnis zu Glukose in viel größerer Menge vorliegt. Der im Englischen als *high-fructose corn syrup* bezeichnete Maissirup mit hohem Fruktosegehalt wäre also schon dem Namen nach einer der größten Übeltäter. Agavensirup schlägt mit satten 90 Prozent Fruktose zu Buche. Reiner Ahornsirup gilt bei einer FODMAP-armen Ernährung als problemlos, Honig dagegen nicht. Manche Menschen argumentieren jedoch, dass bestimmte Honigarten einen geringeren Fruktosegehalt haben und daher weniger Symptome verursachen. Einer der größten Unterschiede zwischen den verschiedenen Ernährungsformen besteht darin, dass bei SCD und SSFG nur Kleeblütenhonig erlaubt ist, eine FODMAP-arme Diät aber jedes Süßungsmittel mit geringem Fruktosegehalt zulässt, auch Haushaltszucker. Reiner Ahornsirup und Kleeblütenhonig werden in diesem Buch als die beiden bevorzugten nicht-raffinierten Alternativen synonym verwendet. Beispiele für Obstsorten mit übermäßigem Fruktosegehalt finden Sie auf S. 105. Obst ist zwar im Allgemeinen ein wichtiger Teil einer ausgewogenen Ernährung, doch wenn Sie FODMAPs einschränken, besteht das Ziel darin, die Verzehrmengen geringer zu halten, um einer Fruktose-Resorptionsstörung vorzubeugen.

Das P in FODMAP steht für *Polyole*; das sind natürliche Zuckeralkohole, die in einer Reihe von Früchten und Gemüsen vorkommen, von Blumenkohl über Süßkartoffel bis hin zu Steinobst, etwa Aprikosen und Pflaumen. Polyole befinden sich auch in künstlichen Süßungsmitteln auf natürlicher Basis, die meist schlecht resorbiert werden. Wenn Sie schon einmal festgestellt haben, dass ein Probiotikum in Pulverform oder ein Proteinpulver eine Magenverstimmung verursacht, könnte das am Xylit oder Erythrit liegen. Einmal abgesehen von der „Fressorgie", die die Bakterien dann veranstalten, besteht die Schwierigkeit bei diesen Zuckeralternativen darin, dass sie Wasser in den Darm ziehen und Durchfälle verursachen, was sogar noch wahrscheinlicher ist, wenn man sie zusammen mit Fruktose aufnimmt. Wenn Ihre Ernährung ein Teil der Therapie sein soll, sollten Sie idealerweise alles meiden, was sich anhört, als würde es aus einem Labor kommen.

WIE FUNKTIONIERT EINE FODMAP-ARME ERNÄHRUNGSWEISE?

FODMAPs bereiten nicht allen Menschen Probleme. Selbst wenn jeder Dritte eine Fruktose-Resorptionsstörung hat, ist der Prozentsatz derer, die infolgedessen ein Reizdarmsyndrom entwickeln, wesentlich geringer. Die Probleme treten auf, wenn Ihr Darm vorgeschädigt und extrem empfindlich ist, oder wenn sich zu viele Bakterien angesiedelt haben, die sich dann über diese schlecht verdauten Kohlenhydrate hermachen.

Mit einer FODMAP-armen Ernährung möchte man zwei Ziele erreichen: Erstens gilt es, die störenden schwerverdaulichen Nahrungspartikel zu entfernen, damit Ihr Darm Zeit zum Regenerieren bekommt, und zweitens sollen alle unerwünschten Bakterien im Dünndarm ausgehungert werden, damit Sie sich wieder wohler fühlen. Wie bereits besprochen, reicht eine alleinige Ernährungsumstellung meist nicht aus, um eine Dünndarmfehlbesiedelung zu beseitigen, doch manche Menschen, bei denen das Missverhältnis weniger groß ist, kann eine FODMAP-arme Diät auf den richtigen Weg führen, ohne dass zusätzliche medizinische Maßnahmen erforderlich werden.

Schlussendlich hilft Ihnen eine strategisch geschickte Wiedereinführung von FODMAP-reichen Nahrungsmitteln dabei, herauszufinden, welche Dinge die meisten Probleme verursachen. Manche Menschen stellen vielleicht fest, dass sie Fruktose schlecht resorbieren können und finden so auch gleich eine potenzielle Ursache ihrer SIBO. Für andere Patienten könnte das Aushungern der unerwünschten Bakterien im Dünndarm bedeuten, dass sich auch ihre Nahrungsmittelunverträglichkeiten verändern. Sind die Bakterien verschwunden, vertragen die Betroffenen eventuell wieder Produkte mit hohem Fruktosegehalt (zumindest in mäßigen Mengen), auf die sie vor der Behandlung mit Symptomen reagiert haben. Mit anderen Worten, **die Empfindlichkeit im Hinblick auf FODMAPs verändert sich mit der Zeit** und nach der anfänglichen strengen Ernährungsphase sollte es Ihr Ziel sein, die Verträglichkeiten konsequent immer wieder zu testen.

☞ Tipps, die ich Ihnen gerne mit auf den Weg geben möchte

▷ **Bei FODMAPs kommt es auf die Menge an.** Obwohl die Rezepte in diesem Buch auf eine FODMAP-arme Ernährung ausgerichtet sind, finden Sie manche Zutaten aus der Tabelle auf S. 105 dennoch in meinen Gerichten. Das ist kein Grund zur Sorge, solange Sie sich an die vorgegebenen Mengen in den Rezepten halten; diese sind so gering, dass keine Gefahr von ihnen ausgeht. Jeder Mensch hat aber individuelle Unverträglichkeiten, also hören Sie auf Ihren Körper.

▷ **Sie reagieren nicht allergisch auf FODMAPs.** Diese Kohlenhydrate sind Bausteine der meisten pflanzlichen Nahrungsmittel. Sie könnten empfindlich auf bestimmte Arten reagieren, es kommt aber kaum vor, dass Menschen auf alle fermentierbaren Zucker und Zuckeralkohole mit einer Unverträglichkeit reagieren. Mithilfe der Eliminationsdiät können Sie herausfinden, welches Ihre größten Auslöser sind (und in welchen Mengen), sodass Sie den Konsum entsprechend reduzieren können.

▷ **Vielen Menschen geht es schon besser, wenn sie nur wenige Dinge meiden.** Wenn die lange Liste der Nahrungsmittel und Höchstmengen Sie überfordert, beginnen Sie erst einmal mit den „schweren Geschützen" aus der Tabelle der FODMAP-reichen Nahrungsmittel. Für viele Menschen sind Zwiebeln und Hülsenfrüchte tendenziell am schlechtesten verträglich. „Ich bin wirklich bemüht, dass meine Patienten ihre Ernährung nicht bis ins kleinste Detail organisieren müssen", sagt Kate Scarlata, staatlich anerkannte Ernährungsberaterin und Autorin von *The Low FODMAP Diet Step by Step* (nur in englischer Sprache erhältlich). Wenn Sie jedes Gericht mit Zwiebeln und Knoblauch zubereiten und jeden Mittag einen Bagel essen, wird es Ihnen schon erheblich besser gehen, wenn Sie nur Zwiebeln, Knoblauch und Bagels meiden. Das ist noch längst keine FODMAP-freie Diät, wir fahren Ihre Ernährung nur ein wenig herunter.

▷ **Wer auf nichts reagiert, muss auch nichts reduzieren.** Wenn Sie feststellen, dass Sie auf keines der in der Tabelle genannten FODMAP-reichen Nahrungsmittel empfindlich reagieren, dann hat es auch keinen Sinn, diese Dinge zu meiden. Vielfalt! Individualität! Lassen Sie sich in Ihrem Leben und bei Ihrer Ernährung darauf ein.

▷ **Auf Galaktooligosaccharide reagiert man zeitverzögert.** Wenn Sie Knoblauch, Zwiebeln und Hülsenfrüchte essen, stellen Sie vielleicht erst am Folgetag Symptome fest. Diese haben eine längere Passagezeit; achten Sie also für ein paar Tage auf Ihre Symptome, bevor Sie ein Problem ausschließen.

▷ **Eine FODMAP-arme Diät soll maximal zwei Monate dauern.** Das ist überaus wichtig, denn Forschungsergebnisse weisen darauf hin, dass das Gleichgewicht Ihrer Dickdarmflora Schaden nehmen kann, wenn Sie FODMAP-reiche Nahrungsmittel langfristig weglassen. Vergessen Sie nicht, dass es das Ziel jeder Eliminationsdiät ist, Informationen über Ihren Körper zu erhalten. Die einzige Möglichkeit, um herauszufinden, was genau Sie nicht vertragen, ist die erneute Aufnahme von vormals gemiedenen Nahrungsmitteln in Ihren Speiseplan.

▷ Vielleicht liegt es gar nicht an den FODMAPs. Ein weiterer Vorteil einer FODMAP-armen Ernährungsweise ist, dass Sie insgesamt weniger Gluten, Milch und Milchprodukte, Soja und Fertignahrungsmittel zu sich nehmen. Wenn es Ihnen also besser geht, könnte es sein, dass Sie dadurch den Verzehr eines dieser Allergene reduzieren oder meiden. Es könnte auch daran liegen, dass Sie häufiger selbst kochen und weniger minderwertige Öle aus Fast-Food-Zubereitungen zu sich nehmen. Nutzen Sie die Diät also nicht, um sich zu schützen, sondern nutzen Sie stattdessen das, was Sie dadurch gelernt haben, um Ihre Lebensweise langfristig zu verändern. Ich rate Ihnen auch generell dazu, eine Eliminationsdiät durchzuführen, wenn Sie noch nie zuvor eine gemacht haben (mehr dazu im folgenden Abschnitt).

FODMAP-reiche Nahrungsmittel

BEZEICHNUNG	KOHLENHYDRATTYP	NAHRUNGSMITTEL MIT HÖCHSTEM GEHALT	
Fermentierbare **O**ligosaccharide	Fruktane Galaktooligosaccharide (GOS)	Artischocken Bete Bohnen Cashewkerne Datteln Erbsen Feigen Gerste Grapefruit Johannisbeeren Kichererbsen Knoblauch Kohl	Lauch Linsen Pistazien Roggen Rosenkohl Sellerie Spargel Weizen weitere glutenhaltige Getreide Zwetschgen Zwiebeln
Disaccharide	Rohrzucker Maltose Laktose	Milch und Milchprodukte: normaler Joghurt Milch Weichkäsesorten	
Monosaccharide	Glukose Fruktose Galaktose	Agavendicksaft Äpfel Birnen Honig Maissirup mit hohem Fruktosegehalt	Mangos Nektarinen Pfirsiche Pflaumen Wassermelonen Zuckerschoten
Polyole (Zuckeralkohole)	Mannit Sorbit Xylit Maltit Isomalt	Avocado Blumenkohl Brombeeren Kirschen künstliche Süßungsmittel	Pflaumen Speisepilze Süßkartoffeln Wassermelone Zuckererbsen

Eine Liste von Nahrungsmitteln mit mittlerem FODMAP-Gehalt, bei denen es auf die Verzehrmenge ankommt und die nur in Kleinstmengen gegessen werden dürfen, finden Sie auf S. 158.

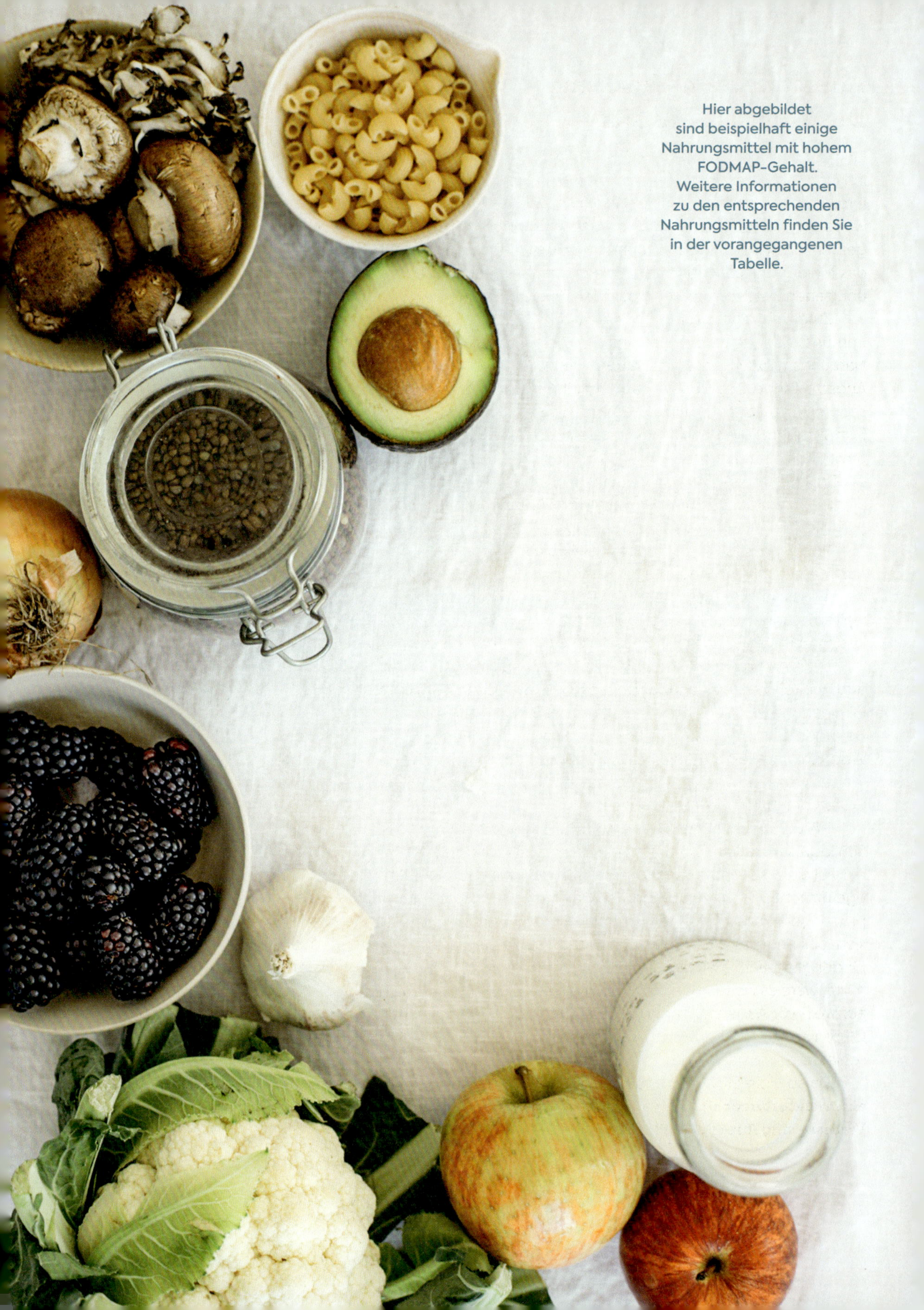

Hier abgebildet sind beispielhaft einige Nahrungsmittel mit hohem FODMAP-Gehalt. Weitere Informationen zu den entsprechenden Nahrungsmitteln finden Sie in der vorangegangenen Tabelle.

Allergene identifizieren: Die Eliminationsdiät

Eine der positiven Seiten von SIBO – und davon gibt es *mehrere*, das schwöre ich Ihnen – ist, dass Sie vielleicht zum ersten Mal darüber nachgedacht haben, Ihre Ernährung umzustellen. Tatsächlich geht eine FODMAP-arme Ernährungsweise oft mit drastischen Veränderungen einher. Wird die Diät korrekt durchgeführt, stellen sich in der Regel positive Ergebnisse ein. Leider kann es durch das Meiden ganzer Gruppen passieren, dass einzelne potenzielle „Übeltäter" übersehen werden, die auch ursächlich für die Dünndarmfehlbesiedelung sind.

Zu den häufigsten Ursachen einer chronischen Entzündung – wenn Ihr Immunsystem also so richtig ins Schwitzen kommt – gehören versteckte Nahrungsmittelunverträglichkeiten. Unerklärliche Kopfschmerzen, Haarausfall, Angstzustände, Depressionen, Müdigkeit, Säurereflux und Sodbrennen, Muskelschmerzen, Allergien, Akne, Hautausschläge – nennen Sie mir ein beliebiges Symptom und die Chancen stehen gut, dass es sich durch eine Ernährungsumstellung bessert. Nennen Sie mir eine beliebige Autoimmunerkrankung und die Chancen stehen gut, dass es einen Inhaltsstoff gibt, den Ihr Immunsystem nicht toleriert (auf S. 35 können Sie nochmals über den Kreislauf von Autoimmunität, Leaky-Gut-Syndrom und Nahrungsmittelunverträglichkeiten nachlesen).

Vor acht Jahren, als ich an vielen dieser Symptome litt, kam ich den Auslösern in meiner Ernährung schließlich auf die Spur. Einige Jahre zuvor war bei mir Hashimoto-Thyreoiditis diagnostiziert worden, doch ich wurstelte mich weiterhin unbehandelt durch meinen Alltag, bis mein bester Freund und zuverlässigster Kollege – mein Darm! – beschloss, mir die Freundschaft zu kündigen.

Mein Arzt untersuchte mein Blut auf Nahrungsmittelunverträglichkeiten, und während wir auf die Ergebnisse warteten, setzte er mich auf eine Basis-Eliminationsdiät. Er wusste, dass die auftretenden Veränderungen in meinem Befinden der größte Hinweis für das künftige Vorgehen sein würden. Drei Wochen lang ließ ich Soja, Mais, Milch und Milchprodukte, Eier, Nüsse und Weizen weg. Und als die quälende Wartezeit endlich vorbei war, stand fest, dass Gluten der große Übeltäter war.

Hätte ich mehr über meine Krankheit – eine Autoimmunerkrankung der Schilddrüse – gelesen, bevor meine Gesundheit wirklich in die Knie ging, hätte ich vielleicht schon gewusst, dass Gluten bei Hashimoto-Patienten eine wichtige Ursache von Entzündungen ist, weil das Glutenprotein dem Schilddrüsenprotein sehr ähnlich ist – ein weiterer Fall von molekularer Mimikry. (Sie erinnern sich, das Immunsystem verwechselt das eigene Gewebe mit einem fremden Eindringling und greift es an.) Doch selbst wenn ich mich kundig gemacht hätte, wäre es weitaus weniger überzeugend gewesen, dieses Wissen schwarz auf weiß vor Augen zu haben, als zu erleben, wie gut es mir ging, sobald ich Gluten aus meiner Ernährung verbannt hatte. Und, was noch wichtiger ist, wie schlecht es mir geht, wenn ich wieder etwas Glutenhaltiges esse.

Da so viele SIBO-Patienten eine Autoimmunerkrankung haben, **könnte eine richtig durchgeführte Eliminationsdiät ein genauso wichtiger Schritt zur Verbesserung Ihrer Gesundheit sein wie das Reduzieren von FODMAPs.**

WARUM VERURSACHEN NAHRUNGSMITTELUNVERTRÄGLICHKEITEN EIN LEAKY-GUT-SYNDROM UND UMGEKEHRT?

FODMAPs sind keine Allergene im klassischen Sinn (sondern einfach schlecht verdaute Nahrungsbestandteile). Wenn Menschen auf problematische Nahrungsmittelgruppen reagieren – wie Gluten, Mais, Soja, Erdnüsse (die Erdnuss ist botanisch eine Hülsenfrucht; Anm. d. Übers.), Nüsse sowie Milch und Milchprodukte –, hat das oft mit dem Immunsystem zu tun.

Nehmen wir zum Beispiel Milch und Milchprodukte. Wenn Sie diese nicht vertragen, kommen Sie aufgrund einer bakteriellen Überwucherung eventuell nicht gut mit dem Kohlenhydrat Laktose, dem Milchzucker, zurecht. Es könnte auch eine eindeutige Unverträglichkeit sein, die nichts mit SIBO zu tun hat: Ihr Körper bildet das Enzym (Laktase) nicht, um die Laktose abzubauen. Dann gibt es noch eine dritte Möglichkeit, die überhaupt nichts mit der Laktose zu tun hat: Ihr Immunsystem betrachtet die Proteine in der Milch und in den Milchprodukten – Molke und Casein – fälschlicherweise als fremde Eindringlinge.

Wenn wir ständig Nahrungsmittel zu uns nehmen, die unser Körper für „böse Jungs" hält, hält er unsere Immunzellen in einem ständigen Zustand der Übererregung. Der „Pulverdampf" eines fortwährenden „Krieges" macht es schwieriger, eine genaue Reaktion auf das, was wir essen, anzuzeigen; die Symptome kommen uns nicht so gravierend vor, weil sie vielleicht schon zu unserem „normalen" Grundzustand gehören. Deshalb ist eine Eliminationsdiät zur Ermittlung der Übeltäter so wichtig.

Erinnern Sie sich, was passiert, wenn unsere Immunzellen plötzlich auf den Dünndarm losgehen? Klingt das vielleicht nach etwas, worüber Sie in Kapitel 1 gelesen haben?

Mit der Zeit können unterschwellige Nahrungsmittelunverträglichkeiten einen ähnlichen Einfluss auf Ihre Darmwand nehmen wie eine heftige Lebensmittelvergiftung. Auch wenn ein fremder Eindringling wie *E. coli* den Einsatz einer größeren „bewaffneten Truppe" rechtfertigen mag – schließlich wurden zahlreiche Endotoxine freigesetzt und dabei zahlreiche Nervenzellen geschädigt –, wenn Ihr Körper glaubt, Soja beispielsweise gehöre auch zu den „bösen Jungs", dann wird er ein ähnliches Arsenal auffahren, um dagegen vorzugehen.

Im Gegensatz zu einem Krankheitserreger verfügt Soja nicht über eine eigene „Verteidigungslinie" und ist auch nicht daran interessiert, sich für immer häuslich niederzulassen, also wird für den Moment weniger Schaden in Ihrem Darm angerichtet. Nehmen Sie aber jeden Tag geringe Mengen Soja zu sich, dann wird Ihr Immunsystem in Daueralarm versetzt und der geschädigten Darmwand fehlt die Zeit, sich zu erholen und zu regenerieren. Dieser Prozess bedeutet per se ein höheres SIBO-Risiko für Sie.

Nahrungsmittelunverträglichkeit = täglicher Verzehr eines bestimmten Bestandteils > Körper betrachtet ihn als Eindringling > Immunsystem greift an > Leaky-Gut-Syndrom + beschädigte Darmwand > beeinträchtigte Motilität möglich = SIBO

Es gibt zwar keine Daten, die eine Verbindung zwischen Nahrungsmittelunverträglichkeiten und SIBO herstellen, doch wir können uns Zöliakie als Beispiel ansehen. Menschen mit einer Zöliakie entwickeln eine Autoimmunreaktion, wenn sie in Kontakt mit dem Protein Gluten kommen. Diese Reaktion bewirkt, dass die sogenannten Villi, die Zotten, kleine fingerförmige Ausstülpungen in Ihrem Dünndarm, sich zurückbilden. SIBO ist auch unter Zöliakie-Patienten sehr verbreitet, insbesondere bei Betroffenen, die trotz einer glutenfreien Ernährung weiterhin Symptome haben. Wir können den Mechanismus noch nicht eindeutig erklären (wie wir das bei einem postinfektiösen Reizdarmsyndrom können), klar ist jedoch, dass im „Pulverdampf" des „Zöliakie-Krieges" etwas passieren kann, das eine SIBO auszulösen scheint.

Andererseits können Parasiten, eine Dünndarmfehlbesiedelung oder andere Ungleichgewichte im Darm auch die Ursache von Nahrungsmittelunverträglichkeiten sein, die durch das Immunsystem geschürt werden.

Wie in Kapitel 1 erwähnt, tragen Bakterien in Ihrem Dünndarm, die Gase freisetzen und sich durch die Schleimhaut fressen, zu einem Leaky-Gut-Syndrom bei. Diese Bakterien durchbrechen dann die Darmwand und machen sich schließlich auf den Weg ins Blut. Dort schaltet sich das Immunsystem ein und beginnt anzugreifen. Nahrungsmittelunverträglichkeiten können die Folge dieses Entzündungsprozesses sein, da das überlastete Immunsystem außer Kontrolle gerät und wahllos um sich schlägt.

Dauern die Reaktionen zu lange an, kann es schließlich dazu kommen, dass das Immunsystem ganz versagt. Unsere regulatorischen T-Zellen stellen ihre Arbeit ein, weil sie unter dauerhafter „Belagerung" stehen und schließlich verschiedene Nahrungsmittelgruppen oder eben körpereigenes Gewebe gar nicht mehr tolerieren. Ob SIBO nun zu Ihrem Autoimmunprozess geführt oder der Autoimmunprozess zu Ihrer SIBO beigetragen hat, **die Regulationsstörung der Immunität, die Nahrungsmittelunverträglichkeiten und die SIBO gehen Hand in Hand.** Das gilt besonders dann, wenn sich erhärtet hat, dass eine Ursache der Dünndarmfehlbesiedelung eine Lebensmittelvergiftung war und Ihr IBS-Smart-Test einen hohen Antikörpertiter gegen Vinculin nachweisen kann. **Sie werden bei der Behandlung Ihres Darms gegen Windmühlen kämpfen, wenn Sie nicht zuerst dafür sorgen, dass die Angriffe eingestellt werden und sich Ihr Immunsystem beruhigen kann.**

Viele Wege führen zum Ziel: Zuerst die SIBO beseitigen oder aber das fehlregulierte Immunsystem mit einer Eliminationsdiät in neue Bahnen lenken. So oder so, **die Rolle der Nahrungsmittelunverträglichkeiten als Teufelskreis im Rahmen einer SIBO-Erkrankung gehört zu den unterschätzten Wahrheiten, die in Gesprächen über mögliche Ernährungsformen bei SIBO immer zu kurz kommen,** da diese sich hauptsächlich um das Meiden von Nahrungsmitteln drehen, die Ihre Bakterien anfüttern.

Jeder, der von SIBO betroffen ist, sollte irgendwann die wichtigen Allergene ausschließen.

SIBO = Bakterien schädigen die Darmwand > Leaky-Gut-Syndrom > systemische Entzündung > gesteigerte Immunaktivität > Toleranzverlust = weitere Nahrungsmittelunverträglichkeiten

(Auf S. 37 erfahren Sie, wie dieses Diagramm mit der Autoimmunerkrankung zusammenhängt.)

WICHTIG: VOR EINER ELIMINATIONSDIÄT UNBEDINGT ZÖLIAKIE AUSSCHLIESSEN

Die einzige ärztliche Verordnung besteht zwar in einer glutenfreien Ernährung, doch eine Zöliakie ist nicht einfach *nur* eine Nahrungsmittelallergie. Sie ist eine potenziell lebensbedrohliche Krankheit, die dazu führen kann, dass die Wahrscheinlichkeit steigt, bestimmte Krebsarten und später Autoimmunerkrankungen zu entwickeln, wenn nicht gegengesteuert wird. Bei den meisten Betroffenen verläuft sie „stumm", sie zeigen also keine Darm- oder RDS-Symptome, und das ist einer der vielen Gründe, warum die Krankheit oft übersehen wird. Bestätigt wird eine Zöliakie-Diagnose entweder durch eine Blutuntersuchung auf Antikörper oder eine Endoskopie, anhand derer sich erkennen lässt, wie geschädigt Ihr Darm ist. Die Crux: **Um eine korrekte Diagnose zu erhalten, müssen Sie, egal welche**

Untersuchung Sie machen lassen, sich auch glutenhaltig ernähren. Die empfohlene Menge entspricht einer bis vier Scheiben Brot täglich über einen Zeitraum von mindestens sechs Wochen. „Es ist aus medizinischer Sicht fahrlässig, eine glutenfreie Diät zu verordnen, ohne im Vorfeld auf Zöliakie zu testen", sagt Dr. Lisa Shaver, eine auf Zöliakie spezialisierte Gastroenterologin.

Da bei fast jedem der auf den Seiten 96–99 aufgelisteten SIBO-Behandlungsansätze automatisch ein Großteil des Glutens gemieden wird, ist es sehr wichtig, zuerst eine Zöliakie auszuschließen, bevor Gluten im Rahmen einer Eliminationsdiät weggelassen wird. Und da bei 20 Prozent der Zöliakie-Patienten auch SIBO auftritt, ist das Vorliegen einer Dünndarmfehlbesiedelung selbst schon Grund genug, eine Zöliakie als Ursache auszuschließen.

WORIN UNTERSCHEIDEN SICH EINE KLASSISCHE ELIMINATIONSDIÄT UND EINE FODMAP-ARME ERNÄHRUNG?

Erinnern Sie sich an das Hauptziel einer FODMAP-armen Eliminationsdiät? Sie soll dem Darm Zeit zum Ausheilen geben, Bakterien durch Entzug der Nahrungsquellen aushungern und dabei Ihre Symptome verringern. Bei einer klassischen Eliminationsdiät, die Allergene im Visier hat, **ist das wichtigste Ziel, Ihr Immunsystem zu beruhigen, damit der Darm endlich ungestört Zeit bekommt, um gesund zu werden.**

Es ist wie bei überlasteten Streitkräften – sobald Ihre Antikörper zur Ruhe kommen konnten, sind sie wieder besser in der Lage, Eindringlinge mit aller Kraft anzugreifen. Deswegen funktioniert eine Eliminationsdiät so gut: Nach der Ausschlussphase nehmen Sie Nahrungsmittel langsam wieder in Ihren Speiseplan auf, immer nur ein einziges und das auch mit einigen Tagen Abstand zum nächsten. Am Testtag essen Sie eine ordentliche Portion des infrage kommenden Nahrungsmittels, sodass Sie ganz eindeutig feststellen können, ob und wie Ihr Körper darauf reagiert. Dagegen geht es bei der Wiedereinführung von FODMAPs nur darum, die *Menge* zu finden, die Sie vertragen. Sie beginnen mit dem Verzehr geringer Mengen und arbeiten sich langsam an Ihre Toleranzschwelle heran. **Bei einer FODMAP-armen Diät müssen Sie nicht alles auf die Goldwaage legen.** Ein Ausrutscher hat, abgesehen von Ihrer Verdauung, keine weiteren großen Auswirkungen. **Bei einer klassischen Eliminationsdiät sollen Sie jedoch ganz genau vorgehen bei den Dingen, die Sie weglassen, denn es dauert ganze 21 Tage, bis die Antikörper sich normalisiert haben.**

Ein wichtiger Teil jeder Eliminationsdiät ist die Überwachung der Symptome. Das gilt auch für die Woche vor dem Start, damit Sie Ihren Ausgangszustand festhalten können. Führen Sie ein Tagebuch und notieren Sie jede Veränderung Ihres Befindens – nicht nur RDS-Symptome, sondern auch Veränderungen von Haut, Energieniveau und Stimmung. Hierfür habe ich ein Arbeitsblatt zu verschiedenen Symptomen und Beschwerden im Tagesverlauf (S. 333) vorbereitet.

WELCHE NAHRUNGSMITTEL WERDEN BEI EINER KLASSISCHEN ELIMINATIONSDIÄT WEGGELASSEN?

Sie können bei Ihrer Eliminationsdiät jede mögliche Nahrungsmittelkombination meiden, doch für die meisten Menschen ist es am einfachsten, am Anfang auf die „Schwergewichte" zu verzichten: Gluten, Milch und Milchprodukte, Mais und Soja. Diese Vorgehensweise ist im Wesentlichen in den hier enthaltenen Rezepten berücksichtigt. (Lassen Sie aber, auch auf die Gefahr hin, mich zu wiederholen, eine Zöliakie ausschließen, bevor Sie Gluten ganz vom Speiseplan verbannen.)

Andere Ansätze umfassen sogar noch mehr Allergene: Eier, Nüsse, Erdnüsse, Meeresfrüchte, Fisch, Samen und Kerne, Hülsenfrüchte, Zitrusfrüchte, Nachtschattengewächse (Tomaten, Paprika, Kartoffeln und Auberginen) sowie Getreide.

Manche Menschen entscheiden sich dafür, auch Alkohol, Koffeinhaltiges und raffinierten Zucker zu meiden, um zusätzliche Belastungen zu vermeiden (mehr dazu auf S. 149). Wenn Sie auf Zucker verzichten, sind Sie im Grunde genommen gezwungen, auch abgepackte Fertigprodukte zu meiden (da 80 Prozent der Nahrungsmittel in den Supermarktregalen Zuckerzusätze enthalten). Wenn Sie Soja und Mais meiden, betrifft das auch frittierte Gerichte, da die meisten Restaurants Soja- und Maisöl verwenden. Die große Absicht hinter dieser Vorgehensweise ist, **Ihre Ernährung möglichst „sauber" – also allergenfrei und einfach – zu gestalten.**

Und schließlich gibt es noch die Theorie, dass viele Nahrungsmittelallergien eigentlich von Glyphosat verursacht werden, der Hauptchemikalie im Pestizid Roundup, das die Tight Junctions schädigt, also die „Verbindungszellen" im Darm. Wenn Sie Gluten und Getreide reduzieren, reduzieren Sie tatsächlich auch Ihre Glyphosatbelastung. (In Deutschland ist der Einsatz von Glyphosat derzeit noch bis 2024 erlaubt; Anm. d. Übers.) Um Ihrer Gesundheit also noch mehr Gutes zu tun, sollten Sie versuchen, sich möglichst biologisch zu ernähren, um schädliche Pestizide zu meiden.

WIE WERDEN ALLERGENE BEI EINER SIBO-BEHANDLUNG BERÜCKSICHTIGT?

Sie werden nicht viele Informationen zu Ansätzen finden, die eine Allergen-Eliminationsdiät mit einem SIBO-Behandlungsprogramm kombinieren, doch Sie können problemlos eine eigene zweigleisige Vorgehensweise entwickeln. **Wählen Sie einfach die Allergene aus, die Sie meiden möchten, und stellen Sie sicher, dass Sie sie 21 Tage lang nicht zu sich nehmen.** Wer sich nach den SIBO-spezifischen Ernährungsrichtlinien (SSFG) oder der Zwei-Phasen-Diät (BPD) richtet, lässt viele dieser Hauptallergene automatisch weg. Sie sind zwar nicht als allergenarme Ernährungsformen gedacht, doch zufälligerweise sind sie es. Bei der Wiedereinführung von Nahrungsmitteln brauchen Sie diese nur gemäß den Richtlinien auf S. 114–118 aus den Allergen- und FODMAP-Gruppen auszuwählen.

Wenn Sie kürzlich schon eine Eliminationsdiät gemacht haben, dann haben Sie diese Arbeit bereits hinter sich gebracht. Haben Sie jedoch den Verdacht, dass während der Eliminationsdiät auch schon eine SIBO vorlag, dann könnte es sich lohnen, problematische Nahrungsmittel nach der Beseitigung der Dünndarmfehlbesiedelung nochmals einzuführen und zu beobachten, ob sich etwas an der Verträglichkeit verändert hat. Ist die Barrierestörung der Darmschleimhaut beseitigt (Leaky-Gut-Syndrom), kann es sein, dass sich die systemische Immunreaktion, durch die eigentlich harmlose Nahrungspartikel angegriffen wurden, selbst korrigiert hat. Ihre Darmschleimhaut bildet sich alle 48 bis 72 Stunden neu, Ihr Körper verändert und erneuert sich also ständig.

Wenn Ihnen das Konzept einer FODMAP-armen Ernährungsweise zu anstrengend ist und Ihr Arzt Ihnen empfohlen hat, die Bakterien während der Behandlung zu „füttern", könnte das die Gelegenheit sein, zuerst eine Allergen-Eliminationsdiät durchzuführen, bevor Sie sich an die FODMAPs machen. Im nächsten Abschnitt befassen wir uns eingehender damit, inwiefern sich eine Ernährungsumstellung mit dem Einsatz antimikrobieller Mittel kombinieren lässt sowie mit den unterschiedlichen Ansätzen im Hinblick auf das „Füttern" oder „Aushungern" Ihrer Bakterien.

Schlemmen oder Hungern: So können Behandlung und Ernährung Hand in Hand gehen

Eine der häufigsten Fragen, die mir von Hörern des SIBO-Podcasts gestellt wurden, dreht sich um die zeitliche Abstimmung von Behandlung und Ernährung. Ist es besser, die Bakterien während der Behandlung mit pflanzlichen oder konventionellen Antimikrobiotika weiterhin zu füttern, indem man ganz normal isst, oder sollte man sie durch eine FODMAP-arme Diät aushungern?

Die Überlegungen von Dr. Mark Pimentel hierzu finden sich wieder in dem Ansatz, auf den er bei seiner SIBO-Forschung am Cedars Sinai Medical Center zurückgreift. Werden den Bakterien in Ihrem Dünndarm die Hauptnahrungsquellen entzogen, dann, so der Gedanke, verhungern vielleicht einige von ihnen; wahrscheinlicher ist aber, dass sie sich einfach in eine Art Ruhezustand begeben. Davon haben Sie wiederum nichts, wenn Ihr Behandlungsprogramm darauf ausgerichtet ist, möglichst viele Bakterien abzutöten. Er empfiehlt, sich während der antimikrobiellen Behandlung normal zu ernähren und erst danach eine FODMAP-arme Diät zu beginnen, um dem Darm Gelegenheit zur Ausheilung zu geben und alle verbliebenen Bakterien zu beseitigen.

Gegenwind bekommt diese Argumentation hauptsächlich deswegen, weil die Patienten keine unmittelbare Linderung erfahren und es während der Behandlung aufgrund des Bakterienzerfalls oft zu intensiveren Symptomen kommt. Wie Sie aus Kapitel 2 wissen, kommt es zu dieser Reaktion des Körpers, wenn Bakterien oder Pilze zerfallen und dabei Endotoxine freisetzen. Aus diesen Gründen ist Dr. Nirala Jacobi Vorreiterin eines stufenweisen Ansatzes, mit einer äußerst strengen Diät in Stufe 1 und dem Einsatz von antimikrobiellen Medikamenten erst in Stufe 2, während die Ernährung auf mehr Kohlenhydrate ausgeweitet wird.

Bei dieser Zwei-Phasen-Diät wird Phase 1 weiter unterteilt: in eine eingeschränkte und in eine nur teilweise eingeschränkte Phase. Dr. Jacobis Ziel ist, während man auf die Testergebnisse wartet, die Symptome möglichst stark zu lindern und die Regeneration des Darms zu ermöglichen. Sind die Testergebnisse positiv, geht sie direkt zu Phase 2 der Diät über, in der wieder etwas Getreide und größere Mengen FODMAP-reicher Gemüse verzehrt werden dürfen, sodass eine gewisse bakterielle Aktivität gefördert wird, während gleichzeitig eine Abtötung erfolgt. Jede Phase dauert sechs bis acht Wochen; die eingeschränkte Phase dauert mitunter aber auch nur zwei Wochen.

Der größte Nutzen, den Dr. Jacobi bei diesem Ansatz beobachtet, besteht darin, dass der Mikrobenzerfall weniger starke Symptome verursacht. Zwar beseitigt eine Diät allein, wie Sie bereits wissen, die SIBO nicht vollständig, doch sie kann dazu beitragen, dass das Absterben der Bakterienpopulationen in die richtige Richtung gelenkt wird, um weniger Endotoxine auf einen Schlag freizusetzen, wenn der Zerfallsprozess beginnt. Noch wichtiger ist, dass durch das Meiden von Getreiden und anderen potenziellen Allergenen eine schnellere Ausheilung des Leaky-Gut-Syndroms und eine Eindämmung der Entzündungsprozesse erreicht werden. In ihrer Praxis haben die Patienten, die zwei bis vier Wochen lang die Phase 1 der Diät durchlaufen haben, bei der Behandlung mit pflanzlichen antimikrobiellen Medikamenten weniger Beschwerden als jene, die keine Diät gemacht haben.

Manche Ärzte bieten einen dritten Ansatz an, der eine Art Mischform darstellt: Sie empfehlen, auf eine FODMAP-arme Ernährung erst eine Woche nach Behandlungsbeginn umzustellen, weil man eine gewisse Eingewöhnungsphase braucht; dann sollte man sich aber zu 100 Prozent daran halten. Andere Ärzte, auch mein eigener, empfehlen einfach, die FODMAP-arme Diät während der Behandlungsphase etwas lockerer anzugehen, weil sie wissen, dass jeder Ausrutscher die Bakterien wieder auf den Plan ruft.

Die folgende Strategie hat sich für mich als optimal herausgestellt: Ich war zu Beginn meiner Behandlung ganz besonders konsequent, weil ich davon ausging, dass auch die Zerfallsphase ganz besonders intensiv sein würde. Ich versuchte, die FODMAP-arme Diät so gut wie möglich einzuhalten, verzichtete völlig auf Zucker, Alkohol und alles Koffeinhaltige und aß Vollkornprodukte anstatt raffinierter Kohlenhydrate. Auf halber Strecke begann ich meine Diät zu lockern, aß auch in Restaurants und genehmigte mir ab und zu ein Würzmittel oder eine Soße, von denen ich wusste, dass sie wahrscheinlich Knoblauch oder Zwiebel enthielten. Das ermöglichte mir a) ein stressfreieres soziales Leben, b) meine Bakterien auf Trab zu halten, auch wenn das einen kleinen Rückschlag bei meinen Symptomen bedeutete, und c) Ausrutscher eher als hilfreich statt als schädlich für die Behandlung zu verstehen.

Zwar scheint allein die kompliziertere Zeitplanung für die meisten Menschen ein Stressfaktor zu sein, doch ich kann nach meinen Erfahrungen guten Gewissens sagen, dass es keinen richtigen oder falschen Weg gibt. Es ist wie bei allen Ernährungsalternativen: **Suchen Sie sich die Regeln aus, die am besten zu Ihren tatsächlichen Lebensumständen passen.** Erfreulicherweise kann sich der Einfluss der Ernährung auf den Darm unglaublich schnell bemerkbar machen. Wenn Sie sehr unter dem Mikrobenzerfall zu leiden haben, können Sie jederzeit den Kurs ändern und Ihre Ernährung entsprechend anpassen.

Es geht voran: Nahrungsmittel wieder einführen und das Verdauungssystem trainieren

Bevor Sie das Ende Ihrer strengen SIBO-Diät feiern und kopfüber in einem großen Eisbecher verschwinden, drücken Sie zuerst noch einmal den Pausenknopf. **Was nach der Diät geschieht, ist eventuell noch wichtiger als all das, was währenddessen geschieht.** Denn nun erhalten Sie all die wertvollen Informationen, mit deren Hilfe Sie für die Zukunft planen und Ihren Darm langfristig wiederherstellen können. Machen Sie all das nicht zunichte wegen eines Bechers cremiger Nachspeise.

Die Wiedereinführung von Nahrungsmitteln erstreckt sich möglicherweise über einen Zeitraum von drei Wochen bis hin zu mehreren Monaten, je nachdem, was Sie alles während Ihrer SIBO-Diät gemieden haben und wie langsam Sie es wieder angehen wollen. Das macht jeder anders, aber alle haben dabei das gleiche Ziel vor Augen. Wenn Sie sehr empfindlich sind, gehen Sie es langsam an. Wichtig ist aber auch, keine Angst vor der Wiedereinführung zu haben. Es gibt mehrere Möglichkeiten, die richtige Einstellung dazu zu entwickeln, entsprechende Tipps lesen Sie auf S. 123.

Je nachdem, ob Sie die Verträglichkeit von FODMAPs oder Allergenen durch eine traditionelle Eliminationsdiät testen, werden Sie die Wiedereinführung auch unterschiedlich angehen. Die folgenden Hinweise sollen Ihnen helfen, mit beiden Möglichkeiten zurechtzukommen.

ANLEITUNG FÜR EINE TRADITIONELLE ELIMINATIONSDIÄT: Gluten, Milch und Milchprodukte, Soja, Mais und andere Allergene

① **Planen Sie die Wiedereinführung von Nahrungsmitteln an einem „typischen" Tag.** Sie sollten Ihre Testtage zeitlich so legen, dass das Leben in einigermaßen ruhigen Bahnen verläuft und Sie Ihre Umgebung und Ihren Zeitplan weitgehend unter Kontrolle haben. Wenn Sie gerade unterwegs sind oder beruflich viel Stress haben, könnte das Ihre Reaktionsfähigkeit beeinträchtigen.

② **Meiden Sie am Testtag andere Reizstoffe.** Sie sollten auf potenzielle Auslöser wie Koffeinhaltiges, Alkohol und Zucker verzichten, damit die Überprüfbarkeit nicht erschwert wird.

③ **Beginnen Sie entweder mit dem Nahrungsmittel, das Ihnen am meisten gefehlt hat, oder damit, worauf Sie am leichtesten verzichten konnten.** Ich weiß, das klingt so, als wären es Gegensätze. Doch die Sache ist die: Wenn Ihnen beispielsweise bei den Milchprodukten in Woche 2 ein Ausrutscher passiert ist, sollten Sie mit der Wiedereinführung warten, um ihn wieder wettzumachen, auch wenn Sie es kaum erwarten können, wieder Milchprodukte zu sich zu nehmen. Vergessen Sie nicht, dass es unser Ziel ist, bestimmte Nahrungsmittel mindestens 21 Tage komplett zu meiden. Schauen Sie Ihre Arbeitsblätter zur Überwachung von Symptomen und Beschwerden an und kreisen Sie die Tage ein, an denen Sie eventuell „geschummelt" haben.

④ **Erstellen Sie einen Zeitplan für die Wiedereinführung.** Wählen Sie nur ein Nahrungsmittel pro Testtag aus, auf den mindestens drei Tage Pause folgen, damit sich Ihr Immunsystem beruhigen kann, falls es zu einer Reaktion kommt. Sie könnten zum Beispiel so vorgehen: Ein Milchprodukt am Montag, etwas Glutenhaltiges am Freitag, Soja am darauffolgenden Dienstag. Sie können es auch langsamer angehen und nur ein Nahrungsmittel pro Woche wieder neu zu sich nehmen. Nutzen Sie dafür das Arbeitsblatt für die Wiedereinführung von Nahrungsmitteln nach einer Eliminationsdiät (S. 331) als Vorlage.

⑤ **Nehmen Sie die wiedereingeführten Nahrungsmittel in möglichst naturbelassener Form zu sich.** Bei Milchprodukten könnte es Vollmilch sein (keine Eiscreme), bei Gluten könnten es blanke Nudeln sein (kein Toastbrot mit Unmengen von Zusatzstoffen), bei Soja könnten es Edamame-Bohnen sein (keine Teriyaki-Soße).

⑥ **Essen Sie am Testtag eine ordentliche Portion des betreffenden Nahrungsmittels zum Frühstück.** Und essen Sie dazu möglichst wenig anderes, also zum Beispiel Nudeln nur mit Olivenöl und Salz – nicht Nudeln mit Tomatensoße. Sonst wissen Sie nicht, ob Sie auf den Weizen oder auf das Nachtschattengemüse reagieren.

⑦ **Halten Sie die Ergebnisse fest.** Notieren Sie jeden Aspekt Ihres Befindens, nicht nur die Verdauung. Fühlen Sie sich erschöpft oder ängstlich, haben Sie Konzentrationsprobleme? Schmerzen Ihre Gelenke? Haben Sie Pickel oder einen Nesselausschlag? All das sind Zeichen einer unerwünschten Reaktion. Das heißt zwar nicht unbedingt, dass Sie diese Nahrungsmittel nie mehr essen können, Sie werden sich nur künftig der Risiken definitiv bewusst sein. Wenn Sie allerdings kurz nach dem Verzehr mit Erbrechen oder Durchfall reagieren, dann sollten Sie eine schwerwiegende Nahrungsmittelunverträglichkeit in Betracht ziehen und versuchen, dauerhaft auf diese Nahrungsmittel zu verzichten. Das Arbeitsblatt zu den Symptomen und Beschwerden im Tagesverlauf auf S. 333 kann Ihnen dabei helfen, Ihre Fortschritte zu verfolgen.

⑧ **Leichte Blähungen bedeuten nicht automatisch, dass das Nahrungsmittel unverträglich ist.** Wenn Sie leichte Blähungen haben, wie das bei einer Wiedereinführung von Nahrungsmitteln der FODMAP-Gruppe vorkommen kann, heißt das nicht, dass Sie das betreffende Nahrungsmittel nicht vertragen. Manchmal kommen diese leichten Symptome eventuell daher, dass Sie eine Weile nichts gegessen haben. Betrachten Sie es als eine gute Information, die aber keine harte Grenze markiert, die Sie nie wieder überschreiten können. Es sind die dramatischen, kräftezehrenden Reaktionen, nach denen Sie Ausschau halten: Ein RDS-ähnliches Aufflackern, das mit Durchfällen und schwerer Verstopfung beginnt, Schmerzen, Krämpfe, Gelenkschmerzen, Kopfschmerzen oder eine erhebliche Einschränkung der Lebensqualität – extreme Müdigkeit, Nesselausschlag oder andere plötzliche Beschwerden. **Da eine vielfältige, abwechslungsreiche Ernährung eine solche Wohltat für Ihre gesamte Darmflora ist, muss die Messlatte für den endgültigen Ausschluss eines Nahrungsmittels sehr hoch liegen.**

ANPASSUNGEN FÜR EINE FODMAP-ARME ELIMINATIONSDIÄT

Da FODMAPs keine klassischen Allergene sind, hängen Ihre Unverträglichkeitsreaktionen höchstwahrscheinlich von der Verzehrmenge ab. Im Unterschied zu den Nahrungsmittelgruppen bei der klassischen Eliminationsdiät führen Sie FODMAP-reiche Nahrungsmittel am Anfang in kleinen Mengen wieder ein und erhöhen diese im Laufe der Zeit, bis Sie an Ihre Toleranzgrenze stoßen. Die gute Nachricht ist, dass die meisten Menschen viele FODPMAP-Gruppen wieder in Maßen verzehren und ihre Ernährung abwechslungsreicher gestalten können. Folgendes sollten Sie zusätzlich im Auge behalten:

① **Testen Sie immer nur jeweils eine Untergruppe.** Denken Sie daran, dass ein Nahrungsmittel Sie bis zu 48 Stunden beeinträchtigen kann. Verfahren Sie bei der Wiedereinführung also wie bei der normalen Eliminationsdiät, führen Sie Buch darüber und achten Sie darauf, dass zwischen den einzelnen FODMAP-Gruppen immer mindestens zwei Tage Abstand liegen. Einen Musterplan finden Sie auf der folgenden Seite.

② **Ernähren Sie sich während des gesamten Testzeitraums FODMAP-arm.** Während Sie bei der klassischen Eliminationsdiät ein erfolgreich getestetes Nahrungsmittel wieder in Ihren Speiseplan aufnehmen können, können sich die FODMAPs im Laufe einer Mahlzeit aufaddieren, da ihre Verträglichkeit von der Menge abhängt. Deshalb ist es besser, alle FODMAP-reichen Nahrungsmittel weiterhin zu meiden, bis Sie alle FODMAP-Gruppen getestet haben. Wenn Sie zum Beispiel die Fruktose aus einer Mango erfolgreich getestet haben, fangen Sie bitte nicht sofort damit an, die Mango wieder in Ihren täglichen Speiseplan aufzunehmen.

③ **Steigern Sie die Verzehrmengen allmählich.** Eine Methode ist, sich für ein Nahrungsmittel oder einen Nahrungsbestandteil eine ganze Woche Zeit zu nehmen. Beginnen Sie mit einer geringen Menge und pausieren Sie nach dem Verzehr einen Tag. Gibt es keine Reaktionen oder nur geringfügige Symptome, machen Sie am Tag darauf – also dem dritten nach dem ersten Probieren – mit einer mittelgroßen Menge weiter. Kommt es nun zu einer negativen Reaktion, erhöhen Sie die Menge nicht weiter und warten Sie bis zur folgenden Woche, bevor Sie es dann mit einer neuen Gruppe versuchen. Sie können die Mengen auch an aufeinanderfolgenden Tagen testen, vergrößern Sie aber die Zeiträume, wenn Sie die Fruktan- bzw. Galaktooligosaccharid-Gruppe (GOS, Mehrfachzucker) testen, weil es länger dauert, bis sie verdaut sind.

④ **Essen Sie die Test-Nahrungsmittel im Rahmen von Mahlzeiten, wie Sie sie auch im täglichen Leben zu sich nehmen würden.** Nahrung verhält sich im Körper synergistisch, und wir essen oder trinken nur ganz selten etwas völlig isoliert. Protein verbessert die Resorption von Fruktose. Manchmal kann Fett Prozesse verlangsamen. Wenn Sie zum Beispiel Laktose testen, beginnen Sie mit einer halben Tasse Milch zum Frühstück. Erhöhen Sie die Menge am zweiten Tag auf eine Tasse. Wenn Sie sowieso nie mehr als eine Tasse Milch auf einmal trinken, brauchen Sie die Verzehrmenge auch nicht weiter zu erhöhen.

⑤ **Bleiben Sie dran: Versuchen Sie es alle paar Monate erneut.** Ihr Mikrobiom verändert sich ständig. Etwas, das Sie am Testtag vielleicht nicht vertragen haben, können Sie eventuell wieder tolerieren, wenn die Ausheilung Ihres Darms

FODMAP-MUSTERPLAN A

MONTAG: Kleine Menge
DIENSTAG: Pause
MITTWOCH: Mittlere Menge
DONNERSTAG: Pause
FREITAG: Große Menge
WOCHENENDE: Pause

FODMAP-MUSTERPLAN B

MONTAG: Kleine Menge
DIENSTAG: Mittlere Menge
MITTWOCH: Große Menge
DONNERSTAG BIS SONNTAG: Pause

MUSTERTABELLE FÜR DIE WIEDEREINFÜHRUNG VON FODMAPS

WOCHE 1: FRUKTOSE

Menge:

- 1 Teelöffel Honig, 1 Esslöffel Honig, 3 Esslöffel Honig
- *Oder* ¼ mittelgroße Mango, ½ mittelgroße Mango, 1 mittelgroße Mango

WOCHE 2: SORBIT

Menge:

- 3 Brombeeren, 6 Brombeeren, 9 Brombeeren
- *Oder* ¼ Avocado, ½ Avocado, 1 ganze Avocado

WOCHE 3: MANNIT

Menge:

- ¼ Portobello-Pilz, ½ Portobello-Pilz, 1 ganzer Portobello-Pilz
- *Oder* ½ Tasse gekochten Blumenkohl-„Reis", 1 Tasse gekochten Blumenkohl-„Reis", 1½ Tassen gekochten Blumenkohl-„Reis"

WOCHE 4: LAKTOSE

Menge:

- ⅛ l Bio-Vollmilch, ¼ l Bio-Vollmilch, ⅜ l Bio-Vollmilch

WOCHE 5: FRUKTAN IM GETREIDE (WEIZEN)

Menge:

- ½ Tasse gekochte Hörnchen-Nudeln, 1 Tasse gekochte Hörnchen-Nudeln, 1½ Tassen gekochte Hörnchen-Nudeln
- *Oder* ¼ Tasse gekochte Gerste, ½ Tasse gekochte Gerste, 1 Tasse gekochte Gerste

WOCHE 6 UND 7: FRUKTANHALTIGES GEMÜSE (TESTEN SIE BEIDE SORTEN GETRENNT VONEINANDER IM ABSTAND VON EINER WOCHE)

Menge:

- ¼ Knoblauchzehe, ½ Knoblauchzehe, 1 ganze Knoblauchzehe
- *Oder* 1 Esslöffel gekochte gewürfelte Zwiebeln, 2 Esslöffel gekochte gewürfelte Zwiebeln, ¼ Tasse gekochte gewürfelte Zwiebeln

WOCHE 8: GALAKTANE (GOS)

Menge:

- ¼ Tasse gekochte Kichererbsen, Linsen oder schwarze Bohnen, ½ Tasse gekochte Kichererbsen, Linsen oder schwarze Bohnen, 1 Tasse gekochte Kichererbsen, Linsen oder schwarze Bohnen

WOCHE 9: FRUKTOSE UND SORBIT (NUR WENN SICH BEIDE IM FODMAP-EINZELTEST ALS VERTRÄGLICH ERWIESEN HABEN)

Menge:

- ¼ Apfel oder Birne, ½ Apfel oder Birne, 1 Apfel oder Birne

weiter fortgeschritten ist. Seien Sie bereit, ständig zu sondieren, die Mengen zu erhöhen und sich an die Menge von acht bis zehn Tassen Gemüse täglich heranzuarbeiten. Es dauert ja auch ein wenig, bis man nach dem Ablegen einer Knieschiene wieder richtig laufen kann, dasselbe gilt für die Wiedereinführung bestimmter FODMAPs – betrachten Sie einen langsamen Wiedereinführungsprozess als eine Art Nahrungsmittel-Physiotherapie.

⑥ **Und wenn es nicht an den FODMAPs liegt?** Wenn Sie Ihre Auslöser nicht durch eine reguläre oder eine FODMAP-Eliminationsdiät identifizieren können, besteht die Möglichkeit, dass Sie auf Nahrungsmittel reagieren, die Hefe oder natürlichen Schimmel enthalten oder einen hohen Histamingehalt haben. Diese Dinge sind bei beiden Eliminationsdiäten meist erlaubt. Man müsste hier also ein zusätzliches Auslass-Experiment machen, um das festzustellen und sie auszusortieren. Mit Histamin befassen wir uns im nächsten Kapitel. Brauchen Sie eine Anleitung bezüglich der Hefe, blättern Sie zu S. 44 zurück.

Die Histamin-Hürden

Den Begriff Histamin kennen Sie wahrscheinlich in erster Linie aus der Fernsehwerbung über saisonale Allergien. Es stimmt, dass zu viel Histamin zu einer verstopften Nase, juckenden Augen und all den anderen Symptomen führen kann, die anzeigen, dass Frühling in der Luft liegt. Doch es hat auch noch viele andere wichtige Funktionen im Körper und ist nicht immer der Bösewicht.

Histamin steuert etwa zehn verschiedene Systeme. Es ist ein Neurotransmitter, der zum Zentralnervensystem gehört. Es spielt eine Rolle bei der Bildung von Magensäure für die Verdauung, bei der Östrogenbildung zur Steuerung hormoneller Regelkreise und bei einer vermehrten Schleimbildung in den Atemwegen. Unser Körper produziert Histamin am laufenden Band, um diese Funktionen zu unterstützen, und er produziert gleichermaßen die Enzyme für den Abbau, damit der Histaminspiegel immer im Gleichgewicht bleibt.

Beispielsweise kommt es zu einem Histaminanstieg, wenn ein Allergen in den Körper gelangt (wie Pollen oder Tierhaare), was zur Ausschüttung von Histamin führt und dem Immunsystem signalisiert, dass ein Eindringling im Anmarsch ist. Das ist Teil einer normalen Entzündungsreaktion und dient Ihrem Schutz. Als zweite Möglichkeit lassen auch bestimmte Nahrungsmittel, die selbst Histamin enthalten, unseren Histaminspiegel ansteigen. Im Folgenden befassen wir uns mit der Rolle, die eine Dünndarmfehlbesiedelung dabei spielt, wenn der Histaminspiegel außer Kontrolle gerät, und wie sich diese Auswirkungen durch die Ernährung wieder ausgleichen lassen.

SYMPTOME EINER HISTAMINFEHLSTEUERUNG

Ist zu viel Histamin „im Umlauf", sei es, weil nicht genügend Enzyme für seinen Abbau zur Verfügung stehen oder zu viele stark histaminhaltige Nahrungsmittel verzehrt werden, dann kommt es zu einer Fehlregulierung der verschiedenen durch Histamin unterstützten Körperfunktionen. Zusätzlich zu den klassischen Allergiesymptomen sind Nesselausschläge, Juckreiz der Haut, vermehrte Hormonschwankungen um die Zeit der Menstruation, Asthma, Sodbrennen und Reizdarmbeschwerden Anzeichen eines zu hohen Histaminspiegels. Auch wenn diese Entzündungsreaktionen scheinbar nichts miteinander zu tun haben, ist Histamin der verbindende rote Faden.

Histamin ist auch erheblich an unserem Schlafrhythmus beteiligt. Es wirkt sehr erregend auf die Nerven und kann mitten in der Nacht zu vermehrten Angstzuständen oder Wachphasen führen. Deswegen wirken manche Antihistaminika auch als Schlafmittel, und Allergikern helfen sie eventuell nicht nur bei verstopfter Nase.

Frei verkäufliche Medikamente dämmen die Histaminsymptome sehr wirksam ein, denn sie blockieren die Histaminrezeptoren. Dabei können sie jedoch auch andere normale und wichtige Funktionen des Histamins stören. Wir plagen uns dann zwar nicht mehr mit einem Histaminüberschuss herum, doch all die anderen Aufgaben, die von Histamin abhängen, werden dadurch in ihrer Funktion gestört. Werden die entsprechenden Rezeptoren ständig blockiert, kommt es schließlich in gewissem Maß zu Defiziten, unter anderem bei der Regulierung von Durchblutung, Östrogenhaushalt und Verdauung.

WARUM FÜHRT SIBO ZU EINER HISTAMININTOLERANZ?

Für die Entwicklung einer Histaminintoleranz gibt es außer der bakteriellen Überwucherung noch viele weitere Gründe, doch manche SIBO-Folgen machen es dem Körper schwerer, das notwendige Enzym Diaminooxidase – auch als DAO bekannt – zu bilden, das Histamin abbaut.

DAO wird in der Darmwand gebildet, direkt an der Spitze der Mikrovilli, der winzigen fadenförmigen Zellfortsätze. Eine allgemeine Entzündungsreaktion, ein Leaky-Gut-Syndrom und die Gase, die von unerwünschten Bakterien gebildet werden, können die DAO-Bildung beeinträchtigen. Je nachdem, welche Bakterien sich in Ihrem Dünndarm befinden, können diese auch selbst Histamin bilden. Das zeigt, inwiefern zusätzliches Histamin bei gleichzeitiger Schädigung der Enzymreserven, die für seinen Abbau sorgen sollen, zu einem Ungleichgewicht führen kann.

Durch die Eindämmung der Überwucherung wird die Histaminproblematik oft auch gelöst. Es gibt sogar Forschungsarbeiten, die zeigen, dass bereits eine FODMAP-arme Ernährungsweise in der Lage ist, das Histamin im Serum zu senken. Bei manchen Patienten könnte eine FODMAP-arme Diät, wodurch die SIBO-Symptome sich bislang in Grenzen halten ließen, allerdings andere histaminbedingte Probleme verursachen. Wenn Sie die Vielfalt der Gemüsesorten und Kohlenhydrate einschränken, die Sie essen können, sind Sie zwangsläufig auf einige der erlaubten FODMAP-armen Nahrungsmittel angewiesen, wie Tomaten, Auberginen, Spinat und Eier, die alle entweder viel Histamin enthalten oder viel Histamin freisetzen.

„Wenn Sie nicht ausreichend DAO bilden, aber über die Ernährung viel Histamin zugeführt wird, dann ist das so, als würden Sie flüssiges Histamin trinken", sagt die staatlich anerkannte Ernährungsberaterin Heidi Turner, die in ihrer Praxis für Ernährung zu einer erfahrenen Histamin-Expertin geworden ist. „Das kann eine Immunreaktion auslösen, die zu noch mehr Entzündungsherden im Darm führt und sogar zu noch mehr RDS-Symptomen. Sind Sie von einem Leaky-Gut-Syndrom betroffen, kann Histamin erneut in Ihr System gelangen und viele typische Symptome wie Nesselausschlag, Angstzustände und Schlafstörungen verursachen." Und noch ein Teufelskreis.

SIBO = Bakterien erhöhen Histaminspiegel > Schädigung der Darmwand > Beeinträchtigung der DAO-Bildung > Histamin gelangt ins Blut > systemische Entzündung = Histaminintoleranz

Wenn Sie an Symptomen einer Histaminintoleranz leiden, dann ist es am sinnvollsten, die Ernährung umzustellen, um die Histaminmenge einzuschränken und so das Ruder herumzureißen.

WAS IST EINE HISTAMINARME ERNÄHRUNG?

Es gibt zwar einige Untersuchungsmöglichkeiten, die Auskunft darüber geben können, wie es um Ihren Histaminspiegel bestellt ist – man kann den Histamingehalt im Urin oder die DAO-Menge im Blut bestimmen –, doch am schnellsten, kostengünstigsten und wirksamsten finden Sie heraus, ob Sie eine Histaminintoleranz haben, wenn Sie Nahrungsmittel mit hohem Histamingehalt einfach eine Woche lang meiden und darauf achten, wie es Ihnen damit ergeht.

Fermentierte und gereifte Nahrungsmittel wie Wein, Essig, asiatische Würzmittel (Fischsoße, Sojasoße), Sauerkraut, Kombucha, Joghurt und Hartkäse sind die größten Übeltäter, da sie Histamin durch bakterielle Fermentation bilden. Wenn Sie feststellen, dass es Ihnen mit Wein, Bier oder Apfelmost schlecht geht, Tequila oder Wodka aber unproblematisch sind, ist das ein guter Hinweis darauf, dass Histamin dafür verantwortlich ist und nicht der Alkoholgehalt. Bei vielen Menschen spielen fermentierte Nahrungsmittel zwar eine wichtige Rolle für den Aufbau einer besseren Darmgesundheit, doch SIBO-Patienten haben oft mit der Histaminproblematik zu kämpfen.

Gemüsesorten wie Tomaten, Avocados, Auberginen und Spinat enthalten selbst Histamin. Hinzu kommen Nahrungsmittel, die die Freisetzung von weiterem Histamin im Körper auslösen, aber selbst nicht unbedingt Histamin enthalten, z. B. Eier, Zitrusfrüchte, Bananen und Nüsse. Und schließlich können verschiedene Getränke wie Alkohol und koffeinhaltige Tees den Histaminabbau durch DAO hemmen. Eine komplette Übersicht der Nahrungsmittel, die bei einer histaminarmen Ernährung zu meiden sind, finden Sie auf S. 327.

Wenn Sie zusätzlich zu den FODMAPs auch noch die Histaminbelastung reduzieren möchten und das danach klingt, als würden nur noch wenige Nahrungsmittel übrigbleiben, dann haben Sie leider recht. Erfreulicherweise hat sich die Ernährungsberaterin Heidi Turner mit Dr. Jacobi zusammengetan, um eine histaminarme Zwei-Phasen-Diät zu entwickeln, bei der *fermentierbare* Kohlenhydrate und *fermentierte* Nahrungsmittel gemieden werden. Befasst man sich auch mit der Ursache (potenziell SIBO oder SIFO), so die Aussage der Ernährungsberaterin, sollte sich die Histaminintoleranz in nur einer Woche oder zwei Wochen rückgängig machen lassen, indem einige der größten „Übeltäter" gemieden werden.

☞ Tipps, die ich Ihnen gerne mit auf den Weg geben möchte

▷ **Meiden Sie zuerst die schweren Geschütze.** Heidi Turner empfiehlt, in der ersten Runde fermentierte Getränke (Wein, Bier, Cidre, Kombucha) und fermentierte Lebensmittel zu meiden. Tomatensoße, Nahrungsmittelkonserven und geräuchertes Fleisch sind in der zweiten Runde dran. Wenn Sie sehr empfindlich sind und nach einer Woche trotzdem noch unter Symptomen leiden, reduzieren Sie auch die Nahrungsmittel mit hohem Histamingehalt und jene, die Histamin im Körper freisetzen; eine entsprechende Übersicht finden Sie auf S. 327.

▷ **Ermitteln Sie Ihre Toleranzschwelle.** Ähnlich wie bei einer FODMAP-armen Ernährung geht es auch bei einer histaminarmen Diät um eine Reduzierung, nicht um das vollständige Meiden. Je mehr Histamin Sie aufnehmen, desto näher kommen Sie an Ihre persönliche Grenze. Überlegen Sie genau, was Sie üblicherweise essen. Wenn Sie zum Beispiel täglich zum Frühstück Eier, mittags einen Salat mit Spinat und abends Nudeln mit Tomatensoße und einem Glas Rotwein zu sich nehmen, dann reichen bereits kleine Veränderungen, um die Gesamtbelastung zu reduzieren, ohne jedoch alle histaminhaltigen Nahrungsmittel komplett meiden zu müssen.

▷ **Halten Sie sich an frische Nahrungsmittel.** Je länger Nahrungsmittel lagern, desto höher ist ihr Histamingehalt. Zum Beispiel enthalten frische Tomaten (insbesondere Kirschtomaten) viel weniger Histamin als eine Tomatensoße und werden oft in kleineren Mengen vertragen. Versuchen Sie sich möglichst vollwertig zu ernähren, wenn es um tierische Proteine geht, anstatt auf Konserven zurückzugreifen. Räucherlachs, Thunfisch in der Dose und geräuchertes Fleisch enthalten mehr Histamin.

▷ **Entscheiden Sie sich für kürzere Kochzeiten.** Ein eigentlich heilsames Nahrungsmittel, das bei einer Histaminintoleranz problematisch sein kann, ist Knochenbrühe. Da sie viele Stunden bei schwacher Hitze köchelt, können sich auch viele Bakterien bilden. Außerdem gelangt mehr Kollagen aus den Knochen hinein, das die Histaminsymptomatik verschlimmern kann. Legen Sie Ihren Schwerpunkt auf Gerichte mit kürzerer Kochzeit statt auf Suppen und Eintöpfe dieser Art. Kochen Sie Ihre Brühe gemäß den Hinweisen auf S. 142 für maximal zwei Stunden. Schnellkochtöpfe und Dampfkochtöpfe sind ideal für Menschen mit Histaminintoleranz – der Schongarer jedoch eher nicht.

▷ **Entweder heiß kochen oder sehr kalt lagern.** Für Menschen mit einer ausgesprochen schweren Histaminintoleranz können Essensreste heikel sein. Sobald Sie mit Kochen fertig sind, geben Sie das Essen in einzelne Behältnisse, lassen es kurz auskühlen und stellen es dann direkt in den Gefrierschrank, um die Bakterienentwicklung zu unterbinden. Heiß aufkochen lassen, das funktioniert auch – Sie sollten nur versuchen, nicht im mittleren Temperaturbereich zu bleiben, wenn die Bakterienbildung am aktivsten ist.

▷ **Versuchen Sie es mit einer Formula-Diät.** Dieser Ansatz kann sehr hilfreich sein, um die Dünndarmfehlbesiedelung zu beseitigen und gleichzeitig die Histaminbelastung zu begrenzen. Damit verschaffen Sie Ihrem Darm nicht nur Ruhe, sondern Sie nehmen auch keinerlei Histamin auf. Die Flüssignahrung enthält Nährstoffe in ihrer einfachsten Form, also wird alles schnell resorbiert. Mehr dazu finden Sie auf S. 59.

▷ **Sie sollten immer und überall für den Notfall gerüstet sein.** Es gibt einige Ergänzungsmittel, die Ihnen aus der Klemme helfen können, wenn Sie wissen, dass Sie eine sehr histaminreiche Mahlzeit vor sich haben. Heidi Turner empfiehlt Zeolith, um Histamin zu binden; es wirkt ähnlich wie Aktivkohle oder Bentonit bzw. Tonerde, die möglicherweise auch funktionieren könnten. Beschränken Sie diese Mittel auf den Einsatz in Notsituationen, um nicht zu riskieren, dass andere wichtige Histaminfunktionen gestört werden. Sprechen Sie mit Ihrem Arzt über die richtige Dosierung.

▷ **Ziehen Sie Candida in Betracht.** Wenn noch immer Anzeichen einer Histaminintoleranz vorliegen, obwohl die SIBO überwunden ist, gibt es einen weiteren potenziellen Schuldigen – Candida, eine Überwucherung mit Pilzen (SIFO). Die Endotoxine, die durch den Zerfall dieses Hefepilzes freigesetzt werden, müssen auf ähnliche Weise abgebaut werden wie Histamin. Enthalten Ihre antimikrobiellen Medikamente auch Wirkstoffe gegen Pilze und steigt Ihre Histaminempfindlichkeit, könnte hier Candida im Spiel sein. Auf S. 45 finden Sie Tipps, wie Sie unterscheiden können, ob es sich um die Hefe oder den natürlichen Schimmel in den Nahrungsmitteln handelt oder ob es das Histamin ist, das Ihnen zu schaffen macht.

▷ **Ziehen Sie das Mastzellaktivierungssyndrom (MCAS) in Betracht.** Diesem Syndrom wurde erst vor wenigen Jahren ein offizieller Diagnosecode zugeordnet und doch ist es eine Krankheit, durch die sehr deutlich wird, was im Immunsystem schieflaufen und wie diese Fehlfunktion zu einer chronischen Entzündung führen kann. Die Histaminintoleranz ist möglicherweise eine niederschwellige Begleiterscheinung von MCAS. Beth O'Hara, Gründerin von MastCell360, weist darauf hin, dass Symptome, die sich unmittelbar nach dem Essen oder Riechen von Nahrungsmitteln zeigen – wie Hitzewallungen, Anschwellen von Händen oder Füßen oder Allergien – spezifische Anzeichen eines MCAS sind. Eine Empfindlichkeit gegenüber Umwelttoxinen, etwa Duftstoffen, könnte ebenfalls bedeuten, dass ein MCAS vorliegt. Haben Sie den Verdacht, dass so etwas zusätzlich zur Histaminintoleranz im Spiel sein könnte, dann hüten Sie sich vor bestimmten Kräuterpräparaten und Ergänzungsmitteln, die im Rahmen von SIBO-Behandlungsprogrammen eingesetzt werden, etwa Gewürznelken, Guargummi und L-Glutamin, da sie zu einer Verschlimmerung der Symptome führen können.

▷ **Nehmen Sie auch andere Aspekte der Lebensführung unter die Lupe.** Wenn Sie SIBO und SIFO überwunden haben und Ihre Ernährung histaminarm ist, aber dennoch Symptome auftreten, dann ist es an der Zeit, einen Schritt zurückzutreten und sich auch alle anderen Bereiche anzusehen. Stress beeinflusst die Histaminbildung nachweislich in erheblichem Maße. Meditieren Sie oder machen Sie täglich Atemübungen (S. 84). Ausreichend zu schlafen und die Überwindung von Ängsten sind wichtige Bestandteile des Heilungsprozesses, insbesondere bei einer Histaminfehlsteuerung.

Eine Übersicht der Nahrungsmittel, die bei einer histaminarmen Ernährung zu meiden sind, finden Sie auf S. 327.

Die Angst vor dem Essen und der Umgang mit Essstörungen bei SIBO

Trotz der positiven Auswirkungen auf RDS-Symptome und der Bewältigung der Dünndarmfehlbesiedelung durch eine entsprechende Diät haben diese in hohem Maße restriktiven Ernährungspläne auch eine Schattenseite.

In extremen Fällen könnte sich das in der Entwicklung von Essstörungen niederschlagen oder es könnten frühere Essensängste wieder aufbrechen.

Für einen „Allesfresser" wie mich, deren Existenzgrundlage es ist, andere Menschen zu bekochen, war es absolut niederschmetternd, sich nach der Diagnose in Listen voller verbotener Nahrungsmittel vertiefen zu müssen. In den ersten Wochen fühlte ich mich durch die magere Beladung meines Tellers fast schon ausgrenzt. Ich zog mich von Freunden zurück, denn ich befürchtete, *dieses Mädchen* zu sein, das um eine Hühnerbrust „ohne alles" mit etwas gedünstetem Gemüse bat, anstatt einfach zu essen, was alle anderen auch aßen. Ich war sehr nahe daran, in ungeheurem Selbstmitleid zu versinken.

Das mag nach Übertreibung klingen, aber jeder Arzt wird Ihnen sagen, dass Angstgefühle, Stress, Ärger, Befürchtungen, Zwanghaftigkeit, Perfektionismus und Kontrollsucht allesamt Dinge sind, die Ihren Weg zu Gesundheit bereits torpedieren können, bevor er überhaupt beginnt.

Zum Glück gelang es mir bald, aus diesen bitteren Zitronen, die das Leben für mich bereithielt, eine raffinierte FODMAP-arme, zuckerfreie Limonade herzustellen. Anstatt mich in dieser vermeintlichen Ungerechtigkeit zu suhlen – dem Gefühl, dass mein gesundheitlicher Weg ein niemals endendes Labyrinth sei –, erkannte ich, dass mein Beruf der Silberstreif am Horizont war, und ich stürzte mich kopfüber in das Kreieren von Rezepten, bei denen ich selbst und andere es gar nicht würden erwarten können, sich zum Essen an den Tisch zu setzen. Über diese psychischen Fallstricke können wir alle stolpern, und ich war ganz sicher keine Ausnahme.

Selbstmitleid ist die eine Seite der Medaille. Die andere ist Zwanghaftigkeit, und die ist ebenso ungesund, wenn man eine SIBO-Diät macht. Da Essen zu den wenigen Dingen gehört, die wir als Patienten noch kontrollieren können – und viele Betroffene haben viele Jahre mit Symptomen durchlebt, die der eigenen Kontrolle entzogen waren –, können wir uns so sehr auf das Essen fixieren, dass es kaum noch genossen werden kann, dafür aber ständig hinterfragt wird, sobald wir uns für die eine oder andere Ernährungsform von S. 99 entschieden haben.

Wenn wir uns bei einer Mahlzeit nur noch darauf konzentrieren, unseren Mikroben den Garaus zu machen, anstatt das Essen als Schritt zur Genesung zu begrüßen, dann betreiben wir am Ende keine Selbstfürsorge, sondern Selbstbeschädigung. Wie Sie aus Kapitel 2 wissen, ist die Darm-Hirn-Achse eine wirkmächtige „Autobahn". Stress ist viel zerstörerischer als FODMAPs. Und wenn Sie es zulassen, dass Ihnen während der Wiedereinführungsphase von Nahrungsmitteln die Angst vor erneuten Symptomen in die Quere kommt, dann schadet das der Gesundheit Ihres Mikrobioms doppelt, denn Ihre Darmbewohner können, wie viele Studien zeigen, durch vermehrten Stress und durch eine langfristige FODMAP-arme Diät in Mitleidenschaft gezogen werden.

Für den Fall, dass Sie Angst davor haben, mit einem SIBO-Diätplan zu beginnen, oder auch davor, ihn allmählich wieder zu beenden, habe ich einige

Ratschläge für Sie, wie Sie diese Essensangst überwinden, Ihre Mahlzeiten mit einem guten Gefühl einnehmen und die Reichhaltigkeit auf Ihrem Teller begrüßen können.

Tipps, die ich Ihnen gerne mit auf den Weg geben möchte

Erwarten Sie keine Goldmedaille für Ihre Genesung. „Wir SIBO-Patienten gehören üblicherweise eher zum Persönlichkeitstyp A", sagt Autorin und SIBO-Gesundheitscoach Rebecca Coomes. „Wir sind wirklich ehrgeizig; wir sind Perfektionisten; wir sind oft ziemlich gestresst. Wir beschäftigen uns mit Angst. Wir wollen die Besten bei unserer Genesung sein und wir möchten die Dinge möglichst schnell erledigen, obwohl wir unserem Körper doch in Wirklichkeit Zeit zum Ausheilen zugestehen müssten." Überprüfen Sie Ihren Perfektionismus und beschleunigen Sie den Prozess nicht, sonst ist das Scheitern vorprogrammiert, wenn der Körper länger braucht als Ihr Zeitplan das vorsieht. Für die Bewältigung einer SIBO gibt es keine „Eins mit Sternchen".

Eine Mahlzeit, die Symptome verursacht, bedeutet keinen Rückfall. Bitte denken Sie daran, dass eine Dünndarmfehlbesiedelung nicht ausschließlich auf die Ernährung zurückzuführen ist und diese daher auch nicht der alleinige Grund für einen Rückfall ist. Wenn Sie ein bestimmtes Nahrungsmittel erneut eingeführt haben, der Verzehr ihnen jedoch wiederholt Probleme bereitet, dann hören Sie auf die Botschaft und meiden Sie dieses Nahrungsmittel nochmals eine Zeitlang. Doch lassen Sie nicht zu, dass anfängliche Blähungen, Gasbildung und andere Symptome der Grund dafür sind, dass Sie Ihren Speiseplan nicht mehr erweitern. Die Angst vor einem Rückfall kann zu einer sich selbst erfüllenden Prophezeiung werden – und zwar durch den Stress, nicht durch das Nahrungsmittel.

Eine Reaktion auf ein bestimmtes Nahrungsmittel ist kein lebenslängliches Urteil. Nur weil Sie heute etwas nicht essen können, heißt das nicht, dass das auch künftig so sein wird. Es gibt viele SIBO-Patienten, die ihren Speisezettel auf fünf Nahrungsmittel zusammenstreichen und sich der Tatsache verschließen, dass ihr Körper sich verändern kann. Umgekehrt beklagen sich andere, dass sie nach einer Eliminationsdiät plötzlich Unverträglichkeiten entdecken. Lassen Sie sich auf den Gedanken ein, dass Ihr Darm sich ständig wandelt und Ihre Ernährung sich mit ihm wandeln muss.

Sie haben jederzeit die Möglichkeit, mit einer strengen Diät einen Neustart zu machen. Wenn Sie für länger als einige Tage das Gefühl haben, dass Ihr Darm belastet ist, bietet eine FODMAP-arme oder eine SIBO-spezifische Diät eine großartige Möglichkeit für einen Neustart. Das ist ein Grund mehr, wegen möglicher Symptome auf Ihrem Weg zu einem abwechslungsreicheren Speiseplan nicht in Stress zu geraten. Wenn es Ihnen schlecht geht, reduzieren Sie die Verzehrmenge von FODMAPs für einige Mahlzeiten und schauen Sie, ob es Ihnen dann wieder besser geht. Alternativ können Sie auch einen Tag oder zwei Tage mit der Formula-Diät (S. 59) überbrücken.

▷ **Arbeiten Sie mit Affirmationen vor den Mahlzeiten.** Wenn Sie sich immer nur einreden, dass Sie auf Nahrungsmittel reagieren, dann wird das auch so sein. Rufen Sie sich insbesondere während des Wiedereinführungsprozesses vor dem Essen immer wieder ins Gedächtnis, dass das, was Sie auf dem Teller haben, nahrhaft ist. Visualisieren Sie noch vor dem ersten Bissen, wie das Essen in den Mund gelangt und spüren Sie, wie es Ihre Zellen nährt. Durch Wiederholungen können Sie Ihren inneren Monolog ganz einfach optimieren. „Ich bin sicher, ich bin zufrieden." Oder Sie denken Sich ein anderes Mantra aus, das dazu passt. Vergessen Sie nicht, dass Sie und Ihr Körper ein Team sind und drücken Sie das durch Ihre Sprache auch so aus.

▷ **Messen Sie Ihr inneres Gleichgewicht.** Dr. Jacobi empfiehlt, die Herzfrequenzvariabilität regelmäßig zu überprüfen. (Hierzu gibt es verschiedene Apps; Anm. d. Übers.) Sie rät, die Daten etwa zwei Minuten vor dem Essen aufzuzeichnen, um zu sehen, ob Sie im Kampf-oder-Flucht-Modus sind oder sich im Zustand des Ruhens und Verdauens befinden, wenn Sie mit Essen konfrontiert werden. Die Wahrscheinlichkeit, auf einen Nahrungsbestandteil zu reagieren, ist viel geringer, wenn Sie im Modus des Ruhens und Verdauens sind. Ist das nicht der Fall, dann ist das ein Grund mehr, sich mit den Tipps auf dieser Seite (und den Atemtechniken auf S. 84) zu beschäftigen, um Ihr Nervensystem entsprechend zu trainieren.

▷ **Verlieren Sie sich nicht in der Negativität des Internets.** Ist die Diagnose noch frisch, kann man in einen zwanghaften Recherche-Modus verfallen. Ich weiß das, denn auch mir erging es so. Man liest jeden Blog, wird Mitglied jeder Facebook-Gruppe, hört sich jeden Podcast an. Das Internet ist ein faszinierender Ort, um sich über SIBO zu informieren. Doch es gibt auch den beängstigenden Nachrichtenaustausch, insbesondere in Selbsthilfegruppen, wo Menschen oft und schnell Negatives weitergeben und möglicherweise so zu Ihrer Untergangsstimmung beitragen. „Es kommt ein Punkt, an dem Sie sich von den Stimmen da draußen abkoppeln und auf Ihre eigene Erfahrung einlassen müssen", sagt Rebecca Coomes. Jede Dünndarmfehlbesiedelung ist individuell verschieden. Selbstbestimmt zu handeln, indem man sich informiert (zum Beispiel durch dieses Buch), ist eine gute Sache, aber wenn man nachts im Bett über all das grübelt, was man gelesen oder gehört hat, dann ist es vielleicht an der Zeit, sich aus den ganzen Informationen auszuklinken und einfach einmal nichts zu tun.

▷ **Legen Sie sich einen „Dankeschön-Block" oder ein Glas für Glücksmomente zu.** Schreiben Sie vor dem Schlafengehen drei Dinge auf, für die Sie an diesem Tag dankbar sind oder die Sie glücklich gemacht haben. Dafür kann man beispielsweise einen Schreibblock verwenden; fühlt sich das zu verpflichtend an, geht auch ein „Glas für Glücksmomente". Verwenden Sie Haftnotizzettel in verschiedenen Farben, sodass am Ende des Jahres ein wirklich bunt gemischtes Glas voller guter Dinge zusammenkommt, die Ihnen Glücksmomente beschert haben.

▷ **Konzentrieren Sie sich auf das, was möglich ist – nicht auf das, was unmöglich ist.** Drucken Sie eine Liste der Nahrungsmittel aus, die Sie am besten vertragen und kleben Sie sie an den Kühlschrank, damit Sie in der Küche alles bereithalten können. Nutzen Sie die Herausforderung als Chance, um beim Kochen kreativer zu werden. Dieses Buch bietet dazu jede Menge Möglichkeiten.

▷ **Feiern Sie auch kleine Siege.** Stecken Sie sich nicht die 100-prozentige Besserung als Ziel. Auch 80 Prozent oder selbst 60 Prozent sind fantastisch, das ist ein großer Schritt in die richtige Richtung.

Hinter dem Ernährungshorizont: Nachhaltige Veränderungen in der Lebensweise

Es ist ein Unterschied, ob man seine Symptome nur unter Kontrolle oder die unerwünschten Bakterien tatsächlich beseitigt hat. Um Letzteres zu erreichen und ein Aufflackern der SIBO zu verhindern, muss man oft an vielen Stellen ansetzen. Wenn Ihr migrierender motorischer Komplex nicht richtig funktioniert, wenn Sie zu wenig Magensäure haben oder ein strukturelles Hindernis durch Narbengewebe aufgrund einer Bauchoperation besteht, dann reicht es nicht aus, einfach nur die FODMAPs wegzulassen.

Tatsächlich ist das, *was* SIBO-Betroffene zu den Mahlzeiten essen, oft weniger wichtig als die Art und Weise, *wie* sie es essen. In diesem Abschnitt lenken wir unsere Aufmerksamkeit auf die kleinen Veränderungen, mit deren Hilfe nicht nur Ihre Verdauung wieder richtig funktionieren kann, sondern die auch wesentlich sind für die Verhinderung eines Rückfalls. Diese Methoden sind kostenlos und immer verfügbar.

Die folgenden Optimierungen Ihrer Gewohnheiten und die Faustregeln, von denen sich viele darum drehen, wie Sie mit dem Thema Essen umgehen, können alles verändern – vielleicht sogar mehr als das Zählen der Kohlenhydrate auf Ihrem Teller.

GÖNNEN SIE IHREM VERDAUUNGSSYSTEM EINE PAUSE ZWISCHEN DEN MAHLZEITEN

Wenn Ihnen Gesundheitstrends nicht ganz fremd sind, dann haben Sie wahrscheinlich schon einmal den Begriff Intervallfasten gehört. Die Idee dahinter ist, über einen längeren Zeitraum nichts zu essen, in der Regel mindestens 12 und bis zu 16 Stunden. In unseren modernen Zeiten heißt das meist, dass man keine Zeit für ein Frühstück hat und von etwa 21 Uhr abends bis zum Mittagessen am Folgetag nichts isst.

Das entspricht allerdings nicht gerade der Art und Weise, wie Intervallfasten ursprünglich gemeint war – wir täten besser dran, unsere Mahlzeiten dem zirkadianen Rhythmus anzupassen: Frühstück nach Sonnenaufgang und Abendessen vor Sonnenuntergang. „Unsere Zellen besitzen tatsächlich eine innere Uhr", sagt Dr. Amy Shah. „In den Abendstunden nach Sonnenuntergang verläuft unsere Verdauung nicht in optimaler Geschwindigkeit, weil die verantwortlichen Gene dann abgeschaltet sind. Dass Menschen, die spät essen, einen Säurereflux entwickeln oder Probleme mit SIBO oder einem Reizdarm haben, liegt zum Teil an dieser inneren zirkadianen Uhr."

Auch wenn sich das angesichts der Zwänge des modernen Lebens kompliziert anhört – machen Sie sich bitte keine Sorgen. Sie können mit einem viel einfacheren Schema loslegen. **Eine ausreichend lange Pause zwischen den Mahlzeiten verfolgt das gleiche Ziel,** und sie lässt Ihrem Darm genügend Zeit für seine Arbeit, ohne die Fastenzeiten übermäßig auszudehnen. **Wie Sie aus Kapitel 1 wissen, springt unser migrierender motorischer Komplex (MMC) erst an, wenn Sie mindestens 90 Minuten nichts gegessen haben.** Wenn Sie also gerne zwischendurch snacken, selbst wenn es etwas Gesundes ist, etwa eine

Handvoll Nüsse jede Stunde, dann hat Ihr MMC keine Zeit, um nach Ihrer letzten Mahlzeit ordentlich „durchzuputzen". Das kann zu größeren Problemen wie einer SIBO beitragen, aber auch einfach die Leistungsfähigkeit Ihres Verdauungssystems schwächen.

Nehmen Sie regelmäßig nahrhafte und ausgewogene Mahlzeiten zu sich – also viel Gemüse, gesunde Fette und Protein ohne versteckten Zucker –, dann sollten Sie von den Essgelüsten zwischendurch verschont bleiben. Falls Sie zwei Stunden nach dem Mittagessen schon wieder hungrig sind, sollten Sie überlegen, was Sie mittags essen. Vielleicht essen Sie zu wenig oder das Essen sättigt Sie nicht genügend. Vielleicht haben Sie auch größere Probleme mit Blutzuckerschwankungen. Nutzen Sie Ihr SIBO-Programm als eine Zeit, um Ihre Einstellung zu den Mahlzeiten neu zu definieren und versuchen Sie, Nahrungsmittel zu sich zu nehmen, die länger sättigen.

☞ Tipps, die ich Ihnen gerne mit auf den Weg geben möchte

▷ **Nehmen Sie zwei oder drei nahrhafte Mahlzeiten zu sich und essen Sie nicht zwischendurch.** Wasser, Tee oder Knochenbrühe zwischen den Mahlzeiten sind wunderbar, aber bitte keine feste Nahrung.

▷ **Achten Sie darauf, dass zwischen den Mahlzeiten eine Pause von mindestens vier bis fünf Stunden liegt.** Wenn es Ihnen gelingt, vor Sonnenuntergang zu essen, dann ist das umso besser.

LIEBER GEKOCHT UND PÜRIERT STATT ROH

Sie haben im Laufe der Jahre wahrscheinlich schon eine Menge widersprüchlicher Aussagen von Rohkost-Fans gehört, die Ihnen eingetrichtert haben, dass ein Nahrungsmittel – bis es auf Ihrem Teller landet – umso weniger Nährstoffe enthält, je länger es gekocht wurde. Woran jedoch niemand gedacht hat: Wenn Ihr Verdauungssystem in katastrophalem Zustand ist, können Sie die enthaltenen Nährstoffe ohnehin nicht resorbieren. Ihre Nahrung wird buchstäblich die Toilette hinuntergespült ... und nicht selten können Sie das auch sehen.

Wenn wir das Gefühl haben, dass unser System entzündet oder träge ist, sollten wir den Darm nicht noch mehr stressen, indem wir ihm riesige Mengen von hartem, kompaktem Grünkohl aufhalsen. Stattdessen sollten wir ihm das Aufschließen der Nahrung weitgehend abnehmen, bevor sie sich auf den Weg in den Verdauungstrakt macht, damit der Körper es nicht selbst tun muss.

Kaltes Essen wird langsamer verdaut, während warmes, gekochtes Essen für Ihren Verdauungstrakt tendenziell einfacher zu handhaben ist. Hat Ihr Darm zusätzlichen Stress, achten Sie lieber darauf, ihm den ganzen Tag pürierte Nahrung statt feste Bestandteile zuzuführen, damit sich das Verdauungssystem besser erholen kann. Sie finden in diesem Buch einige wunderbare Rezepte für entzündungshemmende Suppen und Eintopfgerichte, die Sie auf die Beine bringen (etwa *Suppenbalsam in Orange* auf S. 247 oder die *Wärmende Wurzelgemüse-Hühner-Tajine mit Mangold* auf S. 263). Gleichzeitig finden Sie dort auch viele Rohkostsalate, denn, ich wiederhole es gerne nochmals, unser oberstes Ziel ist Vielfalt. Für Rohkost ist es zu Beginn Ihres Heilungsprozesses vielleicht noch zu früh, doch letztendlich werden auch Sie irgendwann wieder mehr Ballaststoffe und stückige Nahrung vertragen.

☞ Tipps, die ich Ihnen gerne mit auf den Weg geben möchte

▷ **Nehmen Sie gekochte Nahrung zu sich.** Statt morgens Smoothies zu trinken oder etwas Kaltes direkt aus dem Kühlschrank zu essen, sollten Sie den Tag besser mit etwas Warmem beginnen, etwa einem Kräutertee oder heißem Wasser mit Zitrone, um Ihr System „aufzuwecken".

▷ **Unterstützen Sie Ihre Verdauung durch geschälte oder pürierte Nahrungsmittel.** Wenn Sie Ihr Gemüse von Kernen und harter Schale befreien, ist das eine Wohltat für einen stark geschädigten Darm, ob es nun roh ist oder gekocht.

▷ **Probieren Sie die Rezepte aus.** Vorschläge für leicht verdauliche wärmende Mahlzeiten finden Sie im „Trainingslager für den gesunden Darm" auf S. 315.

SIE SOLLEN KAUEN!

Zu „ursprünglichen" Verhaltensweisen zurückzukehren, heißt in diesem Fall nicht, dass Sie Trockenfleisch kaufen sollen, das mit Kokosnuss-Aminos gewürzt ist (einer Würzsoße aus fermentiertem Kokossaft und Meersalz, die oft als Ersatz für Sojasoße verwendet wird; Anm. d. Übers.). Es heißt, dass wir die Werkzeuge benutzen, die uns seit Menschengedenken zur Verfügung stehen (Feuer und Zähne) und wir unseren Körper auf eine Weise einsetzen, für die er konzipiert ist. Was uns zu einem oft übersehenen Teil des Verdauungsprozesses bringt: dem Kauen.

Kauen, genau – Sie haben richtig gelesen. Das sollten Sie eigentlich sehr, sehr oft machen, sobald Sie einen Bissen in den Mund stecken, wenn Sie nur nicht so abgelenkt wären, zum Beispiel durch die E-Mails, die Sie in Ihrer Mittagspause schreiben. Wenn Sie die einzelnen Bissen mehr oder weniger im Ganzen schlucken, dann ist es völlig egal, wie viel Biofleisch oder Biogemüse Sie auf Ihrem Teller liegen haben, denn Sie machen es sich sehr viel schwerer, die Nährstoffe daraus zu gewinnen. Beim Kauen leiten die Enzyme im Speichel in Zusammenarbeit mit den Zähnen den Verdauungsprozess ein, um das Essen zur weiteren Verwertung aufzuschließen.

☞ Tipps, die ich Ihnen gerne mit auf den Weg geben möchte

▷ **Zählen Sie nicht, wie oft Sie kauen, sondern schlucken Sie erst, wenn alles, was Sie im Mund haben, flüssig ist.** Das fühlt sich an, als würde es entsetzlich lange dauern und ist vielleicht sogar etwas unangenehm. Aber bleiben Sie dabei. Scheuen Sie sich nicht davor, bei einem gemeinsamen Essen als Letzte fertig zu sein – besser noch: Setzen Sie es sich zum Ziel!

▷ **Legen Sie zwischen den Bissen Ihr Besteck ab.** Zwingen Sie sich dazu, erst dann wieder etwas vom Teller aufzunehmen, wenn Sie Ihren letzten Bissen ganz zerkleinert und geschluckt haben.

▷ **Sorgen Sie bei mindestens einer Mahlzeit (möglichst aber bei allen) dafür, dass Sie nicht abgelenkt werden.** Keine E-Mails. Kein Fernseher. Kein Buch. Nur Sie und Ihr Teller und Ihre Gedanken. Das wirkt sich auch ganz wunderbar auf Ihr geistiges Wohlbefinden und das gesamte Nervensystem aus.

BRINGEN SIE VOR DEM ESSEN IHRE MAGENSÄURE IN SCHWUNG

Säureblocker, die durch die Unterdrückung der natürlichen Verdauungssäfte Linderung bei Sodbrennen, Reflux und Bauchschmerzen versprechen, haben die Magensäure ungerechtfertigt in Verruf gebracht. In den Werbebotschaften für diese Präparate wird der gewaltige Trugschluss aufrechterhalten, dass unsere Verdauungssäfte etwas sind, was man fürchten muss. Dabei ist es vielmehr so, dass diese Beschwerden manchmal das Ergebnis eines – na, raten Sie mal – genau: Magensäure*mangels* sind.

Das ist auch ein Thema in Kapitel 1, denn eine der Folgen von Magensäuremangel ist die Dünndarmfehlbesiedelung. Ihre Magensäure ist ein wichtiges Standbein für die Abtötung unerwünschter Bakterien. Wir haben sie, wie auch unseren Speichel, aus gutem Grund, nämlich als wichtigen Teil für die Erhaltung unserer Darmgesundheit. Da Krankheitserreger hauptsächlich durch Nase und Mund in den Körper gelangen, ist es nur vernünftig, dass unser Verdauungstrakt über eine hochwirksame antimikrobielle Substanz verfügt, um unerwünschte „Besucher" auszuschalten, bevor sie die Chance haben, sich in unserem empfindlichen Dünndarm einzunisten.

„Wenn es an Magensäure mangelt und sich der bakterielle Spuk nicht schon ganz oben beenden lässt, dann funktioniert weiter unten gar nichts mehr", sagt Dr. Jolene Brighten. „Die Magensäure unterstützt sogar Ihre Gallenblase und auch die Funktion Ihrer Bauchspeicheldrüse. Wir müssen uns die natürlichen Mechanismen des Körpers zunutze machen, damit die Bakterien im Dickdarm bleiben." Ohne Magensäure werden die Mikroben nicht abgetötet. Nehmen wir Zwischenmahlzeiten zu uns, kann der MMC – unsere „Kehrmaschine" – die kleinen Plagen nicht ordentlich in den Dickdarm verschieben. Und wenn wir unsere Nahrung nicht ausreichend kauen, gelangen größere Partikel in den Dünndarm und werden für die Bakterien zu einer ständigen Nahrungsquelle. So kommt eines zum anderen – es ist ein Dominoeffekt.

☞ Tipps, die ich Ihnen gerne mit auf den Weg geben möchte

▷ **Die meisten SIBO-Amigos profitieren von Verdauungsenzymen oder einem HCl-Präparat, die vor dem Essen eingenommen werden.** Mehr darüber lesen Sie auf S. 71.

▷ **Anstelle von Tabletten können Sie auch einen Esslöffel Apfelessig oder frisch gepressten Zitronensaft in ¼ Liter Wasser einrühren und vor dem Essen trinken.** Das signalisiert Ihrem Verdauungstrakt, dass Nahrung unterwegs ist und er mehr Magensäure zum „Empfang" bereitstellen soll. Das ist eine besonders gute Sache, wenn Sie auf Reisen sind und sich fremde Krankheitserreger vielleicht leichter einfangen. Wer unter GERD leidet, der gastroösophagealen Refluxkrankheit, eine Histaminintoleranz hat oder den Verdacht hegt, dass eine Überwucherung mit Hefepilzen vorliegt, sollte das natürlich nicht machen.

▷ **Wenn Sie Antazida oder Protonenpumpenhemmer einnehmen, sprechen Sie mit Ihrer Ärztin oder Ihrem Arzt darüber, ob Sie sie absetzen können, denn diese Medikamente sind ein Risikofaktor für SIBO (aus all den oben genannten Gründen).** Alternativ können Sie überlegen, ob Sie ein Probiotikum, siehe S. 74, zusätzlich nehmen möchten.

ESSEN SIE NICHT ZU KURZ VOR DEM SCHLAFENGEHEN

Unser Körper ist in mancherlei Hinsicht nicht besonders gut im Multitasking. Wenn Sie also mit dem Verdauen Ihrer Mahlzeit beschäftigt sind und gleichzeitig bestimmte motorische Funktionen kurz vor dem Schlafengehen heruntergefahren werden, dann werden sowohl Ihre Ruhe als auch Ihre Verdauung beeinträchtigt. Es ist besser, wenn sich die Nahrung auf den Weg macht, bevor Sie sich in die Horizontale begeben (ohne Unterstützung durch die Schwerkraft) und auch, bevor Ihr Körper damit beginnt, seine Energie in andere Dinge zu stecken. Das ist bei einer SIBO-Vorgeschichte besonders wichtig, denn die unverdaute Nahrung sollte nicht über Nacht im Dünndarm liegenbleiben.

Unser Tag-Nacht-Rhythmus sorgt dafür, dass sich die Verdauung zwischen 22 Uhr abends und 2 Uhr nachts verlangsamt. Wenn Sie also erst um 21 Uhr zu Abend essen, ist der Verdauungsprozess um 22 Uhr noch immer in vollem Gang. Erwähnenswert ist auch, dass die Verdauungsleistung generell im weiteren Tagesverlauf nachlässt.

☞ Tipps, die ich Ihnen gerne mit auf den Weg geben möchte

▷ **Essen Sie spätestens zwei Stunden vor dem Schlafengehen.** Wenn Sie später essen, wird auch die Funktion Ihrer anderen Organe beeinträchtigt, die ihre Arbeit besser während eines entspannten Schlafzustandes erledigen können (dabei habe ich Sie im Auge, Fräulein Leber!).

▷ **Essen Sie die große Schüssel mit dem Blattsalat zum Mittagessen.** Mittags essen Sie am besten all das, was am schwersten verdaulich ist (Rohkost usw.). Für den Abend heben Sie sich die leichten Mahlzeiten auf, weil alles richtig verdaut sein soll, bevor Sie zu Bett gehen.

TRINKEN SIE ZWISCHEN DEN MAHLZEITEN VIEL WASSER

Damit Ihre Verdauung gut funktioniert – egal, ob eine SIBO-C oder eine SIBO-D vorliegt (Sie erinnern sich, das C steht für Verstopfung, das D für Durchfälle) –, sollten Sie sicherstellen, dass Ihr Flüssigkeitshaushalt im Lot ist. Wenn Sie zu Durchfällen neigen, sorgen Sie so auch dafür, dass lebenswichtige Flüssigkeiten wieder aufgefüllt werden, die Sie eventuell verlieren.

Stellen Sie sich vor, dass Ihr Körper ebenso viel Appetit auf Wasser hat wie auf Essen. Nur weil Sie gut gefrühstückt haben, heißt das nicht, dass Sie abends nicht wieder hungrig sind. Am Morgen einen Liter Wasser zu trinken und dann den restlichen Tag über nichts mehr, ist auch nichts anderes. Was wir in einem bestimmten Moment nicht brauchen, rauscht einfach durch die Toilette, und kurz darauf sind unsere Zellen wieder durstig, auch wenn wir das vielleicht nicht merken.

Denken Sie über drei gute „Wasser-Mahlzeiten" am Tag nach: Einen halben Liter vor dem Frühstück und dieselbe Menge jeweils vor dem Mittag- sowie vor dem Abendessen. Es ist gut, wenn Sie die „Wasser-Mahlzeiten" außerhalb Ihrer eigentlichen Mahlzeiten zu sich nehmen. Allerdings sollten Sie 30 Minuten vor dem Essen nichts mehr trinken und auch danach eine Stunde abwarten. Wenn Sie beim Essen auf Wasser verzichten, unterstützt das auch die Verdauung. Wasser verdünnt Ihre natürlichen Speichelenzyme, die schon mit dem Abbau der Nahrung im Mund beginnen, und es wirkt sich auch auf die anderen Verdauungsorgane in ähnlicher Weise aus. Wein wird anders verstoffwechselt, für ihn gelten diese Regeln nicht. (Glück gehabt.)

☞ Tipps, die ich Ihnen gerne mit auf den Weg geben möchte

▷ **Beginnen Sie den Tag mit einem großen Glas Wasser.** Der Morgen ist die beste Zeit, um den Flüssigkeitshaushalt wieder aufzufüllen, denn Sie haben gerade viele Stunden nichts getrunken. Wenn Sie frisch gepressten Zitronensaft hinzufügen, wird die Resorption unterstützt, denn so kommen auch Kalium und Vitamin C dazu. Sie können zusätzlich eine Prise Meersalz hineinstreuen.

▷ **Stellen Sie eine Kanne oder eine Wasserflasche auf Ihren Schreibtisch.** Damit haben Sie nicht nur ein Maß für Ihre tägliche Trinkmenge, sondern Sie werden auch sehr wirksam daran erinnert. Die Faustregel für die Trinkmenge sind 30 ml Wasser pro Kilogramm Körpergewicht am Tag. Wenn Sie nicht rechnen möchten, nutzen Sie ein Gefäß, das Ihr Kontingent fasst.

▷ Meiden Sie kohlensäurehaltige Getränke. **Sprudel ist kein Freund von SIBO-Patienten, weil er abführende Wirkungen, Blähungen und Gasbildung verstärkt. Da die Kohlensäure wandern kann, sind diese Luftbläschen eventuell für den Transport von Bakterien von einem Teil des Darms in einen anderen verantwortlich.**

TRAGEN SIE LOCKERER SITZENDE KLEIDUNG

Schon gut. Nicht jeder möchte bei der Arbeit einen Kaftan tragen. Aber während der Behandlungsphase lohnt es sich vielleicht, Ihrem Darm von körperbetonter Kleidung, Jeans mit hoch sitzendem Bund und anderen modernen „Korsetts" zu befreien. Wie wir jetzt wissen, sind strukturelle Probleme – also alles, was unsere Organe einengt und ihnen weniger Platz lässt, um ihre Aufgaben zu erledigen – ein Wegbereiter für SIBO. Beobachten Sie einmal, was mit Ihrer Verdauung passiert, wenn Sie Ihrem Inneren ein wenig mehr Platz zum Atmen lassen.

Liebe SIBO-Amigos, achtet bitte nicht nur darauf, welches Essen Symptome verursacht, sondern auch darauf, wie Ihr euch kleidet.

☞ Tipps, die ich Ihnen gerne mit auf den Weg geben möchte

▷ Kleiden Sie sich luftig. **Meiden Sie Kleidungsstücke, die den Bauch zusammendrücken oder die Bewegung Ihrer Verdauungsorgane einschränken.**

▷ Überprüfen Sie den Sitz Ihrer Unterwäsche. **BHs, die sehr eng an den Rippen anliegen, könnten eine weitere Ursache für Reflux sein.**

ESSEN SIE WIE EINE SCHWANGERE FRAU

Mit einer SIBO-Vorgeschichte hatten Sie wahrscheinlich auch schon einmal eine Lebensmittelvergiftung. Das macht Sie anfällig für weitere Lebensmittelvergiftungen sowie für den Teufelskreis, der mit SIBO einhergeht. Manche der bereits genannten Tipps sorgen zwar dafür, dass Ihr Verdauungssystem wieder richtig funktioniert, auch im Hinblick auf die Abtötung von Krankheitserregern durch Magensäure, doch wir sollten den Kontakt mit potenziell schädlichen Mikroben ebenfalls vermeiden.

Wenn Sie im Begriff sind, eine Reise ins Ausland anzutreten oder den Verlockungen von Straßenküchen einfach nicht widerstehen können, sollten Sie sich mit einigen der auf S. 69 genannten Ergänzungsmittel bevorraten. Doch auch im Alltag können Sie Nahrungsmittel mit einem hohen Risiko für einen Erregerbefall meiden, indem Sie wie eine schwangere Frau essen. Je nachdem, wen Sie fragen, gehören zu diesen Nahrungsmitteln Meeresfrüchte, Rohwurst und Rohmilchkäse. Sie sollten Ihr Steak nicht blutig und Ihren gebratenen Lachs nicht rosa bestellen. Und Sie sollten keinen mit Mayonnaise angerichteten Kartoffelsalat essen, der den ganzen Tag ungekühlt draußen steht, da er zu den Gerichten gehört, bei denen die Gefahr von Salmonellen am höchsten ist.

☞ Tipps, die ich Ihnen gerne mit auf den Weg geben möchte

▷ Augen auf bei der Nahrungsmittelauswahl. **Meiden Sie Produkte, die ein hohes Risiko haben, mit opportunistischen Bakterien belastet zu sein, wie rohes Fleisch und Meeresfrüchte, geräuchertes Fleisch und Rohmilchkäse.**

▷ Lassen Sie auf Reisen Vernunft walten. **Meiden Sie ungeschältes Obst sowie rohes Gemüse, das nur mit Leitungswasser abgewaschen wurde, trinken Sie in Flaschen abgefülltes Wasser und verzichten Sie auf Eiswürfel in Ihren Getränken. Sie sollten auch überlegen, ein antimikrobielles Mittel in die Reiseapotheke zu packen, nur vorbeugend, für alle Fälle.**

BETREIBEN SIE MUNDHYGIENE

Der Mund steht am Anfang Ihres Verdauungstraktes und ist die primäre Eintrittspforte für Bakterien. Viele Studien haben eine schlechte Mundgesundheit mit einer gestörten Darmgesundheit in Zusammenhang gebracht und umgekehrt. Gerät die Mundflora außer Kontrolle, können diese Bakterien in den Darm wandern und Ihr Ökosystem sowie die Immunfunktion aus dem Gleichgewicht bringen.

Eine Zahnfleischentzündung ist eventuell ein Hinweis auf eine systemische Entzündung. Bei Zahnfleischbluten können Bakterien in den Blutkreislauf gelangen, die Blut-Hirn-Schranke überwinden und sehr viel mehr Probleme verursachen als nur für Ihre Zähne. Der neue Begriff „Leaky Mouth" für eine durchlässige Schleimhautbarriere im Mund veranschaulicht dieses Problem.

In einer Studie an Mäusen mit Alzheimer wurden erhebliche Mengen von Bakterien aus dem Mund in deren Gehirnen nachgewiesen. Bakterientoxine im Mund spielen auch eine Rolle bei Insulinresistenz, denn sie beeinflussen den Zuckerstoffwechsel.

Quecksilberhaltige Amalgamfüllungen sind ein weiteres Problem, das in den letzten Jahren viele Alarmglocken schrillen ließ. Abgesehen davon, dass das Toxin direkt ins Stammhirn gelangen kann, ist die Aufnahme von Quecksilber mit der Zerstörung der Darmflora und einem erhöhten Infektionsrisiko in Verbindung gebracht worden.

☞ Tipps, die ich Ihnen gerne mit auf den Weg geben möchte

▷ **Machen Sie eine gründliche Bestandsaufnahme für Ihren Mund.** Wurzelkanäle, Zahnfüllungen, tote Zähne, die Bakterienherde sind, Infektionen und Operationen im Mund könnten eine wichtige Verbindung zu Darmproblemen sein.

▷ **Benutzen Sie täglich Zahnseide und putzen Sie Ihre Zähne gründlich.** Bürsten Sie auch Ihre Zunge und spülen Sie den Mund mit flüssiger Folsäure oder einem probiotischen Mittel. Meiden Sie Mundspülungen, die viel Alkohol enthalten; er wird als Konservierungsmittel verwendet und ist zur Abtötung von Bakterien im Grunde genommen nicht geeignet. Im Gegenteil, er trocknet Ihren Mund eher aus und schafft dadurch ein Milieu, in dem Bakterien besser gedeihen können.

▷ **Lassen Sie Amalgamfüllungen von einem ganzheitlich arbeitenden Zahnarzt entfernen.** Hochgiftige Materialien wie Quecksilber haben in Ihrem Mund nichts zu suchen. Sie verbreiten sich von dort aus nur weiter in den Körper.

Die SIBO-Amigo-Übersicht: Zehn Faustregeln für die Ernährung

1. Die Ernährung hat Ihre SIBO nicht verursacht und „Schummeleien“ oder die Wiedereinführung von Nahrungsmitteln führen nicht zu einer erneuten Dünndarmfehlbesiedelung.

2. Es ist wichtiger, individuelle Allergene und unverträgliche Auslöser zu ermitteln, als Bakterien auszuhungern.

3. FODMAPs sind keine Allergene; sie sind schlecht verdaute Kohlenhydrate, die in allen Pflanzen vorkommen.

4. Wenn Sie Ihre Ernährung länger als einige Monate einschränken, schadet das der Gesamtgesundheit Ihres Darms.

5. Es ist nicht so wichtig, *was* Sie essen, sondern *wie* Sie es essen.

6. Lassen Sie nicht zu, dass die Ernährung zum Feind Ihrer inneren und äußeren Welt wird.

7. Wenn Sie auf etwas nicht reagieren, dann essen Sie es!

8. Essen Sie viele verschiedene pflanzliche Nahrungsmittel; das ist für einen gesunden Darm am wichtigsten.

9. Die Angst vor einem Rückfall kann zu einer sich selbst erfüllenden Prophezeiung werden – durch den Stress, nicht durch das Essen.

10. Gehen Sie behutsam mit sich selbst um. Alle SIBO-Regeln dürfen auch einmal gebrochen werden.

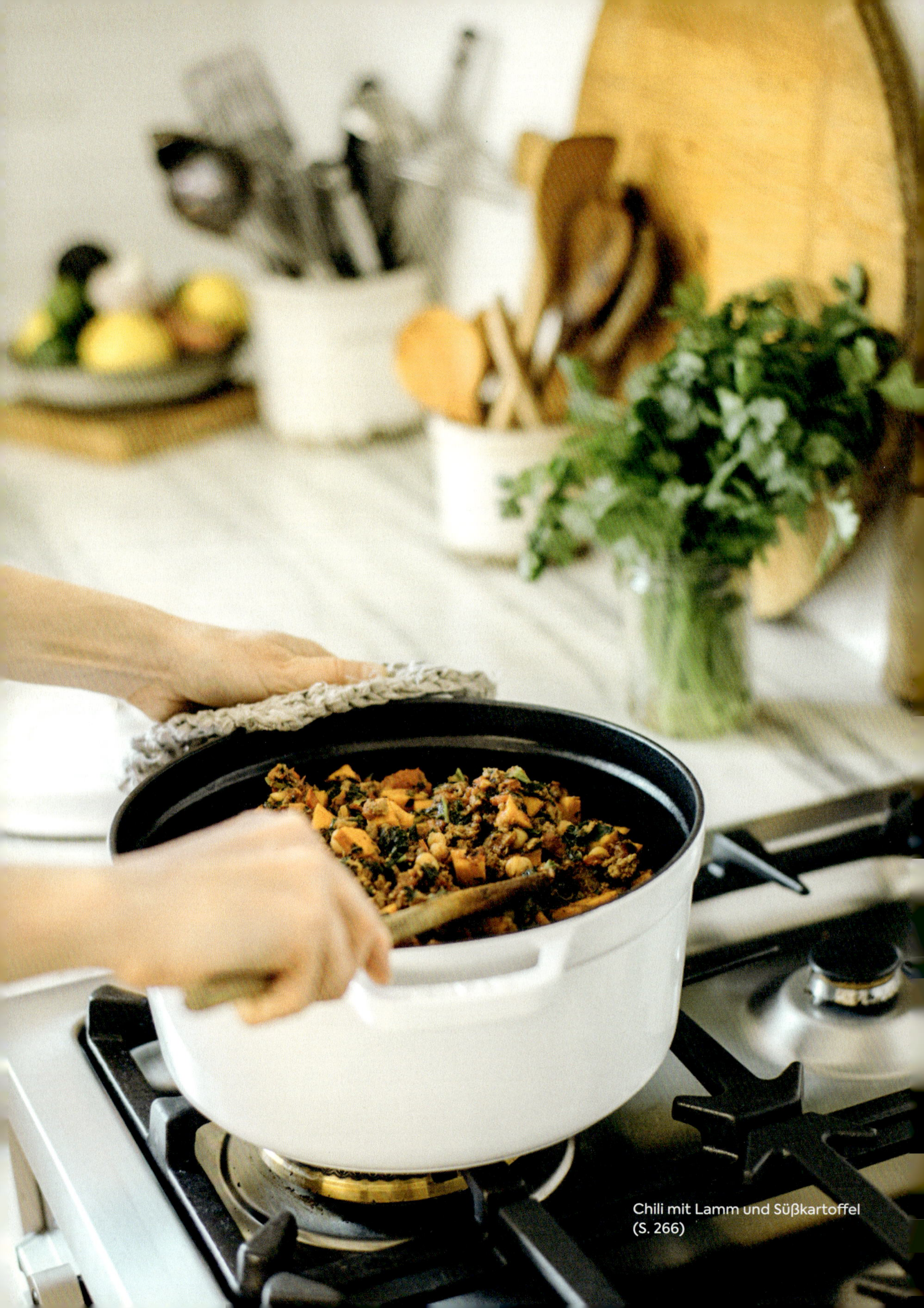

Chili mit Lamm und Süßkartoffel (S. 266)

Teil 2

So setzen Sie den SIBO-Diätplan in die Praxis um

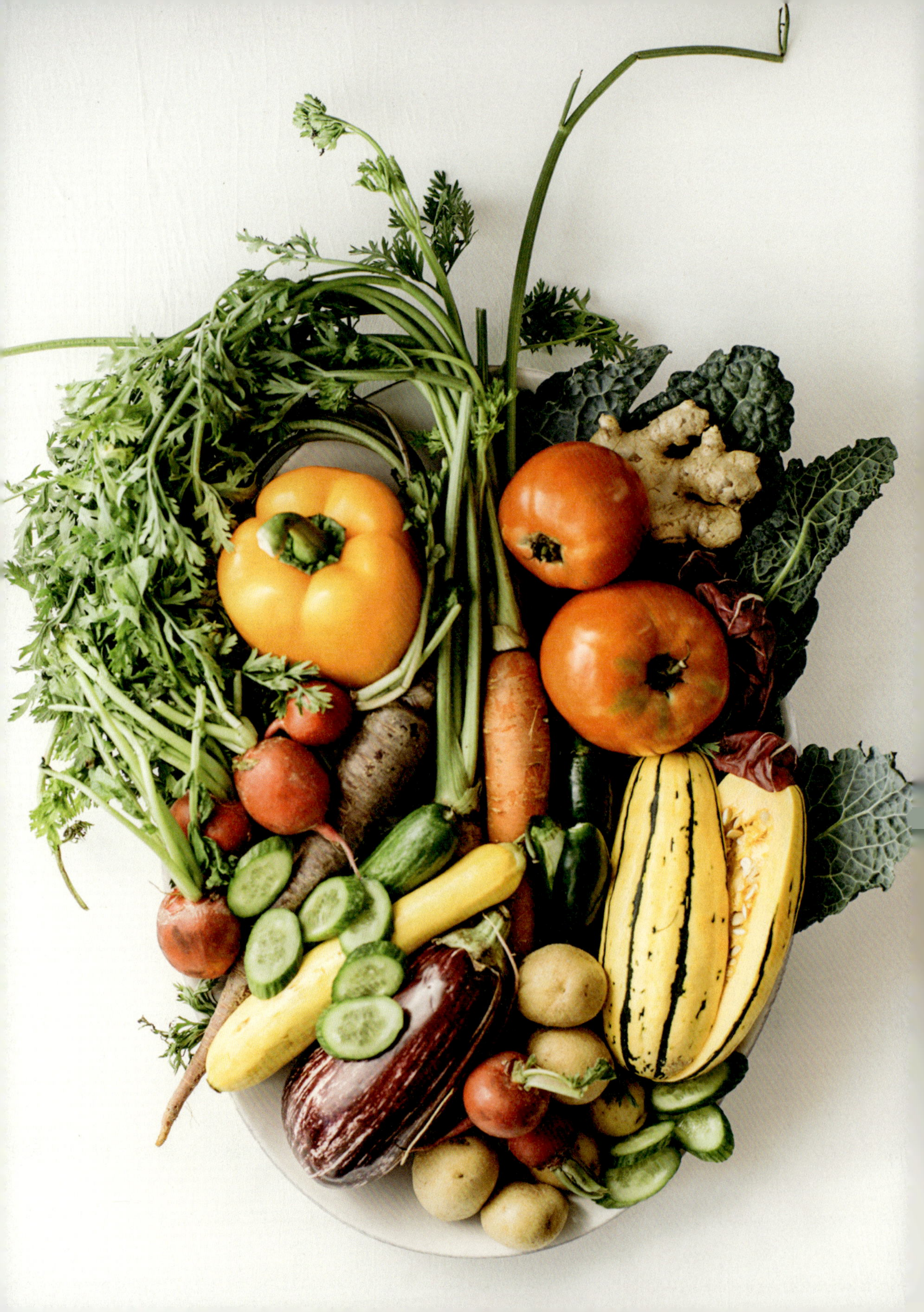

Kapitel 4

Ran an den Herd

Richten Sie Ihre „Küchen-Apotheke“ ein

HERAUSZUFINDEN, NACH WELCHEN REGELN SIE SICH ERNÄHREN SOLLEN, ist zwar schön und gut, doch Sie können die Einschränkungen, die solch eine Ernährungsumstellung mit sich bringt, unmöglich einhalten, wenn Sie nicht wissen, was Sie eigentlich kochen sollen.

Die Küche ist der Ort, wo es ernst wird mit Ihrer SIBO-Diät. Viele Menschen, die plötzlich auf einige gewohnte Zutaten verzichten, sind gezwungen, auf eine ganz neue Art kochen zu lernen. Für andere ist das vielleicht das erste Mal, dass sie ihre Ärmel hochkrempeln, um mehr als nur Wasser zu kochen. Wo auch immer Sie stehen, dieses Buch sollte es Ihnen ermöglichen, Ihre Zeit in der Küche – und am Anfang wird es definitiv mehr sein als üblich – so vergnüglich, schmerzfrei und köstlich wie möglich zu gestalten.

Kochen ist keine exakte Wissenschaft (auch wenn Ihnen das viele Küchenchefs einreden wollen), und die Tipps in diesem Teil des Buches bieten Ihnen einen großartigen Ausgangspunkt, um selbst in den hoffnungslosesten Fällen noch Abwechslung zu finden. **Wenn Sie denken, „es gibt nichts in diesem Buch, was ich essen kann", dann benutzen Sie es noch nicht richtig.** Eine der guten Seiten von SIBO ist, dass sie die Kreativität in der Küche entfachen kann.

Wenn Sie diesen Abschnitt gelesen haben, sind hoffentlich auch alle Unklarheiten beseitigt, die mit den Rezepten in Kapitel 5 einhergehen können. Um Sie näher an den Punkt zu bringen, an dem Sie sich „freischwimmen" können, habe ich viele Tipps eingearbeitet, wie FODMAP-arme Zutaten zu fantastisch schmeckenden Gerichten werden (S. 154). Auf S. 143 befassen wir uns eingehender damit, warum bestimmte Nahrungsmittel für die Ausheilung so vorteilhaft sind, während andere Ihnen dabei vielleicht in die Quere kommen. Und weil Sie diese Rezepte schlussendlich an Ihre individuellen Bedürfnisse anpassen, finden Sie hier auch Problemlösungen für bestimmte Zutaten, die manche Menschen vielleicht nicht vertragen.

Sie werden auch schnell merken, dass es keinen starren Speiseplan gibt – zumindest nicht im traditionellen Sinn. Obwohl ich unzählige Gesundheitsbücher mit Rezepten für unzählige Gerichte gelesen habe, ist es mir nie gelungen, mich voll und ganz danach richten. Und offen gesagt, wenn ich an all die Menschen denke, Sie – bei allem Respekt – eingeschlossen, die nach solchen Plänen nicht nur zwei, sondern oft vier verschiedene Rezepte täglich zubereiten sollen, dann schnürt sich mir die Brust vor Angst zusammen.

Der Schlüssel zur Gesundheit besteht bestimmt nicht darin, jede freie Stunde am Abend damit zu verbringen, sein Essen zuzubereiten und all diese entzündungshemmenden, perfekt kreierten Mahlzeiten alleine in einem dunklen Haus einzunehmen. Damit richtet Ihre Diät mehr Schaden an als dass sie einen Nutzen bringt. Schließlich kann auch schon die SIBO-Behandlung einem das Gefühl einer Vollzeitbeschäftigung vermitteln, die nur wenig Raum lässt, um wirklich zu leben. **Ich hoffe, dass die Rezepte eher zu einer Quelle der Freude als zu einer lästigen Pflicht werden, mit der Sie vielleicht nie ganz Schritt halten können.** Damit Ihnen das gelingt, möchte ich Ihnen vor allem ans Herz legen, dass Sie Ihre Gerichte überwiegend am Wochenende zubereiten. Manche Menschen nennen das Vorkochen. Ich nenne es Kochen auf Vorrat. Und so habe ich die Vorschläge für Ihren Speiseplan auf S. 315 auch gestaltet. Dort finden Sie Rezepte, die sich perfekt in nur einer oder zwei Kochaktionen zubereiten lassen. Es gibt auf S. 159 auch einen ganzen Abschnitt mit Tipps, wie Sie das Kochen auf Vorrat zu einer dauerhaften Gewohnheit machen können.

Denken Sie daran, es gibt viele kleine Schritte, wie sich das Blatt wenden lässt und Sie wieder echten Sinnesgenuss erleben können. Vielleicht hören Sie Ihren Lieblingspodcast oder die neueste Playlist, während Sie mit Schnippeln beschäftigt sind, vielleicht haben Sie einen hübschen Notizblock, auf den Sie Ihre Einkaufsliste schreiben, oder Sie gönnen sich ein neues Küchengerät, das Ihnen Freude macht. Was immer es auch sein mag, das oberste Gebot lautet, **Ihre Küche zu einem Ort zu machen, an dem Sie wirklich gerne Zeit verbringen wollen.**

Dann schmeckt auch Ihr Essen besser, selbst ohne Zwiebeln, das dürfen Sie mir glauben.

So funktionieren die Rezepte im Buch

Die Gerichte in Kapitel 5 sind nach ihrer Art gegliedert – Gemüsebeilagen und Salate, Suppen und Eintöpfe sowie Hauptgerichte, die Geflügel, Fleisch und Fisch sowie Meeresfrüchte umfassen. Auch wenn Sie sich pflanzlich ernähren, ist das unproblematisch: Mehr als die Hälfte der aufgeführten Rezepte sind vegetarisch und noch viele mehr können entsprechend angepasst werden. Obwohl manche Getreide und Kartoffeln mehr als nur eine Beilage sind, sind die sehr stärkehaltigen Rezepte in einem eigenen Teil unter *Schonende Kohlenhydrate* aufgeführt, sodass jene Patienten, die nach einer strengeren Methode vorgehen, sie meiden oder entsprechend anpassen können.

Anders als bei den meisten Kochbüchern finden Sie hier keine typische Unterteilung in Frühstück, Zwischenmahlzeiten oder Nachspeisen. Aber Sie finden einige Varianten bei den *Basisrezepten* (S. 169); dort habe ich einige schnelle Zubereitungsmöglichkeiten für Getränke, Häppchen, Soßen und Würzmittel zusammengestellt. Dort finden Sie auch viele Rezeptvarianten, etwa die selbstgemachte *Brühe für den Darmaufbau auf viererlei Art* (S. 170). Da die Pausen zwischen den Mahlzeiten ein so wichtiger Teil des SIBO-Genesungsprozesses sind (S. 126), vermeiden viele Menschen den Imbiss zwischendurch. Und auch wenn Sie bislang anderes gehört haben, so ist das Frühstück oft nicht die wichtigste Mahlzeit des Tages. Auf S. 150 sprechen wir etwas ausführlicher darüber, warum ein reduzierter Zuckerkonsum eine äußerst wichtige Rolle für die gesunde Wiederherstellung Ihres Verdauungssystems spielt. Falls das Frühstück seinen Platz in Ihrem Leben behalten soll, wäre jedes der hier vorgestellten schmackhaften Rezepte besser als die üblichen Muffins, Pfannkuchen oder süßen Müslis, wenngleich die Gerichte vielleicht etwas ungewohnt sind. Auf S. 157 finden Sie auch einige Frühstückideen, wenn es einmal schnell gehen muss.

Bei jedem Rezept finden Sie einen Rezeptschlüssel, mit dem einige der bekanntesten SIBO-Ernährungsansätze gekennzeichnet sind; Sie finden ihn auch gleich auf S. 142. **Die Rezepte können alle auch mit Soja zubereitet werden und sind frei von Gluten, Mais, raffiniertem Zucker und Milch sowie Milchprodukten,** mit Ausnahme des 24-Stunden-Joghurts (S. 193) und Ghee. Daher gibt es zu diesen Einschränkungen keine Anmerkungen. Oft lässt sich ein Rezept auch optimieren und an den entsprechenden Stellen habe ich Empfehlungen für mögliche Änderungen eingefügt, um Ihren Bedürfnissen gerecht zu werden.

Da so viele Diäten, wie etwa der FODMAP-arme Ansatz, von der Verzehrmenge abhängen, **ist es wichtig, auf die bei jedem Rezept angegebenen Portionen zu achten.** Wenn Sie bei einer Mahlzeit mehr als eine Portion essen, könnte es sein, dass Sie Ihre FODMAP-Schwelle überschreiten und sich Symptome bemerkbar machen. Darauf sollte man achten, ohne sich davon verrückt machen zu lassen. Zum besseren Verständnis bestimmter Zutaten mit mittlerem FODMAP-Gehalt und der Rolle von Portionsgrößen gibt es auf S. 158 eine Übersicht. Wird in einem Rezept kein spezielles Limit genannt, können Sie es unbesorgt in unbegrenzten Mengen genießen.

Und schließlich gibt es bei jedem Rezept einen Hinweis mit der Bezeichnung ***Für später*. Hier biete ich Ihnen eine Variante mit einer Zutat an, die Sie vielleicht irgendwann auf Ihrem Genesungsweg wieder in Ihren Ernährungsplan aufnehmen möchten.** Wenn sie schon auf Ihrem Speisezettel steht, können Sie diese Zutat auch von Anfang an verzehren. Wenn nicht, dann ist das ein einfacher Plan, den Sie zur Aufnahme FODMAP-reicherer Nahrungsmittel in Ihre Rezepte verfolgen können. Die angegebenen Mengen bewegen sich am unteren Ende, damit Sie sie langsam wieder einbauen können, ohne größere Reaktionen befürchten zu müssen. Auf S. 114 finden Sie die schrittweise Anleitung zur Wiedereinführung von Nahrungsmitteln.

REZEPTSCHLÜSSEL FÜR SPEZIFISCHE ERNÄHRUNGSFORMEN

Weitere Informationen zu einigen dieser speziellen Ernährungsformen finden Sie auf S. 96.

LF	→ FODMAP-arm (zu meidende Nahrungsmittel s. S. 105)
SCD	→ Spezifische Kohlenhydrat-Diät
SSFG	→ SIBO-spezifische Ernährungsrichtlinien
BPD1R	→ Zwei-Phasen-Diät, Phase 1 – eingeschränkt
BPD1	→ Zwei-Phasen-Diät, Phase 1 – teilweise eingeschränkt
BPD2	→ Zwei-Phasen-Diät, Phase 2
P	→ Paläo
V	→ Vegetarisch / Pflanzlich
SF	→ Ohne Zuckerzusatz
HI	→ Histaminarm (zu meidende Nahrungsmittel s. S. 327)
YC	→ Bei Überwucherung mit Hefe / Candida (zu meidende Nahrungsmittel s. S. 328)
HS	→ Bei Schwefelwasserstoff-bedingter SIBO (zu meidende Nahrungsmittel s. S. 329)

Sinnesgenuss und Heldenzutaten

Wie wir aus Kapitel 3 wissen, geht es bei einer SIBO-Diät um sehr viel mehr als nur um das Aushungern Ihrer Bakterien, indem Sie ihnen ihre Lieblingskohlenhydrate vorenthalten. **Ihr Heilungsprozess beruht auf den Dingen, die Sie hinzufügen, nicht auf all dem, was Sie weglassen.** Diese innere Einstellung zu einer vielfältigen Ernährung ist essenziell, um trotz der SIBO-Einschränkungen mit Genuss kochen und essen zu können.

Mein offizielles Motto, das ich Ihnen als Gedächtnisstütze mitgeben will, lautet: **Bringen Sie die Dinge, die den Körper nähren, mit den Dingen, die den Geist nähren, ins Gleichgewicht.** Viele Betroffene vergessen während der SIBO-Behandlung die Nährstoffversorgung. Doch wenn Sie mehr „Gutes" auf Ihren Teller bringen, sorgt das automatisch für mehr Freude an Ihren Mahlzeiten.

Es reicht nicht aus, sich FODMAP-arm oder SIBO-spezifisch zu ernähren, wenn auf dem Speiseplan keine entzündungshemmenden Nahrungsmittel stehen. Beschränkt man sich auf die immer gleichen wenigen Dinge, auf die man nicht reagiert, beschränkt man auch die Nährstoffzufuhr. Wenn Sie sich an die im Buch vorgestellten Richtlinien halten, helfen die verwendeten Zutaten Ihrem Körper bei der Heilung. Behalten Sie dieses Grundprinzip im Hinterkopf, damit das Abtöten der Bakterien nicht die Oberhand gewinnt. Die Küche ist der Ort, wo Sie zwischen diesen beiden manchmal gegensätzlichen Zielen vermitteln müssen.

GRUNDPRINZIPIEN DER ENTZÜNDUNGSHEMMUNG

Essen Sie in den Farben des Regenbogens. Intensive Farbtöne bei Obst und Gemüse weisen meist auf einen hohen Gehalt an entzündungshemmenden Antioxidanzien hin. Wenn Sie „blasse" Nahrungsmittel meiden, sortieren Sie automatisch Milch und Milchprodukte, raffinierte Kohlenhydrate und andere industriell verarbeitete Produkte aus, die den Darm in Aufruhr versetzen. Bringen Sie möglichst viele Farben auf Ihren Teller, um auch bei den Nährstoffen auf Nummer sicher zu gehen. Die Vielfalt auf Ihrem Teller wird zur Vielfalt der Darmflora in Ihrem Dickdarm, da verschiedene Mikroorganismen sich auch verschieden ernähren. Und wie wir wissen, wirkt es sich enorm auf die Gesundheit unserer Immunzellen aus, wenn wir dafür sorgen, dass diese nützlichen Bakterien zufrieden sind und auch dort bleiben, wo sie hingehören.

Die Hälfte Ihrer Mahlzeiten sollte aus Pflanzen bestehen. Vermutlich muss ich Ihnen das gar nicht erst sagen. Doch das ist die übliche Erkenntnis aus so ziemlich jeder entzündungshemmenden Ernährung. Im Idealfall heißt das, dass auf Ihrem Teller weniger Platz für einfache Kohlenhydrate und tierisches Protein ist. Und wenn Sie doch einmal „sündigen" wollen, essen Sie vor Ihrem Steak mit Pommes frites einen kleinen grünen Salat. Bunte Gemüsesorten, die viele Antioxidanzien enthalten, sind basisch und gleichen aus, was an säurebildenden und eher entzündungsfördernden Nahrungsmitteln folgt. Und je mehr verschiedene pflanzliche Nahrungsmittel es sind, desto besser. Ist Ihr Darm noch nicht auf Salat eingestellt, gibt es viele Möglichkeiten, Ihr Gemüse in pürierter Form zu essen (s. S. 245 bei *Suppen und Eintöpfe*).

Vermeiden Sie Blutzuckerspitzen. Ihre Leber gehört zu den unterschätzten Verbündeten Ihres Verdauungssystems. Sie verarbeitet alles – körperlich wie seelisch –, was wir unserem Körper zumuten. Dieses gutmütige Organ bewältigt die Speicherung von Zucker und dessen Umwandlung in Energie, bildet ein riesiges Reservoir für Ihre Proteine, steuert die Hormone und reinigt das Blut. Wenn Ihre Leber allerdings ständig Zucker umbauen muss, bleibt ihr wenig Zeit für alle anderen Aufgaben. Für SIBO-Patienten bedeutet das, dass die Toxine, die beim Absterben der Bakterien entstehen, weniger effizient beseitigt werden können. Ballaststoffe sind eine der wichtigsten Möglichkeiten, die Resorption von Zucker zu verlangsamen und der Leber mehr Zeit zu verschaffen. Obwohl Ballaststoffe während einer SIBO-Diät tendenziell gemieden werden, spielen sie eine wichtige Rolle für die Gesamtgesundheit. Versuchen Sie raffinierte Kohlenhydrate, wie weißen Reis, süße Säfte oder Gerichte mit hohem Zuckergehalt (natürlichen oder anderen Ursprungs) auf nüchternen Magen nur zusammen mit pflanzlichen Ballaststoffen zu sich zu nehmen, damit der Blutzucker nicht entgleist (außer natürlich, Sie bereiten sich gerade auf einen Atemtest vor!).

Seien Sie vorsichtig mit Kohlenhydraten. Während der SIBO-Behandlung gleicht der Verzehr von Kohlenhydraten einem schmalen Grat. Sind es zu viele, füttern Sie Ihre Bakterien und entwickeln Symptome. Sind es zu wenige, dann kommt es – vor allem bei Frauen – oft zu einem Abfall des Energieniveaus und steigenden Stresshormonen. Frauen im gebärfähigen Alter brauchen Kohlenhydrate, um Hormonreserven aufzubauen; sie kommen mit einer sehr kohlenhydratarmen Diät oft nicht gut zurecht. Doch um die individuell richtigen Kohlenhydrate auszuwählen, müssen Sie ein wenig experimentieren. Raffinierte Kohlenhydrate (z. B. weißer Reis oder verarbeitete glutenfreie Nudeln) ohne zusätzliche Ballaststoffe können für den Insulinspiegel problematisch sein, da sie schneller in Zucker/Glukose umgewandelt werden. Andererseits können Vollkorngetreide wie Naturreis und Quinoa, die selbst Ballaststoffe enthalten, bei manchen Menschen während des Heilungsprozesses zu Darmreizungen führen. Es bleibt Ihnen nichts anderes übrig, als selbst herauszufinden, was für Sie optimal ist; das kann auch einfach ein Bund gedünsteter Mangold zu Ihren Spaghetti sein (s. S. 309, *Spaghetti mit Shrimps und Kirschtomaten-Puttanesca*).

Achten Sie auf das Verhältnis der Makronährstoffe (Kohlenhydrate, Ballaststoffe, Protein, Fett) zueinander. Wenn Sie eine ausgewogene Mahlzeit mit Getreide, Protein, Gemüse und gesunden Fetten auf Ihrem Teller haben wollen, müssen Sie auf die einzelnen Anteile achten. Die Makronährstoffe ergänzen sich und es kommt meist dann zu Problemen, wenn ein Anteil erhöht wird (sei es bei FODMAPs, tierischen Produkten oder Stärke). Nehmen Sie zu viele Ballaststoffe zu sich, klappt es mit der Entleerung des Magens nicht so gut. Zu viel Fett kann zu einem aufgetriebenen Bauch führen. Die Rezepte in diesem Buch versuchen, einzelne Ausreißer im Rahmen der verwendeten Zutaten auszugleichen; davon ausgenommen sind kohlenhydratarme Rezepte.

Gießen Sie kein Öl ins Feuer. Leider machen viele Bestandteile unserer modernen Ernährung alles noch schlimmer (und ich spreche nicht von FODMAPs, die ganz natürlich in Pflanzen vorkommen). Obwohl mein Mantra vom Sinnesgenuss den Blick auf das Positive anstatt auf das Negative richtet, muss man sich der individuellen Auslöser unbedingt bewusst sein und zusätzliche chemische Substanzen und Toxine meiden, die die Leber überlasten und zu einem Leaky-Gut-Syndrom beitragen können. Später in diesem Kapitel finden Sie eine Kontrollliste, doch die problematischsten Reizstoffe sind Pestizide in Lebensmitteln und Antibiotika im Fleisch. Sie sollten sich auf jeden Fall eine aktuelle Liste des „Dreckigen Dutzends" (der besonders stark mit Pestiziden belasteten Lebensmittel, auch *Dirty Dozen*) und der „Sauberen 15" (der mit hoher Wahrscheinlichkeit am wenigsten belasteten Lebensmittel, auch *Clean 15*) ausdrucken, wenn Sie zum Einkaufen gehen; entscheiden Sie sich möglichst oft für Produkte aus biologischem Anbau.

Nur weil etwas „gesund" ist, heißt das nicht, dass es auch für Sie gesund ist. Wenn Ihr Essen unverdaut in der Toilette landet oder Sie sich vor Schmerzen krümmen, dann ist es egal, wie viele Farben Sie auf dem Teller hatten oder ob Ihre Leber zufrieden ist. Sie haben nicht profitiert von den verzehrten Nahrungsmitteln. Vergessen Sie nicht, dass die erwähnten Grundprinzipien das Ziel sind. Sie sind vielleicht einfach noch nicht so weit, aber jeder Tag, an dem es Ihnen besser geht, gibt Ihrem Darm die Chance, der wunderbaren entzündungshemmenden, selbst zubereiteten Mahlzeit ein Stück näherzukommen. Hören Sie auf Ihren Körper. Es ist alles eine Gratwanderung.

HELDENZUTATEN FÜR SIBO-AMIGOS UND WIE SIE VERWENDET WERDEN

Grünes Blattgemüse. Spinat, Grünkohl, Rucola, Brunnenkresse, Kohlsorten und andere grüne Gemüse stecken voller Nährstoffe wie Folsäure, Vitamin A, C und K. Sie wirken in hohem Maße entgiftend und unterstützen dadurch die Leber in stressigen Zeiten, zu denen auch die antimikrobielle Behandlung einer SIBO gehört. Viele Menschen vertragen zwar keine großen Mengen von hartem Grünkohl, doch es gibt hier viele Rezepte, die Ihnen die Vorzüge von grünen Blattgemüsen bieten, ohne den Darm zu überlasten, etwa die *Grüne Detox-Suppe* (S. 248), den *Grünen Immun-Smoothie* (S. 190) und das *Nussige gedünstete Grüngemüse* (S. 214). Im Zuge Ihres Heilungsprozesses vertragen Sie vielleicht sogar den *Marinierten Grünkohl mit gebratenem Fenchel, Pastinaken und Sonnenblumenkernen* (S. 217), der dank des frisch gepressten Zitronensafts schon teilweise aufgeschlossen ist.

Gesunde Fette. Olivenöl *extra vergine*, Kokosöl, Avocadoöl und Ghee (aus der Milch von Weidetieren) sind großartige Möglichkeiten, die Vorzüge von Fett als Makronährstoff zu genießen. Fett hält Ihr Hormonsystem im Gleichgewicht, lindert ein Leaky-Gut-Syndrom und sorgt für eine reibungslose Darmfunktion. Vor allem Ghee, die geklärte Butter, ist laktosefrei und in der ayurvedischen Küche bei Problemen mit dem Verdauungssystem beliebt. Meiden Sie Soja-, Palm-, Erdnuss- und Maisöl sowie andere pflanzlichen Öle, die stark verarbeitet und Ihrer Herzgesundheit abträglich sind. Achten Sie bei der Verwendung von Fetten auch darauf, wie stark sie erhitzt werden dürfen, da sich bei einer Überschreitung der Temperatur die Struktur des Öls verändert. Olivenöl ist am besten für niedrige Temperaturen und für Rohkostzubereitungen geeignet, Ghee, Kokosöl, Avocadoöl und Traubenkernöl können hoch erhitzt werden, wie es für das Braten von Fleisch sowie für Pfannengemüse erforderlich ist.

Hochwertiges mageres Fleisch und Geflügel. Das Risiko einer kohlenhydratarmen Ernährung besteht darin, dass Sie gezwungenermaßen mehr tierisches Protein essen. Mit Blick auf das Budget für Lebensmittel geht die Quantität manchmal zu Lasten der Qualität. Kaufen Sie möglichst oft Biofleisch von Weidetieren und freilaufendem Geflügel. In Kapitel 2 haben Sie gelesen, inwiefern Sie der Einsatz von Antibiotika einem höheren SIBO-Risiko aussetzt. Tatsächlich werden 80 Prozent der Antibiotika in den USA bei Nutztieren eingesetzt und gelangen so in den Darm der Verbraucher. Die hier enthaltenen Rezepte sind mehr auf mageres rotes Fleisch ausgerichtet, da Fettverdauungsstörungen bei vielen SIBO-Patienten ein Problem sind, tendenziell bevorzuge ich jedoch fetthaltigeres dunkles Geflügel, da es saftiger bleibt. Ich stufe es trotzdem als mageres Protein ein. Versuchen Sie stark verarbeitete Produkte zu meiden, also Salamierzeugnisse und Wurstwaren, die von der Weltgesundheitsorganisation als krebserregend eingestuft wurden. Ab und zu wird Ihnen ein wenig Speck und Schinken begegnen (für den Genuss), achten Sie jedoch darauf, dass Sie für die Paläo-Diät geeignete Produkte ohne Zucker, Nitrat oder andere Zusätze kaufen.

Fisch und Meeresfrüchte aus Wildfang mit geringem Quecksilbergehalt. Die besten Lieferanten von Omega-3-Fettsäuren mit niedrigem Quecksilbergehalt, die Umwelteinflüssen nur minimal ausgesetzt sind, sind Molusken (Muscheln, Miesmuscheln, Austern, Jakobsmuscheln) sowie kleinere fetthaltige Fische wie Sardinen und Anchovis. Wer Histaminprobleme hat, sollte bei dieser Nahrungsmittelgruppe zurückhaltend sein, andere hingegen profitieren vom hohen Gehalt an Zink, Selen, Jod und anderen Nährstoffen, die die Schilddrüse unterstützen. Wildlachs ist auch den höheren Preis wert – sehen Sie sich nur seine intensive rote Färbung an! Versuchen Sie, den Verzehr großer Mengen Fisch mit hohem Quecksilbergehalt zu meiden, etwa Thunfisch und Schwertfisch. Und wenn diese Arten auf dem Speiseplan stehen, geben Sie Korianderblätter dazu! Koriander ist ein Komplexbildner, der den Körper bei der Beseitigung von Toxinen unterstützt.

Farbenprächtiges Gemüse. Gemäß dem wichtigsten entzündungshemmenden Grundsatz dürfen wir nicht zulassen, dass eine FODMAP-arme Diät uns Angst vor pflanzlichen Nahrungsmitteln macht, denn wir verlieren sonst viel mehr als wir gewinnen. Wenn der Darm ausheilt und die Ernährung erweitert wird, sollten Sie auf die ganze Bandbreite zurückgreifen. Dieses Buch bietet Ihnen viele Möglichkeiten, um Farbe auf Ihren Teller zu bringen, etwa mit Paprika, Karotten, Auberginen, Radicchio, Gurken, Pak Choi (chinesischem Senfkohl), Radieschen, Kürbis und Zucchini. In Maßen sind auch Brokkoli, grüne Bohnen, Fenchel, Süßkartoffeln und Rotkohl verträglich (die Mengen für einen mittleren FODMAP-Gehalt finden Sie auf S. 158).

Ingwer. Wie Sie in Kapitel 2 gelesen haben, gilt Ingwer in größeren Mengen als Prokinetikum sowie als schnelle Hilfe bei Blähungen, Übelkeit und bei RDS-Problemen. Die Wurzel, eine Zutat in vielen meiner von der asiatischen Küche inspirierten Rezepte, bietet auch Vorteile für die Gesundheit, die über Darmprobleme hinausgehen. Ingwer ist ein Star in der ayurvedischen Küche und hat viele medizinische Einsatzmöglichkeiten, etwa bei Erkältungen, Krämpfen und Muskelschmerzen. Probieren Sie das *Kohlgemüse aus der Pfanne mit Ingwer* *und Quinoa* (S. 226), *Karotten-Ingwer-Dressing* (S. 211) oder *Geschmorte Auberginen mit Kurkuma und Ingwer* (S. 215).

Frischer Zitronen- und Limettensaft. Zitronensaft ist eine der Geheimwaffen der Natur. Er ist antiseptisch und wirkt als Lösungsmittel für Toxine. Und auch wenn es völlig unverständlich klingt, entsteht, sobald man ihn in Wasser gibt, eine basische Lösung und keine saure. Wenn Sie den Tag mit einem basischen Getränk beginnen anstatt mit einem sauren Kaffee, unterstützen Sie die Leber beim Ausspülen des Abfalls, den sie in der Nacht im Zuge der Blutreinigung – auch eine ihrer Aufgaben – angesammelt hat. Frisch gepresster Zitronensaft in Wasser vor jedem Essen unterstützt auch die Produktion von Magensäure, die ein zentraler Bestandteil des Verdauungsprozesses ist. In meinen Rezepten dienen Zitronen- und Limettensaft als hauptsächliche Säurequelle, da sie von Menschen besser vertragen werden, die unter einer Histaminunverträglichkeit leiden, und weil sie besonders bei Rohkost antimikrobiotisch wirken können.

Verdauungsfördernde Gewürze. Kreuzkümmel, Koriander, gemahlener Ingwer, Fenchelsamen und Zimt haben verdauungsfördernde Eigenschaften. In vielen Rezepten, die von der indischen Küche oder der Kultur des Nahen Ostens inspiriert sind – wie die *Wärmende Wurzelgemüse-Hühner-Tajine mit Mangold* (S. 263), Kitchari mit Naturreis (S. 222) oder *Mildes und cremiges Butterhähnchen ohne Butter* (S. 285) – haben diese Gewürze ihren großen Auftritt.

Rosafarbenes Himalaya-Salz oder keltisches Meersalz. Wie das Fett hat auch Salz im Zeitalter der industriell verarbeiteten Nahrungsmittel einen schlechten Ruf erworben – obwohl es ein unentbehrlicher Nährstoff ist. Salz ist in praktisch allen unseren Körperflüssigkeiten enthalten; das bedeutet, dass wir es über Schweiß, Urin und Tränen ständig verlieren. Entscheiden Sie sich für unverarbeitete Alternativen, etwa rosafarbenes Himalaya-Salz oder keltisches Meersalz und damit für einen vorteilhaften Gehalt an Mineralstoffen, der zur Resorption beiträgt und den Elektrolythaushalt unterstützt. Die Rezepte in diesem Buch wurden alle mit Meersalz entwickelt, Wenn Sie grobes Salz verwenden, müssen Sie die Mengen eventuell anpassen, da es nicht so würzig ist.

Frische Kräuter. Obwohl dieselbe Konzentration wie in pflanzlichen Ergänzungsmitteln schwer zu erreichen ist, profitieren Sie davon, wenn Sie Ihr Essen mit Kräutern würzen. Verschiedene antimikrobiell wirksame Kräuter wie Oregano, Rosmarin und Basilikum zusammen mit Korianderblättern und Petersilie, die sehr wirksam entgiften, sind eine gute Entscheidung. Sie werden feststellen, dass die meisten Gerichte vor dem Servieren mit frischen Kräutern garniert werden, und Kräuter die Basis vieler Soßen sind, zum Beispiel der *Grünen Harissasoße* (S. 200), des *Cremigen Ranch-Dressings mit Koriander und Jalapeño* (S. 175) oder des *Drei-Kräuter-Chimichurris* (S. 286).

Fermentierte Nahrungsmittel. Die meisten Menschen warten die zweite Phase ihrer SIBO-Genesung ab, bevor sie wieder fermentierte Nahrungsmittel zu sich nehmen. Wer Probleme mit Histamin oder Hefepilzen hat, reagiert vielleicht darauf, solange die Dünndarmfehlbesiedelung nicht ganz beseitigt ist. Mit den enthaltenen lebenden probiotischen Kulturen gehören diese Nahrungsmittel zu den traditionellen „Stars" unter den Zutaten für den gesunden Darm.

Sauerkraut und Kimchi, zum Beispiel, trainieren Ihren Darm, indem sie das Immunsystem neu einstimmen und gleichzeitig der vorhandenen Darmflora die präbiotischen Ballaststoffe zur Verfügung stellt, nach denen sie sich sehnt; bei den Ergänzungsmitteln in der Vitaminabteilung findet man so etwas unter dem Oberbegriff „Symbiose". Natürlich müssen SIBO-Patienten darauf achten, dass sie ihre Überwucherung nicht wieder schüren und den Darmheilungsprozess dadurch scheitern lassen. Sie wissen selbst am besten, wann der passende Zeitpunkt für die Wiederaufnahme dieser Nahrungsmittel gekommen ist; ergänzen Sie die Mahlzeiten dann mit einer geringen Menge *Kokos-Kefir* (S. 197), *Sauerkraut* (S. 195) oder *24-Stunden-Joghurt* (S. 193). Sie finden auch immer wieder Vorschläge unter dem Hinweis **Für später**. Insbesondere fermentierte Milch und Milchprodukte wurden in verschiedenen Studien mit vorteilhaften Veränderungen des Mikrobioms in Verbindung gebracht. Wenn Sie bei einer Eliminationsdiät festgestellt haben, dass Milch und Milchprodukte unproblematisch sind, könnten Sie die Rezepte mit Joghurt als Teil Ihrer Ausheilungsstrategie nach der SIBO-Behandlung ergänzen, um die Darmflora wieder aufzubauen. Auch fermentierter Sauerkrautsaft – 30 ml täglich reichen aus – unterstützt dank der enthaltenen Aminosäuren die Ausheilung des Darms ebenfalls (mehr zu den Vorzügen von Kohl gibt es auf S. 149).

Gekeimtes Getreide. Noch vor etwa hundert Jahren wurde das geerntete Getreide auf dem Feld liegen gelassen, bis die Menschen Zeit hatten, um es zu verarbeiten. Da es dem Wetter ausgesetzt war, begann zumindest ein Teil davon zu keimen. Das Überspringen dieses wichtigen Schritts ist vielleicht einer der Gründe, warum wir Getreide heute weniger gut verdauen. Der Keimungsprozess erhöht die Bioverfügbarkeit einiger Vitamine (insbesondere der B-Vitamine wie Folsäure sowie von Vitamin C) und kann bei Menschen, die Getreideproteine nicht so gut vertragen, zu weniger Reizreaktionen führen. Obwohl in meinen Rezepten nicht ausdrücklich gekeimte Varianten vorgesehen sind, haben Menschen, die empfindlich auf Getreide reagieren, vielleicht einen Vorteil, wenn sie vorgekeimtes Getreide kaufen oder es vor dem Kochen selbst zu Hause keimen lassen. Das Verfahren ist einfach, erfordert jedoch ein wenig Vorausplanung: Beginnen Sie mit einem Vollgetreide wie Naturreis (Kleie und Keim sollten unversehrt sein), weichen Sie es über Nacht in zimmerwarmem Wasser ein und gießen sie dieses vor der Verwendung ab. Auch wenn das Getreide in diesem Stadium noch nicht vollständig gekeimt ist, braucht es oft weniger Kochwasser und ist für Ihren Körper leichter aufzuschließen.

HELDENHAFTE ZUTATEN FÜR DARMGESUNDE REZEPTE

Kollagen. Es ist in jeder Phase der SIBO-Behandlung hilfreich, zusätzlich Knochenbrühe zu trinken, da sie Aminosäuren und Kollagen enthält, die die Ausheilung der Darmschleimhaut unterstützen. Die Zubereitung eines eigenen Fonds ist auch ein wichtiger erster Schritt in Richtung einer FODMAP-armen Diät, da die meisten im Handel erhältlichen Brühen Knoblauch und Zwiebeln enthalten. Meine Rezepte befinden sich auf S. 170. Sie können auch Kollagen-Peptide kaufen und Ihren Suppen, dem morgendlichen Tee (etwa dem *Goldglanz-Latte*, S. 187) oder Smoothies hinzufügen. Es gibt auch ein Rezept für *Histaminarme Brühe* (S. 172).

Kohlsorten. Bestimmte Gemüsefamilien enthalten besonders viel L-Glutamin, das eine wichtige Rolle für die Ausheilung der Tight Junctions Ihrer Darmschleimhaut spielt. Kohl gehört zu den an dieser Aminosäure besonders reichen Gemüsen. In Portionen, die kleiner als eine ¾ Tasse sind, ist er FODMAP-arm, doch wenn Sie empfindlich auf die Ballaststoffe reagieren, geben Sie einfach kleine Mengen davon in Ihre Säfte, Smoothies oder Suppen, ohne dass dadurch zu viel Druck auf Ihren Darm ausgeübt wird (mein *Kreuzblütler-Suppenallerlei* von S. 265 eignet sich ideal dafür). Wenn Sie wieder fermentierte Nahrungsmittel zu sich nehmen, ist Kraut eine besonders zuträgliche Wahl. Sauerkrautsaft, also die bei der Herstellung von Sauerkraut entstehende Lake, gibt es auch zu kaufen. Der Saft wird im Kühlschrank aufbewahrt und lässt sich wunderbar trinken; nehmen Sie im Laufe der Woche immer wieder einige Schlucke oder verwenden Sie ihn anstelle von Essig für Salatdressings.

Kurkuma. Eine Medikamentenklasse, die Ihr Risiko für eine Barrierestörung der Darmschleimhaut erhöht, sind nichtsteroidale Antirheumatika wie Ibuprofen. Kurkuma gehört zu den Substanzen, die die Ausheilung Ihres Darms unterstützen können und ist nicht nur entzündungshemmend, sondern auch schmerzlindernd. Wie Sie wissen, ist die Farbe ein großartiger Hinweis auf die entzündungshemmenden Eigenschaften. Und nur wenige Nahrungsmittel haben vergleichbare gesundheitliche Effekte wie Kurkuma. Die Farbe ist zwar ziemlich auffällig, dennoch habe ich Kurkuma in möglichst vielen Rezepten ergänzt, um den Nährstoffgehalt zu erhöhen. Speziell bei einem Leaky-Gut-Syndrom fördert Kurkumin, der Hauptbestandteil von Kurkuma, die Regeneration der Drüsen auf der Darmoberfläche. Probieren Sie den *Seewolf in Kurkuma-Dill* (S. 304) oder das *Kürbis-Schnittlauch-Risotto* (S. 232) und gönnen Sie sich ein wenig „Güte in Gold".

KEIN ÖL INS FEUER GIESSEN

Gluten. Die Glutenunverträglichkeit, die jedoch nicht die diagnostischen Kriterien einer Zöliakie erfüllt, hat in den letzten zehn Jahren epidemische Ausmaße angenommen und zahlreiche Theorien befeuert, warum Menschen auf ein Protein reagieren, das seit Jahrhunderten der kulinarische Rettungsanker unserer Zivilisation ist. Ein möglicher Grund: Weizen wurde im Laufe der Jahre immer wieder gekreuzt, um ihn gegen die zunehmenden Pestizidmengen abzuhärten, vor allem Glyphosat. Einmal abgesehen davon, dass es sich ebenso zerstörerisch auf unsere nützliche Darmflora auswirkt wie auf die Schädlinge in der Natur, hat eine Meta-Analyse auch ermittelt, dass die Belastung mit Glyphosat das Krebsrisiko um 41 Prozent erhöht.

Brot wird heute ganz anders hergestellt als noch vor einem Jahrhundert, wobei sich die Gehzeit für den Teig am meisten verändert hat. Ein höherer prozentualer Anteil an Gluten ermöglicht in den Brotfabriken eine schnellere Entwicklung der Brotelastizität – von 24 Stunden konnte sie gesenkt werden auf lediglich 20 Minuten – durch einen unheimlich klingenden Stabilisator namens Vitalweizengluten, der inzwischen den meisten Industriebackwaren zugesetzt wird. Gluten selbst stellt im Zeitalter der Autoimmunerkrankungen aufgrund der molekularen Mimikry ein Risiko dar, das schon erwähnte Phänomen, bei dem ein Fremdstoff dem Körpergewebe so ähnlich ist, dass das

Immunsystem versehentlich nicht ihn, sondern das eigene Gewebe angreift. Die Glutenstruktur ähnelt einer Reihe von Körpergeweben, insbesondere dem Schilddrüsengewebe, wodurch es sowohl zu einem Mitversucher von Autoimmunerkrankungen der Schilddrüse wird als auch zu einem Nahrungsbestandteil, der bei Schilddrüsenpatienten immer wieder Öl ins Feuer gießt, die bereits mit einem hohen Antikörpertiter zu kämpfen haben. Eine Glutenunverträglichkeit ist wegen dieser Kreuzreaktion meist auch mit einer Hefepilzüberwucherung (SIFO) verbunden.

Milch und Milchprodukte. Bei der Mehrheit der Weltbevölkerung stellt der Körper die Bildung von Laktase, also dem Enzym, das den Milchzucker (Laktose) abbaut, nach Ende der Stillzeit ein. Wenn Sie von SIBO betroffen sind, ist die Einschränkung der Laktosemenge eine weitere Möglichkeit, den Bakterien ihre Lieblingsnahrung vorzuenthalten, weshalb bei einer FODMAP-armen Diät nur gereifte Käsesorten und lange fermentierter 24-Stunden-Joghurt, der sehr wenig Laktose enthält, erlaubt sind. Ich habe jedoch – mit Ausnahme von Ghee und fermentiertem Joghurt – wegen des potenziellen Risikos einer Kreuzreaktion in den Rezepten auf Milch und die meisten Milchprodukte verzichtet. Ähnlich wie auf Gluten reagieren viele Menschen auf Milch und Milchprodukte empfindlich, da sie Casein und Molke (zwei Milchproteine) nicht vertragen. Konventionelle Erzeugnisse enthalten tendenziell auch sehr viele Hormone und Antibiotika, die beide ein Ungleichgewicht der Darmflora fördern können.

Mais und Soja. Mais und Soja gehören zu den (in den Vereinigten Staaten) am häufigsten gentechnisch veränderten Nahrungsmitteln; davon betroffen sind etwa 90 Prozent der Gesamternte. Viele Menschen behaupten, dass diese Veränderungen für den menschlichen Körper unproblematisch sind. Wenn man bedenkt, was mit dieser Entwicklung erreicht werden sollte, wird klar, dass unser Darm nicht ungeschoren davonkommen kann. Viele gentechnisch veränderte Nutzpflanzen sind so konzipiert, dass sie ihr eigenes Insektizid bilden, das sogenannte Bt-Toxin, das Insekten durch die Zerstörung der Schleimhaut ihres Verdauungstrakts tötet. Studien haben ergeben, dass es auf menschliche Zellen ebenso wirkt, den Darm schädigt und ein Leaky-Gut-Syndrom verursacht. Das einzige Sojaprodukt in diesem Buch ist glutenfreies Tamari, das in Bioqualität erhältlich ist. Alternativ können Sie auch Kokosnuss-Aminos verwenden, die für die Paläo- und Spezifische Kohlenhydrat-Diät (SCD) geeignet sind.

Zucker. Ein schwankender Blutzuckerspiegel wirkt sich negativ auf das gesamte Verdauungssystem aus und führt dazu, dass die Leber den Hormonspiegel schlechter regulieren und Toxine weniger gut ausleiten kann. Am deutlichsten veranschaulichen mehrere Studien, wie eine Ernährung mit hohem Glukose- und Fruktosegehalt das bakterielle Gleichgewicht in Ihrem Mikrobiom fundamental verändern, die Vielfalt einschränken und die Darmdurchlässigkeit erhöhen kann. Zusätzlich zu den Auswirkungen, die Zuckeralkohole auf die Überwucherung haben (schauen Sie sich nochmals die praktische Übersicht der FODMAP-reichen Nahrungsmittel auf S. 105 an), legen neuere Nachweise nahe, dass künstliche Süßstoffe mit höherer Wahrscheinlichkeit eine Glukoseintoleranz auslösen als reiner – sogar raffinierter – Zucker. Während des Genesungsprozesses könnte es sich also lohnen, mit der Gewohnheit zu brechen, dass zu jeder Mahlzeit ein Nachtisch gehört; auch süße Zubereitungen wie

Barbecue-Soßen oder panasiatische Speisen sollten Sie eher meiden, wenn Sie auswärts essen. In der eigenen Küche können Sie für ein ausgewogenes Aroma natürliche Alternativen wie reinen Ahornsirup und Kleeblütenblütenhonig in bescheidenen Mengen verwenden. Und wenn es sein muss, dann dürfen Sie auch ein Stückchen qualitativ gute dunkle Schokolade nach der Mahlzeit essen.

Kaffee. Kaffee polarisiert, manche betrachten ihn als Droge, andere als Superfood. Seine Verträglichkeit hängt tatsächlich davon ab, wie gut Sie Kaffee verstoffwechseln; das ist von Mensch zu Mensch verschieden und kann durch eine Reihe von Faktoren beeinflusst werden (hormonelle Empfängnisverhütungsmittel sind ein großes Problem). Kaffee konkurriert um wertvolle Enzymressourcen, die auch für die Weiterverarbeitung von Östrogen beim Entgiftungsprozess benötigt werden. Das ist ein Grund, warum Frauen, die sich einer Hormonersatztherapie unterziehen, Koffein wesentlich langsamer verstoffwechseln und seine Wirkungen länger spüren. Bei einem erhöhten Östrogenspiegel, der entstehen kann, wenn die Leber den Überschuss nicht richtig einordnet und beseitigt, kommt es zu einer Kettenreaktion im Körper, die viele Bereiche betrifft, vor allem aber die Schilddrüse. Die Folgen einer Östrogendominanz für den Darm können Sie auf S. 48 nachlesen. Insbesondere für Frauen sind morgendliche Muntermacher wie Bio-Grüntee oder Matcha bessere Alternativen.

Alkohol. Bevor Sie jetzt böse auf mich werden, weil ich Ihnen jeden Spaß verderbe, möchte ich noch schnell darauf hinweisen, dass Sie an so manchem „benebelten" Morgen wahrscheinlich schon zu hören bekamen, Sie sollten sich besser ein bisschen mäßigen. Zusätzlich zu den rasenden Kopfschmerzen haben Sie vielleicht auch bemerkt, was der tiefe Blick ins Glas mit Ihrer Verdauung anstellt – das Problem hat tatsächlich mit der Menge zu tun: Ein Wodka Tonic nach dem anderen an einem Abend kann die Leber überfordern. Bestellen Sie süßen und koffeinhaltigen Cola-Rum, verdreifachen Sie das Problem. Ich nehme zwar an, dass Sie während des Heilungsprozesses Ihren Konsum sicherlich reduzieren können, doch neben der Menge geht es eben auch um die Häufigkeit. Ein tägliches Glas Wein zum Abendessen ist manchmal schlimmer als mehrere Gläser an einem einzelnen Samstagabend, da Ihre Leber durch den täglichen Verzehr einfach nicht nachkommt mit der Verarbeitung. Wenn Sie Ihrem Darm den größten Gefallen tun wollen, sollten Sie wenigstens dann auf Alkohol verzichten, während Sie Ihre antimikrobiellen Medikamente nehmen, um deren Wirkung nicht zu torpedieren. Doch auch darüber hinaus sollten Sie sich zusätzlich zur Reduzierung der Gesamtmenge unbedingt mehrere aufeinander folgende Tage in der Woche gönnen, in denen der Körper in Ruhe entgiften kann. Auch wenn der meiste Alkohol (mit Ausnahme von Rum) FODMAP-arm ist, soll doch all die andere gute Arbeit, die Sie leisten, nicht beeinträchtigt werden.

Billige Öle. Zu den Dingen, die während meiner SIBO-Behandlung für Sinnesgenuss sorgten, gehörten Pommes frites (aus einer speziell dafür vorgesehenen, nicht durch Gluten kontaminierten Fritteuse), die bei einer FODAMP-armen Diät im Grunde genommen erlaubt sind. Ich habe sie nur selten gegessen, dafür mit Genuss. Man darf dabei aber nicht vergessen, dass billige Öle, die vor allem in der Fritteuse verwendet werden – wie Soja-, Mais-, Erdnuss- und Rapsöl –

oft für Verdauungsbeschwerden verantwortlich sind. Zu viele gesättigte Fettsäuren in der Ernährung verringern nachweislich die mikrobielle Vielfalt und lösen eine Reihe von Stoffwechselkrankheiten aus. Wenn Sie in einem Restaurant essen und sich wundern, dass es Ihnen danach besch***en geht, dann liegt das vielleicht nicht an einer bestimmten Zutat auf Ihrem Teller, sondern an dem Öl, mit dem sie zubereitet wurde.

PROBLEMATISCHE ZUTATEN

Heldennahrung kann auch schaden, das hängt ganz vom Menschen ab. Wenn Sie auf eine in den Rezepten verwendete Zutat reagieren, könnte das einen der folgenden Gründe haben. Seien Sie Ihr eigener Detektiv und nutzen Sie diese Vorschläge, um die Gerichte bei Bedarf zu optimieren.

Kokosnuss. Aus verschiedenen Gründen ist die Kokosnuss heutzutage ein unterschätztes Allergen, und zwar eines, das es in vielerlei Hinsicht schwierig machen kann, sie als „gesundes" Seelenfutter darzustellen. Trotzdem gehört Kokosmilch zu den Produkten, die ich am liebsten verwende, um Gerichte, bei denen normalerweise Sahne mit hohem Fettgehalt verlangt wird, sämig zu machen und anzudicken. Wenn Sie feststellen, dass Sie auf Kokosmilch reagieren, könnte das an einigen der Gummistoffe und Zusätze, etwa Guarkernmehl, in manchen Konserven liegen. (Fragen Sie nach entsprechenden Produkten in Ihrem Bioladen; Anm. d. Übers.) Wenn Sie sicher sind, dass Sie auf die Kokosnuss selbst reagieren, können Sie stattdessen ein anderes Milchersatzprodukt verwenden – etwa Mandelmilch, Flachsmilch, Hanf- oder Hafermilch – oder die Gerichte auf andere Weise andicken, zum Beispiel durch Zugabe einer halben Tasse Kartoffelpüree zu einer Suppe, einem Eintopf oder einem Curry. Beachten Sie bitte, dass Nussmilchen in Flaschen oder Dosen tendenziell Zusätze und Süßungsmittel enthalten, daher ist es am besten, sie mithilfe eines der Rezepte auf S. 186 selbst herzustellen.

Ballaststoffe. Auch wenn Sie durch die FODMAP-arme Diät bereits viele Formen von resistenter Stärke und unlöslichen Fasern nicht mehr zu sich nehmen, enthalten Ihre Mahlzeiten immer noch eine Menge pflanzlicher Ballaststoffe. Bei einer schwerwiegenden Entzündung Ihres Darms gehören ganze Nüsse, Samen und Kerne sowie harte Schalen von Gemüsen zu den Dingen aus der Abteilung Ballaststoffe, die eventuell schwer verdaulich sind. Bevor Sie aber ein Produkt komplett meiden, sollten Sie sich den Ballaststoffgehalt ansehen. Versuchen Sie bei einem Gemüse zunächst, die Kerne und die Schale zu entfernen, bevor Sie es für ein Rezept verwenden. Viele der Nüsse, Samen und Kerne in diesen Rezepten sind zum Garnieren gedacht, Sie können sie also auch einfach weglassen, wenn Sie wissen, dass sie problematisch sind.

Gesunde Fette und tierisches Protein. Eine Fettresorptionsstörung kommt bei einer SIBO häufig vor, auch wenn gesunde Fette wie Kokosöl, Ghee und Olivenöl wichtig für die langfristige Ausheilung des Darms sind und bei einer restriktiven Diät für das Sättigungsgefühl sorgen. Wenn Sie sich wegen der Menge an Öl oder Ghee in einem Rezept Sorgen machen, dann bitte ich Sie dringend, das „Bloß-kein-Fett"-Dogma, mit dem man Sie in den 1990er-Jahren eventuell indoktriniert hat, hinter sich zu lassen und diesen Zutaten eine Chance als Teil Ihrer SIBO-Ernährung zu geben. Stellen Sie allerdings fettigen oder öligen Stuhlgang bei sich fest, dann könnte es sein, dass Sie Fett nicht gut verwerten können. In diesem Fall sollten Sie mit Ihrem Arzt sprechen, ob Sie Ihren Magensäurespiegel erhöhen und es mit einem Verdauungsenzym oder einem Ergänzungsmittel aus Ochsengalle versuchen sollen. Es könnte auch sein, dass Sie magereres Protein (Huhn, Truthahn, Schweinefilet oder Schweinelende) leichter verdauen können, bis Ihr Darm wieder besser in Form ist.

Nachtschattengewächse. Zutaten wie Auberginen, Tomaten, süße Paprikaschoten und scharfe Peperoni sowie Kartoffeln können für manche Menschen mit Autoimmunproblemen wegen ihres Lektin-, Saponin- und / oder Capsaicingehalts problematisch sein. Nachtschattengewächse werden bei einer Autoimmun-Paläo-Diät (AIP) ganz weggelassen, bei einer SIBO-Diät aber oft erhöht, da sie FODMAP-arm sind. Wenn Sie merken, dass Sie Gemüse aus dieser Familie nicht gut vertragen, lohnt es sich eventuell, mit den Mengen zu experimentieren, um zu beurteilen, wie hoch Ihre Sensitivität ist. Das Entkernen und die Entfernung der Haut helfen manchmal auch gut.

Pikante Nahrungsmittel. Scharfe Peperoni können Menschen mit empfindlichem Darm aus mehreren Gründen Probleme bereiten: Zum einen weil es Nachtschattengewächse sind, zum anderen wegen des Histamins. Ganz allgemein können scharfe Nahrungsmittel Öl ins Feuer einer Darmentzündung gießen. Leider greifen wir bei einer FODMAP-armen Diät auch oft auf ein wenig Schärfe zurück, um die Gerichte interessanter zu machen, weil wir ohne Lauch- und Zwiebelgewächse auskommen müssen. Wenn Sie wissen, dass Sie sich mit scharfen Nahrungsmitteln den Magen verderben, achten Sie darauf, Jalapeño-Chili, Cayenne-Pfeffer, Chilipulver und rote Paprikaflocken bei den entsprechenden Rezepten wegzulassen. Schwarzer Pfeffer fällt nicht darunter, schauen Sie also, wie Sie ihn vertragen.

Rohkost. Ähnlich wie bei den Ballaststoffen, gibt es auch beim Verzehr roher Nahrungsmittel viele Fälle, bei denen die Reaktion eventuell nicht durch die Zutat selbst, sondern durch die Art ihrer Zubereitung verursacht wird. Informationen dazu, warum gekochte Nahrungsmittel leichter zu verdauen sind als rohe, finden Sie auf S. 127. Wenn Ihr Zustand noch labil ist, entscheiden Sie sich besser für gekochte Zubereitungen wie Suppen und Eintöpfe (S. 247) und meiden rohen Salat in großen Portionen.

Eier. Eier werden bei den Rezepten nur in sehr geringem Maße verwendet, trotzdem gehört Eigelb zu den besten natürlichen Quellen von Cholin, einem wichtigen Nährstoff für Frauen im gebärfähigen Alter. Wenn Sie Eier vertragen, sind sie eine großartige Ergänzung in Ihrer Speisekammer für die SIBO-Diät. Da sie jedoch Histamin im Körper freisetzen, kommt es bei Menschen mit einem Histaminproblem eventuell zu einer Zunahme der Symptome, wenn sie stärker auf Eier als Proteinquelle setzen. Viele Menschen, die an einer Autoimmunerkrankung leiden, stellen auch fest, dass sie empfindlich auf Eier reagieren können, da das (im Eiweiß enthaltene) Lysozym die Darmbarriere durchdringen kann. Dadurch kann es zu einer Verschlimmerung von systemischen Entzündungen kommen, wenn ausschließlich Eiweiß zum Beispiel in Form von morgendlichem „weißem" Rührei (ohne Eigelb) gegessen wird. Wenn Sie Eier mögen, essen Sie bitte das ganze Ei.

Suppen auf Brühenbasis und Eintöpfe aus dem Schongarer. Wenn Sie an einer Histaminfehlsteuerung leiden, stellen Sie vielleicht fest, dass Suppen und Eintöpfe auf der Basis von Brühen aus dem Schongarer Symptome verursachen können, obwohl das Kollagen in der Knochenbrühe im Allgemeinen eine Wohltat für die Darmgesundheit ist. Lesen Sie nochmals auf S. 118 zum Thema Histaminintoleranz nach, dort steht, wie Sie das Problem mit einer Kurzzeit-Diät angehen können. Verwenden Sie für alle Suppen und Eintöpfe in diesem Buch einfach das Rezept für eine histaminarme Brühe (S. 172) oder Wasser. Vielleicht sollten Sie sich auch für Gerichte mit kurzer Zubereitungszeit entscheiden und eher kein tierisches Protein essen, das für viele Stunden in einem Schongarer gegart wurde.

Das Einmaleins der FODMAP-armen Küche

Wie Sie sehr schnell erkennen werden, wenn Sie die Produktetiketten im Supermarkt lesen, bedeutet das Meiden von Knoblauch, Zwiebeln und Zuckerzusätzen bei Ihrer Ernährung, dass Sie auf viele abgepackte Nahrungsmittel für die schnelle Küche nicht mehr vertrauen können. Erfreulicherweise haben Sie dadurch die Gelegenheit, zu Hause selbst zu kochen und eine „lebendige“ Speisekammer aufzubauen. Das Konzept habe ich mir bei Küchenchef David Bouley abgeschaut, der die letzten zehn Jahre damit verbracht hat, ernährungsphysiologisch sinnvolle Komponenten nach dem Baukastenprinzip zur Förderung einer guten Darmgesundheit für sein Restaurant zu entwickeln. Im Zuge einer FODMAP-armen Diät wird das Kochen zu einer Notwendigkeit, doch es gibt auch einen längerfristigen zusätzlichen Nutzen – Sie werden künftig immer sehr viel mehr nahrhafte Alternativen zur Hand haben, um Ihre Mahlzeiten schmackhaft zu machen. Mit den folgenden Ideen sind Sie gut gerüstet für eine FODMAP-arme Küche.

Aromatisieren Sie Ihr Öl mit Knoblauch, Schalotten und Zwiebeln. Ich erhalte sehr oft Nachrichten oder Kommentare zu Rezepten, bei denen Knoblauch auf der Zutatenliste steht. Tatsächlich lassen sich solche Zutaten auch in einem FODMAP-armen Rezept verwenden – man muss nur wissen, wie. FODMAPs sind nicht fettlöslich, also ist der einfachste Weg, das Aroma von Knoblauch, Schalotten oder Zwiebeln über das Öl, das Sie zum Kochen verwenden, in Ihre Mahlzeiten zu bringen. Auf S. 173 finden Sie Rezepte zur Herstellung von größeren Mengen Knoblauch- und Zwiebelöl. Da Olivenöl nicht hoch erhitzt werden sollte, empfehle ich Ihnen, ein Gericht erst nach der Zubereitung damit abzurunden und eine Duftnote, die „Kopfnote“, wenn Sie so wollen, hinzuzufügen, anstatt diese Öle zum Anbraten des Fleisches zu verwenden. Manche Rezepte beginnen mit der Aromatisierung des Öls, das Sie zum Kochen verwenden; wenn Sie also Knoblauch oder Schalotten auf der Zutatenliste finden, ist das kein Grund zur Sorge. Welche Art von Öl Sie verwenden – aromatisiert oder nicht –, steht Ihnen natürlich frei.

Legen Sie sich einen Vorrat an Gemüse mit mittlerem FODMAP-Gehalt zu. Zu den Aspekten, die bei einer FODMAP-armen Ernährungsweise die meisten Umstände bereiten, gehört Gemüse mit mittlerem FODMAP-Gehalt, da eine bestimmte Portionsgröße zu beachten ist. Die Mengen sind nicht unbedingt praktisch, etwa 1/8 Fenchelknolle. Obwohl ich meine Rezepte im Allgemeinen so gestalte, dass ein Gemüse als Ganzes verwendet wird, erfordert die Zutatenliste oft weniger als die Menge, die Sie normalerweise kaufen würden. Das klappt bei manchen Sorten besser, bei anderen schlechter. Besser zu verwenden ist Gemüse, das sich länger im Gemüsefach hält. Ich nenne diese Sorten „Vorratsgemüse". Brokkoli, Kohl, Sellerie, Fenchel, Süßkartoffeln und Winterkürbis sind lange haltbar und ermöglichen es Ihnen, sich langsam „durchzuarbeiten". Eine bebilderte Anleitung für diese Portionen gibt es auf S. 158. Gemüse tiefgefroren zu kaufen, etwa Brokkoli-Röschen, grüne Bohnen und Zuckererbsen, ist eine weitere sinnvolle Möglichkeit, denn dann können Sie kleinere Mengen entnehmen, ohne dass Abfall entsteht.

Bereiten Sie Ihre eigene Brühe zu. Mit einer Brühe machen Sie aus praktisch jedem Gericht eine gehaltvolle Mahlzeit. Nehmen Sie die Karkasse, also die Knochen eines ganzen Huhns, und geben Sie Pfefferkörner, jede Menge Kräuter, frischen Ingwer, Karotten und für eine FODMAP-arme Diät geeignete und übrig gebliebene Gemüsereste dazu. Rezepte, einschließlich einer vegetarischen Alternative, finden Sie auf S. 172.

Reiner Ahornsirup als Süßungsmittel. Haushaltszucker ist fachlich gesehen zwar FODMAP-arm, doch mein Schwerpunkt liegt auf natürlichen, weniger raffinierten Süßungsmitteln in den wenigen Rezepten, die etwas Zucker erfordern. Reiner Ahornsirup (wenn es um flüssige Zutaten geht) und Kokoszucker (bei trockenen Zutaten) sind meine bevorzugten Alternativen. Doch wer sich nach den SIBO-spezifischen Ernährungsrichtlinien, der Zwei-Phasen-Diät oder der Spezifischen Kohlenhydrat-Diät richtet, kann stattdessen auch Kleeblütenhonig verwenden.

Bereiten Sie Ihr eigenes Salatdressing zu. Wenn Sie sich FODMAP-arm ernähren, können Sie die meisten Säuren – Essig, Zitronen- und Limettensaft – und Emulgatoren wie Mayonnaise und Senf verwenden, vorausgesetzt, sie enthalten weder Knoblauch noch Zwiebeln. Tabu sind Süßungsmittel wie Maissirup mit hohem Fruktosegehalt und Honig, die in vielen fertig gekauften Dressings und Würzmitteln enthalten sind. Zum Glück gehört die Zubereitung einer Salatsoße zu den einfachsten Dingen, die Sie zu Hause machen können. Und da Sie ja selbstgemachte aromatische Würzmittel zur Verfügung haben, ist es viel einfacher, daraus etwas zu zaubern, das alles andere als ein deprimierendes Mittagessen am Schreibtisch oder Abendessen ist. Einige meiner Favoriten finden Sie im Abschnitt *Basisrezepte* (S. 169).

Ersetzen Sie tierische Milch durch Mandel-, Flachs-, Hanf- oder Kokosmilch. „Normale" Milch und Sahne sind bei einer FODMAP-armen Diät zu meiden, doch viele Alternativen aus Nüssen, Samen und Kernen sind in Maßen erlaubt. Bei Kokosmilch gibt es manchmal Probleme mit Portionen, die größer sind als ¼ Tasse. Bei vielen Rezepten in diesem Buch wird insgesamt eine Tasse (entspricht 236 ml) verlangt, was ungefähr die Hälfte einer Standard-Dose (400 ml) bedeutet. Bewahren Sie die andere Hälfte einfach für den späteren Gebrauch auf. Bei einem Rezept für ein besonders cremiges Gericht verwenden Sie möglichst die obere Hälfte, denn dort setzt sich die Creme in der Dose meist ab. Es gibt auch Kokosmilch in kleinen Tetrapaks zu 200 ml, fragen Sie im Zweifelsfall einfach im Laden nach.

Freunden Sie sich mit Gewürzen an. Um schmackhafte Mahlzeiten aus einfachen Zutaten zuzubereiten, ist die Erweiterung Ihres Gewürzregals eine der lohnendsten Investitionen. Für ein kräftiges Curry braucht man nicht viele andere Aromastoffe, damit die Hauptzutaten großartig schmecken. Gewürze sind auch wunderbar geeignet, um einfaches gebratenes Gemüse aufzupeppen, etwa Karotten oder Kartoffeln (*Marokkanischer Karottensalat*, S. 241; *Räucherwürzige Fingerling-Fritten aus dem Ofen*, S. 225). Sie können Ihre Sammlung Stück für Stück aufbauen, bedenken Sie jedoch, dass viele Gewürze nach ein oder zwei Jahren ihre Würze und heilkräftige Wirkung verlieren.

Geben Sie etwas Schärfe dazu! Wer Chili, Jalapeño-Chili und scharfe Soßen verträgt, kann der täglichen Küche einen kleinen „Kick" hinzufügen. Lesen Sie auf jeden Fall die Zutatenliste, um Zwiebeln, Schalotten, Knoblauch und Zuckerzusätze in fertig gekauften Alternativen zu vermeiden, zum Beispiel in Sriracha-Soße. Mein Favorit ist (der mexikanische Würz-Klassiker) Cholula, der laut Zutatenliste nur Chili, Salz und Essig enthält.

Stellen Sie Ihre eigene Wurst her. Alle Fleischsorten, Meeresfrüchte und Geflügelarten stammen bei einer FODMAP-armen Diät von Weidetieren oder aus Wildfang. Nicht verzehrt werden sollte hingegen verarbeitetes Fleisch, das Zwiebeln und Knoblauch enthalten könnte. Die Lösung ist einfach: Stellen Sie Ihre Wurst selbst her – und das ist gar nicht schwer! Alles, was Sie dafür brauchen, sind Hackfleisch, Kräuter und Gewürze Ihrer Wahl. Ein Rezept für eine milde italienische Wurst gibt es auf S. 185. Für Chorizo-Würste geben Sie einfach Kreuzkümmel und Koriander dazu. Werden Sie kreativ!

Löschen Sie den Bratensatz in der Pfanne ab. Wenn man die Grundtechniken einer aromatischen Küche kennt, dann hilft das auch beim Kochen ohne Zwiebeln, Knoblauch und Schalotten. Vor allem sollten Sie Ihr Fleisch, die Meeresfrüchte und das Geflügel so einfach und perfekt wie möglich zubereiten – braten Sie es also gut an. Heizen Sie Ihre Pfanne (möglichst aus Gusseisen) gut auf und verwenden Sie dafür ein hoch erhitzbares Öl (raffiniertes Kokosöl, Avocadoöl). Tupfen Sie das Fleisch mit Küchenpapier trocken, würzen Sie es großzügig mit Salz und Pfeffer und geben Sie es in eine ausreichend große Pfanne. Und dann rühren Sie es nicht mehr an! Das Fleisch muss ungestört am Pfannenboden liegen, damit es wunderbar scharf angebraten wird. Wenn Sie merken, dass sich an der Unterseite eine braune Kruste bildet, ist es Zeit zum Wenden. Klebt es noch an der Pfanne und lässt sich nicht lösen, dann ist es noch nicht so weit. Sobald es fertig angebraten ist, legen Sie es auf eine Platte und lassen es für mindestens die Hälfte der Zeit ruhen, die es in der Pfanne war. Nutzen Sie inzwischen den braunen Bratensatz für die Zubereitung einer Soße.

Mit Schinkenspeck schmeckt alles besser, sogar eine FODMAP-arme Diät. Also gut, Speck ist nicht gerade die gesündeste oder darmfreundlichste Zutat. Aber wenn Sie von Zweifeln geplagt werden oder in einer ganz schlimmen Diät-Depression stecken, kann ein wenig knuspriger Schinkenspeck eine große Hilfe sein. Überprüfen Sie die Zutatenliste unbedingt auf Aromen- und Zuckerzusätze. Kaufen Sie ihn in Bioqualität und ohne Nitrat. Streuen Sie den Speck über Salat oder Eier oder genießen Sie eine Scheibe oder zwei, einfach so.

Haben Sie fünf Gerichte parat, die sich schnell zubereiten lassen. Dieses Buch macht die Antwort auf die Frage „Was gibt es heute zu essen?" etwas einfacher. Dennoch ist es immer hilfreich, fünf schnelle Rezepte parat zu haben, insbesondere für all jene, die eine sehr restriktive Diät machen. Das sind meine Favoriten!

5 SCHNELLE FODMAP-ARME PFANNENGERICHTE ZUM ABENDESSEN

1. Chili-Limetten-Huhn vom Blech mit Delicata-Kürbis und Grünkohl (S. 273)
2. Sesam-Lachs vom Blech mit Radieschen (S. 306)
3. Westafrikanischer Erdnuss-Eintopf (S. 255)
4. Rindfleisch-Negimaki-Pfanne mit grünen Bohnen und Brunnenkresse (S. 289)
5. Sommerkürbis-Moqueca (S. 259)

10 SCHNELLE FODMAP-ARME FRÜHSTÜCKSGERICHTE MIT WENIG ZUCKER

1. Schinkenspeck-Salat-Tomaten-Frittata (S. 300)
2. Haschee mit Wurst und Paprika (S. 299)
3. Beeren-starker Smoothie (S. 192)
4. Hormonbalance-Bällchen auf zweierlei Art (S. 183)
5. Rührei mit sautiertem Spinat
6. Zwei in Kokosöl gebratene Spiegeleier mit selbstgemachten Wurst-Frikadellen (S. 185)
7. Über Nacht eingeweichter Hafer mit gemischten Beeren
8. 24-Stunden-Joghurt (S. 193) mit Kiwi und Ananas
9. Glutenfreier Toast mit Erdnussbutter und Bananenscheiben
10. Resteessen – funktioniert mit jedem Rezept in diesem Buch!

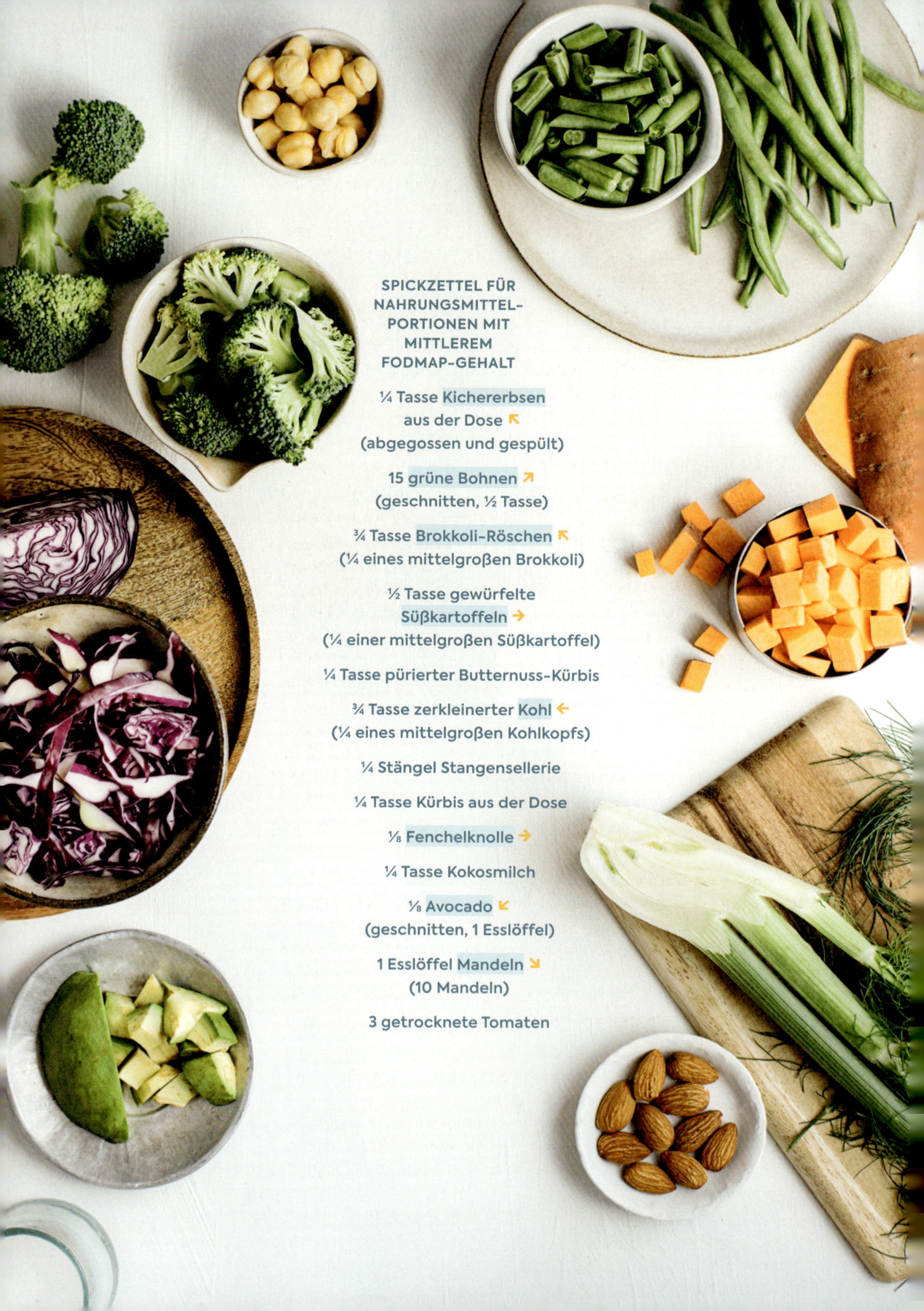

SPICKZETTEL FÜR NAHRUNGSMITTEL-PORTIONEN MIT MITTLEREM FODMAP-GEHALT

¼ Tasse Kichererbsen aus der Dose ↖
(abgegossen und gespült)

15 grüne Bohnen ↗
(geschnitten, ½ Tasse)

¾ Tasse Brokkoli-Röschen ↖
(¼ eines mittelgroßen Brokkoli)

½ Tasse gewürfelte Süßkartoffeln →
(¼ einer mittelgroßen Süßkartoffel)

¼ Tasse pürierter Butternuss-Kürbis

¾ Tasse zerkleinerter Kohl ←
(¼ eines mittelgroßen Kohlkopfs)

¼ Stängel Stangensellerie

¼ Tasse Kürbis aus der Dose

⅛ Fenchelknolle →

¼ Tasse Kokosmilch

⅛ Avocado ↙
(geschnitten, 1 Esslöffel)

1 Esslöffel Mandeln ↘
(10 Mandeln)

3 getrocknete Tomaten

SPICKZETTEL FÜR NAHRUNGSMITTELPORTIONEN MIT MITTLEREM FODMAP-GEHALT

Da es bei einer FODMAP-armen Diät auf die Portionen ankommt, sollten Sie vorsichtig sein, wenn Sie die in diesen Rezepten empfohlene Menge bei einer Mahlzeit überschreiten. Zum Beispiel ist ¼ Tasse Kokosmilch FODMAP-arm, ½ Tasse davon hat aber einen hohen FODMAP-Gehalt. Wenn Sie sich mehr als eine Portion *Suppenbalsam in Orange* (S. 247) gönnen, überschreiten Sie diese Menge an Kokosmilch. Wenn Sie Ihren Suppentopf allerdings zur Hälfte leer essen können und es Ihnen dadurch nicht schlechter geht, dann müssen Sie sich auch nicht stressen. Kokosmilch gehört dann vielleicht nicht zu Ihren Auslösern.

Wichtig: Ich habe in diesem Buch fleißig für Sie gerechnet. Eine Übersicht für einige der in Kapitel 5 am meisten benutzten Zutaten mit mittlerem FODMAP-Gehalt habe ich hier auf der linken Seite zusammengestellt; sie beruht auf den Richtlinien der Monash University.

Vorbereiten wie ein Profi

Der Wahnsinn der Mahlzeitenvorbereitung für eine ganze Woche in einer oder zwei Runden hat Methode – und zwar bei jedem eine eigene. Ich empfehle, **am Wochenende vier Stunden** für all die Aktivitäten zu reservieren, die zum Kochen gehören. Für jede Tätigkeit nehmen Sie sich eine Stunde Zeit: Einkaufen, Vorbereiten, Kochen und Aufräumen. Verglichen mit der Zeit, die Sie aufbringen müssten, wenn Sie das alles jeden Abend machen würden, scheint das kein so großer Zeitaufwand zu sein. Und wenn Sie etwas Köstliches und Nahrhaftes bereits fertig im Kühlschrank stehen haben, werden Sie sich eher keine Mahlzeiten nach Hause liefern lassen oder zum Essen gehen. Dennoch wären solche schnellen Lösungen auch bei einer SIBO-Diät eine Möglichkeit.

Wenn Sie Ihre Mahlzeiten im Voraus zubereiten, sparen Sie nicht nur Zeit, Sie haben auch weniger Abfälle, was sich wiederum positiv auf Ihr Budget auswirkt. Die Vorausplanung zwingt Sie dazu, weniger Gemüse einzukaufen und alles davon zu verbrauchen. Der entscheidende Punkt ist, dass Sie vier oder fünf Gerichte auswählen und dabei die folgenden Tipps nicht vergessen. Ich habe auf S. 315 auch einige Muster-Speisepläne für Sie zusammengestellt.

Achten Sie darauf, dass sich die Gerichte auch zum Vorkochen eignen. Ein Salat mit Dressing fällt in wenigen Stunden zusammen oder wird matschig, ein einfaches *Gelbes Reis-Pilaw* (S. 227) hält dagegen ein paar Tage. Im Allgemeinen halten sich herzhafte Getreidegerichte und alles, was schonend gekocht wird (wie Suppen oder Eintöpfe), gut. Rohkost mit viel zusätzlicher Säure verdirbt leicht. Bei bunten Salaten, wie meinem *Gartensalat* (S. 211), lagern Sie die Bestandteile einzeln und mischen sie erst bei Bedarf.

Nehmen Sie sich nicht zu viel vor. Der Speiseplan sollte so einfach sein, dass er in ein Zeitfenster von ein bis zwei Stunden für das Kochen passt. Suchen Sie nach Rezepten, die mit einer begrenzten Anzahl von Zutaten auskommen (weniger als zehn) und wenig aktive Mitarbeit am Herd erfordern, sodass Sie mehrere Dinge gleichzeitig erledigen können. Die meisten Rezepte in diesem Buch sind ziemlich gestrafft und sollten rasch am Herd oder ohne eigenes Zutun im Backofen zuzubereiten sein.

Servieren Sie einfache Beilagen zu Pfannengerichten. Wählen Sie einige Gerichte aus dem Abschnitt *Hauptattraktion* (S. 269), bei denen alle Nahrungsmittelgruppen verwendet werden und die auf einmal zubereitet werden können (also Pfannengerichte, Aufläufe, Gerichte vom Blech), und runden Sie sie mit einfachen „Bausteinen" ab wie gebratenem Gemüse und vorgekochtem Getreide oder mit Rezepten aus den Abschnitten *Salate und Gemüsebeilagen* und *Schonende Kohlenhydrate* (S. 221).

Stehen Sie abends maximal 10 Minuten in der Küche. Es gibt bestimmte Dinge, die – wenn sie im Voraus zubereitet werden – nicht lange haltbar sind, zum Beispiel in der Pfanne gebratener Fisch und die bereits erwähnten Salate mit Dressing. Oft sind das allerdings auch genau die Dinge, die man kurz vor dem Essen am schnellsten zubereiten oder zusammenmischen kann.

Nutzen Sie verschiedene Zubereitungsarten. Wenn Sie vier Gerichte aussuchen, die alle sautiert werden müssen, dann ist das einfach zu viel des Guten. Achten Sie stattdessen auf eine Mischung aus Braten, Dünsten und Rohkost und versuchen Sie, nicht mehr als zwei Gerichte gleichzeitig auf dem Herd zu haben.

Die Geschmacksrichtungen sollten sich ergänzen. Da Sie Ihre vorgekochten Mahlzeiten mischen und zusammen servieren werden, sollten Sie darauf achten, dass auch alle Aromen zusammenpassen. Bleiben Sie bei der italienischen, der Thai-, der mediterranen oder indischen Variante, anstatt sie miteinander zu kombinieren. Dadurch nutzen Sie auch Ihre Zeit effizienter und schonen Ihr Budget, denn Sie können für alle Gerichte die gleichen Kräuter und Würzmittel verwenden.

Nutzen Sie Ihre Speisekammer für die Zutaten. Das macht Ihre Einkaufstouren weniger stressig und Sie behalten den Überblick über Ihr Budget. Im Allgemeinen lässt sich Getreide gut bevorraten, sowohl vorgekocht für die bevorstehende Woche als auch ungekocht in der Packung. Wenn Sie nur wenig Getreide essen, können Sie eine Ration für die laufende Woche zubereiten, im Kühlschrank aufbewahren und davon Portionen von jeweils ½ Tasse zu jeder Ihrer Mahlzeiten hinzufügen. Eine andere Strategie ist das Einfrieren! Durch das Abkühlen von Getreide und Kartoffeln wird die Bioverfügbarkeit erhöht und es steigert die Menge der resistenten Stärke – ein gesunder Festschmaus für die Bakterien in Ihrem Dickdarm.

Machen Sie es sich nicht unnötig schwer. Wenn bei einem Rezept drei verschiedene Arten von Kräutergarnituren oder eine ganz spezielle Zutat verlangt wird, die Sie nie mehr verwenden werden, dann überlegen Sie sich, ob Sie diese entweder weglassen oder gleich ein anderes, einfacheres Gericht zubereiten. Wenn es etwas ist, dass Sie bereits in Ihrer Vorratskammer haben, zum Beispiel rohe Nüsse oder Samen und Kerne, dann ist das großartig! Aber scheuen Sie sich nicht, Zutaten wegzulassen, wenn sie Ihnen unnötig erscheinen. Das gilt natürlich auch für die Rezepte in diesem Buch!

Fügen Sie Säure und Kräuter zuletzt hinzu. Wenn bei einem Rezept zum Schluss frisch gepresster Zitronensaft, Essig oder Kräuter verwendet werden, dann geben Sie das auch immer erst kurz vor dem Servieren dazu. Die Zitrone kann mit der Zeit die Farbe Ihres Essens verblassen lassen, und die Kräuter verderben tendenziell, wenn sie nicht richtig untergemischt werden. Und eine frische Garnitur macht auch aus dem Resteessen etwas Neues und Aufregendes.

Frieren Sie zusätzliche Portionen ein. Wenn Ihnen Histamin Probleme bereitet, denken Sie vielleicht, dass Vorkochen eher nichts für Sie ist. Doch auch das ist möglich, wenn Sie fertige Portionen einfach einfrieren. Sie vermeiden dadurch Abfall und müssen auch künftig nicht mehr so viel vorbereiten, wenn Sie einige Portionen einfrieren.

IN LETZTER MINUTE: SCHNELLE SIBO-REZEPTE MIT PFIFF

Hier sind einige meiner Lieblingszutaten, die ich immer zur Hand habe, um meine vorgekochten Mahlzeiten damit zu ergänzen. Oft wartet man damit sowieso am besten bis zum letzten Moment, doch sie sind auch so einfach, dass man sie in weniger als zehn Minuten zubereiten kann.

Eier. Vielleicht haben Sie am Ende der Woche nur noch eine kleine Portion Kartoffelpüree mit Spinat und Ghee (S. 231) übrig, aber nicht das Gefühl, als sei das ohne Protein überhaupt eine Mahlzeit. Die Lösung: Setzen Sie ein Spiegelei darauf.

Grillhähnchen. Wenn Sie zu den Menschen gehören, die ein wenig zusätzliches Fleisch brauchen, um sich gesättigt zu fühlen, dann sollten Sie sich vielleicht ein Grillhähnchen besorgen, es zerteilen und zu mehreren Mahlzeiten servieren. Aus der Karkasse können Sie eine FODMAP-arme Brühe für den restlichen Monat kochen! Wenn Sie kein nur mit Salz oder Kräutern gegrilltes Hähnchen bekommen können, entfernen Sie einfach die Haut, um dem Knoblauch zu entgehen. Sie können es natürlich auch nach dem Rezept *Gebratenes Rosmarin-Zitronen-Hähnchen* (S. 271) selbst zubereiten.

Grünes Salatgemüse. Am leichtesten können Sie Ihre Mahlzeiten strecken und dabei für Ausgewogenheit sorgen, wenn Sie Ihren Teller zur Hälfte mit einem einfachen grünen Salat füllen. Ich finde, Baby-Rucola hält sich von allen abgepackten Salatgemüsen am besten, aber Sie können auch Romanasalat oder Kopfsalat kaufen und die Blätter vorbereiten, wenn Sie beim Vorkochen sind. Mit frisch gepresstem Zitronensaft, Meersalz und Olivenöl macht man nichts falsch, doch Sie finden auch viele Dressings im Abschnitt *Basisrezepte* (S. 169). Ist rohes Grüngemüse für Sie keine Option, kann eine ordentliche Portion Spinat, den Sie im Topf kurz zusammenfallen lassen, demselben Zweck dienen – es dauert nur zwei Minuten, um ihn zu sautieren oder zu dünsten.

Tomaten. Vorausgesetzt, Sie reagieren nicht empfindlich auf Nachtschattengewächse oder Histamin, nutzen Sie die fantastischen Sommertomaten. Es gibt keine einfachere Beilage als einen Teller mit in Scheiben geschnittenen Tomaten, gewürzt mit Meersalz und Olivenöl.

Fischfilets. Fisch aus Wildfang (wie die Sorten, die auf S. 146 besprochen werden), ist eine hervorragende Alternative, die Sie in Ihrem Gefrierschrank bereithalten sollten. Er taut in warmem Wasser ziemlich schnell auf und ist in weniger als zehn Minuten gar. Für Rezepte wie meine *Burrito-Bowls mit geschwärztem Lachs* (S. 311) können Sie alles andere schon im Voraus zubereiten und den Fisch direkt vor dem Essen grillen.

Essen gehen während einer SIBO-Diät

Gut zu essen, während man sich gleichzeitig von einer Dünndarmfehlbesiedelung erholt, ist kein Thema (s. Kapitel 5). In dieser Zeit in einem Restaurant gut zu essen, ist dagegen ziemlich viel verlangt. Es ist definitiv einfacher, sich in seinen eigenen vier Wänden an restriktive Essensregeln zu halten – aber das Leben ist eben sehr viel vergnüglicher, wenn Sie auch einmal außer Haus etwas wagen! Es ist wichtig, dass Sie sich damit auseinandersetzen, bei welchen Gerichten auf der Karte sie flexibel sein können und bei welchen nicht. Wenn das Essengehen für Stress bei Ihnen sorgt, lesen Sie bitte noch einmal die Ratschläge auf S. 123, um Ruhe bewahren zu können. Auch die Hinweise beim Angst- und Stressmanagement von S. 83 könnten an dieser Stelle helfen.

Nicht alle Küchen sind gleich. Hauptallergene und FODMAP-arme Zutaten zu meiden, gelingt in manchen Restaurants leichter als in anderen. Die chinesische Küche ist zum Beispiel in Bezug auf Gluten (Sojasoße), Maisstärke, Zuckerzusätze und Frittierfett ziemlich problematisch. Das mag für bestimmte authentische, regionale chinesische Küchen nicht zutreffen, doch Sojasoße lässt sich fast nicht vermeiden. Bei der japanischen Küche haben Sie es mit der FODMAP-armen Ernährung etwas leichter, da Sie die Gerichte auf ihre Grundelemente Fisch und Reis reduzieren können. Wenn Sie Gluten meiden, nehmen Sie Ihre eigene glutenfreie Tamarisoße oder Kokosnuss-Aminos mit oder fragen Sie vorher nach, ob das Restaurant auch welche hat – bei manchen ist das eventuell der Fall. Haben Sie keinen besonders robusten Magen, sollten Sie bei gekochtem Sushi bleiben, das zum Beispiel in Garnelen gefüllt oder mit Lachshaut gerollt wird. Bei der französischen und der italienischen Küche hat man es wegen der Knoblauchmenge in den meisten Marinaden schwerer, aber normalerweise bekommen Sie in einem Restaurant auch ein Stück Fleisch oder Fisch ohne Gewürze und einen Beilagensalat. Am einfachsten lassen sich die SIBO-Regeln einhalten, wenn Sie sich für die mediterrane Diät, die Küche des Nahen Ostens, die marokkanische, griechische, brasilianische, indische, südamerikanische, spanische (achten Sie auf altbackenes Brot in Soßen), thailändische oder vietnamesische Küche entscheiden (im Gegensatz zu chinesischem Essen wird in den Küchen Südostasiens sehr wenig Sojasoße verwendet).

Rufen Sie vorher und außerhalb der Stoßzeiten an. Wenn nicht so viel los ist, können Sie Ihre Fragen zur Küche am ehesten stellen. Fragen Sie, ob der Küchenchef Alternativen zu den Gerichten auf der Speisekarte anbieten kann. Eine Portion Hühnerfleisch oder Fisch, nur mit Olivenöl, Salz und Pfeffer zubereitet, ist meist möglich, wenn die Küche vorher Bescheid bekommt. Der Service wird dann auch von Ihrer Bestellung nicht überrascht sein, wenn Sie sagen, dass Sie Ihre Wünsche vorab schon besprochen haben. Einen Beilagensalat nur mit Olivenöl und frisch gepresstem Zitronensaft dürften Sie, wenn Sie ihn vertragen, überall bekommen.

Manche Begriffe sollten Sie aufhorchen lassen. Auf einer Speisekarte ist Gluten am schwierigsten zu entdecken. Es versteckt sich in allen möglichen Formen und wird bei vielen verschiedenen Zubereitungsarten verwendet. Verborgene Glutenquellen sind Sojasoße, sämige Würzen und Dressings (leider stellt nicht jedes Restaurant seine eigenen her), Bier, Mehlschwitzen oder Béchamelsoßen zum Andicken von Suppen und Eintöpfen, Aufschnitt und Krebsfleischimitationen (sowie Lakritze, saure Bonbons und Kaugummi). Begriffe und Gerichte, die Sie aufhorchen lassen sollten, sind sämige Muschelsuppen, Fischcremesuppen, Eintöpfe, Chili, (mexikanische) Mole-Soße, Soja-Glasur, Ponzu (japanische Würze auf Basis von Zitrusfrüchten), Miso, Dashi (japanischer Fischsud), Gochujang (scharfe, fermentierte koreanische Gewürzpaste), Romesco (katalanische scharfe Soße, enthält oft altbackenes Brot), knuspriges Gemüse, Rösti, Barbecue-Soße, Malz und alles, was paniert ist. Bei vielen dieser Würzen und Soßen sind auch Zuckerzusätze enthalten.

Essen Sie vorher eine Kleinigkeit. Wenn ich schon weiß, dass ich von meiner Mahlzeit enttäuscht sein werde oder möglicherweise nicht genügend zufriedenstellende Alternativen habe, versuche ich immer, zu Hause etwas Leichtes zu essen, sozusagen für den Fall der Fälle. Sie sollten sich das zu Ihrer neuen Gewohnheit machen. In bestimmten Situationen am Arbeitsplatz oder wenn Freunde die Gastgeber sind, sind Sie vielleicht auch nicht immer Herr der Lage. Bereiten Sie sich bestmöglich vor – oder, siehe nächster Tipp, lassen Sie auch einmal alle Fünfe gerade sein.

Denken Sie an den Sinnesgenuss. Sind Sie unglücklicher, wenn Sie nach Ihrer Mahlzeit ein paar Blähungen haben oder wenn Sie sich hungrig und benachteiligt fühlen? Das soziale und emotionale Wohlbefinden ist oft wichtiger als ein bisschen körperliches Unbehagen. Sich FODMAP-arm zu ernähren, heißt nicht, dass jeder Abend FODMAP-frei sein muss. Und wenn Sie einmal von Ihrer Diät abweichen, dann wird das keinen Einfluss auf Ihren Genesungsprozess haben, selbst wenn Sie am nächsten Tag beim WC-Besuch ein paar Konsequenzen zu spüren bekommen.

Lassen Sie nicht zu, dass das Essen zum Spielverderber wird. Weihen Sie Ihre Gastgeber rechtzeitig in Ihre Bedürfnisse ein und bieten Sie an, sich an der Zubereitung des Essens zu beteiligen. Noch wichtiger ist aber, dass Sie eine Einladung nicht ablehnen, weil Sie sich Sorgen wegen Ihrer Ernährungseinschränkungen machen. Wenn man an einer chronischen Krankheit leidet, kann man sich ganz leicht isoliert und einsam fühlen. Mit nahestehenden Menschen zusammen zu sein, ist die beste Medizin. Wenn Sie nur selten für andere Menschen kochen oder Gastgeberin sind, dann nutzen Sie die Gelegenheit und zeigen sich einmal von Ihrer überraschenden Seite. Ich habe während meiner SIBO-Behandlung Dutzende von Dinnerpartys geschmissen und Probeessen veranstaltet, und keiner hat gemerkt, dass das Essen weder Knoblauch noch Zwiebeln enthielt.

Die SIBO-Amigo-Übersicht: Zehn Faustregeln für das Kochen

1
Passen Sie an, optimieren Sie und werden Sie kreativ; Kochen ist keine Raketenwissenschaft.

2
Fügen Sie auch einmal etwas hinzu, lassen Sie nicht immer nur etwas weg; Ihre Genesung hängt von beidem ab.

3
Machen Sie Ihre Küche zu einem Ort, wo Sie gerne Zeit verbringen.

4
Nehmen Sie sich nicht zu viel vor; fangen Sie klein an und bauen Sie Ihre Fähigkeiten langsam aus.

5
Bauen Sie sich eine „lebendige Vorratskammer" auf, in der Sie von Anfang an Würzmittel, aromatische Öle, Soßen und Brühen bevorraten.

6
Legen Sie sich einen Vorrat an Nahrungsmitteln mit mittlerem FODMAP-Gehalt an.

7
Stellen Sie einen Plan auf. So macht Kochen Spaß und wird nicht zu einer lästigen, niemals enden wollenden Pflicht.

8
Kochen Sie an den Wochenenden größere Mengen vor und machen Sie Ihren Gefrierschrank zu Ihrem besten Freund.

9
Lesen Sie die Zutatenlisten und Speisekarten im Restaurant und achten Sie auf bestimmte Begriffe, die Sie vor problematischen Zutaten warnen.

10
Verlegen Sie die Party einfach zu sich nach Hause und laden Sie Gäste ein.

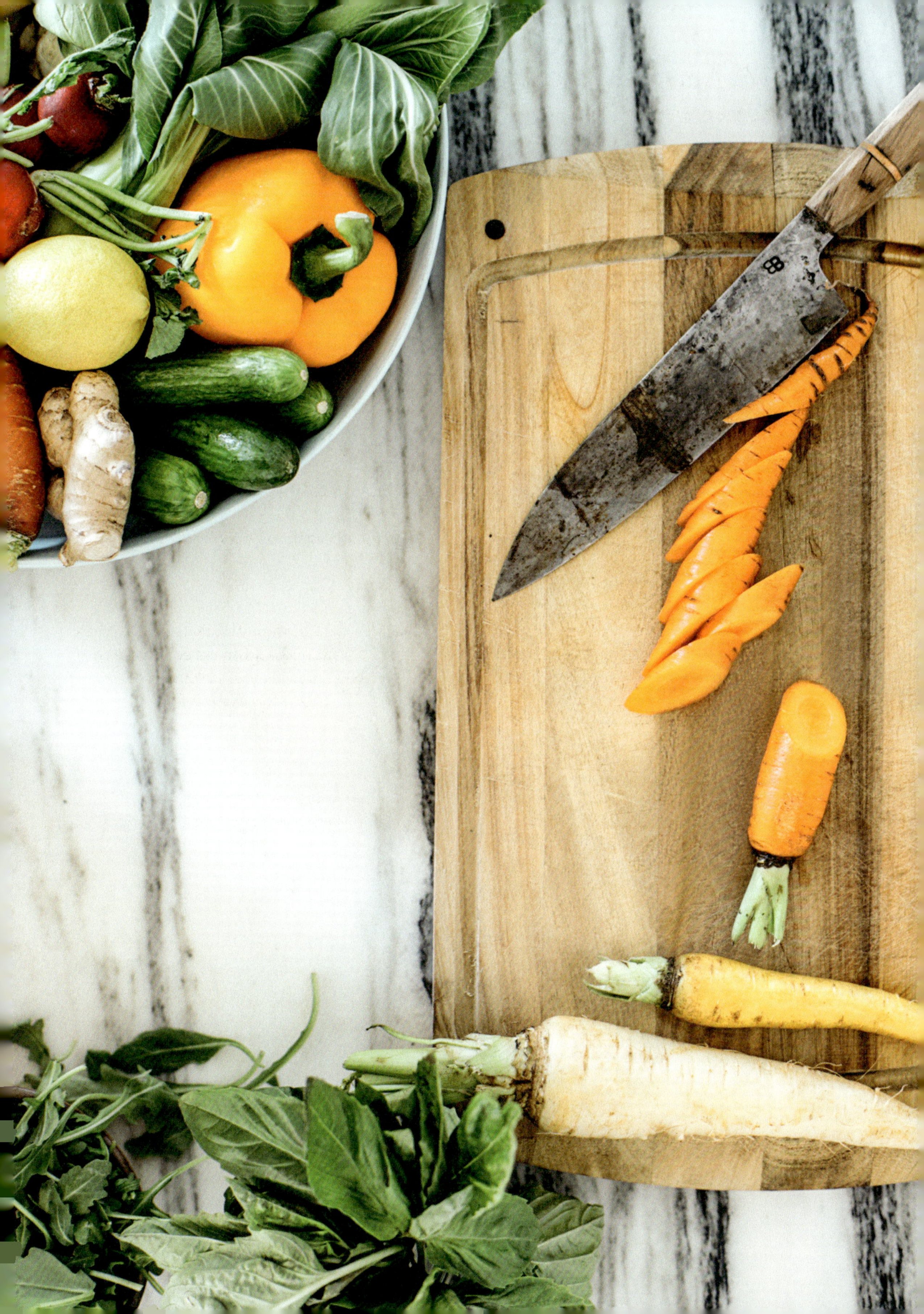

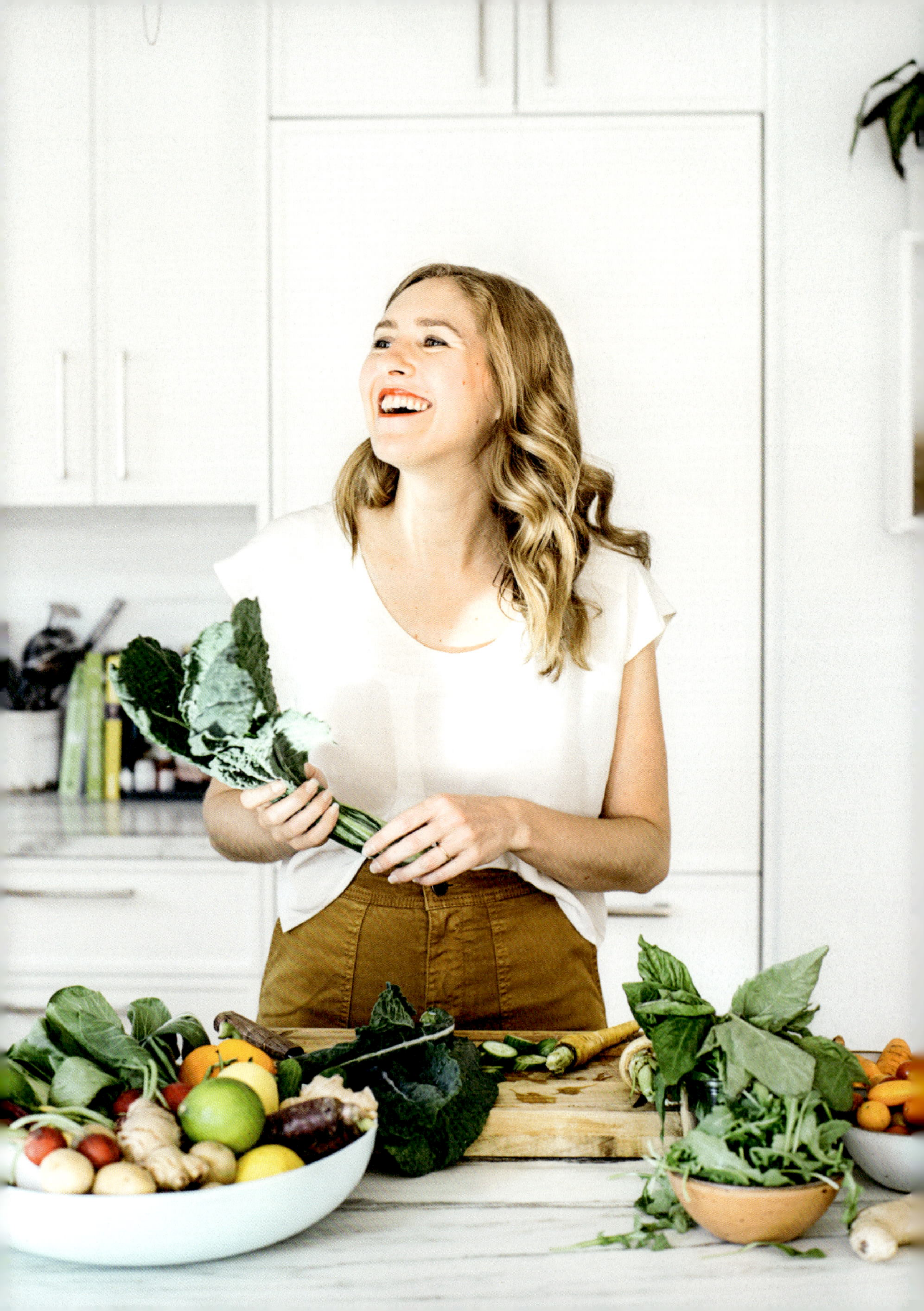

Kapitel 5

DIE REZEPTE

Köstliche Gerichte für alle Phasen der SIBO-Behandlung

Rezeptschlüssel

LF → FODMAP-arm
SCD → Spezifische Kohlenhydrat-Diät
SSFG → SIBO-spezifische Ernährungsrichtlinien
BPD1R → Zwei-Phasen-Diät, Phase 1 – eingeschränkt
BPD1 → Zwei-Phasen-Diät, Phase 1 – teilweise eingeschränkt
BPD2 → Zwei-Phasen-Diät, Phase 2
P → Paläo
V → Vegetarisch / Pflanzlich
SF → Ohne Zuckerzusatz
HI → Histaminarm
YC → Bei Überwucherung mit Hefe / Candida
HS → Bei Schwefelwasserstoff-bedingter SIBO

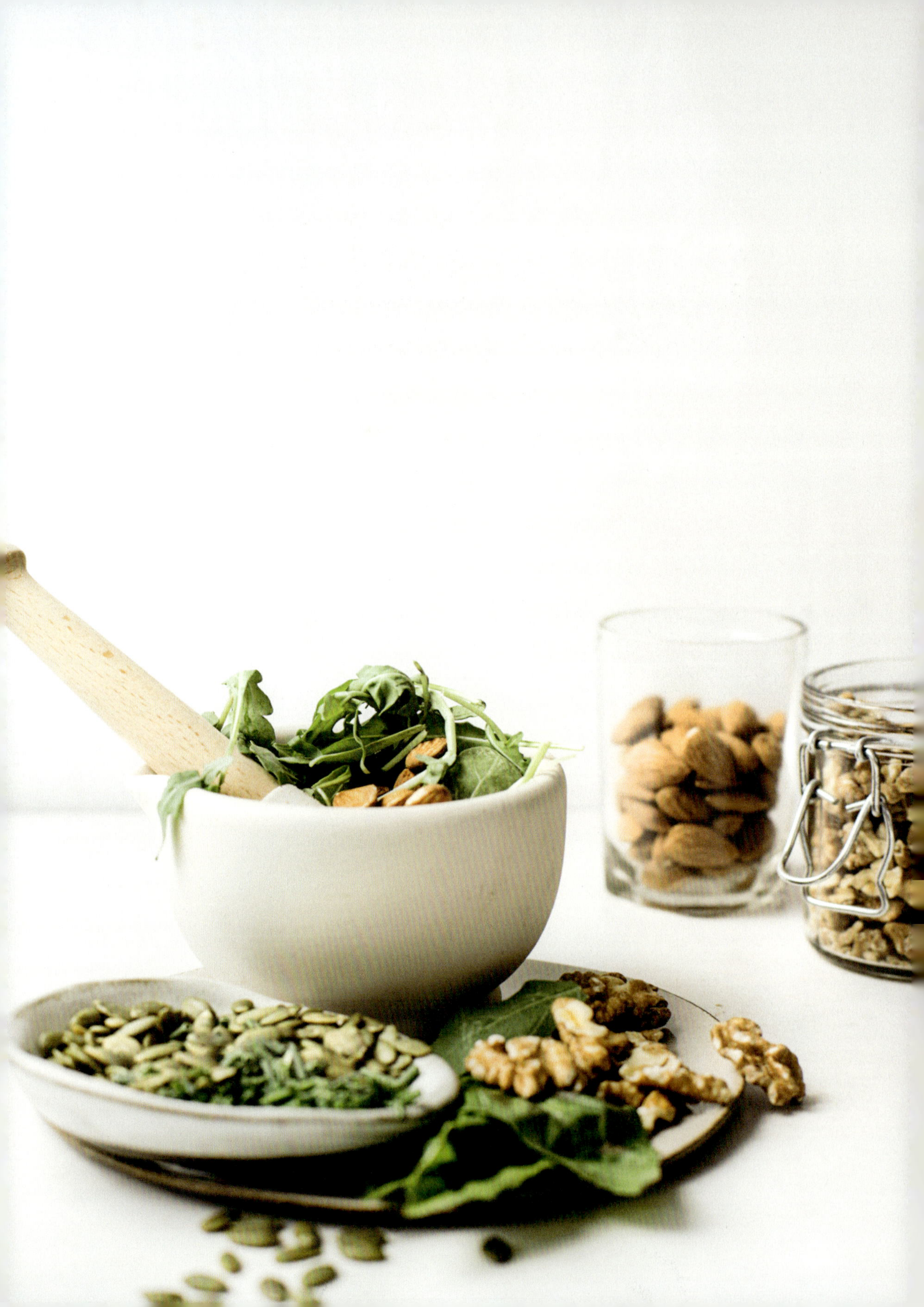

BASISREZEPTE

Soßen, Snacks, Getränke und Würzmittel

Die in den Rezepten genannte Tasse ist eine US-amerikanische Maßeinheit und entspricht 236 ml.

Brühe für den Darmaufbau auf viererlei Art

Knochenbrühe ist ein buchstäblich heißes Thema, und zwar aus gutem Grund: Da die Knochen stundenlang im Wasser ziehen, setzen sie Aminosäuren, Kollagen und Nährstoffe frei, die den Körper beim Wiederaufbau von Gewebe unterstützen. Das ist besonders wichtig für die Reparatur der Verbindungsstellen (Tight Junctions) im Darm. Da die meisten Fertigbrühen Knoblauch und Zwiebeln enthalten, habe ich Rezepte für die Zubereitung mehrerer Varianten aufgenommen (früher als Fond bezeichnet). Diese Rezepte sind zwar nur Ansatzpunkte, doch selbst gemachte Brühen und Fonds sind auch eine fantastische Möglichkeit, um all das zu verwerten, was in der Küche so anfällt und um sich zu Hause etwas „grüner" zu verhalten. Insbesondere die vegetarische Variante, bei der Sie alles verarbeiten können, was Sie an eigenwilligen Kräuterstängeln, Karottenschalen und anderen beliebigen Stücken von diesem und jenem noch herumliegen haben. Ich habe in meinem Gefrierschrank einen wiederverschließbaren Plastikbeutel, den ich im Laufe der Woche mit Resten auffülle, wenn ich Mahlzeiten vorkoche; daraus bereite ich am Wochenende einen großen Vorrat an Brühe oder Fond zu. Schalen von Zitrusfrüchten, stärkehaltige Gemüse, bittere Grüngemüse und schwefelhaltige Gemüse aus der Familie der Kreuzblütler bzw. Kohlsorten sollten Sie nicht verwerten.

Grundrezept für eine FODMAP-arme Brühe aus Hühnerknochen

ERGIBT ETWA 3 LITER BRÜHE ODER FOND

- **1 Hühnerkarkasse (Gerippe) oder 1 kg Hühnerflügel, roh**
- **2 Karotten, halbiert**
- **4 frische Thymianzweige oder 2 frische bzw. ½ TL getrocknete Rosmarinzweige**
- **2 Lorbeerblätter**
- **1 EL schwarze Pfefferkörner**
- **1 EL Meersalz**

1. Hühnerknochen, Karotten, Thymian, Lorbeerblätter, Pfefferkörner und Salz in einen Suppentopf oder Schongarer von 6–8 l Fassungsvermögen geben. Die Zutaten mit 4 l oder so viel gefiltertem Wasser aufgießen, dass sie bedeckt sind, der Topf aber maximal bis 2–3 cm unter den Rand gefüllt ist. Bei geringer Temperatur mindestens 4 Stunden köcheln oder bei Verwendung eines Schongarers bis zu 12 Stunden. Schaum mit einer Schöpfkelle abnehmen.

2. Den Fond durch ein feinmaschiges Sieb in eine große Schüssel abgießen und die festen Bestandteile entsorgen; gegebenenfalls zweimal sieben. Abschmecken und bei Bedarf nachsalzen.

3. Die Hühnerbrühe in drei Weckgläser von je 1 l Fassungsvermögen oder Frischhaltegefäße abfüllen, im Kühlschrank aufbewahren und im Laufe der Woche verbrauchen oder als Vorrat einfrieren.

Für später: 1 **Sellerie**stange, ½ **Zwiebel** und 2 **Knoblauch**zehen hinzufügen

Weiter auf S. 172

LF	SCD	SSFG	BPD1R	BPD1	BPD2	P	SF

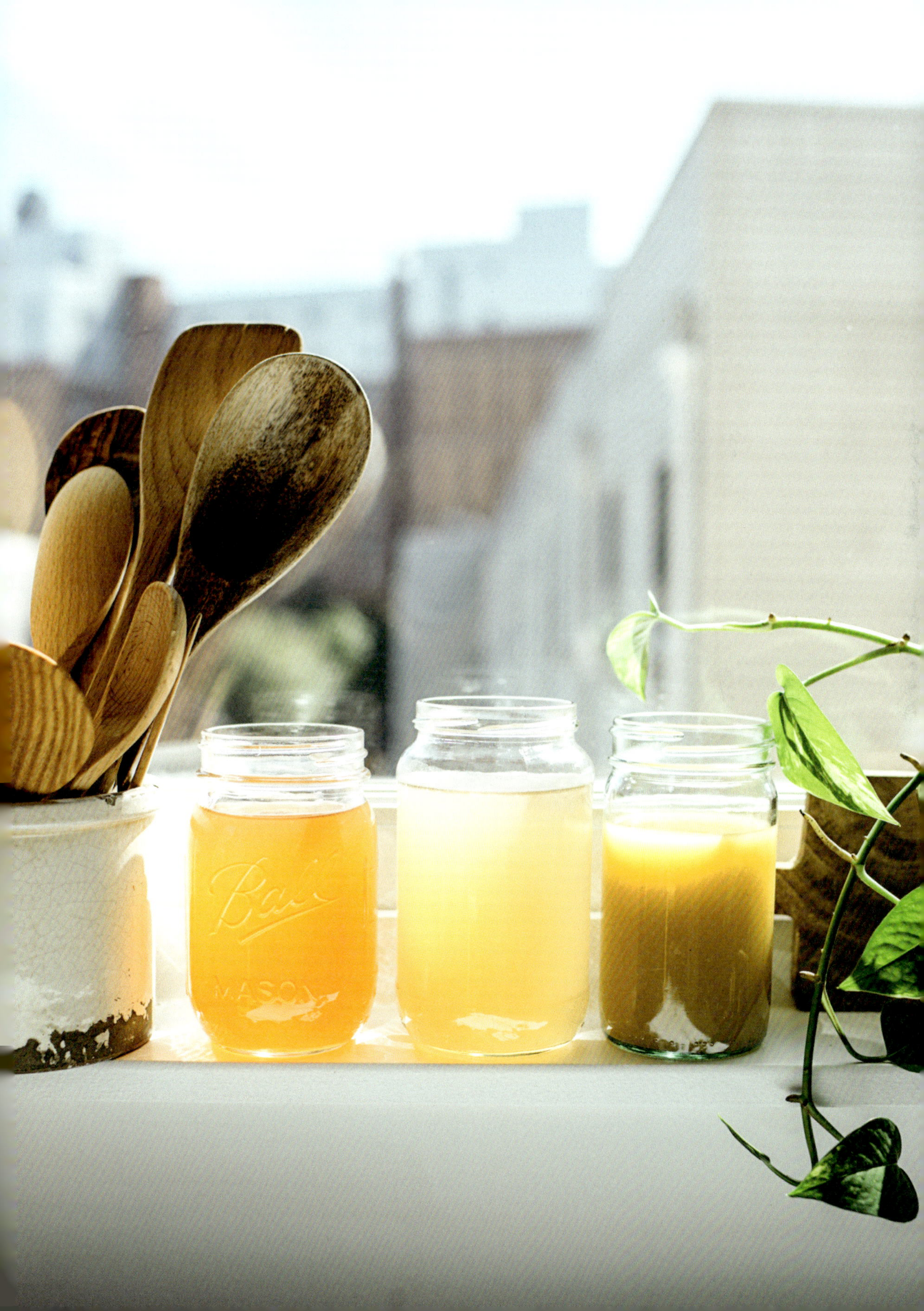
Ball
MASON

FODMAP-arme Rinderbrühe

Die Hühnerknochen durch **2 kg Rinderknochen** ersetzen (fragen Sie Ihren Metzger nach Knöcheln, Ochsenschwanz oder Markknochen in 5 cm breiten Stücken). Für eine besonders aromatische Brühe rösten Sie die Knochen auf einem tiefen Backblech bei 230 °C etwa 30 Minuten im Backofen an, bis sie gut gebräunt sind und Aroma entwickelt haben; dabei alle 10 Minuten wenden. Danach geben Sie alles (Knochen, Saft usw.) in einen Suppentopf von 6–8 l Fassungsvermögen oder einen Schongarer und verfahren weiter wie im Hauptrezept.

FODMAP-arme Gemüsebrühe

Die Knochen weglassen, die Menge der Karotten verdoppeln und **1 Tasse grob gehackte frische glatte Petersilie** (Stängel und Blätter), **½ Paprika in groß geschnittenen Stücken** und **2 EL Tomatenmark** hinzufügen. Für ein kräftigeres Aroma die Karotten grob schneiden und bei mittlerer Hitze mit 2 EL Knoblauchöl (S. 173) sautieren, bevor Paprika und Tomatenmark zugegeben werden; noch 1 Minute weiter garen. Die restlichen Zutaten und das Wasser hinzufügen, dann weiter wie im Hauptrezept.

Histaminarme Brühe

Alle Varianten werden zu einer histaminarmen Brühe, wenn sie höchstens 2 Stunden bei mittlerer Hitze auf dem Herd köchelt. Ein Schnellkochtopf ist noch praktischer!

FODMAP-arme Gemüsebrühe ↓	Histaminarme Brühe ↓	
V	HI	YC

Knoblauchöl

Da FODMAPs nicht fettlöslich sind, liegt das Geheimnis der SIBO-Küche in der Aromatisierung von Öl mit Gemüsen aus der Familie der Lauch- und Zwiebelgewächse, die häufig Bestandteile von Soßen und Würzmitteln sind. Sie können das mit Knoblauch (und Schalotten, Rezept folgt) aromatisierte Öl immer dann verwenden, wenn in einem Rezept Olivenöl steht. Ich verwende diese Öle bevorzugt entweder roh oder rühre sie gegen Ende des Kochvorgangs in das Gericht ein; für das Sautieren bei starker Hitze sind sie nicht geeignet. Sie entscheiden, was Ihnen schmeckt; betrachten Sie sie als Würzmittel in allen Fällen, in denen Ihre Gerichte das Aroma von Knoblauch oder Schlotten vertragen könnten. Sie können Öl in vielen Geschmacksrichtungen aromatisieren – werden Sie kreativ und fügen Sie Ihrem Knoblauch- oder Schalottenöl frischen Rosmarin, Thymian oder Oregano hinzu. Rote Chiliflocken eignen sich fantastisch für ein pikantes Öl.

FÜR 2 TASSEN ÖL

- 2 **Tassen Olivenöl *extra vergine***
- 6 **Knoblauchzehen, mit dem Messerrücken zerdrückt**

1. In einer kleinen Pfanne oder einem Topf Olivenöl und Knoblauch bei sehr geringer Hitze erwärmen. Vom Herd nehmen und mindestens zwei Stunden ruhen lassen oder bis der gewünschte Geschmack erreicht ist.

2. Knoblauchöl abseihen, um die Knoblauchzehen zu entfernen oder sie mit einer Küchenzange herausnehmen. Das Öl in ein luftdichtes Gefäß oder eine Flasche füllen und bis zu einer Woche im Kühlschrank aufbewahren. Man kann es auch in Eiswürfelbehälter gießen und einfrieren. Die Würfel halten mindestens zwei Monate, vermutlich sogar länger.

Schalottenöl

Den Knoblauch durch eine geviertelte mittelgroße Schalotte ersetzen.

LF	SCD	SSFG	BPD1R	BPD1	BPD2	P	SF	HS	V	HI	YC

Basis-Vinaigrette mit Zitrone und Dijon-Senf

Sie brauchen nur diese eine Technik, um eine Vinaigrette von Hand herzustellen. Jede Kombination beginnt mit einer Säure, einem Öl und einem Emulgator. Ab da können Sie kreativ werden und den Zitronensaft durch Rotweinessig ersetzen, wenn es eine eher klassische Bistro-Alternative sein soll, oder Sie können Mayonnaise anstelle von Dijon-Senf für eine cremigere Basis verwenden. Das wäre auch eine fantastische Gelegenheit, das normale Olivenöl durch eines der aromatisierten Öle auf S. 173 auszutauschen!

FÜR ETWA ½ TASSE DRESSING

- 1 **EL Dijon-Senf**
- 2 **EL frisch gepressten Zitronensaft (von ½ Zitrone)**
- ¼ **TL Meersalz**
- ¼ **Tasse Olivenöl *extra vergine***

1. Senf, Zitronensaft und Salz in einer kleinen Schüssel oder einer Küchenmaschine aufschlagen bzw. mit der Pulse-Taste des Mixers gut mischen.

2. Unter langsamem Aufschlagen 1 TL Olivenöl in dünnem Strahl einlaufen lassen, bis es eingearbeitet ist. Das Ganze dreimal mit je 1 TL Öl wiederholen. Sobald alles abgebunden ist, das restliche Olivenöl langsam untermischen.

3. Abschmecken und bei Bedarf nachsalzen oder Öl hinzufügen. Zum Probieren am besten ein Blatt des Salates, für den es vorgesehen ist, in das Dressing tauchen.

Für später: 1 klein gehackte **Knoblauch**zehe zum Dressing geben.

LF	SCD	SSFG	BPD1R	BPD1	BPD2	P	SF	V

Cremiges Ranch-Dressing mit Koriander und Jalapeño

Dieses Dressing auf Mayonnaise-Basis ist eine leichtere Version meines dickflüssigen Lieblingsdressings. Die Geschmacksnote ist leicht pikant und entspricht der des amerikanischen Südwestens, doch Sie können kreativ werden und eine asiatische Note kreieren, indem Sie den Jalapeño durch 2–3 cm geschälten frischen Ingwer ersetzen. Das ist auch für all jene eine Option, die keine Schärfe vertragen.

FÜR 1 TASSE DRESSING

- ⅓ **Tasse Mayonnaise**
- 3 **EL Reis- oder Apfelessig**
- ½ **Tasse frische Korianderblätter und Stiele**
- 1 **Jalapeño-Chili, entkernt**
- ½ **TL Meersalz**
- ⅓ **Tasse Olivenöl** ***extra vergine***

Mayonnaise, Essig, Koriander, Jalapeño und Salz in einem kleinen Mixer pürieren, Olivenöl langsam zugeben und einarbeiten, bis alles ganz verbunden ist. Abschmecken und bei Bedarf noch ein wenig Olivenöl oder Salz hinzufügen.

Für später: Die Mayonnaise durch ¼ Tasse griechischen **Naturjoghurt** oder **Kefir** ersetzen.

				Apfelessig verwenden für ↓				
LF	P	SF	V	SCD	SSFG	BPD1R	BPD1	BPD2

Aioli auf dreierlei Art

Aioli (oder Mayonnaise) selbst zu machen, ist viel leichter als man denkt, insbesondere mit einem Handmixer oder Pürierstab, damit das Öl schnell emulgieren kann. So können Sie selbst über die Qualität von Eiern, Öl und Essig entscheiden. Außerdem ist es eine perfekte Gelegenheit, um aromatisiertes Knoblauch- oder Schalottenöl zu verwenden. Wenn Sie es sich noch leichter machen wollen oder bei dem Gedanken an rohe Eier die Krise kriegen, scheuen Sie sich nicht, Eigelb und Öl wegzulassen und einfach mit ½ Tasse Fertigmayonnaise zu beginnen (sie sollte keinen Zuckerzusatz enthalten). Die folgenden Ideen zum Untermischen peppen selbst die mittelmäßigste Variante aus dem Glas auf.

FÜR ⅔ TASSE AIOLI

- **2 große Eigelb**
- **1 TL Dijon-Senf**
- **1 EL frisch gepresster Zitronensaft (von ½ Zitrone)**
- **¼ Tasse aromatisiertes Knoblauchöl (S. 173) oder Olivenöl *extra vergine***
- **¼ Tasse raffiniertes (dreifach gefiltertes) Kokosöl, Bio-Rapsöl oder ein anderes neutrales Öl**
- **½ TL Meersalz**
- **2 EL frische Kräuter, fein gehackt: Basilikum, Estragon, Schnittlauch, Petersilie oder Dill**

Zitronen-Kräuter-Aioli

Eigelbe, Senf und Zitronensaft sämig aufschlagen. 1 TL aromatisiertes Öl langsam hinzufügen und einarbeiten. Weitere 3 TL Öl jeweils einzeln einarbeiten. Sobald das Öl zu emulgieren beginnt, das restliche aromatisierte Öl oder Kokosöl in einem dünnen Strahl langsam zugeben und weiter einarbeiten. Ist die Mischung angedickt, mit Salz würzen und die Kräuter darunter geben. Aioli hält sich bis zu einer Woche (im Kühlschrank).

Scharfes Limetten-Aioli

Den Zitronensaft durch frisch gepressten Limettensaft ersetzen. Die Kräuter gegen 2 TL Sambal Oelek oder eine andere FODMAP-arme scharfe Soße austauschen.

Aioli für das Antipasti-Buffet

Die Kräuter durch 1 EL fein gehackte grüne Oliven und 1 EL fein gehackte Kapern ersetzen; das Salz auf ¼ TL reduzieren. Optional passen 1 EL frische Petersilie oder frischer Schnittlauch, jeweils fein gehackt.

Für später: 1 kleine, fein gehackte **Knoblauch**zehe verwenden und das aromatisierte Knoblauchöl durch normales Olivenöl ersetzen.

LF	SCD	SSFG	BPD1R	BPD1	BPD2	P	SF	V

Pesto auf dreierlei Art

Wenn die SIBO-Behandlungsoptionen in diesem Buch Sie eines gelehrt haben, dann sollten Sie nun wissen, dass Kräuter eine große Wirkkraft haben. Mit Pesto können Sie auf fantastische Weise verschiedene Kräuter in Ihrer Ernährung unterbringen oder ganz einfach die welken Büschel aus Ihrem Kühlschrank verarbeiten. Die folgenden drei Varianten gehören zu meinen Lieblingskombinationen aus Kräutern und Nüssen, Samen oder Kernen. Pinienkerne werden im klassischen Basilikum-Pesto verwendet, doch da sie tendenziell teuer sind, habe ich eine Version mit Walnüssen gewählt. Schnittlauch-Pesto ist ein märchenhaftes Würzmittel, weil man dadurch FODMAP-arme Rezepte mit Zwiebelaroma aufwerten kann. Und Rucola-Pesto ist ein köstliches Dressing für gekochte Baby-Kartoffeln und für alle Salate, die keine Blattsalate sind.

FÜR ¾ TASSE PESTO (PROBLEMLOSE VERZEHRMENGE: ¼ TASSE)

- 2 **Tassen dicht gepackte Basilikumblätter**
- ¼ **Tasse geröstete Walnüsse**
- 1 **EL frisch gepresster Zitronensaft**
- ½ **Tasse Olivenöl *extra vergine* oder aromatisiertes Knoblauchöl (S. 173)**
- ¼ **TL Meersalz**
- ⅛ **TL rote Chili-Flocken (optional)**

Walnuss-Basilikum-Pesto

Basilikum, Walnüsse, Zitronensaft, Olivenöl, Salz sowie Chili-Flocken (falls verwendet) in einer Küchenmaschine oder einem Mixer zu einer sämigen Masse verarbeiten und bei Bedarf mehr Öl hinzufügen.

Kürbiskern-Schnittlauch-Pesto

Die Walnüsse durch ¼ Tasse Kürbiskerne und das Basilikum durch ½ Tasse grob gehackten frischen Schnittlauch und ½ Tasse dicht gepackte frische Petersilie ersetzen.

Rucola-Mandel-Pesto

Die Walnüsse durch ¼ Tasse Mandeln und das Basilikum durch 2 Tassen dicht gepackten Baby-Rucola ersetzen. Zitronensaft auf 2 EL erhöhen.

Für später: 1 kleine **Knoblauch**zehe hinzufügen.

LF	SCD	SSFG	BPD1R	BPD1	BPD2	P	SF	V	HI (Limettensaft statt Zitronensaft, falls unverträglich ↓)	YC

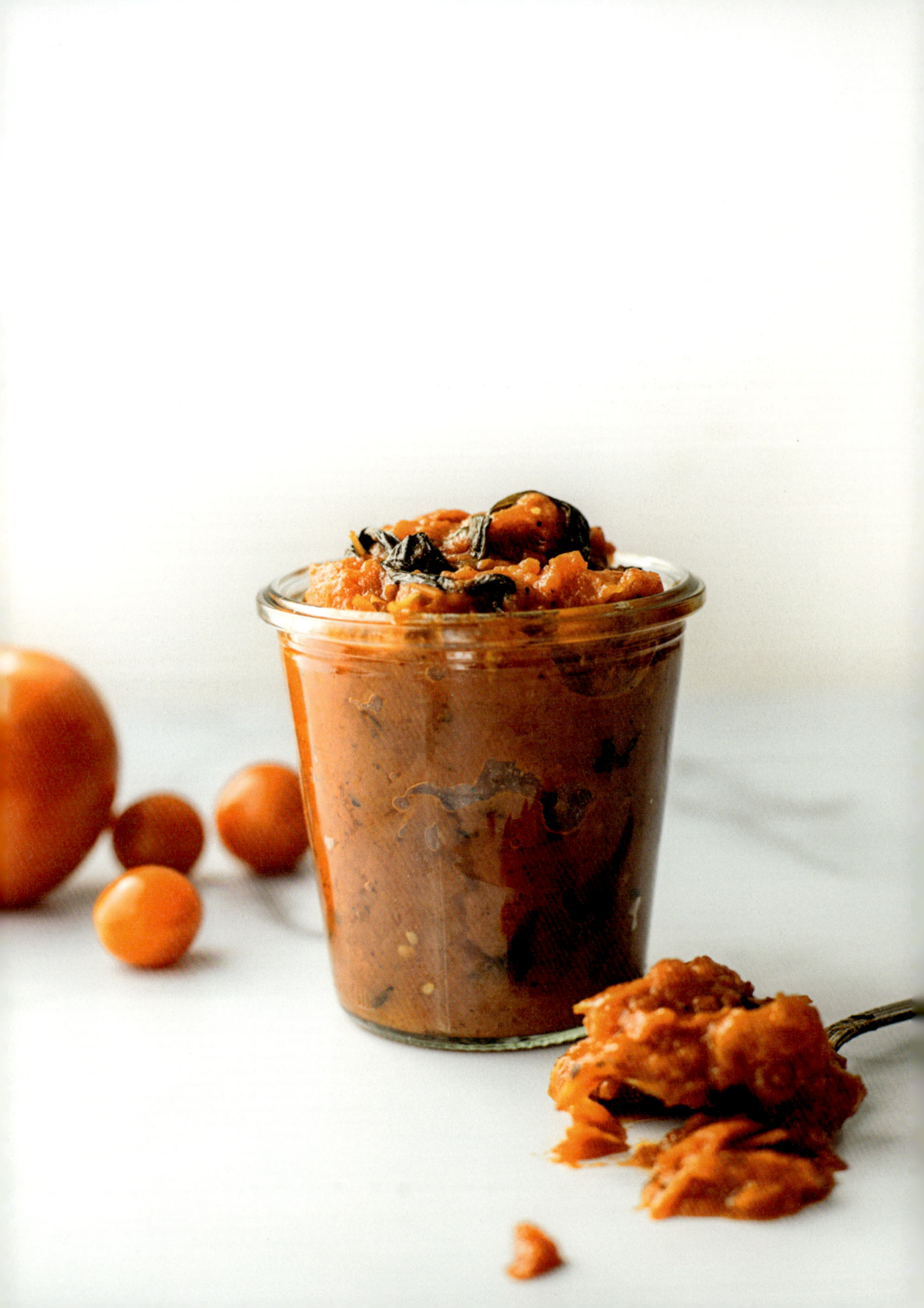

FODMAP-arme Pasta-Soße

Diese Tomaten-Basilikum-Soße ist durch das berühmte Rezept von der italienisch-amerikanischen Kochbuchautorin Marcella Hazan inspiriert, das mit nur drei Zutaten auskommt: Ganzen Tomaten, Zwiebeln und einer sehr großzügigen Menge Butter. Die längere Garzeit ist die beste Möglichkeit, um den einfachen Ingredienzien eine unglaubliche Menge Aroma zu entlocken. Für diese Version stellen Sie das mit Schalotten und Knoblauch aromatisierte Öl aus Olivenöl und Ghee her. Alternativ können Sie auch einfach 2 Esslöffel *Schalottenöl* (S. 173) und 1 Esslöffel *Knoblauchöl* (S. 173) oder eine beliebige Kombination verwenden und Schritt 1 überspringen, wenn Sie zufällig beide fertig zur Hand haben. Bevorzugen Sie eine sämigere Soße, können Sie sie auch zum Schluss pürieren. Für eine scharfe Arrabiata-Version fügen Sie ½ TL rote Chili-Flocken hinzu. Sie können auch eine milchfreie „falsche" Soße *alla Vodka* machen, indem Sie eine Tasse vollfette Kokosmilch zugeben.

FÜR 2 TASSEN (CA. 450 ML) SOSSE (PROBLEMLOSE VERZEHRMENGE: 1 TASSE)

- **3 EL Olivenöl *extra vergine***
- **2 EL Ghee (aus Butter von Weidetieren)**
- **2 Knoblauchzehen, zerdrückt**
- **1 Schalotte, halbiert**
- **1 große Dose (800 ml) ganze geschälte San-Marzano-Tomaten**
- **1 TL Meersalz**
- **10 frische Basilikumblätter**

1. Öl, Ghee, Knoblauch und Schalotte bei mittlerer Hitze in einem Topf heiß machen. Das Öl gut durchziehen lassen und Knoblauch und Schalotte etwa 5 Minuten lang brutzeln lassen, bis sie goldbraun sind, dann entfernen und entsorgen.

2. Die Tomaten mit dem Saft vorsichtig zugießen und salzen. Die Dosen mit ½ Tasse Wasser ausschwenken und mit dem restlichen Saft in den Topf geben. Mit der Rückseite des Löffels sanft auf die Tomaten drücken, um mehr Saft freizusetzen. Die Basilikumblätter auf der Soße verteilen. Temperatur leicht erhöhen und vorsichtig zum Köcheln bringen. Dann die Hitze wieder reduzieren und etwa 45 Minuten offen garen lassen, dabei alle 10 Minuten umrühren und alle großen Tomatenstücke mit dem Löffel zerkleinern. Sind die Tomaten eher hart, einen Kartoffelstampfer verwenden.

3. Abschmecken und bei Bedarf nachsalzen. Die Soße in einen Glasbehälter mit 1 l Fassungsvermögen oder ein luftdichtes Gefäß füllen. Sie hält sich im Kühlschrank bis zu zwei Wochen und reicht für etwa 350 g glutenfreie Nudeln.

Für später: Die **Schalotte** dünn schneiden und in der Soße belassen.

						Knoblauch- und Schalottenöl weglassen ↓	1 Kilo gehackte Romatomaten, frisch oder aus der Dose ↓				
LF	P	SF	V	HS	YC	HS	SCD	SSFG	BPD1R	BPD1	BPD2

Gerösteter Karottenhummus

Obwohl Kichererbsen aus der Dose bei einer FODMAP-armen Diät in Mengen von ¼ Tasse pro Portion erlaubt sind, ist es bei größeren Mengen an Hummus hilfreich, wenn eine weitere Zutat der Soße Volumen verleihen kann. Geröstete Karotten geben dem Hummus eine dezente Süße. Sie können die restlichen Kichererbsen aus der angebrochenen Dose für das *Chili mit Lamm und Süßkartoffel* (S. 266) oder die *Grüne Falafel mit Weißer Halal-Soße* (S. 228) verwenden. Für einen eher traditionellen Hummus verwenden Sie statt der Karotten die ganze Dose Kichererbsen; achten Sie dann aber darauf, nicht mehr als ¼ Tasse pro Mahlzeit davon zu essen.

FÜR ETWA 2 TASSEN HUMMUS (PROBLEMLOSE VERZEHRMENGE: ½ TASSE)

- **500 g Karotten, gewaschen, ungeschält, in ca. 2–3 cm große Stücke geschnitten**
- **2 EL Olivenöl *extra vergine***
- **1 TL Meersalz**
- **1 TL Kreuzkümmel, gemahlen**
- **1 Dose Kichererbsen, abgegossen und gespült**
- **¼ Tasse Tahin (Sesammus)**
- **3 EL frisch gepresster Zitronensaft (von 1 Zitrone)**
- **Aromatisiertes Knoblauchöl (S. 173) zum Beträufeln (optional)**

1. Den Backofen auf 220 °C vorheizen. Ein Backblech mit Backpapier auslegen.

2. Die Karotten in einer gleichmäßigen Schicht mit dem Olivenöl, ½ TL Salz und ½ TL Kreuzkümmel darauf verteilen. Im Backofen etwa 20 Minuten rösten, bis die Karotten weich und karamellisiert sind.

3. Das Blech herausnehmen und die Karotten zusammen mit den Kichererbsen, Tahin, Zitronensaft, dem restlichen ½ TL Salz und dem restlichen ½ TL Kreuzkümmel sowie ¼ Tasse Wasser in einen leistungsstarken Mixer oder eine Küchenmaschine geben. Zu einer geschmeidigen Masse pürieren, bei Bedarf mehr Wasser für die gewünschte Konsistenz hinzufügen. Abschmecken und eventuell nachsalzen. Zum Garnieren mit Olivenöl oder aromatisiertem Knoblauchöl beträufeln.

4. Den Hummus zu Rohkost oder FODMAP-armen, glutenfreien Crackern servieren.

Für später: 1 kleine **Knoblauch**zehe hinzufügen.

			Zitronen- durch Limettensaft ersetzen, falls unverträglich ↓
LF	SF	V	HI

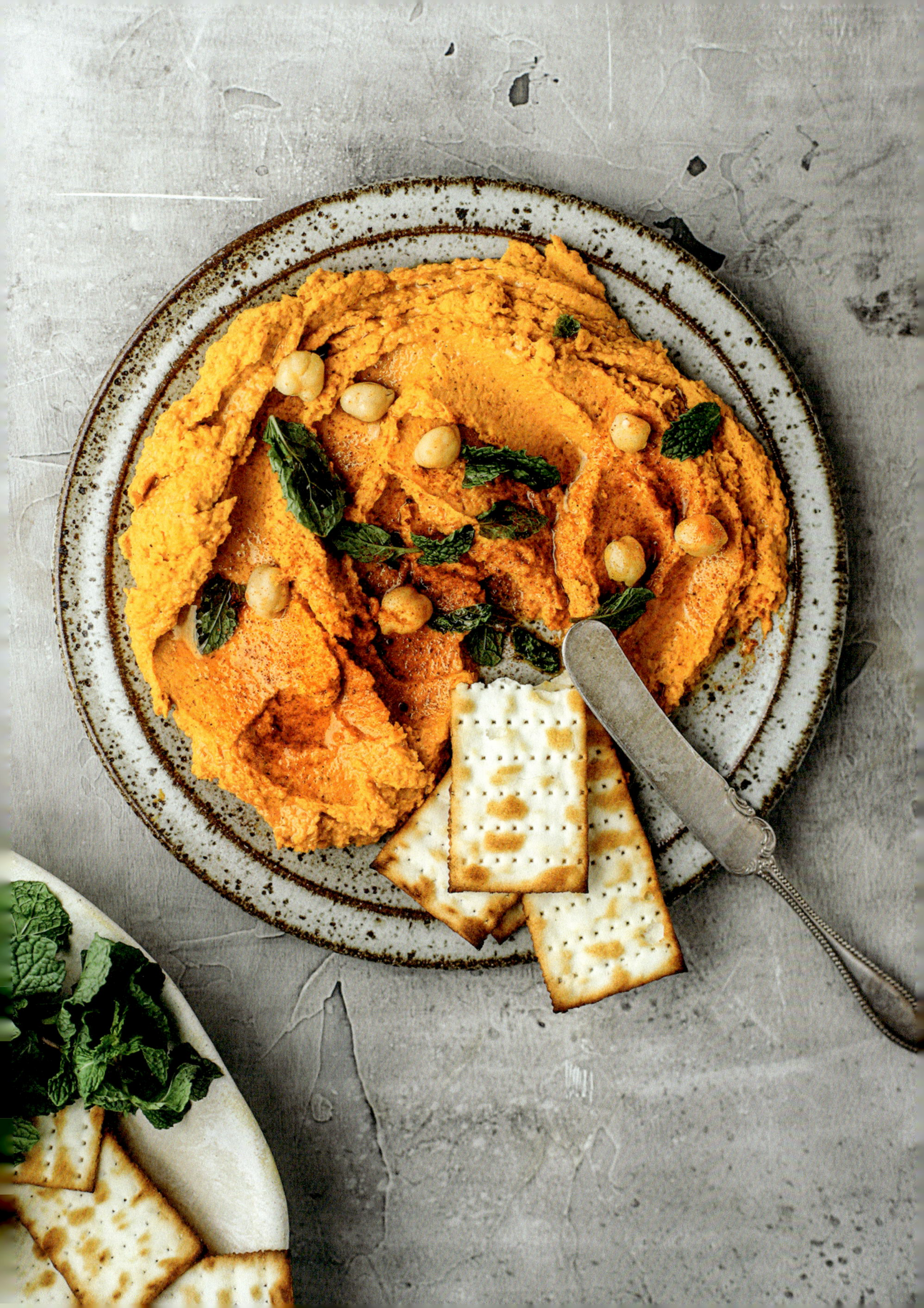

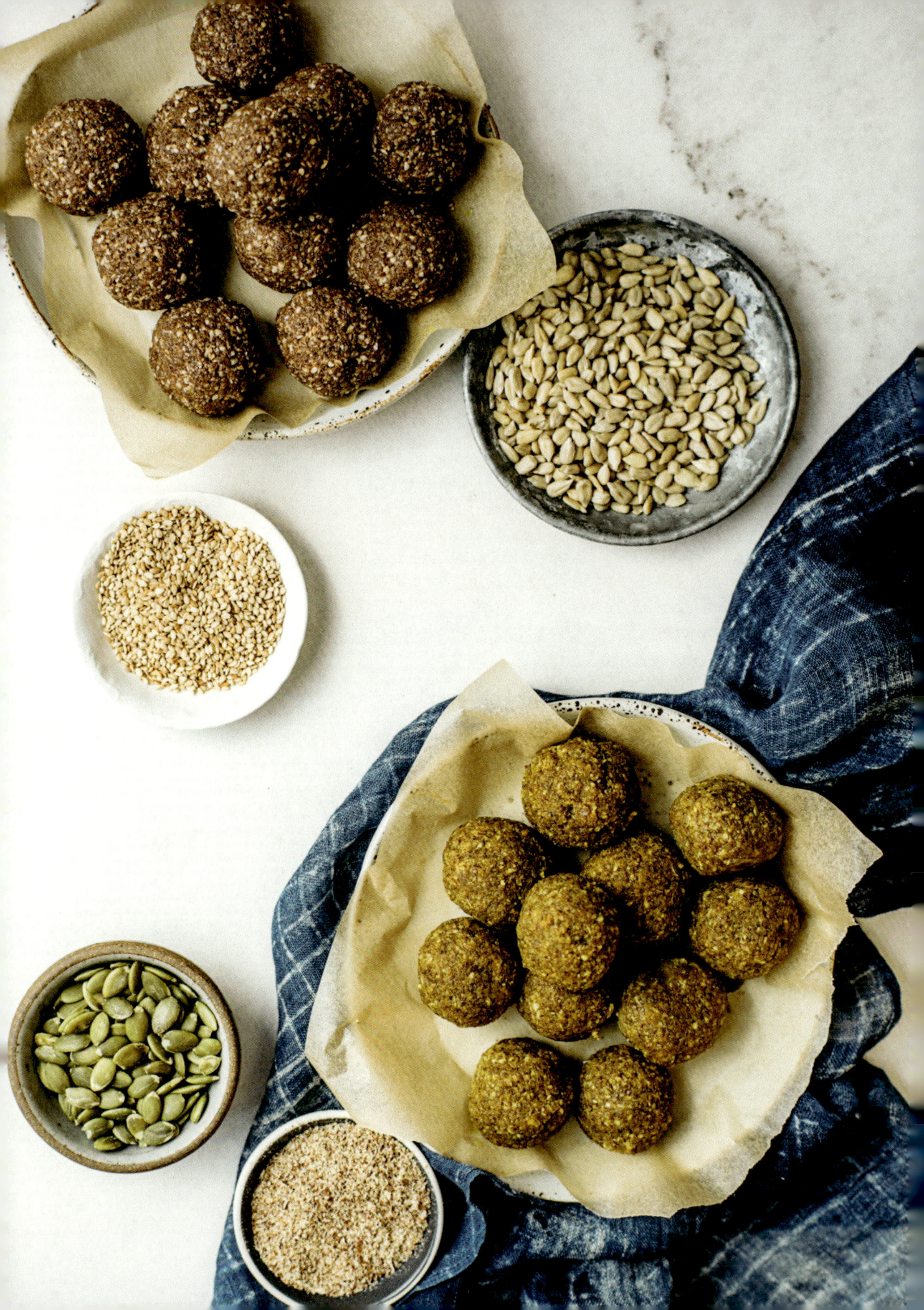

Hormonbalance-Bällchen auf zweierlei Art

Diese getreidefreien Energie-Häppchen stecken voller gesunder Fette und sind der perfekte Imbiss, um den Blutzucker zu stabilisieren und das Bedürfnis nach Süßem zu befriedigen (zumindest ein kleines bisschen). Der Kombination aus Samen und Kernen liegt ein Konzept zum Ausgleich von Hormonschwankungen zugrunde, das die Kraft bestimmter Sorten zur Unterstützung der Östrogenbildung und seiner Verstoffwechselung im weiblichen Zyklus nutzt. In der ersten Zyklushälfte, von der Menstruation bis zur Ovulation (etwa dem 14. Tag nach Beginn der Periode), sind gemahlener Leinsamen und rohe Kürbiskerne am besten geeignet, in der zweiten Zyklushälfte werden die Hormone idealerweise durch rohe Sonnenblumenkerne und Sesamsamen unterstützt. Dieses Wechselkonzept eignet sich gerade bei Zyklusstörungen und mit den Bällchen ist es sogar noch schmackhaft.

FÜR ETWA 20 BÄLLCHEN (PROBLEMLOSE VERZEHRMENGE: 4 BÄLLCHEN)

- ½ **Tasse ungesüßte Kokosnussraspeln**
- ½ **Tasse Walnüsse**
- ½ **Tasse Leinsamenschrot**
- ½ **Tasse Kürbiskerne**
- 2 **TL Kurkuma, gemahlen**
- ½ **TL Zimt, gemahlen**
- ¼ **TL Ingwer, gemahlen**
- ¼ **TL Meersalz**
- 2 **EL reiner Ahornsirup oder Kleeblütenhonig**
- ½ **Tasse unraffiniertes Kokosöl, geschmolzen**
- ¼ **Tasse Mandelbutter**
- ¼ **Tasse pflanzliche Milch (Mandel-, Hanf- oder Flachsmilch)**
- ¼ **Tasse Kollagenpulver von einem Tier aus Weidehaltung (optional)**

Goldene Milchbällchen aus Leinsamen und Kürbiskernen

❶ Ein Backblech oder eine Platte mit Backpapier auslegen und beiseitestellen. Kokosnuss, Walnüsse, Leinsamenschrot, Kürbiskerne, Kurkuma, Zimt, Ingwer und Salz in einer Küchenmaschine zu einem feinen Mehl vermahlen. Ahornsirup, Kokosöl, Mandelbutter, pflanzliche Milch und Kollagen (optional) zugeben. Zu einem glatten Teig verarbeiten.

❷ Mit zwei Teelöffeln oder einem Kugelportionierer Bällchen ausstechen und mit den Händen zu festen Kugeln rollen (der Teig ist sehr fettig). In geringen Abständen auf das vorbereitete Backblech oder die Platte setzen und für 10 Minuten (oder bis sie fest sind und sich leicht vom Backpapier lösen) in den Kühlschrank stellen. In ein luftdichtes Gefäß geben und im Kühlschrank oder Gefrierschrank bis zu einem Monat aufbewahren.

Mexikanische Schokobällchen aus Sonnenblumenkernen und Sesamsamen

Leinsamenschrot durch ½ Tasse Sesamsamen und Kürbiskerne durch ½ Tasse Sonnenblumenkerne ersetzen. Gemahlenen Ingwer und Kurkuma weglassen, dafür ¼ Tasse ungesüßtes Kakaopulver hinzufügen.

Für später: Ahornsirup oder Honig durch 2 Medjool-**Datteln** ersetzen.

Ahornsirup verwenden ↓	Honig verwenden ↓						Kollagen meiden ↓	
LF	SCD	SSFG	BPD1R	BPD1	BPD2	P	V	HI

FODMAP-arme Salsa wie im Restaurant

Wenn es richtig zubereitet wird, gehört das Essen der mexikanischen Küche zu den Gerichten, bei denen die Anpassung an eine SIBO-Diät am meisten Spaß macht und sich besonders lohnt. Die Grundwürzen – Limettensaft, gemahlener Kreuzkümmel und große Mengen Korianderblätter – sind ausgezeichnete Zutaten für eine Entgiftung. Wichtig ist aber auch, dass das restliche Gericht den Kriterien entspricht. Diese frische Version entspricht einer Salsa, wie man sie in einem typischen Kellerlokal bekommt. Sie passt hervorragend zu gegrilltem Biofleisch oder als Dip zu FODMAP-armen Crackern oder Chips.

FÜR 2 TASSEN SALSA

- 2 **große Strauchtomaten (500 g), ohne Stiele und Samen**
- 1 **Jalapeño-Chili, entkernt**
- 2 **EL frische Korianderblätter, fein gehackt**
- 1 **EL frisch gepresster Limettensaft**
- ½ **TL Kurkuma, gemahlen**
- ½ **TL Meersalz**

❶ Tomaten und Jalapeño-Chili fein schneiden. Die Hälfte in eine Küchenmaschine oder einen Mixer geben und pürieren. Alternativ auf die Küchenmaschine verzichten, alle Zutaten von Hand schneiden und die Salsa stückiger halten. Die pürierte Hälfte mit der fein geschnittenen Hälfte in einer mittelgroßen Schüssel mischen. Korianderblätter mit Limettensaft, Kreuzkümmel und Salz einrühren.

❷ Die Salsa mit Rohkost oder FODMAP-armen Tortilla-Chips servieren. Sie hält sich in einem luftdichten Behältnis bis zu einer Woche im Kühlschrank.

Für später: 1 EL fein gehackte **Zwiebel** hinzufügen.

										Korianderblätter weglassen ↓
LF	SCD	SSFG	BPD1R	BPD1	BPD2	P	SF	V	YC	HS

Wurst-Frikadellen auf dreierlei Art

Die eigene Herstellung von Wurst ist eine der leichtesten Möglichkeiten, um in der Küche kreativ zu werden. Und das ist auch nötig, da die meisten Produkte, die von Metzgereien angeboten werden, Knoblauch oder Zwiebeln enthalten. Als Basis können Sie jede Art von Hackfleisch verwenden. Ich habe für die Wochenenden gerne mehrere Sorten im Gefrierschrank oder verwende sie frisch für *Haschee mit Wurst und Paprika* (S. 299).

FÜR 12 KLEINE FRIKADELLEN

- 500 g **Schweinehack**
- 1 **TL Fenchelkörner**
- 1 **TL Paprikapulver**
- ½ **TL geräuchertes Paprikapulver**
- ¼ **TL rote Chili-Flocken, je nach Verträglichkeit**
- ½ **TL Meersalz**
- **Öl zum Braten**

Für später: 1 kleine gehackte **Knoblauch**zehe zugeben.

Scharfe italienische Wurst

1. Schweinehack, Fenchelkörner, Paprikapulver, geräuchertes Paprikapulver, rote Chili-Flocken und Salz in eine mittelgroße Schüssel geben. Gut mischen, bis alle Gewürze eingearbeitet sind.

2. Einen gehäuften Esslöffel der Fleischmischung zu einer kleinen Kugel formen, dann zwischen den Handflächen zu einer Frikadelle flachdrücken, etwa ½ cm dick. Die Menge sollte für 12 kleine Frikadellen reichen.

3. Die Frikadellen flach nebeneinander einfrieren, sobald sie fest sind, können sie in einen Beutel oder ein Behältnis mit Deckel umgefüllt werden. Werden sie gleich zubereitet, in ganz wenig Öl bei mittlerer Hitze in einer Pfanne auf beiden Seiten – jeweils etwa 4 Minuten – braten, bis sie goldbraun und durch sind. Alternativ auf einem Backblech im Backofen bei 220 °C für 20 Minuten braten oder bis sie braun sind.

Milde italienische Wurst

Das geräucherte Paprikapulver und die roten Chili-Flocken weglassen, dafür ¼ TL getrockneten Thymian, ¼ TL getrockneten Oregano und 1 TL Kokoszucker zugeben.

Lamm-Merguez-Wurst

Fenchelkörner, Paprikapulver und rote Chili-Flocken weglassen. Das Schweinehack durch 500 g Lammhack ersetzen. 1 TL gemahlenen Kreuzkümmel, ½ TL gemahlenen Koriander, ¼ TL gemahlenen Ingwer und ⅛ TL Cayenne-Pfeffer hinzufügen.

							Hühnerhackfleisch statt Schweine- oder Lammhack verwenden ↓		Zucker in der milden italienischen Wurst weglassen ↓	
LF	SCD	SSFG	BPD1R	BPD1	BPD2	P	HS	HI	YC	SF

Pflanzliche Milch auf zweierlei Art

Pflanzliche „Milch“ ist heutzutage nichts Besonderes mehr im Lebensmittelgeschäft, dafür aber besonders teuer. Geld zu sparen, ist aber nur einer der vielen Gründe, warum man versuchen sollte, seine eigene „Milch“ auf Basis von Nüssen oder Saaten herzustellen. Sie vermeiden dadurch auch die vielen Zusatzstoffe, die auf der Zutatenliste stehen. Dazu kommt noch, dass die hausgemachten Versionen einfach besser schmecken. Wenn Sie ein wenig Süße wollen, können Sie ein bisschen reinen Ahornsirup oder Kleeblütenhonig für den Geschmack und einen Schuss Vanilleextrakt dazugeben. Die Milch hält sich in einem luftdichten Behälter bis zu fünf Tage im Kühlschrank. Vor dem Trinken müssen Sie sie gut aufschütteln, da sich die Bestandteile ohne Stabilisatoren wieder trennen, wenn sie steht.

FÜR 1 LITER MILCH

- **1 Tasse rohe Mandeln (über Nacht in zimmerwarmem Wasser oder 1–2 Stunden in kochendem Wasser einweichen)**
- **4 Tassen gefiltertes Wasser**
- **1 Prise Meersalz**

Mandelmilch

1. Eingeweichte Mandeln abgießen und gründlich spülen.

2. Die Mandeln, 4 Tassen gefiltertes Wasser und das Salz in einen leistungsstarken Mixer geben. Auf höchster Stufe 1–2 Minuten pürieren, bis die Mandeln ganz zerkleinert sind und die Flüssigkeit eine cremige Konsistenz hat.

3. Die Mandelmischung in einem Nussmilchbeutel oder in ein mit einem Seihtuch ausgelegtes Sieb schütten. Bei Verwendung eines Beutels diesen sofort ausdrücken, bis die gesamte Flüssigkeit herausgepresst ist. Bei der Seihmethode kann die Hauptarbeit der Schwerkraft überlassen werden; das Tuch wird zum Schluss noch behutsam ausgedrückt, bevor die Mandelreste entsorgt werden. In ein Weckglas oder eine Flasche mit 1 l Fassungsvermögen umfüllen.

Hanfmilch

Die Mandeln durch 1 Tasse rohe (nicht eingeweichte) Hanfsamen ersetzen: Mit Wasser und Salz im Mixer bei höchster Stufe 1–2 Minuten pürieren. Hier muss nichts abgeseiht werden! Die Menge ergibt 5 Tassen Milch.

Für später: Für die Süße 1 Medjool-**Dattel** mit den Nüssen pürieren.

LF	SCD	SSFG	BPD1R	BPD1	BPD2	P	HI	YC	SF	Nur die Hanfversion ↓ HS

Goldglanz-Latte

Wenn alles weh tut oder Sie das Gefühl haben, im Körper schwelt eine Entzündung, dann geben Sie ein wenig „Medizin" aus Ihrem Gewürzregal in diesen Goldglanz-Latte. Kurkuma ist im Grunde genommen „ayurvedisches Ibuprofen" und macht dieses koffeinfreie Getränk zu einer perfekten Möglichkeit, den Tag mit einem Entzündungshemmer zu beginnen. Wenn Sie Gewürze zum Kochen verwenden, sollten Sie immer ein wenig Hitze zugeben, um sie „einzuschalten". In diesem Fall bringt hier das heiße Wasser den Goldton von Kurkuma voll zur Geltung. Wenn Sie keinen leistungsstarken Mixer haben, um die Hitze weiter zu erhöhen, können Sie die Zutaten auch bei geringer Temperatur in einem Topf köcheln lassen. Rühren Sie dann das Kollagen aber erst zum Schluss unter. Bei einer Histaminintoleranz lassen Sie es ganz weg.

FÜR 1 GETRÄNK

- 1 **EL Kokosbutter**
- 1 **TL reiner Ahornsirup oder Kleeblütenhonig**
- 2 **EL Kollagen-Pulver (von einem Tier aus Weidehaltung)**
- ¾ **TL Kurkuma, gemahlen**
- ¼ **TL Ingwer, gemahlen**
- ⅛ **TL Zimt, gemahlen**
- 1 **Tasse pflanzliche Milch (Mandel-, Hanf-, Hafer- oder Flachsmilch)**

1. Etwa 150 ml Wasser zum Kochen bringen.
2. Kokosbutter, Ahornsirup, Kollagen-Pulver, Kurkuma, Ingwer und Zimt in einen Mixer geben.
3. Die Gewürzmischung mit ½ Tasse (ca. 120 ml) kochendem Wasser bedecken und dann die pflanzliche Milch zugeben.
4. Die goldene Milch pürieren, bis sie schaumig ist und in einen Becher gießen. Sofort genießen.

Ahornsirup verwenden ↓	Honig verwenden ↓							Kollagen weglassen ↓			Süßungsmittel weglassen ↓	
LF	SCD	SSFG	BPD1R	BPD1	BPD2	P	V	HS	YC	HI	YC	SF

Verdauungstee für einen glücklichen Bauch

Dieser Pfefferminz-Ingwer-Tee schmeckt minzig-frisch, würzig und leicht holzig, was den ganzen Kreuzkümmelkörnern zu verdanken ist, die in der ayurvedischen Medizin üblicherweise zur Behandlung von Verdauungsbeschwerden eingesetzt werden. Wenn Sie es sich leicht machen wollen, können Sie die Pfefferminzblätter und den Kreuzkümmel auch weglassen und einfach nur die frischen Ingwerscheiben in das heiße Wasser geben. Verwenden Sie, falls vorhanden, ein Teesieb für die Gewürze-Kräuter-Mischung. Sie können sie auch in eine Teekanne geben, mit heißem Wasser aufgießen und nach zehn Minuten absieben.

FÜR 1 TASSE TEE

- **1 TL getrocknete Pfefferminzblätter**
- **1 TL Kreuzkümmelkörner**
- **1 gehäufter TL frischer Ingwer, geschält und klein gehackt (von einem 2–3 cm großen Stück)**
- **¼ l kochendes Wasser**

1. Pfefferminzblätter, Kreuzkümmelkörner und klein gehackten Ingwer in das Teesieb oder direkt in eine große hitzebeständige Tasse füllen.
2. Mit kochendem Wasser aufgießen, 10 Minuten ziehen lassen.

Für später: Fügen Sie 1 TL **Kamille**blüten und/oder **Fenchelsamen** hinzu.

LF	SCD	SSFG	SPD1R	BPD1	BPD2	P	V	HS	HI	YC	SF

Hibiskus-Drink nach Arnold Palmer

Die Hibiskusblüte wurde schon für viele heilkundliche Verwendungen gepriesen: Zur Blutdrucksenkung, bei Blutzuckerschwankungen und zur Unterstützung der Leberfunktion. Sie eignet sich auch als Verdauungshilfe bei Menschen, die zu Verstopfung neigen. Dieses Getränk ist die gesunde Variante eines Arnold-Palmer-Drinks mit selbstgemachtem Hibiskustee. Finden Sie keine Hibiskus-Blütenblätter, schauen Sie sich nach einem abgepackten Hibiskustee um, der keine anderen Inhaltsstoffe oder Zusätze enthält. Sie können die Süße anpassen, doch in Anbetracht Ihrer Mikroorganismen ist das Rezept absichtlich herb. Ich bereite gerne große Mengen dieses Tees zu – insbesondere in den Sommermonaten – und habe ihn im Kühlschrank stehen für ein gelegentliches Glas. Am Morgen ist ein Schuss frischer Zitronensaft ein wunderbarer Zusatz und in Kombination mit dem Hibiskus kann er Ihrer Leber den benötigten Schub geben.

FÜR 4 GETRÄNKE ZU JE 450 ML

- 8 **Tassen gefiltertes Wasser**
- ¼ **Tasse Hibiskusblütenblätter, getrocknet**
- 2 **EL reiner Ahornsirup oder Honig**
- ½ **Tasse frisch gepresster Zitronensaft (von 2–3 Zitronen)**

❶ 4 Tassen Wasser zum Kochen bringen. Hibiskus und Ahornsirup in eine hitzebeständige Karaffe mit 2 l Fassungsvermögen oder eine große Schüssel geben und das heiße Wasser darüber gießen. 15 Minuten ziehen lassen.

❷ Die Teemischung durch ein feinmaschiges Sieb in ein Behältnis mit 3 l Fassungsvermögen (oder mehr) abgießen. Die restlichen 4 Tassen Wasser und den Zitronensaft zugeben. Auf Trinktemperatur abkühlen lassen oder sofort mit Eiswürfeln servieren.

Ahornsirup verwenden ↓	Honig verwenden ↓				Süßungsmittel weglassen ↓					Zitronensaft durch Limettensaft ersetzen ↓
LF	SCD	SSFG	BPD1R	BPD1	BPD2	YC	SF	P	HS	V	HI

Grüner Immun-Smoothie

Dieses Getränk ist näher an einem Saft als an einem Smoothie und nichts für Gemüseliebhaber, die keine Experimente mögen. Wenn Sie Ihr morgendliches Gemüse lieber ungesüßt zu sich nehmen, ohne Blutzuckerspitzen zu riskieren, dann ist das im Grunde genommen ein Salat im Glas. Gurke und Spinat schmecken eher etwas süßer, während Grünkohl, Ingwer und Limettensaft einen leicht bitteren, würzigen Einschlag haben. Für einen möglichst glatten Smoothie empfehle ich Ihnen, einen leistungsstarken Mixer zu verwenden, der mit Kernen und Fasern kurzen Prozess macht. Wenn Sie die breiige Konsistenz gar nicht mögen, können Sie die Flüssigkeit auch durch ein feinmaschiges Sieb abgießen und eine Art Saft daraus machen.

FÜR ETWA 450 ML

- 1 **locker gefüllte Tasse Baby-Spinat**
- 1 **Grünkohlblatt, ohne Stiel**
- 2 **mittelgroße Gurken, geschält und grob geschnitten**
- 1 **Stück frischer Ingwer, geschält, etwa 2–3 cm lang**
- 2 **EL frisch gepresster Limettensaft (von 1 Limette)**
- 1 **Prise Meersalz**

1. Spinat, Grünkohl, Gurken, Ingwer, Limettensaft und Salz in einen leistungsstarken Mixer geben und zu einer schaumig-geschmeidigen Mischung pürieren.
2. Das Getränk in ein großes Glas mit einem Fassungsvermögen von ½ l geben und genießen.

Für später: Fügen Sie einen Stängel **Stangensellerie** oder ¼ **grünen Apfel** hinzu.

LF	SCD	SSFG	BPD1R	BPD1	BPD2	P	SF	V	YC	Spinat weglassen ↓ HI

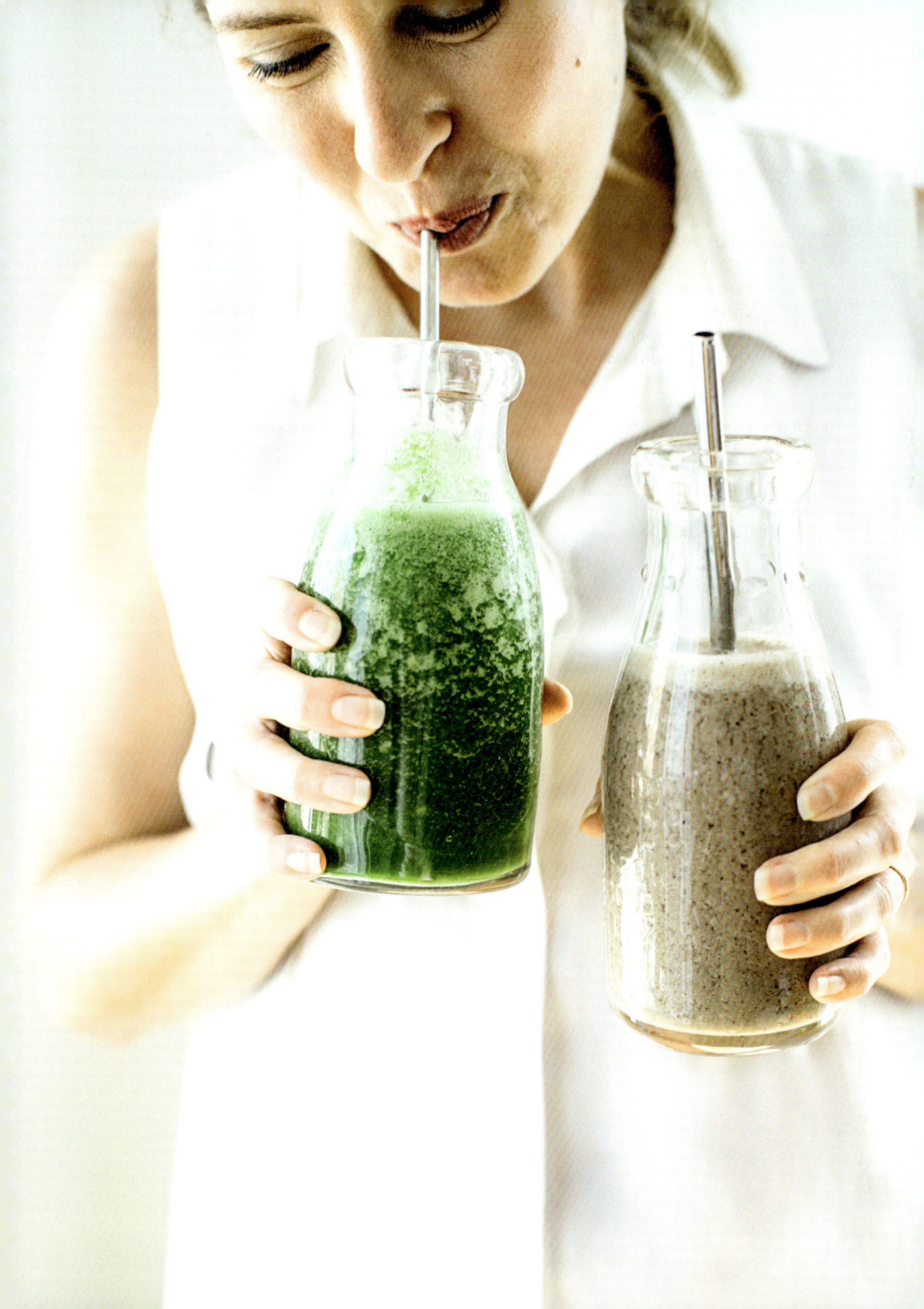

Beeren-starker Smoothie

Ich finde es viel einfacher, sich einen Smoothie zur Gewohnheit zu machen, wenn man mit gefrorenen Zutaten beginnt. Ich erledige normalerweise am Anfang der Woche meinen Einkauf auf dem Markt, bereite Obst und Gemüse vor und friere es als Teil meines Vorkoch-Programms für die spätere Nutzung ein. Sie können natürlich auch frische Produkte verwenden. Da für SIBO-Amigos wärmere Nahrungsmittel sinnvoller sind, empfehle ich, gefrorenes Obst vor der Verwendung ein wenig antauen zu lassen. Dieser Beeren-Smoothie wurde mit Blick auf Ihren Blutzuckerspiegel kreiert und schmeckt eher herb. Brauchen Sie zusätzliche Süße, können Sie einen Schuss reinen Ahornsirup oder Honig hinzufügen. Mit einer halben Banane funktioniert das auch, wie unter „Für später" angegeben. Außerdem gebe ich Nahrungsmittelergänzungen für den Darm in Pulverform am liebsten in Smoothies. Je nachdem, wie weit fortgeschritten Sie mit Ihrer Behandlung sind, fügen Sie Kollagen-Pulver, präbiotische Pulver (z. B. teilweise hydrolysierter Guargummi) oder Ihr Lieblingsadaptogen hinzu (insbesondere Maca ist großartig für die Schilddrüsengesundheit).

FÜR ETWA 450 ML

- 1 **Tasse Erdbeeren (etwa 10 Früchte), gefroren**
- ¼ **Tasse Heidelbeeren, gefroren**
- ¼ **Tasse Grünkohl oder Spinat, gefroren**
- 1 **EL Erdnuss- oder Mandelbutter**
- 1 **Tasse pflanzliche Milch (Mandel-, Flachs- oder Hanfmilch)**

1. Erdbeeren, Heidelbeeren, Grünkohl, Erdnussbutter und pflanzliche Milch in einen leistungsstarken Mixer geben. Zu einer geschmeidigen Mischung pürieren und bei Bedarf noch pflanzliche Milch zugeben, bis die gewünschte Konsistenz erreicht ist.

2. Das Getränk in ein großes Glas mit 500 ml Fassungsvermögen geben und genießen.

Für später: ½ **Banane** hinzufügen.

									Grüngemüse und Mandelbutter weglassen ↓	Grünkohl verwenden ↓
LF	SCD	SSFG	BPD1	BPD2	P	SF	V	YC	HS	HI

24-Stunden-Joghurt auf zweierlei Art

Je länger man den Joghurt reifen lässt, desto weniger Laktose enthält er. Daher ist ein selbst gemachter 24-Stunden-Joghurt FODMAP-arm, während die meisten fertig gekauften Joghurts es nicht sind. Erfreulicherweise ist er mit beiden Methoden sehr einfach herzustellen: Mit einem Multikocher, der eine Joghurtfunktion hat, oder einfach auf dem Herd. Sie brauchen lediglich eine Starterkultur, die es fertig zu kaufen gibt, oder einen Joghurtrest, um den Fermentationsprozess in Gang zu setzen. Mit den folgenden Rezepten lässt sich wunderbar cremiger Joghurt herstellen, doch wenn Sie ihn dicker haben wollen, sodass er griechischem Joghurt ähnelt, können Sie den fertigen Joghurt auch in ein mit einem Seihtuch oder einem sauberen, dünnen Geschirrtuch ausgelegtes Sieb geben. Setzen Sie es auf eine Schüssel und lassen Sie die Molke 3–5 Stunden lang abtropfen, je nachdem, wie dickflüssig Sie ihn haben möchten. Beide Varianten sind mindestens zwei Wochen lang im Kühlschrank haltbar. Da dies das einzige Rezept mit Kuhmilch im Buch ist, möchte ich Sie an dieser Stelle bitten, Bio-Milch zu verwenden, um unerwünschte Hormone zu vermeiden!

FÜR 2 LITER JOGHURT (6 TASSEN, WENN DIE MOLKE ABGEGOSSEN WIRD)

2 Liter Bio-Vollmilch

Joghurt-Starterkultur (verwenden Sie die auf der Packung angegebene Menge) oder 2 EL Bio-Naturjoghurt mit lebenden Kulturen

▷ Spezialzubehör

Multikocher mit Joghurtfunktion

1. Die Milch in das Behältnis im Multikocher schütten. Auf „Joghurt" drücken und auf „Kochen" einstellen. Die Milch erhitzen, bis ein Piepton anzeigt, dass der Vorgang beendet ist.

2. Die Milch etwa 30 Minuten auf 35° bis 38 °C abkühlen lassen. Steht kein Milchthermometer zur Verfügung, gilt die Faustregel, dass die Temperatur dann richtig ist, wenn man seinen (sauberen!) Finger 10 Sekunden lang problemlos in die Milch halten kann. Geht das nicht so lange, ist die Milch noch zu heiß. Der Prozess kann beschleunigt werden, indem man das Innenbehältnis des Multikochers in ein Eisbad stellt und die Milch eine Weile rührt, bis sie entsprechend abgekühlt ist.

3. Hat die Milch die richtige Temperatur, ½ Tasse davon in eine kleine Schüssel geben, die Starterkultur oder den Naturjoghurt hinzufügen und glattrühren. Die verrührte Startermischung zurück zur restlichen Milch geben und gut vermischen.

4. Die „Joghurt"-Funktion wieder einschalten, den Deckel schließen und die Zeit auf 8 Stunden einstellen. Nach 4 Stunden erstmals den Joghurt überprüfen, dafür den Deckel vorsichtig entfernen (damit das Kondenswasser nicht in den Joghurt tropft) und das Innenbehältnis vorsichtig neigen. Ist der Joghurt fertig, hat er eine weiche, gelatineartige Textur, die wackelt, wenn der Behälter angestoßen wird. Vielleicht löst er sich auch von den Seiten. Ist das nach 4 Stunden noch nicht der Fall, wird er jede Stunde überprüft, bis er die gewünschte Textur erreicht hat (das kann bis zu 8 Stunden dauern). Wer einen Joghurtbereiter hat, kann ihn natürlich wie gewohnt verwenden.

Weiter auf S. 194

❺ Ist der Joghurt fertig, das Innengefäß herausnehmen und den Joghurt in eine ruhige Ecke im Kühlschrank stellen, damit er nicht „gestört" wird. Mindestens 2 Stunden abkühlen lassen, dann in einen luftdichten Behälter umfüllen und ihn bis zu einer Woche genießen.

24-Stunden-Joghurt auf dem Herd

❶ Die Milch in einen großen, schweren Topf mit Deckel oder in einen Schmortopf (4 l oder mehr Fassungsvermögen) gießen. Bei mittlerer Hitze und unter ständigem Rühren vorsichtig erwärmen, bis die Milch eine Temperatur von 85 °C hat oder ziemlich schaumig ist.

❷ Vom Herd nehmen und etwa 30 Minuten auf 46–47 °C abkühlen lassen (siehe Schritt 2 der Anleitung für den Multikocher, wie sich das ohne Thermometer prüfen lässt).

❸ Aus der abgekühlten Milch ½ Tasse in eine kleine Schüssel geben und die Starterkultur oder den Joghurt hinzufügen und glattrühren. Die Mischung in den Topf zurückschütten und gut unterrühren.

❹ Den Deckel aufsetzen. Bei Verwendung eines Schmortopfs oder eines anderen schweren Topfes diesen sofort in den Backofen stellen und die Kontrolllampe einschalten. Bei Verwendung eines normalen, dünnwandigen Suppentopfes, diesen komplett mit einem Handtuch oder einem großen Laken umwickeln, bevor er in den Backofen kommt. Das Ziel ist, den Topf so weit wie möglich zu dämmen, während der Joghurt fermentiert. Eine Zeituhr auf 6 Stunden einstellen und sorgsam darauf achten, den Herd während der gesamten Zeit nicht anzustellen.

❺ Den Joghurt nach 6 Stunden erstmals überprüfen und dabei wie in Schritt 4 des Rezeptes für den Multikocher vorgehen. Weiter mit Schritt 5 der Zubereitung im Multikocher.

LF	SCD	SSFG	BPD2	P	V	SF

Sauerkraut

Die Herstellung von Sauerkraut könnte nicht einfacher sein. Es dauert nur 15–60 Minuten, um alles für die Fermentation vorzubereiten. Dann läuft der Prozess ziemlich von alleine ab: Am dritten Tag können Sie Ihr Kraut erstmals probieren; stellen Sie es in den Kühlschrank, wenn Sie mit dem Säuregrad zufrieden sind (lassen Sie es maximal 7–10 Tage insgesamt fermentieren, je nachdem, welche Temperatur bei Ihnen zu Hause herrscht). Außer den folgenden Zutaten brauchen Sie auch noch ein wenig Zubehör, das ebenfalls angegeben ist. Wenn die Lake das Kraut nicht ausreichend bedeckt, kann sich Schimmel bilden. Ist das Weißkraut nach 24 Stunden noch nicht ganz bedeckt, lösen Sie einen Teelöffel Salz in einer Tasse Wasser auf und gießen so viel dazu, dass die Flüssigkeit über dem Gemüse steht. Diese Technik funktioniert mit allen Gemüsesorten; probieren Sie es auch einmal mit Gurken und Radieschen aus!

ERGIBT ETWA 500 G SAUERKRAUT (PROBLEMLOSE VERZEHRMENGE: 1 EL)

- 1 **kleiner Kopf Weißkohl** (etwa 500 g)
- 2 **TL feines Meersalz**

▷ Spezialzubehör

- 1 **sterilisiertes Weckglas mit 1 l Fassungsvermögen**
- 1 **Marmeladenglas** (etwa 250 g Fassungsvermögen)
- 1 **quadratisches Seihtuch**
- **Gummiring**

1. Die dicken äußeren Schichten des Kohlkopfs entfernen und der Länge nach vierteln. Den Strunk innen entfernen und den Kohl dünn schneiden. Die geschnittene Menge Weißkohl sollte etwa 6 Tassen ergeben.

2. Den Kohl in eine große Schüssel geben, mit dem Salz bestreuen und mit sauberen Händen 2–5 Minuten oder länger „massieren", bis er Flüssigkeit freisetzt und weich zu werden beginnt. Keine Eile, dieser Schritt ist wichtig, damit Sie später genügend Flüssigkeit haben, die über dem Kohl stehen kann.

3. Den Kohl zusammen mit der Flüssigkeit in ein sterilisiertes Weckglas mit 1 l Fassungsvermögen füllen. Mit einem Holzlöffel hinunterdrücken, bis er in der unteren Hälfte des Glases zusammengepresst ist und so weiteren Saft freisetzt. Eine Stunde ruhen lassen, dann mit dem Holzlöffel nochmals drücken, dadurch wird weitere Flüssigkeit freigesetzt.

4. Ein kleineres Glas in das größere setzen. Es kann auch mit einem Stein beschwert werden, doch meist ist das Glas selbst schon schwer genug, um den Kohl unter der Lake zu halten (siehe Anmerkung). Das große Weckglas mit dem Seihtuch bedecken und mit einem Gummiring befestigen, damit kein Schmutz oder Ungeziefer hineinkommt.

5. Das Gefäß an einen schattigen Platz auf der Arbeitsfläche stellen und 3–10 Tage fermentieren lassen. In den ersten 24 Stunden alle paar Stunden das kleine Glas etwas hinunterdrücken. Nach ein paar Tagen erstmals probieren; hat das Kraut den richtigen Geschmack, das kleinere Weckglas entfernen, den Behälter abdecken und im Kühlschrank aufbewahren. Dort hält es sich einen Monat.

LF	SCD	SSFG	BPD1R	BPD1	BPD2	P	SF	V

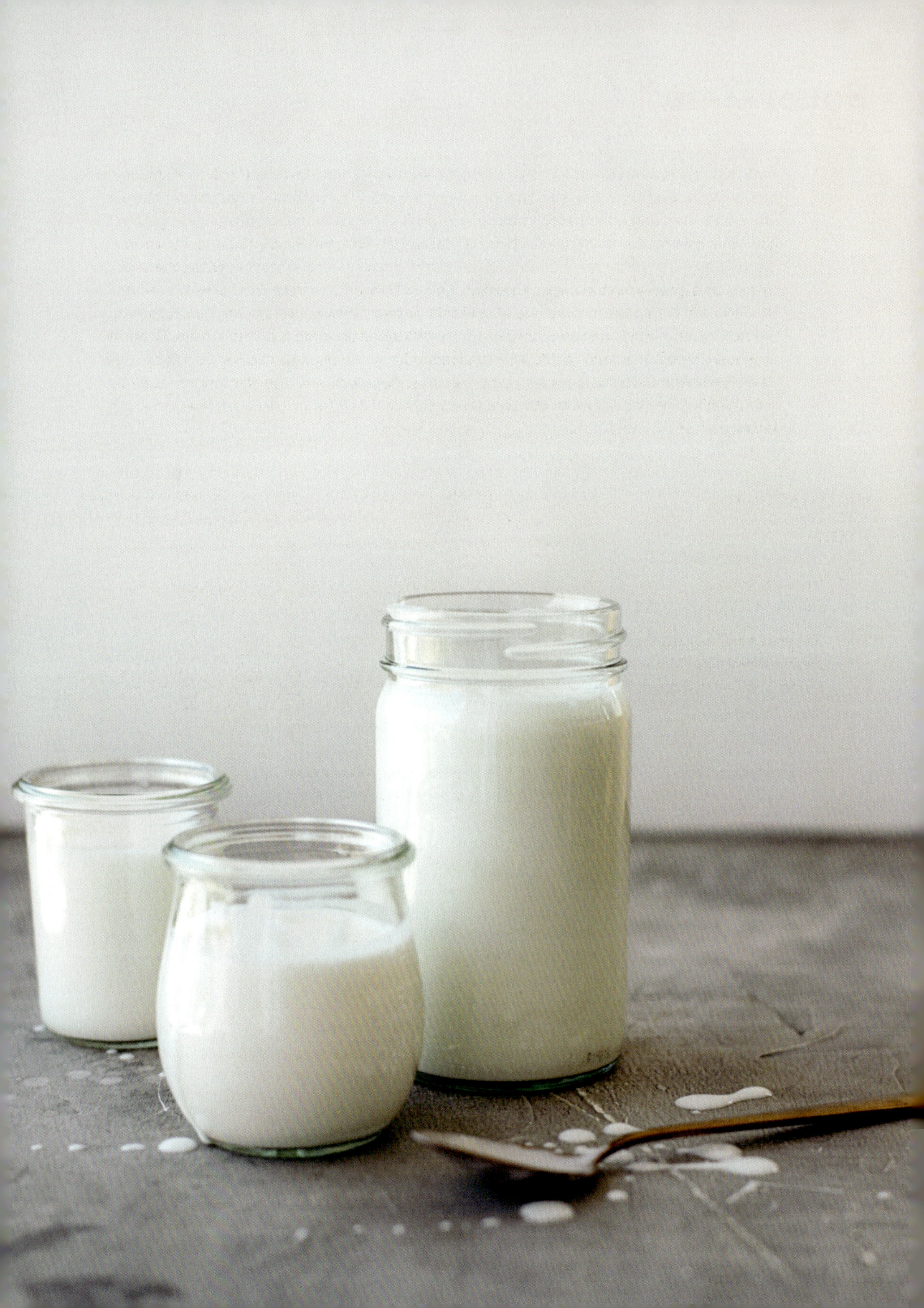

Kokos-Kefir

Kefir, ein fermentiertes Getränk, das angenehm sauer schmeckt, gibt es in vielen Geschäften fertig zu kaufen, doch man kann ihn auch leicht selbst machen. Obwohl das länger dauert als die meisten Rezepte in diesem Buch (1–2 Tage), läuft der Prozess von ganz allein ab, wenn man erst einmal die richtigen Zutaten hat. Welches Probiotikum auch immer Sie verwenden, achten Sie darauf, dass es in einer Kapsel angeboten wird, die Sie einfach öffnen und ihren Inhalt in die Kokosmilch geben können. So ganz ohne alles schmeckt der Kefir ein wenig herb, wenn Sie also nichts gegen ein bisschen Zucker haben, scheuen Sie sich nicht, ihn mit reinem Ahornsirup oder Kleeblütenhonig leicht zu süßen. Er passt zu Knuspermüsli oder eignet sich für die Herstellung von pikanten Soßen und Dressings. Es gibt verschiedene Meinungen dazu, welchen Platz fermentierte Nahrungsmittel in einer SIBO-Diät haben (mehr darüber lesen Sie auf S. 147), aber die Faustregel lässt sich leicht merken: Wenn Sie ihn vertragen, essen Sie ihn!

ERGIBT 2 TASSEN KEFIR (PROBLEMLOSE VERZEHRMENGE: ¼ TASSE)

- 1 **Dose vollfette Bio-Kokosmilch (400 ml)**
- 2 **Kapseln eines qualitativ hochwertigen Probiotikums (mit 50 Milliarden lebenden Kulturen)**

1. Ein Weckglas mit 1 l Fassungsvermögen durch Spülen mit kochendem Wasser sterilisieren und vollkommen trocknen lassen. Auf Zimmertemperatur abkühlen lassen.

2. Kokosmilch gut schütteln, den Inhalt in das vorbereitete Weckglas schütten und glattrühren.

3. Den Inhalt der probiotischen Kapseln in die Kokosmilch schütten und mit einem Holz- oder Plastiklöffel verrühren; achten Sie darauf, dass sich keine Klümpchen bilden. (Anmerkung: Metallutensilien können zu einer negativen Reaktion mit Probiotika führen.)

4. Ein Seihtuch falten, sodass es doppelt liegt, die Mischung abdecken und mit einem Gummiband befestigen.

5. Die Kokosmilch mindestens 24 Stunden in einer warmen Umgebung (24 °C sind ideal) und bis zu 48 Stunden stehenlassen, bis sie dick ist und herb schmeckt. (Für Kokos-Joghurt die Milch einfach länger andicken und stehenlassen.) Je länger der Kefir steht, desto dicker und herber wird das Ergebnis. Ist es im Haus zu kalt, das Weckglas in den (nicht aufgeheizten) Backofen stellen und das Kontrolllicht anstellen, um eine warme Umgebung zu schaffen.

6. Mit einem luftdicht abschließenden Deckel verschließen und bis zur Verwendung im Kühlschrank aufbewahren. Der Kefir dickt dort weiter an, hält sich aber bis zu einer Woche.

LF	SCD	SSFG	BPD2	P	SF	HS	V

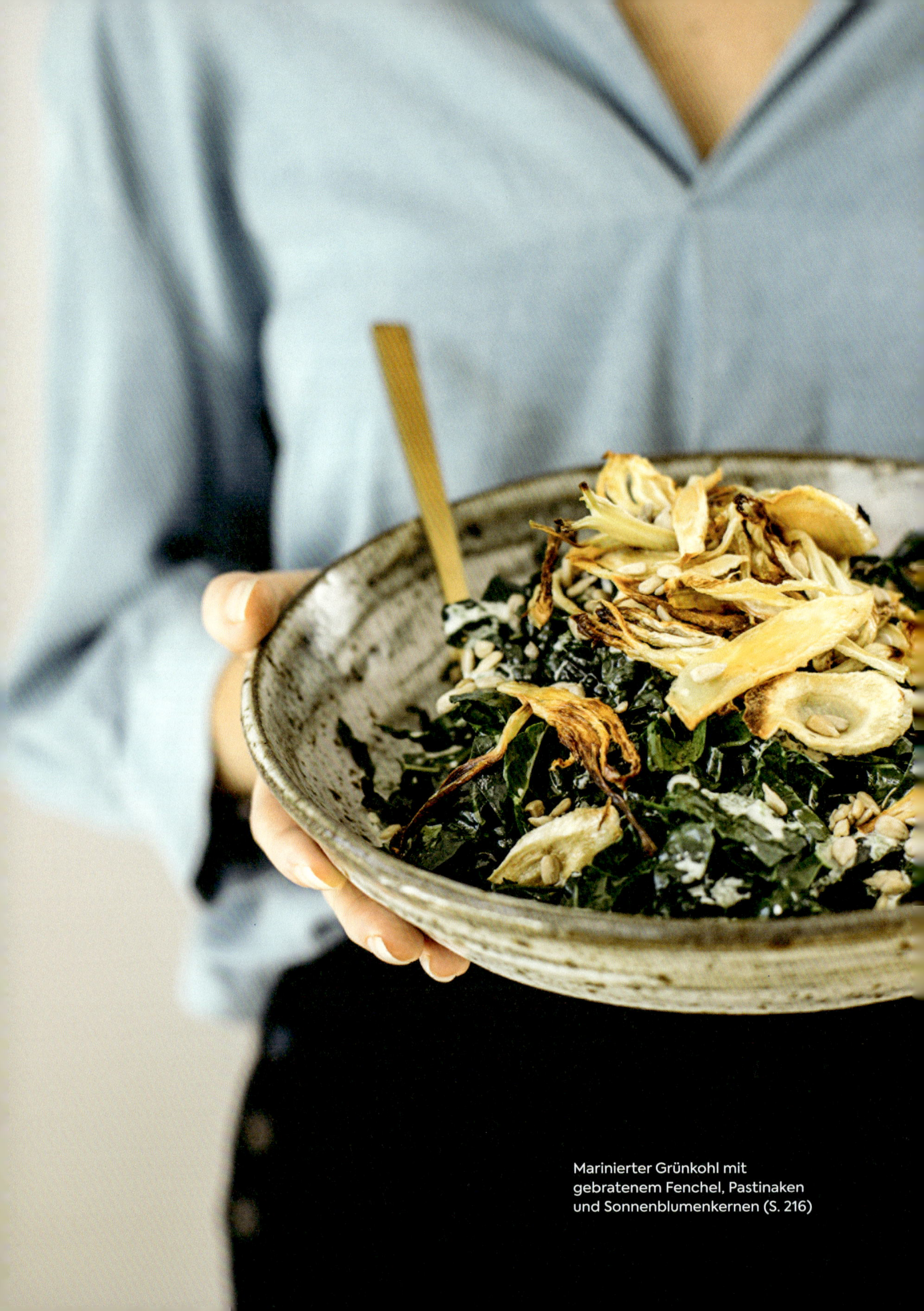

Marinierter Grünkohl mit gebratenem Fenchel, Pastinaken und Sonnenblumenkernen (S. 216)

SALATE UND GEMÜSEBEILAGEN

Französischer Bohnen- und Karottensalat mit grüner Harissa-Soße

Diese Beilage ist ein echter Publikumsliebling. Die grüne Harissa-Soße schmeckt köstlich und ist gleichzeitig perfekt zum Entgiften geeignet, da sie viel Koriander, Spinat und Gewürze enthält, die den Darm unterstützen. Im Hinblick auf die verträgliche Verzehrmenge sollte man jedoch auf die grünen Bohnen achten: Wenn Sie empfindlich reagieren, sollten Sie höchstens 15 Bohnen zu sich nehmen, um im FODMAP-armen Bereich zu bleiben.

FÜR 6 BEILAGENPORTIONEN (PROBLEMLOSE VERZEHRMENGE: 15 GRÜNE BOHNEN)

- **500 g Karotten (etwa 8 mittelgroße), vorzugsweise in verschiedenen Farben**
- **Olivenöl *extra vergine***
- **Meersalz**
- **500 g grüne Bohnen, Enden abgeschnitten**
- **1½ Tassen frische Korianderblätter und Stiele, grob gehackt**
- **1½ Tassen Baby-Spinat, dicht gepackt**
- **1 Jalapeño-Chili, entkernt, grob geschnitten**
- **2 EL Limettensaft, frisch gepresst (von 1 Limette)**
- **½ TL Kreuzkümmel, gemahlen**
- **½ TL Koriander, gemahlen**

❶ Den Backofen auf 220 °C vorheizen. Ein Blech mit Backpapier auslegen.

❷ Die Enden der gewaschenen Karotten abschneiden und sie der Länge nach halbieren (oder vierteln, falls sie dicker sind). Auf dem vorbereiteten Backblech mit 2 EL Olivenöl beträufeln, vorsichtig schwenken, bis die vollständig bedeckt sind, und ½ TL Salz darüber streuen. Mit der Schnittseite nach unten gleichmäßig verteilen und im Backofen etwa 30 Minuten braten oder bis sie weich und karamellisiert sind.

❸ In der Zwischenzeit einen großen Topf Salzwasser zum Kochen bringen.

❹ Die Bohnen in das kochende Wasser geben und 4 Minuten garen, bis sie kräftig grün und bissfest sind. Über einem Sieb abgießen und mit kaltem Wasser abspülen, um den Kochvorgang zu stoppen. Überschüssiges Wasser abschütteln.

❺ Inzwischen frischen Koriander, Spinat, Jalapeño-Chili, Limettensaft, Kreuzkümmel, gemahlenen Koriander, ¼ Tasse Olivenöl und ¾ TL Salz in einem Mixer oder einer Küchenmaschine zu einer geschmeidigen Mischung verarbeiten, dann Wasser zugeben, immer nur 1 EL, bis die Harissa-Soße etwas dünner als ein Pesto ist (2 EL Wasser sollten reichen). Abschmecken und bei Bedarf nachsalzen.

❻ Karotten und grüne Bohnen anrichten und die Hälfte der Soße darüber träufeln. Bei Bedarf mehr zugeben oder die restliche Soße als Marinade für Grillfleisch oder Dressing für Salat aufheben.

Für später: Den Salat mit 2 Esslöffeln grob gehackten, gerösteten **Pistazien**kernen garnieren.

										Jalapeño weglassen, Spinat durch Rucola ersetzen ↓
LF	SCD	SSFG	BPD1R	BPD1	BPD2	YC	P	V	SF	HI

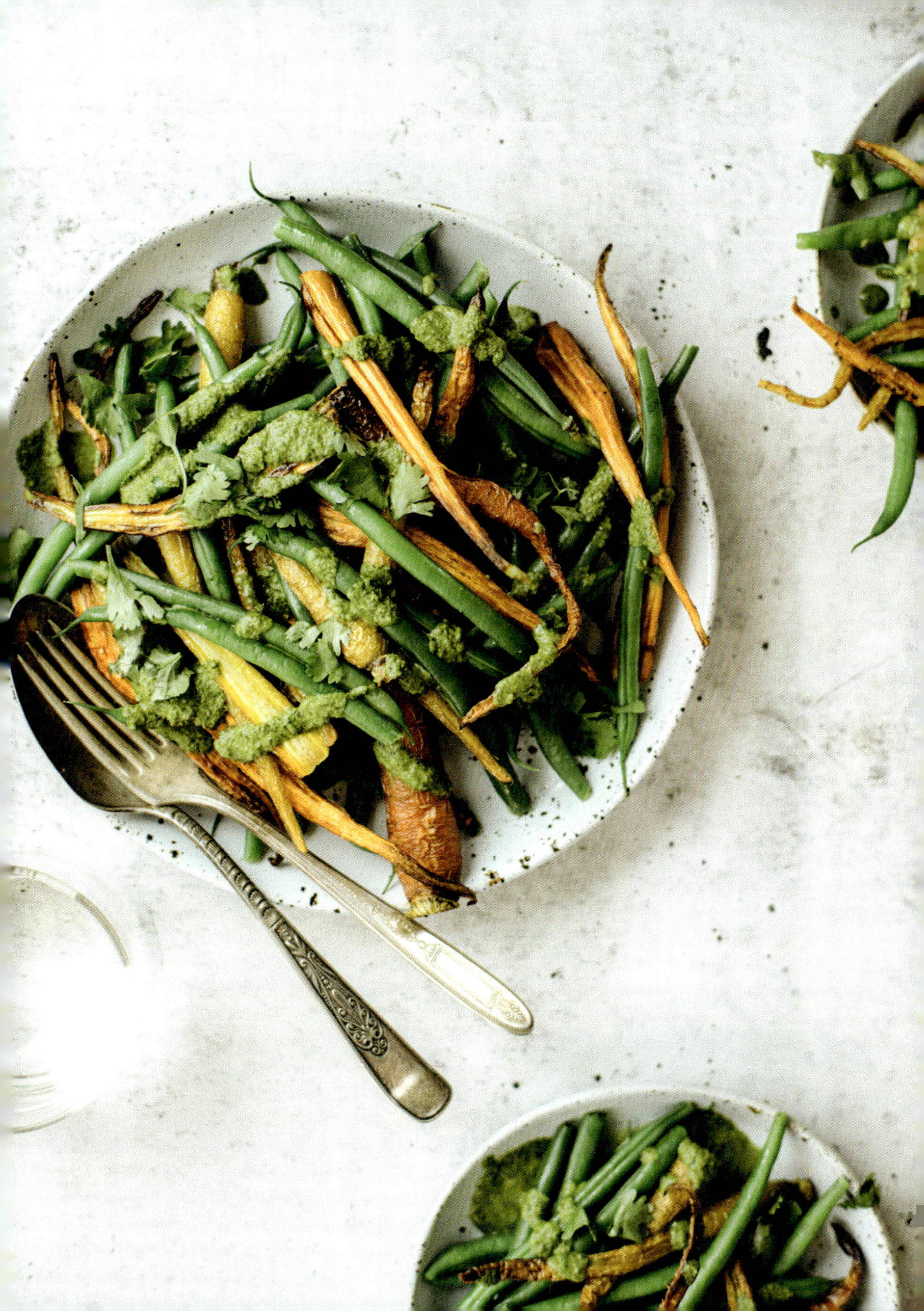

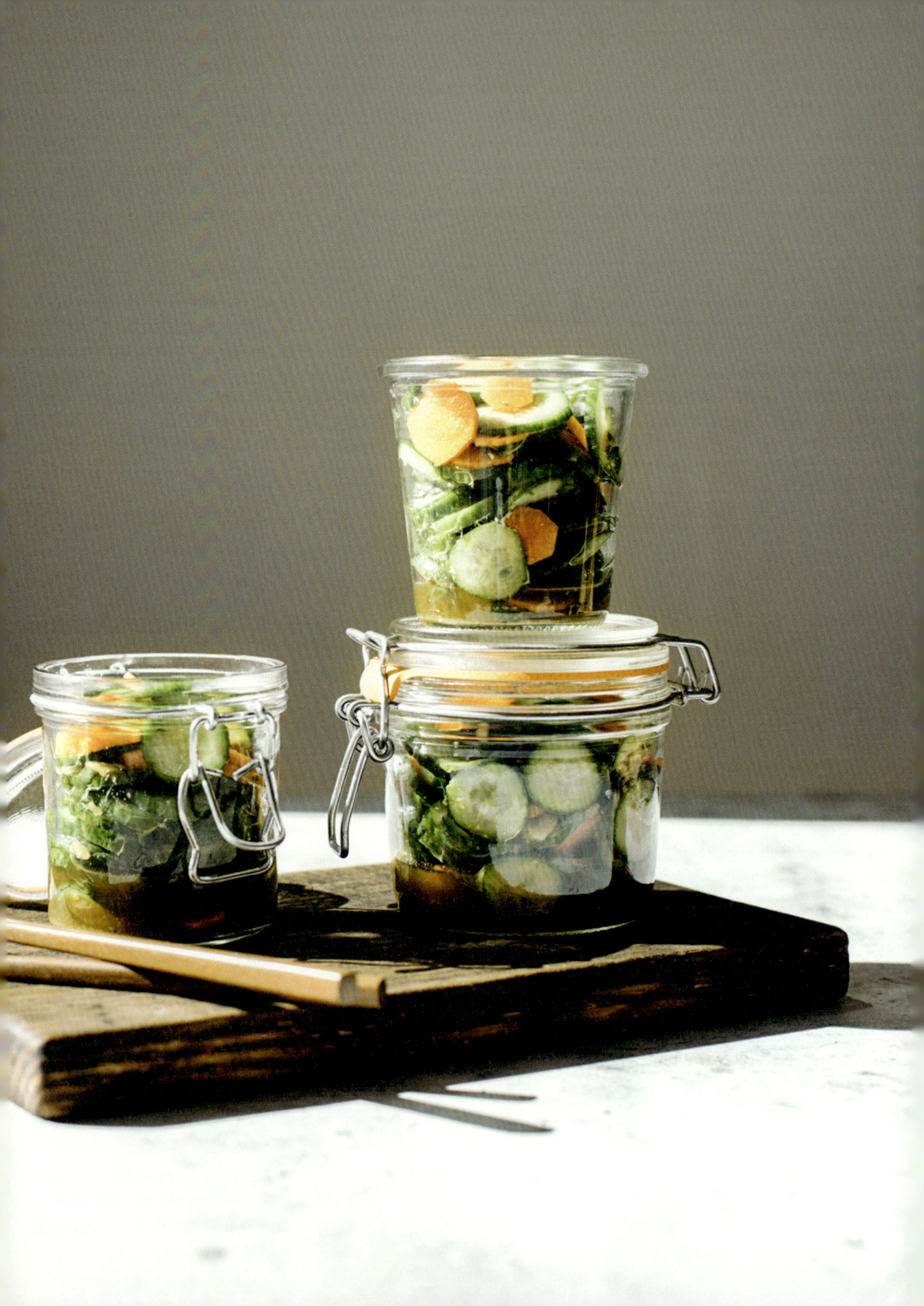

Mildes Gurken-Kimchi

Dieser Gurkensalat ist ein eher schnell eingelegtes Gemüse als ein lang fermentiertes Kimchi. Anstelle von großen Mengen koreanischem Chili, die Ihren Darm in Aufruhr versetzen könnten, setze ich auf die natürliche Schärfe von rohem Ingwer als zusätzlichen Kick. Normalerweise sind glutenfreies Tamari und Kokosnuss-Aminos in den Rezepten austauschbar, doch in diesem Fall habe ich mich für die fermentierte Kokosnuss entschieden, da sie ein wenig Süße beiträgt, sodass Sie den Zucker weglassen können, der in der Regel in Eingelegtem zu finden ist. Dieses Kimchi ist eine großartige Beilage zu vielen Gerichten, doch ich serviere es besonders gern zu *Larb-Salat-Wraps* (S. 295), Larb ist ein Thai-Gericht aus klein geschnittenem Fleisch, Fisch oder Pilzen; Anm. d. Übers.), *Grünem Curry-Huhn nach thailändischer Art* (S. 276) oder *Gebratener Auberginensalat nach vietnamesischer Art* (S. 204).

ERGIBT 4 TASSEN KIMCHI

- **500 g kleine Gurken (mit glatter Schale, möglichst kernlos), ungeschält, in dünne Scheiben geschnitten**
- **1 mittelgroße Karotte, geschält und in dünne Scheiben geschnitten**
- **1½ TL Meersalz**
- **1 (2–3 cm großes) Stück frischer Ingwer, geschält**
- **2 Frühlingszwiebeln, nur die grünen Anteile**
- **2 EL Reis- oder Apfelessig**
- **2 EL frisch gepresster Limettensaft (von 1 Limette)**
- **1 EL asiatische Fischsoße**
- **1 EL Kokosnuss-Aminos**

1. Gurken und Karotten in eine mittelgroße Schüssel geben und mit dem Salz bestreuen. Mehrmals schwenken, um alles gut zu verteilen, dann beiseite stellen, damit das Gemüse aufweicht; inzwischen das Dressing zubereiten.

2. Ingwer, Frühlingszwiebeln, Essig, Limettensaft, Fischsoße und Kokosnuss-Aminos maschinell zu einer gut zerkleinerten Mischung verarbeiten. Alternativ kann man die Zutaten auch von Hand fein hacken.

3. Die Soße über die Gurken gießen und schwenken, um sie unterzumischen. Als Würzmittel oder Beilagensalat servieren.

Für später: 1 kleine **Schalotte** und/oder eine kleine **Knoblauch**zehe zur Paste geben.

Reinen Ahornsirup verwenden ↓	Honig und Apfelessig verwenden ↓				Fischsoße weglassen ↓	Frühlingszwiebel-Grün weglassen ↓	
LF	SCD	SSFG	BPD1	BPD2	V	HS	P

Gebratener Auberginensalat nach vietnamesischer Art

Die vietnamesische Küche mit ihren vielen Kräutern ist wie gemacht für echten Sinnesgenuss. Selbst wenn die Hauptzutat (in diesem Fall gebratene Auberginen) geschmort ist, können die Kräuter sie zu etwas Leichtem und Sommerlichem machen. Da die Marinade ziemlich viel Soße ergibt, können Sie die Auberginen als Hauptgericht mit Reis oder als getreidefreie Variante in zu „Bechern" geformte Kopfsalatblättern servieren. Bei wärmerem Wetter (und wenn mein Darm mitspielt) mische ich das Ganze gerne mit Brunnenkresse oder Rucola, weil deren Saftigkeit das Dressing ideal verflüssigen. Statt die Auberginen zu braten, kann man sie alternativ auch in dicken Scheiben grillen, dann grob schneiden und mit der Soße mischen.

ERGIBT 4 BEILAGEN

- 2 **mittelgroße Auberginen (etwa 750 g), in ca. 1 cm große Würfel geschnitten**
- 2 **EL Olivenöl *extra vergine***
- ½ **TL Meersalz**
- ¼ **Tasse glutenfreies Tamari oder Kokosnuss-Aminos**
- ¼ **Tasse frisch gepresster Limettensaft (aus 2 Limetten)**
- ¼ **TL Cayennepfeffer (optional)**
- 1 **EL frischer Ingwer, klein geschnitten**
- ¼ **Tasse frische Korianderblätter, grob gehackt**
- ¼ **Tasse frische Minzblätter, grob gehackt**

1. Backofen auf 220 °C vorheizen. Zwei Bleche mit Backpapier auslegen.
2. Auberginen mit dem Olivenöl in einer großen Schüssel mischen. Auf den vorbereiteten Backblechen gleichmäßig in einer Schicht verteilen. Im Backofen etwa 30 Minuten braten, bis sie weich sind und zu bräunen beginnen. Nach der Hälfte der Zeit die Bleche tauschen, damit sie gleichmäßig gegart werden.
3. Inzwischen Tamari, Limettensaft, Cayenne-Pfeffer und Ingwer in derselben großen Schüssel mischen und beiseitestellen.
4. Die fertigen Auberginen zusammen mit Minze und Korianderblättern in die Schüssel geben. Zum Mischen schwenken und abschmecken.
5. Den Auberginensalat sofort warm oder später auf Zimmertemperatur heruntergekühlt servieren.

Für später: 1 Stange **Lauch** in dünne Scheiben schneiden und mit den Auberginen braten.

			Kokosnuss-Aminos verwenden ↓					Korianderblätter weglassen ↓
V	SF	LF	SCD	SSFG	BPD1	BPD2	P	HS

Zucchini-Carpaccio mit Pinienkernen und knusprigem Schinken

Wenn Sommergemüse Hochsaison hat, versuche ich nicht, es „tot" zu kochen oder mit umständlichen Garnierungen zu überfrachten. Weil aber der entzündete Darm von SIBO-Betroffenen sich über warme oder teilweise schon aufgespaltene Nahrung freut, nehme ich gerne frischen Limettensaft zum Marinieren, damit das Gemüse weicher wird. In diesem Fall ist „Garen" in der Säure auf Zucchini und Sommerkürbis gemünzt, ähnlich wie bei Ceviche (einem traditionellen Fischgericht aus Südamerika). Sie können die teureren Pinienkerne durch geröstete Walnüsse ersetzen (doch bei diesem Rezept, das mit so wenigen Zutaten auskommt, glänzen sie richtig und sind die Ausgabe wert).

ERGIBT 4 PORTIONEN

- **85 g Parmaschinken (etwa 6 Scheiben)**
- **¼ Tasse Pinienkerne**
- **230 g Zucchini (1 mittelgroße)**
- **230 g Sommerkürbis (1 mittelgroßer)**
- **Meersalz**
- **¼ Tasse frisch gepresster Zitronensaft (von 1–2 Zitronen)**
- **¼ Tasse Olivenöl *extra vergine***
- **140 g Baby-Rucola (etwa 5 dicht gepackte Tassen)**

1. Backofen auf 190 °C vorheizen. Ein Blech mit Backpapier auslegen.

2. Den Schinken auf das vorbereitete Backblech legen. Im Backofen etwa 10 Minuten braten, bis er dunkel und knusprig ist. Auf dem Blech auskühlen lassen und mit den Fingern in große Stücke brechen.

3. Während der Schinken im Ofen ist, die Pinienkerne zubereiten: In einer kleinen Pfanne etwa 5 Minuten bei mittlerer Hitze rösten, bis sie goldbraun sind und Aroma verströmen.

4. Zucchini und Kürbis vorbereiten: Mit einem scharfen Messer in möglichst dünne Scheiben schneiden (mit einem Gemüsehobel etwa 1,5 mm dick). Die Scheiben möglichst gut auf einer Platte auffächern und dabei farblich abwechseln. Leicht salzen.

5. Zitronensaft, Olivenöl und ½ TL Salz in eine kleine Schüssel oder ein Glas mit Deckel geben. Verrühren oder schütteln, bis alles gut gemischt ist. Die Hälfte des Dressings gleichmäßig über das Gemüse geben.

6. Den Rucola mit dem Rest des Dressings in einer großen Schüssel mischen und auf das Gemüse geben. Mit Pinienkernen und Schinken garnieren.

Für später: 2 Stängel **Stangensellerie** in dünne Scheiben schneiden und mit dem Rucola mischen.

							Schinken weglassen, Limetten- statt Zitronensaft, falls unverträglich ↓		Schinken weglassen ↓
LF	SF	SSFG	BPD1R	BPD1	BPD2	P	YC	HI	V

Romana-Salatherzen mit süßem und rauchigem Kürbiskern-Krokant nach Art des amerikanischen Südwestens

Das ist eines der glamourösesten Rezepte in diesem Buch – und es lässt sich trotzdem am leichtesten zubereiten. Es hat den Anschein, als wäre es aufwendig in der Zubereitung, doch die Zutaten sind alle schnell zusammengemischt und halten eine ganze Woche. Wenn Rohkost für Ihren Darm noch etwas zu viel des Guten ist, können Sie die Salatblätter auch kurz auf dem Grill oder dem Herd anbraten.

ERGIBT 6 BEILAGEN

▷ Krokant

- ½ **Tasse Kürbiskerne**
- 1 **EL Olivenöl *extra vergine***
- 2 **TL Kleeblütenhonig oder reiner Ahornsirup**
- ¼ **TL geräuchertes Paprikapulver**
- ¼ **TL Kreuzkümmel, gemahlen**
- ¼ **TL Meersalz**

▷ Salat

- 1 **Bund Radieschen, in dünne Scheiben geschnitten**
- 2 **EL Apfelessig**
- ½ **TL Meersalz**
- 3 **Romana-Salatherzen, der Länge nach geviertelt**
- 1 **Tasse *Cremiges Ranch-Dressing mit Koriander und Jalapeño*** (S. 175)

❶ **Den Krokant zubereiten:** Backofen auf 175 °C vorheizen und ein Backblech mit Backpapier auslegen.

❷ Kürbiskerne, Olivenöl, Honig, geräuchertes Paprikapulver, Kreuzkümmel und Salz in einer großen Schüssel mischen. Die Mischung gleichmäßig auf dem vorbereiteten Backblech verteilen, dabei möglichst alle Klümpchen auflösen. Etwa 15 Minuten auf der mittleren Schiene im Backofen rösten oder bis alles braun und knusprig ist.

❸ Die Kürbiskerne aus dem Backofen nehmen und auf dem Blech abkühlen lassen. Große Klumpen mit den Händen auseinanderbrechen und in einem luftdichten Behälter bis zum Gebrauch aufheben. Die Kerne halten ohne Kühlung bis zu einer Woche.

❹ **Den Salat zubereiten:** Radieschen mit dem Essig und Salz in einer mittelgroßen Schüssel mischen und 5–10 Minuten ruhen lassen, bis die Mischung leicht rosa und geschmeidig ist.

❺ Zum Servieren die Romanasalat-Viertel auf einer Platte anrichten und mit dem Dressing beträufeln. Die Radieschenscheiben und den Kürbiskern-Krokant darauf verteilen.

Für später: Den Salat mit einer in dünne Scheiben geschnittenen **Avocado** oder ¼ Tasse **Cotija-Käse** belegen.

Reinen Ahornsirup verwenden ↓		Honig verwenden ↓					Radieschen weglassen; Dressing durch Essig und Öl ersetzen ↓
LF	V	SCD	SSFG	BPD1	BPD2	P	HS

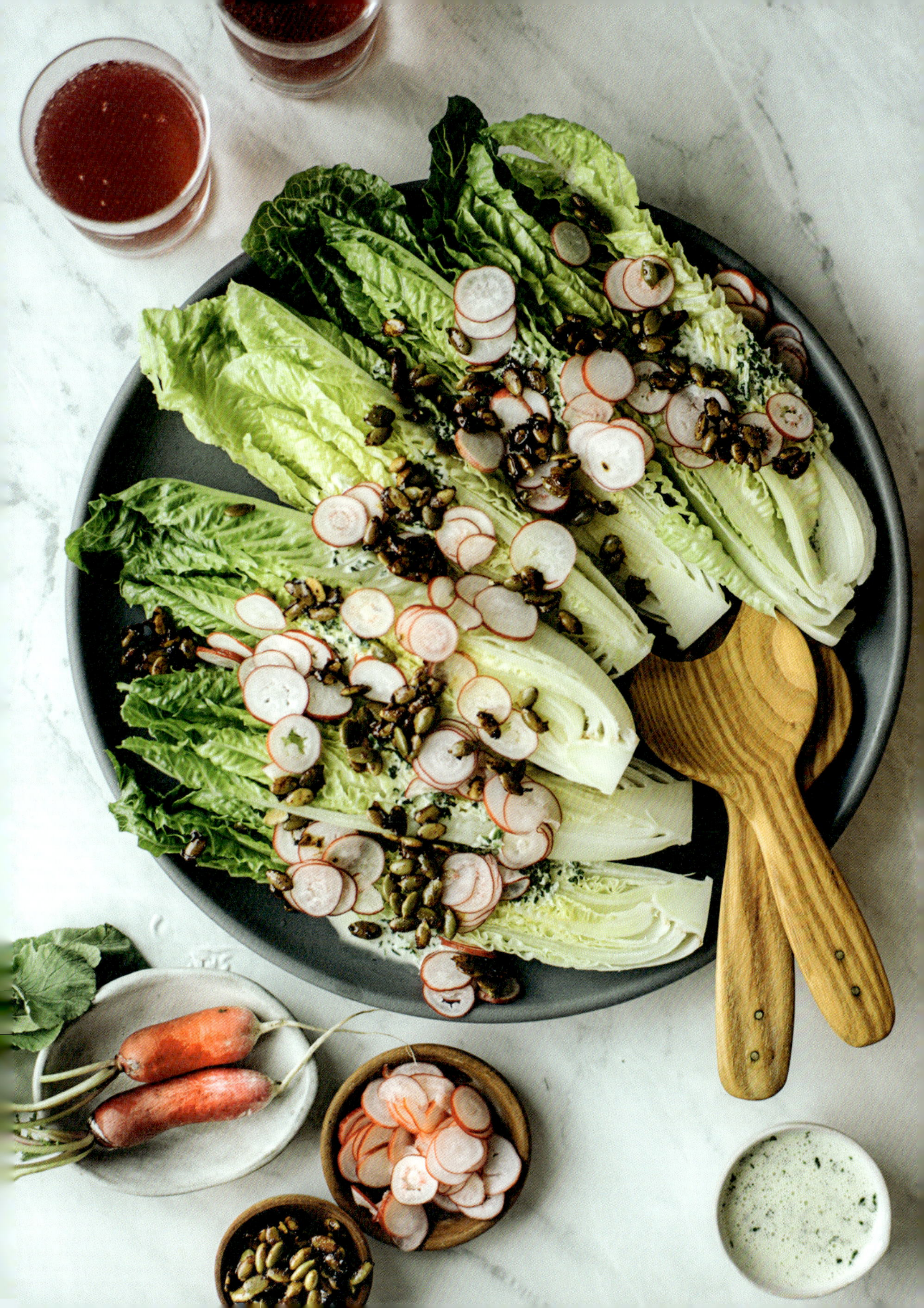

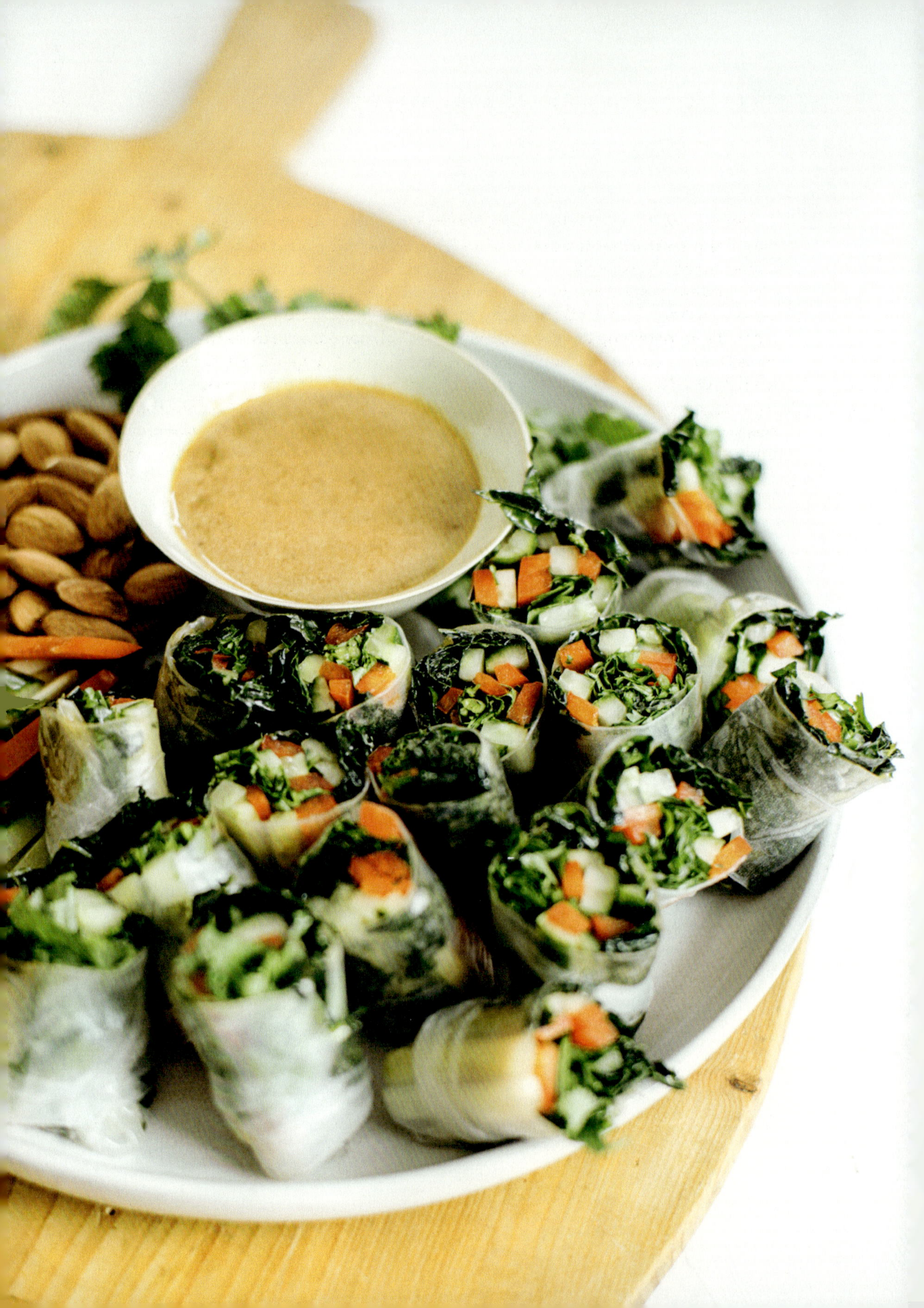

Pikante Schwarzkohl-Sommerrollen mit Mandel-Tamari-Dip

Die Blattadern des Kohls ersetzen die üblichen Vermicelli-Nudeln in diesen Sommerrollen und liefern zusätzliche Masse ohne unnötige Kohlenhydrate. Da die grünen Gemüse mit Limettensaft und Tamari zubereitet werden, sind die Rollen selbst so saftig, sodass Sie nicht in die Versuchung kommen, die Menge des Dips zu verdoppeln (nach dem Mandel-Tamari-Dip kann man richtig süchtig werden, wer würde es Ihnen also verdenken!). Wenn Ihnen die Vorbereitung des Kohls zu mühsam ist, können Sie auch einfach nur Kopfsalat ohne Dressing oder eine Menge Minze und Basilikum als Grüngemüse nehmen. Das gilt auch für den Fall, dass Sie Korianderblätter nicht mögen. Das Schöne an den Sommerrollen ist, dass Sie sie individuell zubereiten können. Und vielleicht möchten Sie auch etwas ganz anderes aus diesem Gericht machen, wenn Sie sich ohne Kohlenhydrate ernähren – mischen Sie einfach alle Gemüse zu einem Salat zusammen und verwenden Sie den Dip als Dressing.

ERGIBT 12 ROLLEN ODER 4 VORSPEISEN-PORTIONEN

▷ Dip

- ½ Tasse Mandelbutter
- ¼ Tasse frisch gepressten Limettensaft (aus 2 Limetten)
- ¼ Tasse glutenfreies Tamari oder Kokosnuss-Aminos
- 2 EL Kleeblütenhonig oder reiner Ahornsirup
- 1 TL Meersalz
- ½ TL Ingwer, gemahlen

▷ Sommerrollen

- 1 mittelgroßer Bund Schwarzkohl, dicke Stängel entfernt, dünn geschnitten (4 dicht gepackte Tassen)
- 1 EL frisch gepresster Limettensaft (von ½ Limette)
- 1 EL glutenfreies Tamari oder Kokosnuss-Aminos
- 1 EL Olivenöl *extra vergine*
- Meersalz
- 2 kleine Salatgurken oder eine normal große kernlose Salatgurke, in feine Streifen geschnitten
- 1 rote Paprikaschote, in feine Streifen geschnitten
- 1 Bund Korianderblätter, ohne grobe Stängel (unteres Drittel entfernen)
- 12 Blätter Reispapier für Frühlingsrollen (20 cm)

❶ **Dip:** Mandelbutter, Limettensaft, Tamari, Honig, Salz und Ingwer in einer mittelgroßen Schüssel mischen. Glattrühren und jeweils 1 EL Wasser zugeben, bis die gewünschte Konsistenz erreicht ist.

❷ **Rollen:** Kohl, Limettensaft, Tamari und Olivenöl in einer großen Schüssel mischen. Mit den Händen „massieren", bis der Kohl ganz mit Flüssigkeit bedeckt ist und anfängt zu welken. Mit Salz abschmecken.

Weiter auf S. 210

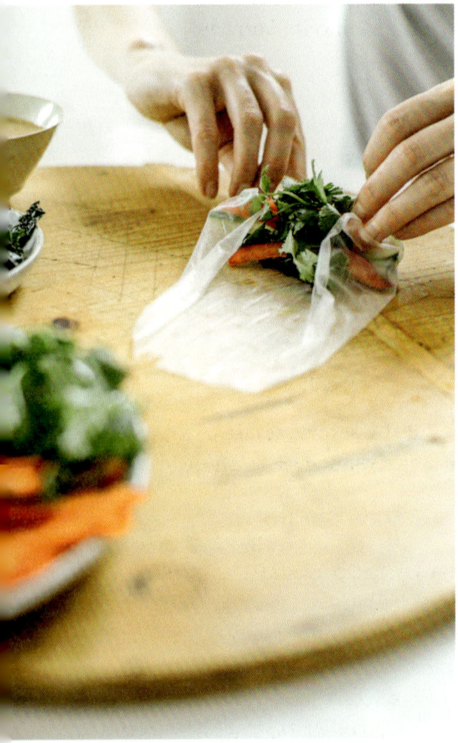

3 In einem Wasserkocher 4 Tassen Wasser bis kurz vor dem Kochen erhitzen. In eine Auflaufform schütten, sodass es mindestens 1 cm hoch steht. Das restliche Wasser bereithalten, falls das Wasser in der Form auszukühlen beginnt.

4 Gurke, rote Paprikaschote und Korianderblätter auf einem Teller oder einer flachen Schale ordentlich aufschichten.

5 Wenn das Wasser so weit abgekühlt ist, dass man hinein fassen kann, ein Blatt Reispapier ganz eintauchen, überschüssiges Wasser abschütteln. Sofort auf ein großes Schneidbrett oder eine saubere Arbeitsfläche legen und in 15 Sekunden weich werden lassen. Dann eine kleine Handvoll Kohl auf die Hälfte des Papiers geben, die direkt vor einem liegt. Drei bis vier Gurkenstreifen, drei bis vier Paprikastreifen und einige Korianderstängel parallel zur Schneidbrettkante auf den Kohl legen. Die Seiten des Papiers der Länge nach einschlagen – an jedem Ende sollten etwa 2–3 cm Spielraum sein. Das direkt vor einem liegende Papier umklappen und fest um das Gemüse rollen, sodass es auf der anderen Seite eng am Papier anliegt. Dann fertig aufrollen wie einen Burrito. Am leichtesten geht das in einem Arbeitsgang, indem man das Gemüse beim Einrollen mit den Fingern festhält, damit ein festes Paket entsteht.

6 Mit den restlichen Rollen ebenso verfahren. Reißt ein Reispapier, ist das kein Problem – einfach ein zweites Blatt darüber rollen. Jede Rolle halbieren und mit dem Mandel-Tamari-Dip servieren.

Für später: Zu jeder Rolle ein paar **Mango**streifen hinzufügen.

Honig und Kokosnuss-Aminos verwenden ↓	Honig und Kokosnuss-Aminos verwenden; Reispapier weglassen (s. Hinweis oben) ↓			Ahornsirup verwenden ↓	Süßungsmittel weglassen ↓	
BPD2	SSFG	BPD1	P	LF	SF	V

Gartensalat mit Karotten-Ingwer-Dressing

Das Dressing ist der in grellem Orange leuchtenden Version nachempfunden, die Sie in vielen Sushi-Restaurants sehen. Sobald ich es einmal selbst hergestellt hatte, konnte ich gar nicht fassen, wie süß das in meinem Lokal vor Ort schmeckte. Wenn die Karotten Hauptsaison haben und man sie auf dem Markt kauft (oder im eigenen Garten erntet), braucht man kaum zusätzlichen Zucker. Ehrlich gesagt, gebe ich sogar noch mehr – präbiotische – Säure dazu, indem ich etwas Sauerkraut hineinmische. Wenn Sie fermentierte Nahrungsmittel nicht vertragen, lassen Sie es einfach weg. Dieser Salat mag etwas einfach scheinen, doch betrachten Sie ihn als ideale „Blanko-Vorlage", wenn Sie Nahrungsmittel wiedereinführen. Eine Handvoll Zuckerschoten, Mais oder Avocado sind im Sommer meine Favoriten.

ERGIBT 4 PORTIONEN

▷ Dressing

- 2 mittelgroße Karotten (ca. 100 g), geschält und grob geschnitten
- 1 (2–3 cm großes) Stück frischer Ingwer, geschält
- ¼ Tasse Sauerkraut (s. Hinweise oben)
- 2 EL Apfelessig
- ½ TL Kleeblütenhonig oder reiner Ahornsirup
- 2 EL Mayonnaise
- ½ TL Meersalz
- ¼ Tasse Olivenöl *extra vergine*, Traubenkern- oder Avocadoöl

▷ Salat

- 2 Köpfe Romana-Salat, dünn geschnitten
- 1 Tasse dünn geschnittenen Rot- oder Weißkohl
- 1 Gurke, kernlos, fein gewürfelt
- 1 Tasse Kirschtomaten, halbiert, oder zwei Strauchtomaten, geschnitten
- Meersalz
- 2 EL schwarzer Sesamsamen zum Garnieren

❶ **Dressing:** Karotten, Ingwer, Sauerkraut, Essig, Honig, Mayonnaise und Salz in einer Küchenmaschine oder einem Mixer zu einer sämigen Mischung verarbeiten. Das Öl zugeben und untermischen. Immer nur jeweils 1 EL Wasser zugeben, bis die Mischung die gewünschte Konsistenz hat (etwa 2 EL insgesamt). Beiseitestellen oder aufheben bis zur Verwendung (das Dressing kann bis zu einer Woche im Voraus gemacht werden).

❷ **Salat**: Romana-Salat und Sauerkraut auf einem großen Servierteller verteilen. Etwas Dressing darüber träufeln, dann Gurken und Tomaten darauf anrichten. Leicht salzen und die Sesamsamen darüber streuen. Sofort servieren und das restliche Dressing dazustellen.

Für später: ½ Tasse fein geschnittene **Zuckerschoten**, ½ Tasse **Zuckermais** und/oder 1 geschnittene **Avocado** hinzufügen.

Honig verwenden ↓				Süßungsmittel weglassen ↓		Ahornsirup verwenden ↓			Mayonnaise, Sauerkraut und Kohl weglassen ↓
SCD	SSFG	BPD1	BPD2	BPD1R	SF	LF	P	V	HS

Chicorée-Salat mit wachsweich gekochten Eiern und Bagna-Cauda-Dressing

Viele Menschen, die eine SIBO überstanden haben, beklagen sich darüber, dass sie sich nur noch von Hühnchen und Salat ernähren, während immer weniger Kohlenhydrate und FODMAPs auf dem Teller landen. Doch selbst wenn Sie sich an diese beiden Grundgerichte halten, gibt es eine breite Palette von kraftvollen und aromatischen Alternativen unter den grünen Blattgemüsen. Die Chicorée-Sorten gehören zu den bitteren Salaten, den Helden aus der Welt der Salate, denen keine Loblieder gesungen werden. Radicchio und (der mit dem Chicorée verwandte rote Radicchio aus) Treviso bringen großartige Farbtupfer auf Ihren Teller; die fast glatte Winterendivie oder die gekrauste Endivie, auch als Frisée bezeichnet, nehmen durch ihre Struktur das Dressing sehr gut auf. Diese Salatsoße beruht auf dem italienischen Anchovis-Dip *Bagna cauda* (ital. für „warme Soße") und enthält drei gesunde Fette. Sie werden die salzige Note lieben, die das Dressing den üppigen wachsweichen Eiern und den bitteren Salaten hinzufügt.

ERGIBT 4 PORTIONEN ALS HAUPTGERICHT ODER 6–8 BEILAGEN

- **10 Tassen verschiedene Chicorée-Sorten (z. B. Brüsseler Endivie, Treviso, Winterendivie, Frisée und/oder Radicchio), grob geschnitten oder in mundgerechte Stücke gerissen**
- **4 große Eier**
- **1 Dose Anchovisfilets in Öl (etwa 60 g)**
- **2 EL Kapern, abgetropft**
- **Zeste einer Zitrone**
- **¼ Tasse frisch gepresster Zitronensaft (von 1–2 Zitronen)**
- **1 EL Rotweinessig**
- **¼ Tasse Ghee in Bioqualität, geschmolzen**
- **¼ Tasse Olivenöl *extra vergine***
- **¼ TL feines Meersalz**
- **Grobes Meersalz**

❶ Wasser in einem großen Topf bei mittlerer Hitze zum Kochen bringen. Die Eier mit einem Schaumlöffel vorsichtig einzeln ins Wasser geben. 6 ½ Minuten sanft kochen, Temperatur entsprechend herunterschalten. Anschließend etwa 2 Minuten in eine Schüssel mit Eiswasser legen und abkühlen, bis sie nur noch leicht warm sind, dann beiseitestellen.

❷ In der Zwischenzeit das Dressing zubereiten: Anchovis mit Kapern, Zitronenzeste, Zitronensaft und Essig in einer Küchenmaschine mit der Pulse-Taste fein zerkleinern. Bei laufender Maschine Ghee und Olivenöl zugeben und zu einer glatten Mischung verarbeiten. Das Dressing mit ¼ Teelöffel feinem Meersalz würzen.

❸ Die Salate auf einem Servierteller anrichten und mit dem Dressing beträufeln. Die Eier halbieren und verteilen, mit grobem Meersalz bestreuen.

Für später: 1 Tasse **weiße Bohnen** aus der Dose, abgetropft und gespült, auf den Salat geben.

LF	SCD	SSFG	BPD1R	BPD1	BPD2	P	SF	HS
								Eier weglassen; normalen Kopfsalat verwenden ↓

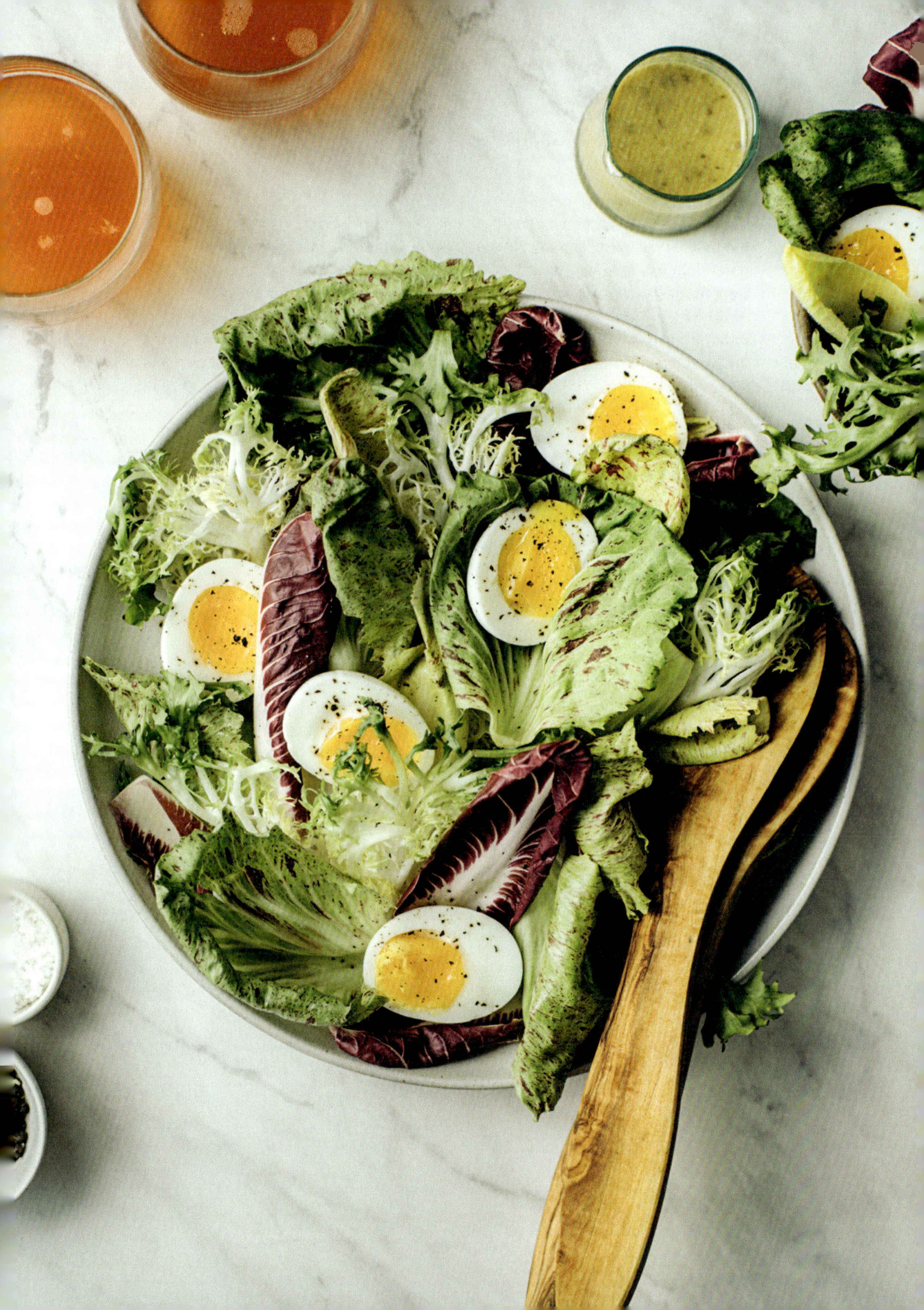

Nussiges gedünstetes Grüngemüse

Gomaae ist ein weiterer japanischer Lieblingssalat, den ich mir für zu Hause vorgenommen habe, damit ich eine glutenfreie Version mit ganz wenig Zucker genießen kann. Er wird aus blanchiertem Blattspinat gemacht und abgekühlt serviert, gemischt mit einer nussigen Sesampaste oder mit Erdnussbutter. Ich habe mich für Letztere entschieden, doch Sie können ohne Weiteres Tahin verwenden, wenn sie (auf Erdnüsse) allergisch reagieren. Ich habe dieses Rezept schon mit gefrorenem und frischem Spinat gemacht. Wenn Sie frischen Spinat verwenden, erhitzen Sie im ersten Schritt 4 Tassen Wasser und blanchieren den Spinat etwa ½–1 Minute darin. Das ist eine fantastische Beilage zu einigen der asiatisch inspirierten Gerichte in diesem Buch, etwa *Teriyaki-Schweinelende mit Pak Choi und Brokkoli* (S. 296) oder *Sesam-Lachs vom Blech mit Radieschen* (S. 306).

ERGIBT 4 BEILAGENPORTIONEN

- **500 g gefrorener Blattspinat (bei frischem Spinat obenstehenden Hinweis beachten)**
- **1 EL glutenfreies Tamari oder Kokosnuss-Aminos**
- **1 EL Erdnussbutter ohne Stückchen**
- **1 EL Reiswein oder Reisessig**
- **1 EL Kleeblütenhonig oder Ahornsirup**
- **1 EL geröstetes Sesamöl**
- **2 EL weiße Sesamsamen**

1. In einem mittelgroßen Topf 1 Tasse Wasser zum Kochen bringen. Den gefrorenen Spinat dazugeben. Zugedeckt bei mittlerer Temperatur etwa 3 Minuten köcheln lassen, bis er ganz aufgetaut ist. Von der Platte nehmen und möglichst viel Wasser abgießen, ohne dass der Spinat aus dem Topf fällt.

2. Den Spinat auf ein mit einem sauberen Geschirrtuch ausgelegtes Backblech geben. Mit dem Tuch so viel Wasser wie möglich aus dem Spinat pressen. Das trockene Gemüse in eine mittelgroße Schüssel geben und im Kühlschrank auskühlen lassen.

3. Inzwischen die Soße zubereiten: In einer kleinen Schüssel Tamari, Erdnussbutter, Reiswein, Honig oder Ahornsirup und Sesamöl mischen.

4. Den Sesamsamen in einer kleinen trockenen Pfanne vorsichtig rösten, bis er goldbraun und nussig ist.

5. Sobald der Spinat ausgekühlt ist, die Soße und den gerösteten Sesam zugeben und unterrühren. Abschmecken und servieren.

Für später: 1 kleine **Knoblauch**zehe, fein geschnitten, zum Dressing hinzufügen.

Ahornsirup verwenden ↓		Honig und Kokosnuss-Aminos verwenden; weißen Essig ersetzen ↓				
LF	V	SCD	SSFG	BPD1	BPD2	P

Geschmorte Auberginen mit Kurkuma und Ingwer

Ich betrachte Baingan Bharta (indisches Auberginenpüree) gerne als das Baba Ganoush (arabisches Püree aus Auberginen und Sesampaste) der indischen Küche. Doch statt es kalt und mit Fladenbrot als Beilage zu essen, wird das würzige Auberginengericht mit Reis als wärmender Tomateneintopf serviert. Diese vegetarische Hauptspeise wird immer besser, je länger sie im Kühlschrank steht, wo Garam Masala (indische Würzmischung) und Kurkuma die Möglichkeit haben, eine größere Intensität zu entfalten. Es ergibt auch eine großartige Beilage zum *Milden und cremigen Butterhähnchen ohne Butter* (S. 285). Traditionell wird dieses Gericht mit Serrano-Chili zubereitet, um ihm etwas Schärfe zu geben. Wenn Sie das vertragen, scheuen Sie sich nicht, eine Schote zusammen mit den Auberginen zu braten oder fügen Sie eine Prise Cayennepfeffer hinzu.

ERGIBT 4 PORTIONEN

- 1 **kg Auberginen (etwa 2 große)**
- 3 **große Strauch- oder Flaschentomaten (500 g), halbiert**
- **Olivenöl *extra vergine***
- 2 **EL raffiniertes reines Kokosöl oder Ghee in Bioqualität**
- 1 **EL frischer Ingwer, klein geschnitten**
- 2 **TL Garam Masala**
- 1 **TL Kurkuma, gemahlen**
- 1½ **TL Meersalz**
- 2 **EL frisch gepresster Limettensaft (von 1 Limette)**
- 2 **EL Rosinen**
- ½ **Tasse frische Korianderblätter, grob gehackt**

1. Backofen auf 260 °C vorheizen. Ein tiefes Backblech mit Backpapier auslegen.

2. Die Auberginen rundherum mit einem Messer einschneiden und auf das vorbereitete Backblech legen. Die Tomaten mit der aufgeschnittenen Seite nach unten darum gruppieren. Das Gemüse leicht mit Olivenöl beträufeln. Etwa 30 Minuten braten, dabei die Auberginen während des Bratvorgangs mehrmals wenden, bis sie sich weich anfühlen und die Tomaten gut angeschmort und runzelig sind. Aus dem Backofen nehmen und beiseitestellen.

3. Wenn sie abgekühlt sind, sodass man sie anfassen kann, Haut und Stiele von Auberginen und Tomaten abziehen. Das Gemüse grob zerkleinern und in eine mittelgroße Schüssel geben.

4. Kokosöl bei mittlerer Temperatur in einer großen Pfanne erhitzen. Ingwer, Garam Masala und Kurkuma hinzufügen. Zwei Minuten garen oder bis die Gewürze ein starkes Aroma verströmen. Die Auberginenmischung einrühren und mit dem Salz würzen. Unter gelegentlichem Rühren etwa 10 Minuten garen, dabei alle größeren Auberginenstücke zerkleinern, bis das Gemüse gut gemischt und ganz weich ist. Limettensaft und Rosinen unterheben. Mit Korianderblättern garnieren und zusammen mit Reis oder glutenfreiem indischem Fladenbrot (Naan) servieren.

Für später: ½ kleine **Zwiebel** zusammen mit der Gewürzmischung sautieren, bis sie weich ist.

					Rosinen weglassen ↓					Rosinen und Korianderblätter weglassen ↓
LF	SCD	SSFG	P	V	BPD1R	BPD1	BPD2	YC	SF	HS

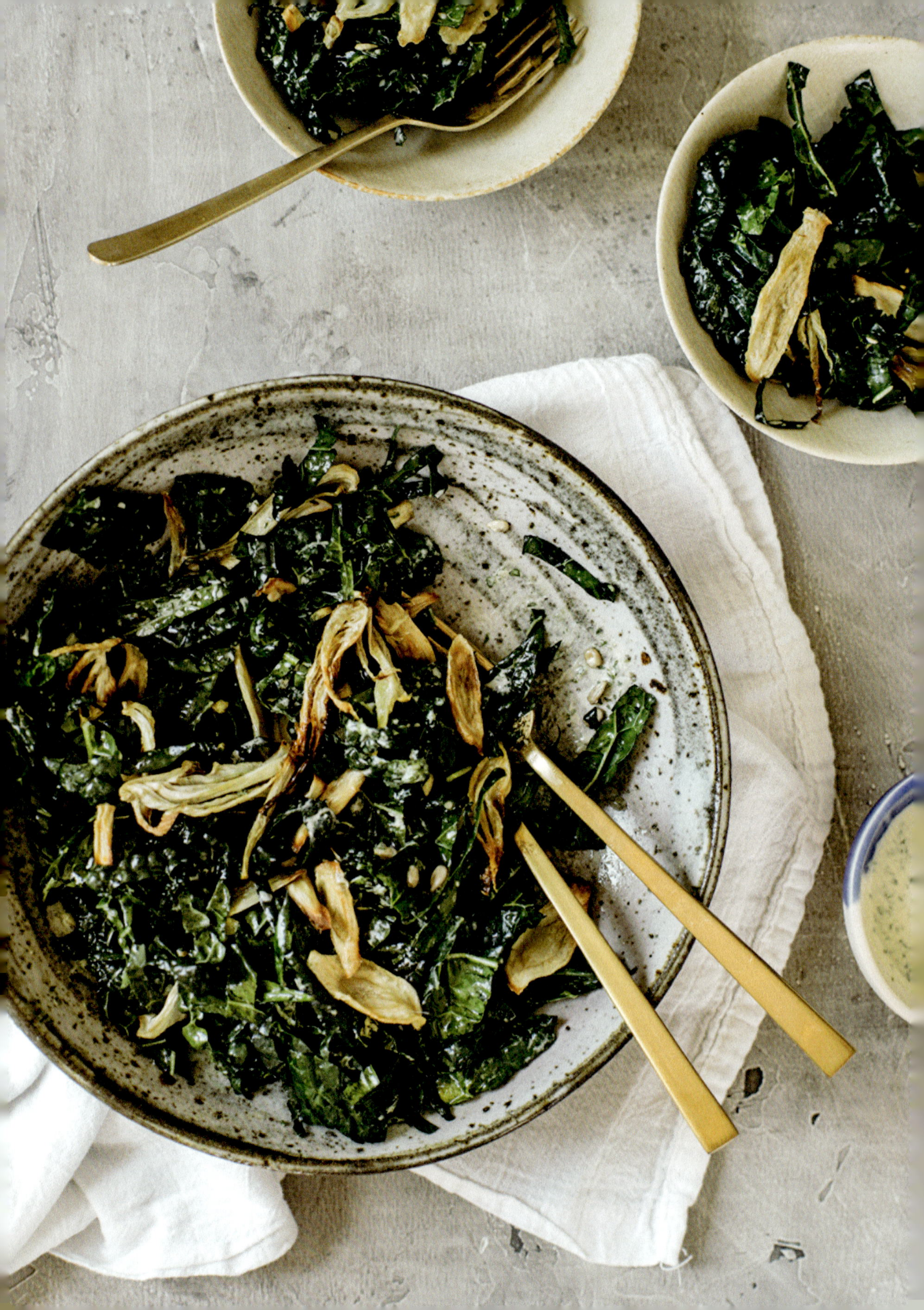

Marinierter Grünkohl mit gebratenem Fenchel, Pastinaken und Sonnenblumenkernen

Grünkohl ist eine großartige Zutat fürs Vorkochen, denn er kann, anders als normaler Kopfsalat, im Voraus angerichtet werden, ohne dass er durchweicht. Sie stellen vielleicht tatsächlich das Gegenteil fest: dass die Blätter im Laufe der Woche austrocknen und Sie zusätzliches Olivenöl zugeben müssen. In diesem Rezept gibt es zum Glück auch ein köstliches Tahin-Dressing, das es noch aromatischer macht. Die Verwendung einer halben Fenchelknolle mag seltsam erscheinen, ist aber notwendig, um das Gericht FODMAP-arm zu halten. Wenn Sie feststellen, dass Sie mehr vertragen, scheuen Sie sich nicht, die ganze Knolle zu verwenden. Oder Sie nutzen die andere Hälfte für die *Griechische Hühnersuppe mit Zucchini-Nudeln und Dill* (S. 251) oder zum *Gebratenen Heilbutt mit grünen Oliven und Fenchel-Tapenade* (S. 303). Um daraus einen Salat als Hauptgericht zu machen, geben Sie etwas Protein dazu, wie Brathuhn oder Wildlachsfilet.

ERGIBT 4 BEILAGENPORTIONEN

- ½ **mittelgroße Fenchelknolle, der Länge nach durch das Herzstück nochmals halbiert und in dünne Spalten geschnitten**
- 2 **mittelgroße Pastinaken (etwa 140 g), geschält und dünn in diagonale Scheiben geschnitten**
- **Olivenöl *extra vergine***
- **Feines Meersalz**
- 1 **großen Bund Grünkohl (Lacinato-Kohl)**
- 3 **EL frisch gepresster Zitronensaft (von 1 Zitrone)**
- 2 **EL Tahin**
- 2 **EL frische glatte Petersilie, fein gehackt**
- 2 **EL Sonnenblumenkerne**

1. Backofen auf 220 °C vorheizen. Ein Blech mit Backpapier auslegen.

2. Fenchel und Pastinaken in 2 EL Olivenöl schwenken, mit ½ TL Salz bestreuen und auf das vorbereitete Blech geben. Gleichmäßig in einer Schicht verteilen und etwa 30 Minuten im Backofen garen, bis alles weich und karamellisiert ist.

3. **Grünkohl vorbereiten** und die Blätter vorsichtig vom dicken Stängel entfernen: Stängel festhalten und Blätter langsam nach oben schieben, damit sie sich vom Stängel lösen, ohne zu zerreißen. Die Blätter aufeinanderschichten, das größte unten, das kleinste oben, und zu einer „Zigarre" aufrollen. In dünne Bänder schneiden und in eine große Schüssel legen. Es sollten 4 vollgepackte Tassen sein.

4. 1 EL Zitronensaft, 1 EL Olivenöl und ¼ TL Salz hinzufügen. Den Grünkohl mit sauberen Händen durchmischen, bis er vollständig von der Mischung bedeckt ist – das geht am besten mit den Händen!

5. **Tahin-Soße:** Tahin, die restlichen 2 EL Zitronensaft und ¼ TL Salz in einer mittelgroßen Schüssel mischen (eine Gabel eignet sich gut dazu). Es wird sich eine dicke Paste bilden – das ist Küchenmagie! Langsam je 1 EL Wasser unterrühren, bis sich die Paste gießen lässt (insgesamt etwa 2 EL). Abschmecken und bei Bedarf nachsalzen oder noch Zitronensaft zugeben. Die Petersilie unterheben.

Weiter auf S. 218

6 Den Salat zusammenfügen: Knusprigen Fenchel und Pastinaken auf den Grünkohl geben. Mit Tahinsoße beträufeln und mit Sonnenblumenkernen garnieren.

Für später: ½ Tasse gewürfelte und gebratene **Rote Bete** zum Salat geben.

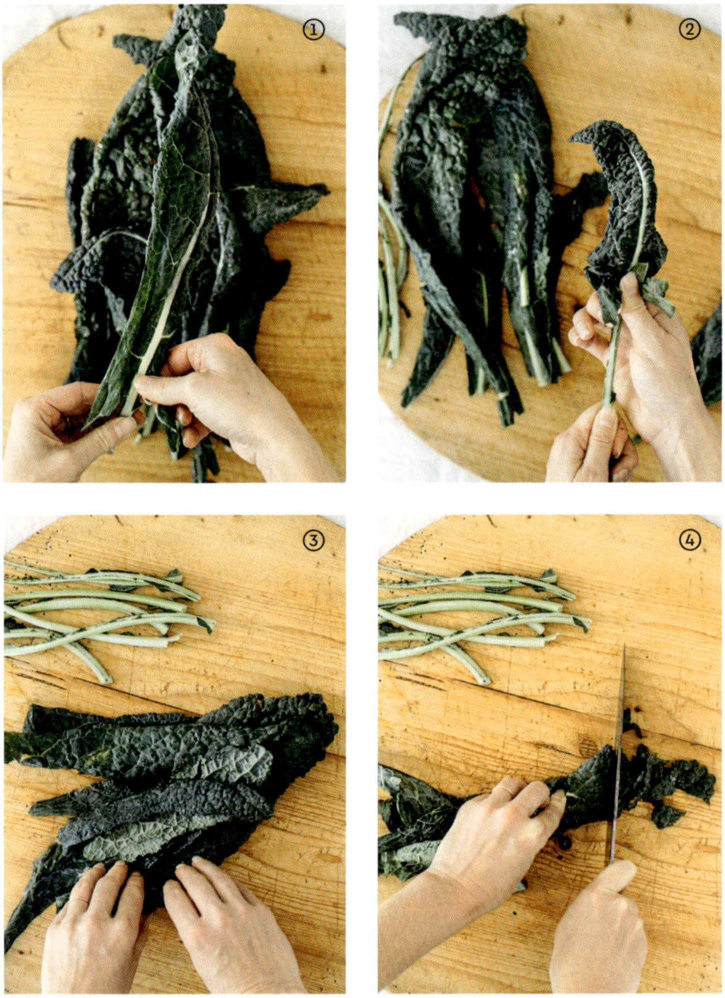

Den Grünkohl vorbereiten:
① Die unteren Blätter vorsichtig vom dicken Stängel abziehen,
② dann den Stängel festhalten und die Blätter nach oben schieben.
③ Die Blätter „von groß nach klein" schichten und straff zu einer „Zigarre" aufrollen.
④ In dünne Bänder schneiden.

									Limetten- statt Zitronensaft, falls unverträglich ↓	Pastinaken weglassen ↓
LF	SCD	SSFG	BPD1	BPD2	P	V	SF	YC	HI	BPD1R

Gebratener Radicchio- und Endiviensalat mit Balsamicoessig

Wenn Ihr Verdauungssystem dringend eine Pause braucht, ist es immer am besten, hartem Grüngemüse ein wenig Wärme zu verleihen. Ich bin deshalb sehr begeistert von Radicchio, denn man kann ihn in Spalten schneiden und im Backofen braten, bis er weich und oben etwas knusprig ist. Dieses bittere Salat-Kraftpaket unterstützt die Leber bestens bei der Selbstreinigung und bringt so Ihr Verdauungssystem wieder auf Kurs. Der süße Balsamicoessig gleicht den bitteren Geschmack ein wenig aus, ein Trick, den ich von meiner Mutter gelernt habe, der Königin unter den Salat-„Köchinnen". Wenn bittere Gemüse für Sie neu sind – und Sie mehr Süße brauchen –, können Sie ein wenig reinen Ahornsirup oder Kleeblütenhonig in den Essig geben. Fabelhaft wäre auch, wenn Sie FODMAP-armen Reibekäse, etwa Parmesan oder Pecorino, großzügig nutzen, falls Sie Milchprodukte vertragen.

ERGIBT 4 BEILAGENPORTIONEN

2 **Köpfe Radicchiosalat**

2 **Köpfe Endiviensalat**

¼ **Tasse Olivenöl** ***extra vergine***

Meersalz und schwarzer Pfeffer aus der Mühle

3 **EL Balsamicoessig**

1. Den Backofen auf 230 °C vorheizen. Ein Blech mit Backpapier auslegen.

2. Jeden Radicchiokopf der Länge nach halbieren, dann die Hälften dritteln; dabei so durch das Herz des Salats schneiden, dass die Drittel zusammenhalten. Die Endivienköpfe der Länge nach vierteln.

3. Radicchio- und Endiviensalat in einer gleichmäßigen Schicht auf dem vorbereiteten Backblech anordnen. Mit dem Öl beträufeln und mit Salz und Pfeffer nach Geschmack würzen. Sanft schwenken, damit alles benetzt ist, dann jede Spalte mit der Schnittfläche nach unten auf das Blech lagen. Im Backofen 12–15 Minuten braten, bis die Radicchioblätter welk und leicht angeschmort sind.

4. Aus dem Backofen nehmen und mit dem Essig beträufeln. Warm oder bei Zimmertemperatur servieren.

Für später: Einen halben dünn geschnittenen **Apfel** (Granny Smith oder Pink Lady) dazugeben und mit 2 EL gehackten **Pistazien** garnieren.

			Balsamicoessig durch Limettensaft ersetzen ↓							
LF	P	V	SCD	SF	SSFG	BDP1R	BPD1	BPD2	HI	YC

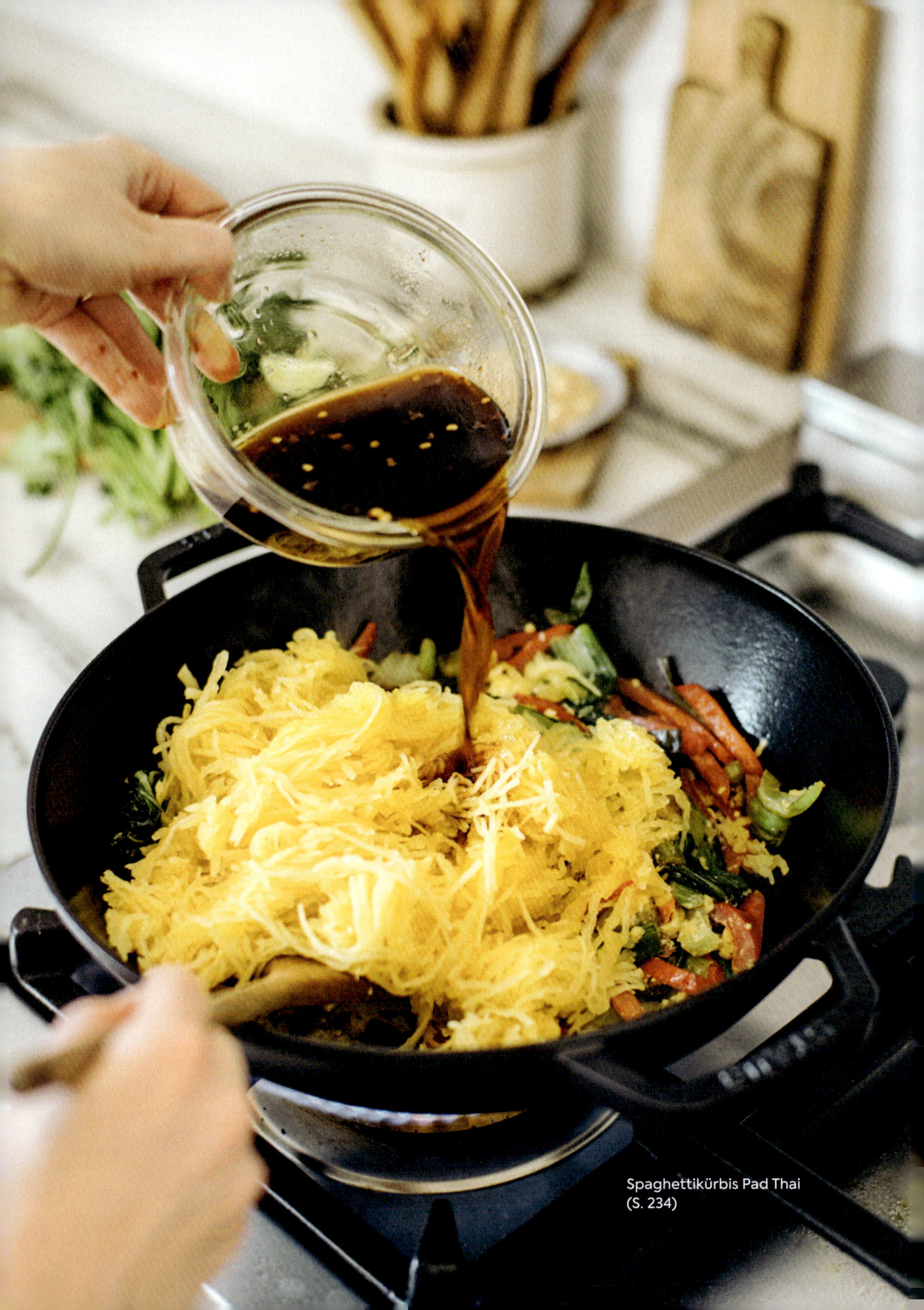

Spaghettikürbis Pad Thai
(S. 234)

SCHONENDE KOHLENHYDRATE

Kitchari mit Naturreis

Ähnlich wie Congee, der Reisbrei in der chinesischen Medizin, ist Kitchari ein heilendes Grundnahrungsmittel in der ayurvedischen Küche. Reis und Linsen werden so lange gekocht, bis sie zu einem leicht verdaulichen Brei werden. Zu dieser Grundlage kommen auch noch Zutaten zur Unterstützung der Verdauung, etwa Ingwer und Fenchelsamen. Diese Version enthält keine Linsen und ist FODMAP-arm. Viele Menschen glauben zwar, dass Hülsenfrüchte nicht allzu rasch wieder eingeführt werden können, tatsächlich gehören Linsen aber im Allgemeinen zu den bestverträglichen Hülsenfrüchten, wenn sie richtig weichgekocht werden. Dieses Rezept eignet sich wunderbar für die Erweiterung Ihres Speiseplans.

ERGIBT 6 PORTIONEN

- **3 EL Ghee oder Kokosfett in Bioqualität**
- **2 EL frischer Ingwer, klein geschnitten**
- **2 TL Kreuzkümmel, gemahlen**
- **1 TL Koriander, gemahlen**
- **1 TL Fenchelsamen**
- **1 TL Kurkuma, gemahlen**
- **1½ Tassen Langkorn-Naturreis**
- **5 Tassen FODMAP-arme Gemüsebrühe (S. 172)**
- **2 TL Meersalz**
- **2 kleine Zucchini, grob geraspelt (ca. 2 Tassen)**
- **1 kleiner Brokkoli, nur die Röschen, fein geschnitten (ca. 3 Tassen)**
- **140 g Baby-Spinat (ca. 6 Tassen, dicht gepackt)**
- **½ Tasse frischer Koriander (Blätter und Stiele), grob gehackt**
- **1 Zitrone zur Garnierung, in Spalten geschnitten**

1. Das Ghee in einem großen Schmortopf von 5 Litern Fassungsvermögen mit Deckel bei mittlerer Temperatur erhitzen. Ingwer, Kreuzkümmel, Koriander, Fenchelsamen und Kurkuma hinzufügen. 30 Sekunden anbraten oder bis sich das Aroma entfaltet. Den Reis zugeben und gut unter die Gewürze rühren. Noch eine Minute garen, dann Gemüsebrühe und Salz zugeben.

2. Zum Kochen bringen, zudecken und die Temperatur zurückschalten. Unter gelegentlichem Umrühren etwa 40 Minuten köcheln lassen, bis der Reis weich, aber nicht breiig ist und fast die ganze Flüssigkeit aufgenommen hat. Scheint noch zu viel Flüssigkeit im Topf zu sein, ohne Deckel bis zum gewünschten Ergebnis weiter köcheln lassen.

3. Zucchini und Brokkoli einrühren. Zudecken und weitere 5 Minuten garen lassen. Spinat und Korianderblätter unterheben, dann vom Herd nehmen und 5 Minuten offen stehenlassen. Warm mit den Zitronenspalten servieren.

Für später: ½ Tasse Reis durch ½ Tasse getrocknete **rote Linsen** ersetzen.

			Spinat durch Grünkohl ersetzen; histaminarme Brühe (S. 172) verwenden ↓	Weißer Reis statt Naturreis, Brühe um 1 Tasse reduzieren; Portionsgröße max. ¾ Tasse ↓			Brokkoli, Spinat und Korianderblätter weglassen ↓
LF	V	SF	HI	YC	BPD1	BPD2	HS

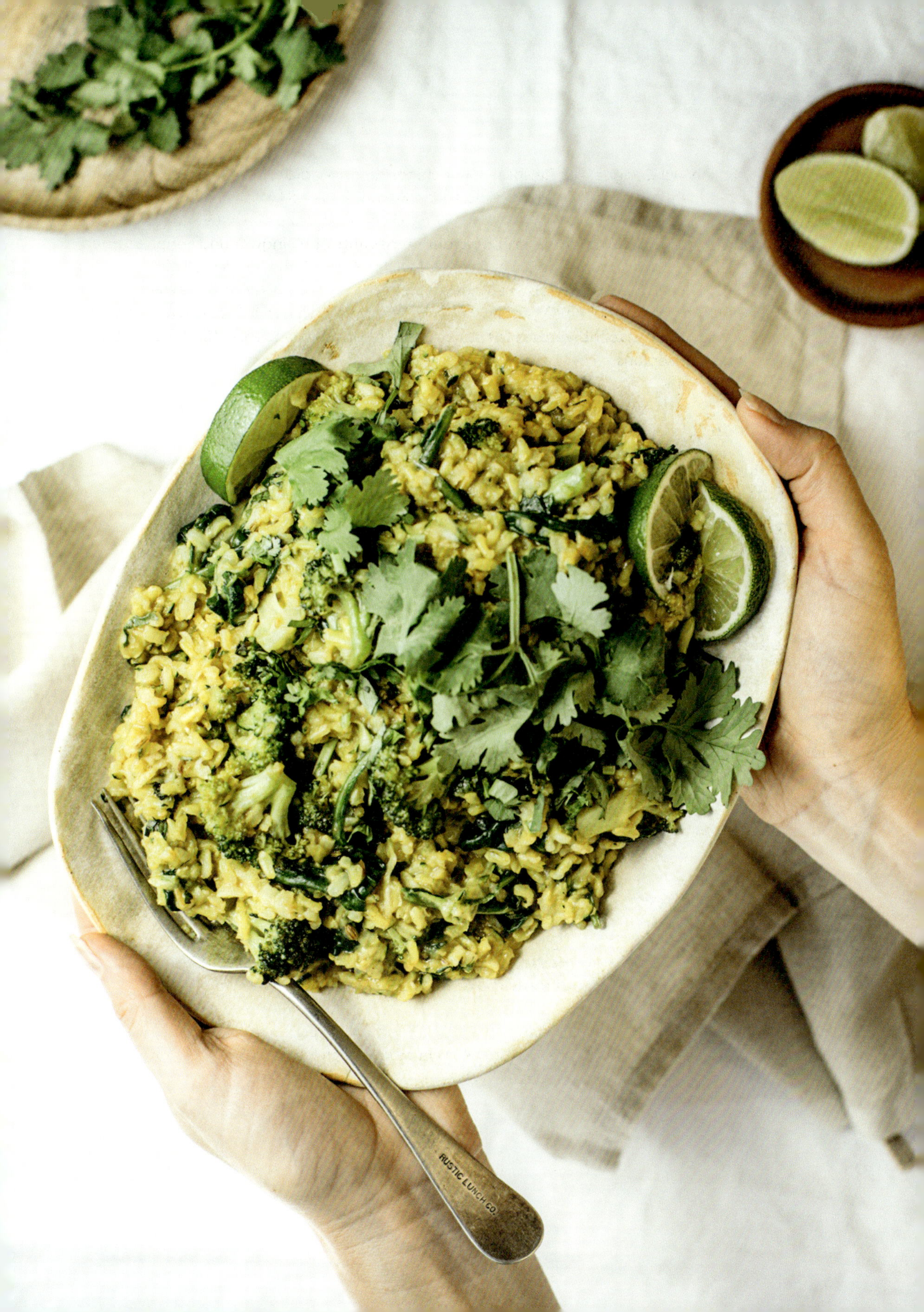
RUSTIC LUNCH CO.

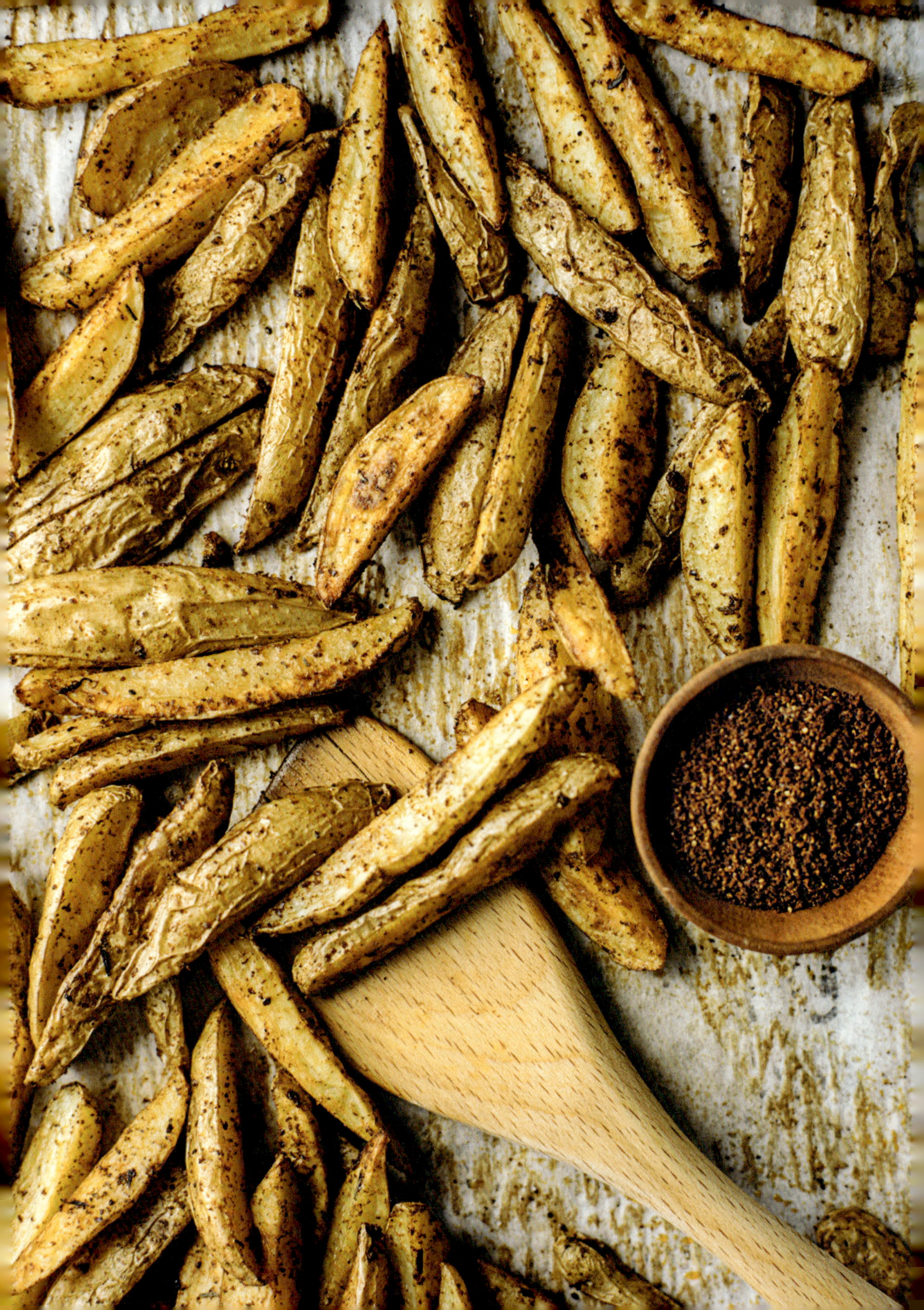

Räucherwürzige Fingerling-Fritten aus dem Ofen

Pommes frites sind – wie Schinken auch – eine seltene Leckerei bei einer SIBO-Diät, aber bitte nur aus einer speziell für glutenfreie Nahrungsmittel vorgesehenen Fritteuse. In vielen Restaurants werden leider billige Öle verwendet, die ein bereits entzündetes Verdauungssystem noch weiter reizen können. Am besten machen Sie die Ofen-Pommes also selbst, denn dann lassen sie sich gesünder zubereiten und Sie können sich kreativ am Gewürzregal bedienen. Geräuchertes Paprikapulver (auch als *Pimentón de la Vera* bezeichnet) wird in Spanien häufig verwendet und gibt diesen Fritten einen rustikalen Geschmack. Servieren Sie sie mit einer FODMAP-armen Soße ganz nach Ihrem Geschmack. Ich habe eine Schwäche für die europäische Art und lege Ihnen selbst gemachte Aioli (S. 176) ans Herz.

ERGIBT 4 BEILAGENPORTIONEN

- 1 **kg Fingerling-Kartoffeln (oder eine andere längliche Sorte)**
- 2 **EL Olivenöl *extra vergine***
- 1 **TL geräuchertes Paprikapulver**
- ½ **TL getrockneter oder 1 TL frischer Thymian**
- ½ **TL Meersalz**

1. Den Backofen auf 220 °C vorheizen. Zwei Bleche mit Backpapier auslegen.

2. Die gewaschenen Kartoffeln auf einer sauberen Arbeitsfläche der Länge nach halbieren und in dünne Spalten schneiden. Je nachdem, wie groß sie sind, müssen sie eventuell nochmals längs geviertelt werden.

3. In einer mittelgroßen Schüssel Öl, geräuchertes Paprikapulver, Thymian und Salz vermischen und die Kartoffeln darin schwenken. Auf den vorbereiteten Backblechen jeweils einlagig mit einer Schnittseite nach unten gleichmäßig verteilen. Im Backofen etwa 40 Minuten braten, bis sie unten braun und knusprig sind, dabei nach etwa 30 Minuten oberes und unteres Blech tauschen. In eine Servierschüssel geben und mit einer Dip-Soße nach Wahl genießen.

Für später: ½ TL **Knoblauch**pulver zur Gewürzmischung geben.

						Portionsgröße auf ½ Tasse beschränken ↓	
LF	P	V	HI	SF	HS	YC	BPD2

Kohlgemüse aus der Pfanne mit Ingwer und Quinoa

Der Kniff bei Kohlgemüse ist, dass man es entweder schnell (in der Pfanne braten) oder langsam (im Topf schmoren) zubereiten muss. Dieses Rezept bedient sich der erstgenannten Technik und verquickt dabei die asiatische Variante mit der Zubereitung im amerikanischen Süden, sodass es auch ohne dreistündige Garzeit oder Eisbein köstlich schmeckt. Wie immer können Sie die Jalapeño-Schote auch weglassen, wenn sie empfindlich auf Schärfe reagieren oder, für einen zusätzlichen Kick, die Menge verdoppeln. Dieses Gericht schmeckt am besten mit trockener Quinoa vom Vortag, scheuen Sie sich also nicht, sie vorher zuzubereiten oder Reste zu verwenden. Wenn Sie alles frisch zubereiten, mischen Sie 1 Tasse Quinoa mit 1 ¾ Tassen Wasser und einer Prise Salz. Bringen Sie das Ganze zum Kochen, reduzieren Sie dann die Hitze und lassen es 17 Minuten garen, bis die Quinoa perlenartig aussieht. Lassen Sie die Flüssigkeit bei offenem Topf verdampfen und widmen Sie sich inzwischen der weiteren Zubereitung des Gerichts. Mit einem Spiegelei wird es zum Hauptgericht. Servieren Sie es als Beilage zu *Larb-Salat-Wraps* (S. 295) oder *Grünem Curryhuhn mit Baby-Auberginen auf thailändische Art* (S. 276).

ERGIBT 4 BEILAGENPORTIONEN

- **2 EL Ghee in Bioqualität oder unraffiniertes Kokosöl**
- **2 Knoblauchzehen, leicht angedrückt**
- **1 EL Ingwer, sehr klein geschnitten**
- **1 Jalapeño-Chili, entkernt, dünn geschnitten**
- **1 großer Bund Blattkohl, ohne Stängel, grob geschnitten**
- **Meersalz**
- **3 Tassen Quinoa, gekocht (aus 1 Tasse trockener Quinoa, s. Hinweis oben)**
- **2 EL Kokosnuss-Aminos oder glutenfreies Tamari**
- **1 EL Apfelessig**
- **1 TL Sesamöl geröstet**

❶ Ghee oder Öl in einer großen beschichteten Pfanne oder im Wok bei mittlerer Hitze heiß machen. Knoblauch 5 Minuten goldbraun anrösten, das Öl wird dadurch aromatisiert. Knoblauchzehen entfernen und entsorgen.

❷ Die Temperatur leicht erhöhen, Ingwer und Jalapeño-Chili zugeben; unter Rühren etwa 2 Minuten braten, bis sie weich sind. Kohlgemüse zugeben und unter häufigem Wenden garen, bis es hellgrün und zusammengefallen ist. Großzügig salzen. Quinoa unterheben und weitere 3 Minuten garen, bis alles leicht geröstet ist. Vom Herd nehmen und mit Kokos-Aminos, Essig und Sesamöl würzen. Abschmecken und bei Bedarf nachsalzen. Das Gericht auf eine große Platte geben und warm servieren.

Für später: 1 dünn geschnittene kleine **Schalotte** zum Ingwer geben und/oder 1 EL weiße **Miso**paste in die Essigmischung rühren.

			Quinoa weglassen und Kohlgemüse verdoppeln; Kokosnuss-Aminos verwenden ↓			Portionsgröße auf ¾ Tasse beschränken ↓		Essig, Kokosnuss-Aminos und Jalapeño weglassen ↓	
LF	V	SF	SSFG	SCD	P	BPD1	BPD2	YC	HI

Unschlagbares selbstgemachtes gelbes Reis-Pilaw

Wenn ich Kochkursteilnehmer frage, was ein Pilaw ist, dann ist ihr einziger Bezugspunkt ein Fertiggericht namens Rice-A-Roni, eine Pilaw-ähnliche Mischung aus Reis, Fadennudeln und Gewürzen. Das ist einer der Gründe, warum ich dieses Gericht in meinen Kursen so gerne zubereite. Pilaw ist – im Gegensatz zur herkömmlichen Meinung – nicht an spezifische Zutaten gebunden und hat auch nichts mit kleinen getrockneten Karotten- oder Erbsenstückchen zu tun. Bei einem Pilaw wird das Getreide in einer Mischung aus Öl und Aromastoffen sautiert und nicht nur in Wasser gedünstet. Auch wenn es ein wenig aufwändiger ist als die Standardzubereitung von weißem Reis, besticht dieses gelbe Pilaw durch entzündungshemmendes Kurkuma und ganz viel Aroma. Es sieht auch genauso aus wie das Fertiggericht, ohne dass Sie sich allzu sehr anstrengen müssen.

ERGIBT 4 PORTIONEN

- 2 **EL Olivenöl *extra vergine***
- 2 **Knoblauchzehen, geschält und zerdrückt**
- 1 **Tasse weißer Langkornreis**
- ½ **TL Kurkuma, gemahlen**
- ½ **TL Meersalz**
- 1½ **Tassen Wasser oder FODMAP-arme Gemüsebrühe (S. 172)**
- 1 **EL frisch gepresster Zitronensaft (optional)**
- 2 **EL frische Minze, gehackt (optional)**

1. Das Öl in einem mittelgroßen Schmortopf oder einer Pfanne mit Deckel heiß machen. Knoblauch zugeben und etwa 5 Minuten bei geringer Hitze ringsum goldbraun anbraten. Die Zehen entsorgen.

2. Reis, Kurkuma und Salz in den Topf geben. Bei mittlerer Temperatur unter gelegentlichem Rühren 2 Minuten garen oder bis der Reis ganz gelb ist und zu rösten beginnt. Wasser oder Brühe vorsichtig zugießen und zum Kochen bringen. Den Topf zudecken, auf niedrige Temperatur zurückschalten und garen, bis der Reis weich ist und das ganze Wasser aufgenommen hat. Von der Platte nehmen und 10 Minuten zugedeckt ruhen lassen.

3. Mit einer Gabel auflockern und (optional) Zitrone sowie Minze einrühren. Abschmecken und bei Bedarf nachsalzen. Das Pilaw kann zu jedem beliebigen Hauptgericht in diesem Buch serviert werden.

Für später: 1 dünn geschnittene **Lauch**stange (weiße und hellgrüne Teile) mit den Gewürzen sautieren und/oder ¼ Tasse gefrorene **Zuckererbsen** zugeben, wenn der Reis fertig ist.

				Knoblauch weglassen ↓	Portionsgröße auf ½ Tasse beschränken ↓		
LF	V	HI	SF	HS	YC	BPD1	BPD2

Grüne Falafel mit weißer Soße

Da Kichererbsen aus der Dose nur FODMAP-arm sind, wenn eine Verzehrmenge von ¼ Tasse nicht überschritten wird, bekommen diese Falafel-Happen etwas zusätzlichen Gehalt durch gemahlene Sonnenblumenkerne, Spinat und Petersilie. Ich serviere sie besonders gern als Teil einer glutenfreien Mezze-Platte – wie man sie aus dem Nahen Osten kennt – oder als vegetarisches Hauptgericht.

ERGIBT 4 PORTIONEN (PROBLEMLOSE VERZEHRMENGE: 6 BÄLLCHEN)

▷ Falafel

- ¾ **Tasse (115 g) Sonnenblumenkerne, geschält**
- 1 **Tasse Kichererbsen aus der Dose, abgegossen und gespült**
- ¼ **Tasse lose gepackte glatte Petersilie**
- 4 **grüne Frühlingszwiebeln, grob gehackt**
- 450 **g gehackten Tiefkühl-Spinat, aufgetaut**
- 2 **große Eier**
- 2 **EL Ghee in Bioqualität**
- 1 **TL Kreuzkümmel, gemahlen**
- ½ **TL Kurkuma, gemahlen**
- 1 **TL Meersalz**

▷ Soße

- ¼ **Tasse Tahin**
- ¼ **Tasse frisch gepresster Zitronensaft (von 1–2 Zitronen)**
- ½ **TL Meersalz**

1. Backofen auf 190 °C vorheizen. Ein Backblech mit Backpapier auslegen.
2. Sonnenblumenkerne in einem Multi-Zerkleinerer zu feinem Mehl verarbeiten. In eine große Schüssel geben und beiseitestellen.
3. Kichererbsen, Petersilie und Frühlingszwiebeln in die Küchenmaschine geben und mit der Pulse-Taste zerkleinern; die Mischung sollte noch etwas stückig sein. Zum Sonnenblumenmehl geben.
4. Den aufgetauten Spinat in ein sauberes Geschirrtuch legen und das Wasser herauspressen. Mit den Eiern, Ghee, Kreuzkümmel, Kurkuma und Salz in die Schüssel geben. Alles gut vermischen.
5. Den Falafelteig mit einem Eisportionierer (5 cm Durchmesser) oder mit einem gehäuften Esslöffel zu Bällchen portionieren. Mit den Händen glatt rollen und in gleichmäßigen Abständen auf das vorbereitete Blech legen. Es sollten etwa 24 Bällchen sein.
6. Die Falafel 15 Minuten im Backofen belassen oder bis sich am Boden der Bällchen eine hellbraune Kruste bildet. Blech herausnehmen und Bällchen wenden. Weitere 15 Minuten im Backofen garen oder bis sie rundherum knusprig und auf der anderen Seite auch gebräunt sind.
7. Inzwischen die Soße zubereiten: Tahin, Zitronensaft, 2 EL Wasser und Salz in einer Schüssel zu einer geschmeidigen Mischung verrühren. Bei Bedarf mehr Wasser hinzufügen, bis die Konsistenz von Mayonnaise erreicht ist.
8. Die Bällchen warm oder bei Zimmertemperatur mit der Soße servieren.

Für später: 1 **Knoblauch**zehe unter die Kichererbsenmischung geben.

LF	V	SF	HI
			TK-Spinat durch gefrorenen gehackten Grünkohl ersetzen; Eier weglassen ↓

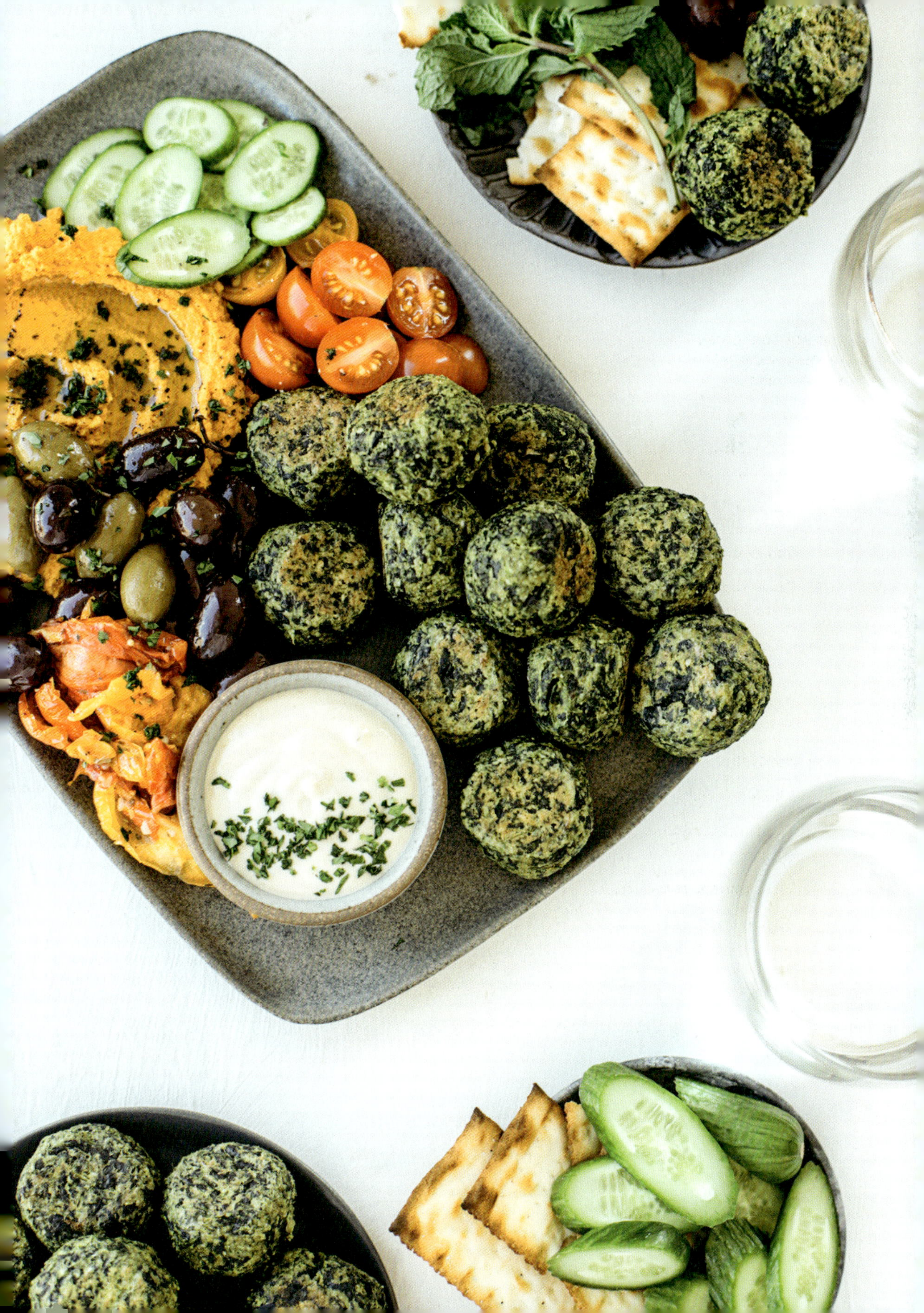

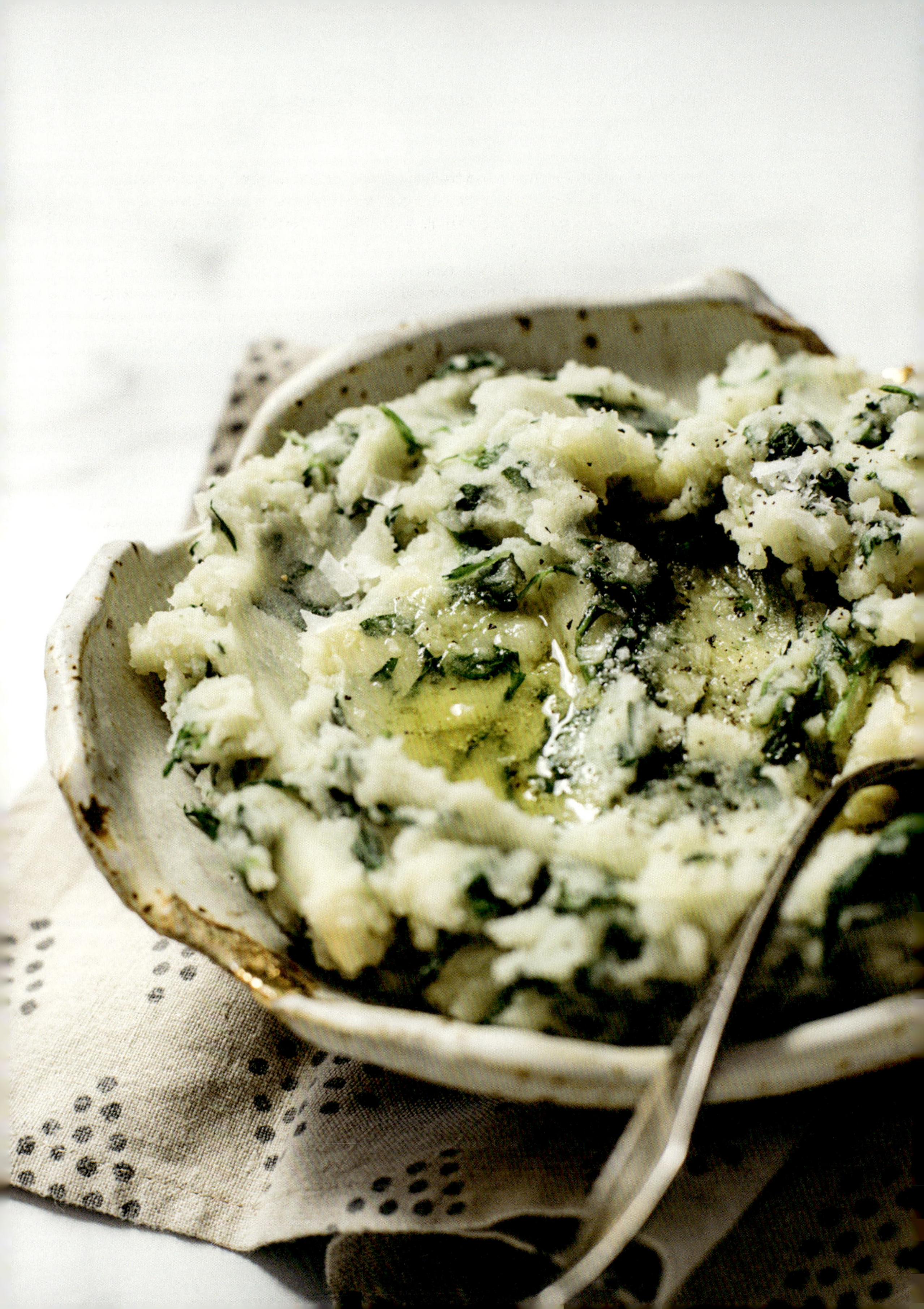

Spinat-Kartoffel-Püree mit Ghee

Dieses Gericht ist wie ein Tusch auf den traditionellen irischen Eintopf Colcannon, der eine Kombination aus Kartoffelpüree mit gekochtem Grüngemüse oder Kohl ist. Das Grüngemüse bringt ein bisschen Farbe an die Kartoffeln und ist eine raffinierte Art, „heiklen" Essern mehr Gemüse schmackhaft zu machen. Es ist außerdem eine wunderbare, gesunde Beilage für opulente Festmahlzeiten. Statt Butter oder Sahne verwende ich nussiges Ghee, eine geklärte laktosefreie Butter. Wenn Sie vermuten, von einer Fettverwertungsstörung betroffen zu sein, hilft Ihnen bei den Mahlzeiten vielleicht ein Mittel wie Ochsengalle, um den größten Nutzen aus gesunden Fetten wie Ghee zu ziehen.

ERGIBT 4 PORTIONEN

1 kg mehlige Kartoffeln (etwa 4 mittelgroße), geschält und in 5 cm große Würfel geschnitten

Meersalz

140 g Baby-Spinat (etwa 6 Tassen, dicht gepackt)

2 EL Ghee in Bioqualität

¼ Tasse FODMAP-arme Gemüsebrühe oder Hühnerbrühe (S. 172)

1. Die Kartoffeln in einen großen Topf geben und mit so viel kaltem Wasser auffüllen, das sie 2–3 cm überdeckt sind. Großzügig salzen und zum Kochen bringen. Etwa 15 Minuten kochen, bis sie sich mit der Gabel leicht einstechen lassen. Den Spinat unterheben und weitere 30 Sekunden lang garen, bis er zusammengefallen ist. Die Kartoffelmischung abgießen und das überschüssige Wasser herausschütteln.

2. Kartoffeln und Spinat mit dem Ghee in den Topf geben. Mit der Gabel oder einem Kartoffelstampfer zerdrücken, aber nicht vollständig pürieren. Die Brühe zugeben, wenn die Masse zu dick und trocken scheint. Abschmecken und bei Bedarf nachsalzen. Sofort servieren.

Für später: 3 Tassen geschnittenen **Weißkohl** in zusätzlich 2 EL Ghee sautieren und zu den gekochten Kartoffeln geben.

				Portion auf ¾ Tasse beschränken ↓		Spinat durch Grünkohl ersetzen ↓	Spinat weglassen ↓
LF	P	SF	V	YC	BPD2	HI	HS

Kürbis-Schnittlauch-Risotto

Risotto ist eines meiner Lieblingsgerichte für die Seele und kann, wenn man die richtigen Nährstoffe hinzufügt, Teil einer heilenden Ernährung sein. In dieser für die großen Feste am Jahresende geeigneten Version bilden ungesüßtes Kürbispüree aus der Dose, Rosmarin und Kurkuma die Grundlage für ein reichhaltiges, aromatisches orangefarbenes Gericht. Kürbisreste können Sie auch für den *Westafrikanischen Erdnuss-Eintopf* (S. 255) oder den *Suppenbalsam in Orange* (S. 247) verwerten. Eine Handvoll frischer Schnittlauch zum Schluss stellt sicher, dass Sie das klassische italienische Zwiebelaroma nicht missen müssen. Sie können das Risotto als vegetarisches Hauptgericht oder als Beilage zur *Hähnchenpfanne nach Jägerart* (S. 283) genießen. Weißwein gehört als Grundlage zum Risotto, doch wenn Sie Alkohol meiden, können Sie ihn durch ein Gemisch aus einem Esslöffel Weißweinessig und ½ Tasse Wasser ersetzen.

ERGIBT 4 PORTIONEN

- **4 Tassen FODMAP-arme Hühnerbrühe oder Gemüsefond (S. 172)**
- **1½ Tassen reines Kürbispüree**
- **¼ Tasse Olivenöl *extra vergine***
- **2 Knoblauchzehen, zerdrückt**
- **½ mittelgroße Fenchelknolle, gewürfelt**
- **2 TL frisch gehackter oder 1 TL getrockneter Rosmarin**
- **1 TL Kurkuma, gemahlen**
- **1 Tasse Risotto-Reis**
- **½ TL Meersalz**
- **½ Tasse trockenen Weißwein (s. Hinweis)**
- **¼ Tasse frischen Schnittlauch, fein gehackt**

1. Brühe und Kürbispüree in einem mittelgroßen Topf verrühren. Die Mischung bei geringer Hitze erwärmen.

2. Olivenöl in einem großen Schmor- oder Kochtopf heiß machen. Knoblauch zugeben und 5 Minuten bei geringer Hitze garen, bis er ein starkes Aroma verströmt und leicht geröstet ist. Den Knoblauch entsorgen. Fenchel, Rosmarin und Kurkuma hinzufügen; bei mittlerer Hitze noch etwa 3 Minuten garen, bis das Gemüse glasig wird.

3. Den Reis einrühren und etwa 2 Minuten braten, bis die Enden milchig sind und die Mitte perlweiß. Salz und Wein zugeben, alle braunen Stückchen vom Topfboden lösen und etwa 1 Minute um die Hälfte einkochen.

4. Von der Kürbisbrühe 1 Tasse zugießen. Zum Köcheln bringen, dann die Temperatur auf untere Hitze zurückschalten und etwa 5 Minuten sanft köcheln lassen, bis die Flüssigkeit fast aufgenommen ist. In den nächsten 30 Minuten jeweils 1 Tasse Kürbisbrühe zugießen, bis die Körner weich sind, aber noch ihre Form haben; darauf achten, dass der Reis nicht am Boden festklebt. Abschmecken und bei Bedarf nachsalzen. Die Hälfte des Schnittlauchs einrühren und den Rest zum Garnieren verwenden.

Für später: Jede Portion mit 1 Esslöffel geriebenem Parmesan oder **Pecorino** garnieren.

			Portionsgröße auf ½ Tasse beschränken; Wein weglassen ↓		Wein weglassen; histaminarme Brühe verwenden ↓
LF	V	SF	BPD1	BPD2	HI

Hirse-Taboulé

Hirse ist ein selten beachtetes glutenfreies Getreide, das problemlos statt Couscous oder Bulgurweizen verwendet werden kann. In diesem orientalischen Salat ersetzt sie den Weizen und kann perfekt im Voraus zubereitet werden für Sommer-Picknicks oder auch für Brownbag-Treffen, zu denen jeder sein eigenes Essen in der „braunen Vespertüte" mitbringt. Zwar sind Petersilie und Minze die Standardaromen für diesen Salat, doch Sie können auch alle anderen Kräuter verwenden, die Sie vielleicht noch im Gemüsefach haben (Korianderblätter, Dill, Schnittlauch, Basilikum – alles passt!).

ERGIBT 6 BIS 8 PORTIONEN

- 1 **Tasse Hirse**
- ⅔ **Tasse glatte Petersilie, grob gehackt (etwa 1 Bund)**
- ½ **Tasse frische Minze, grob gehackt**
- 4 **Frühlingszwiebeln, die grünen Anteile, dünn geschnitten, oder ¼ Tasse frischen Schnittlauch, geschnitten**
- 2 **Tassen Kirschtomaten, geviertelt**
- 2 **EL frisch gepresster Zitronensaft**
- 2 **TL Reisessig**
- ¼ **Tasse Olivenöl *extra vergine***
- ½ **TL Meersalz**

1. Einen großen Topf Salzwasser zum Kochen bringen. Hirse zugeben und unter gelegentlichem Umrühren etwa 15 Minuten offen kochen, bis sie bissfest ist. Abgießen, anschließend kaltes Wasser darüber laufen lassen, um den Kochvorgang zu stoppen. Das überschüssige Wasser abschütteln und die Hirse in eine große Schüssel geben.

2. Mit Petersilie, Minze, Frühlingszwiebeln, Tomaten, Zitronensaft, Essig, Olivenöl und Salz mischen. Abschmecken und bei Bedarf nachsalzen. Lauwarm servieren.

Für später: 2 Tassen geviertelte **Artischockenherzen** (Dose mit 400 g) mit 2 EL Olivenöl mischen und bei 220 °C ca. 20 Minuten braten, bis sie knusprig sind. Auf der Hirse verteilen.

			Tomaten, Essig und Zitronensaft weglassen, falls unverträglich ↓	Frühlingszwiebeln oder Schnittlauch weglassen ↓	Essig weglassen; Portionsgröße auf ¾ Tasse beschränken ↓
LF	V	SF	HI	HS	YC

Spaghettikürbis Pad Thai

Ich bin nicht nur von SIBO betroffen, sondern habe auch noch ein anderes häufiges Leiden – das „Pad-Thai-Syndrom". Diese Störung sorgt dafür, dass ich jeden Tag Pad Thai essen will. Ich arbeite schon geraume Zeit an der Heilung, und vor Kurzem gelang mir mit diesem Rezept der Durchbruch. Es schmeckt genau wie mein Lieblingsnudelgericht, jedoch ohne raffinierte Kohlenhydrate, genmanipulierter Tofu und klebrige braune Soße. Die Spaghettikürbis-Nudeln werden sogar noch um Pak Choi und Paprikaschoten erweitert. Natürlich können Sie auch jedes andere Gemüse nach Belieben dazugeben. Es passt großartig zum *Grünen Curryhuhn mit Baby-Auberginen auf thailändische Art* (S. 276), wenn Sie zu Hause das Gesamtpaket zubereiten möchten, das ich früher so gerne zum Mitnehmen bestellt habe. Um Zeit zu sparen, können Sie es vorkochen und den Spaghettikürbis bis zu drei Tage im Voraus braten. Der Rest ist sehr schnell zubereitet.

ERGIBT 4 PORTIONEN (PROBLEMLOSE VERZEHRMENGE: 1½ TASSEN)

- **1 mittelgroßer Spaghettikürbis (etwa 750 g)**
- **Meersalz**
- **¼ Tasse frisch gepresster Zitronensaft (aus 2 Zitronen)**
- **¼ Tasse asiatische Fischsoße**
- **2 EL glutenfreies Tamari oder Kokosnuss-Aminos**
- **2 EL Kokoszucker oder Kleeblütenhonig**
- **¼ TL rote Chiliflocken (optional)**
- **2 EL raffiniertes Kokosöl oder Avocadoöl**
- **1 rote Paprikaschote, dünn geschnitten**
- **1 Baby-Pak-Choi, dünn geschnitten**
- **1 Bund Frühlingszwiebeln, nur die grünen Anteile, in ca. 5 cm große Stücke geschnitten**
- **2 große Eier, verquirlt**
- **2 EL frische Korianderblätter**
- **2 EL Erdnüsse, grob gehackt**
- **1 Limette, in Spalten geschnitten, zum Garnieren**

❶ Backofen auf 190 °C vorheizen. Ein tiefes Backblech mit Backpapier auslegen.

❷ Den Spaghettikürbis mit dem größten Küchenmesser, das Sie haben, der Länge nach halbieren. Ein Geschirrtuch auf das Schneidbrett legen, damit er nicht wegrutscht oder an den Enden ein wenig abschneiden, damit er fest aufrecht steht. Die Kerne und die Fasern aus der Mitte herausschälen. Dann innen salzen und die beiden sauberen Kürbishälften mit der Schnittseite nach unten auf das vorbereitete Backblech legen. Eine halbe Tasse Wasser zugießen (um den Kürbis mithilfe von Wasserdampf weich zu dünsten).

Weiter auf S. 236

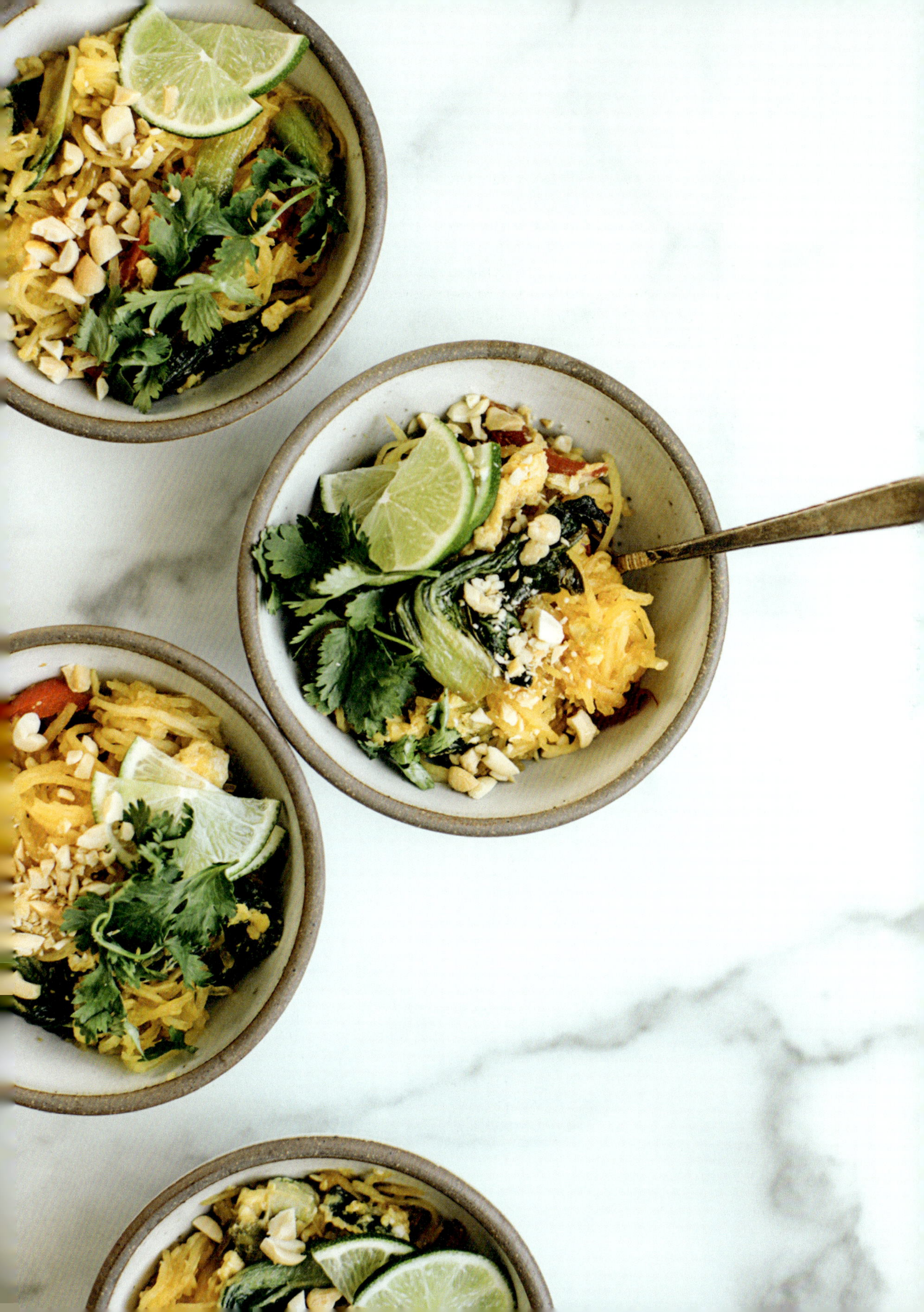

3 Etwa 45 Minuten im Backofen garen, bis er weich ist und mit einer Gabel leicht bis zur Schale durchgestochen werden kann. Aus dem Ofen nehmen, die Hälften umdrehen und auskühlen lassen. Sobald er nur noch warm ist, die Spaghetti-Stränge mit einer Gabel von den Enden zur Mitte hin abziehen und in eine Schüssel legen.

4 Während der Kürbis im Backofen ist, die Soße zubereiten: Limettensaft, Fischsoße, Tamari, Kokoszucker und rote Chiliflocken (falls verwendet) in einer Schüssel mischen und beiseitestellen.

5 Öl bei oberer Mittelhitze in einem großen Wok oder einer beschichteten Pfanne erhitzen. Rote Paprikaschote und Pak Choi zugeben, unter Rühren etwa 3 Minuten braten, bis alles weich und ein wenig angeschmort ist. Frühlingszwiebeln hinzufügen und weitere 2 Minuten garen oder bis sie zusammengefallen sind. Das Gemüse an die Ränder schieben, sodass in der Mitte eine Vertiefung entsteht. Die Eier hineingießen und etwa 1 Minute ungestört braten lassen, bis sie an der Unterseite fest sind. Mit dem Pfannenwender umdrehen und die andere Seite braten. Dann vorsichtig unter das Gemüse mischen und darauf achten, dass das Omelett nicht übermäßig reißt.

6 Die fertigen Kürbisnudeln zusammen mit der Soße in die Pfanne geben und mischen. Noch einige Minuten unter Rühren braten, bis ein wenig Flüssigkeit verdampft ist und die Kürbisnudeln ganz in die Gemüsemischung eingearbeitet sind. Abschmecken und bei Bedarf nachsalzen.

7 Gericht auf vier Schalen verteilen und mit Korianderblättern, Erdnüssen und den Limettenspalten garnieren.

Für später: Den weißen Anteil der **Frühlingszwiebeln** hinzufügen.

Portionsgröße auf 1½ Tassen beschränken ↓	Kokosnuss-Aminos und Honig verwenden ↓					Fischsoße weglassen und Tamari oder Kokosnuss-Aminos verdoppeln ↓	Eier, Fischsoße und Tamari weglassen ↓
LF	P	SCD	SSFG	BPD1	BPD2	V	HI

Süßkartoffel-Quinoa-Burger mit Sprossen und pikanter Limetten-Aioli

Eines der bequemen Abendessen, die ich am meisten vermisste, als meine FODMAP-arme Diät mich dazu zwang, auf Fertigprodukte zu verzichten, war ein Gemüseburger aus der Gefriertruhe. Gerade weil eine vegetarische Ernährung während der SIBO-Behandlung eher eine Herausforderung ist, freue ich mich umso mehr über diese Süßkartoffel-Quinoa-Burger nach Art des amerikanischen Südwestens. Sie sind nicht nur unglaublich aromatisch, sondern lassen sich auch gut einfrieren. Wickeln Sie sie in Salatblätter, wenn Sie keine glutenfreien Brötchen bekommen. Sie können sie auch vegan zubereiten, indem Sie das Ei weglassen – die Burger-Mischung fällt trotzdem nicht auseinander. Haben Sie die Quinoa nicht gesalzen, schmecken Sie die Burgermischung bitte ab, bevor Sie das Ei hinzufügen.

ERGIBT 8 PORTIONEN

- **2 mittelgroße Süßkartoffeln (etwa 875 g), längs halbiert**
- **Olivenöl *extra vergine***
- **2 Tassen Quinoa, gekocht (aus ¾ Tasse Quinoa; s. Schritt 3)**
- **⅓ Tasse Mandelmehl**
- **1 großes Ei, verquirlt**
- **⅓ Tasse frische Korianderblätter, fein gehackt**
- **1 TL Kreuzkümmel, gemahlen**
- **1 TL Chilipulver**
- **1 TL Paprikapulver, geräuchert**
- **1 TL Meersalz**
- **Öl für die Pfanne und den Messbecher**
- **1 Tasse *Scharfes Limetten-Aioli*, (S. 176; s. Schritt 6)**
- **8 glutenfreie Burger-Brötchen (s. Hinweis oben), getoastet**
- **1 Avocado, geschält, entkernt und in dünne Scheiben geschnitten**
- **2 Tassen Sprossen oder Keimlinge zum Servieren**

❶ Den Backofen auf 220 °C vorheizen. Ein Blech mit Backpapier auslegen.

❷ Die Süßkartoffeln leicht mit Olivenöl einpinseln und mit der Schnittseite nach unten auf das vorbereitete Backblech legen. Im Backofen etwa 35 Minuten garen, bis sie ziemlich weich sind. Herausnehmen und zum Abkühlen beiseitestellen; das Backpapier auf dem Blech belassen.

❸ Muss Quinoa frisch zubereitet werden, kann man dafür die Zeit nutzen, während die Süßkartoffeln im Ofen sind.

Weiter auf S. 238

❹ Sind die Süßkartoffeln so weit abgekühlt, dass man sie anfassen kann, das Fleisch aus der Schale holen und insgesamt 2 Tassen abmessen. In eine mittelgroße Schüssel geben und mit einer Gabel zerdrücken. Fertige Quinoa, Mandelmehl, Ei, Korianderblätter, Chilipulver, geräuchertes Paprikapulver und Salz hinzufügen und alles gut vermischen.

❺ Backpapier auf dem Blech leicht einölen. Dann das ⅓-Tassen-Maß eines Messbecher-Sets mit Öl ausstreichen und als Portionsmaß für 8 Quinoa-Portionen verwenden. Mit den Händen zu Kugeln formen, anschließend zu weichen Scheiben flachdrücken (2–3 cm) und mit ein wenig Abstand auf das vorbereitete Backblech legen. In den Backofen schieben und etwa 30 Minuten dort backen, bis die Bratlinge getrocknet sind und auf der Unterseite eine schöne braune Kruste gebildet haben. Dann wenden und für weitere 10 Minuten im Ofen garen, bis sie fest sind.

❻ Während der Backzeit die scharfe Limetten-Aioli zubereiten, falls sie nicht schon im Voraus gemacht wurde.

❼ Die Schnittseite jedes Brötchens mit 1 Esslöffel Aioli bestreichen, einen Quinoa-Bratling auf die untere Hälfte legen, ⅛ der Avocado und eine kleine Handvoll Sprossen darauf geben. Mit den restlichen Burgern ebenso verfahren und sofort genießen. Oder alle Bestandteile einzeln für später einfrieren.

Für später: ½ Tasse abgegossene und gespülte **schwarze Bohnen** aus der Dose in Schritt 4 zu den Bratlingen geben.

			Ei, Avocado und scharfe Limetten-Aioli weglassen für ↓
LF	V	SF	HI

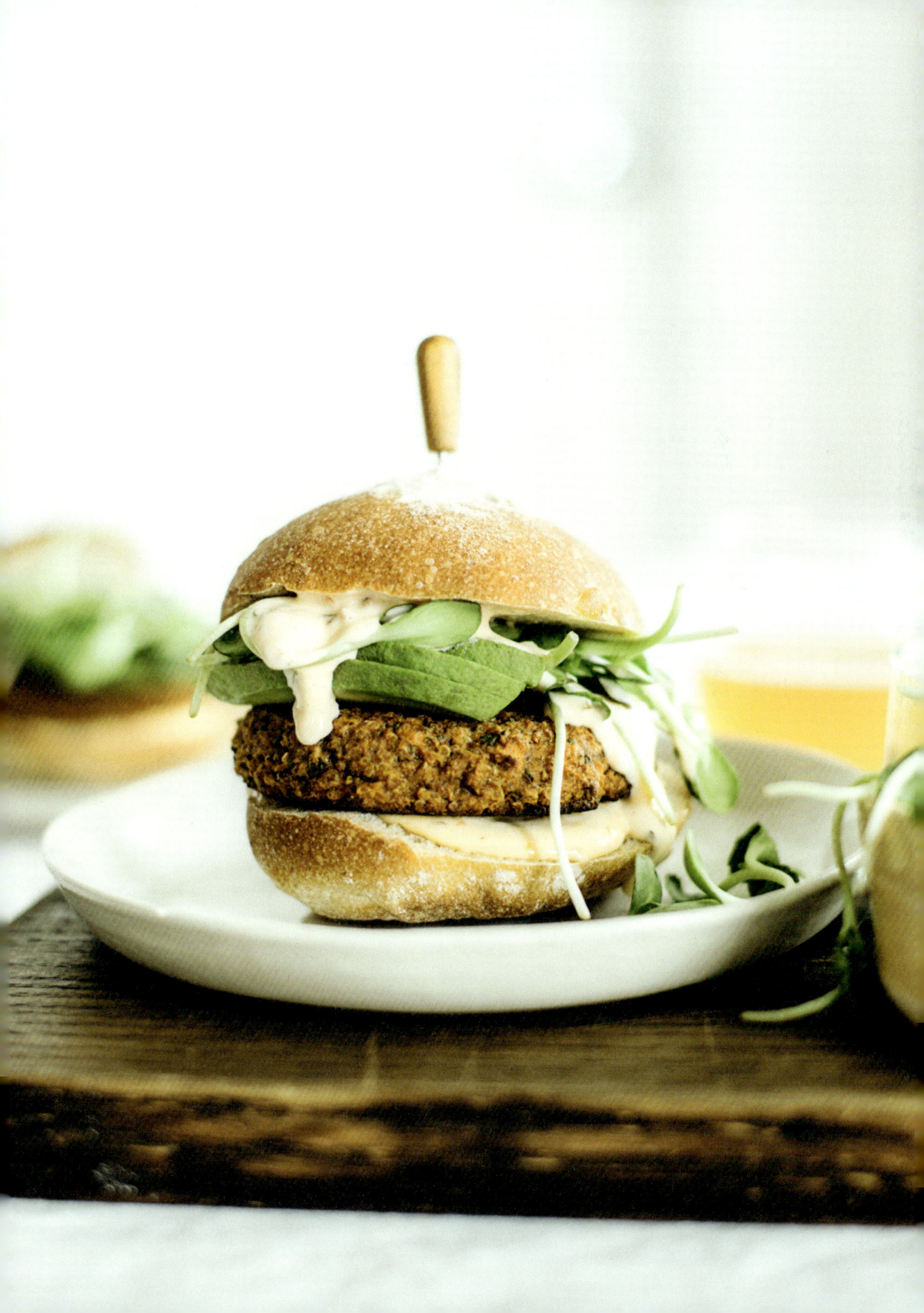

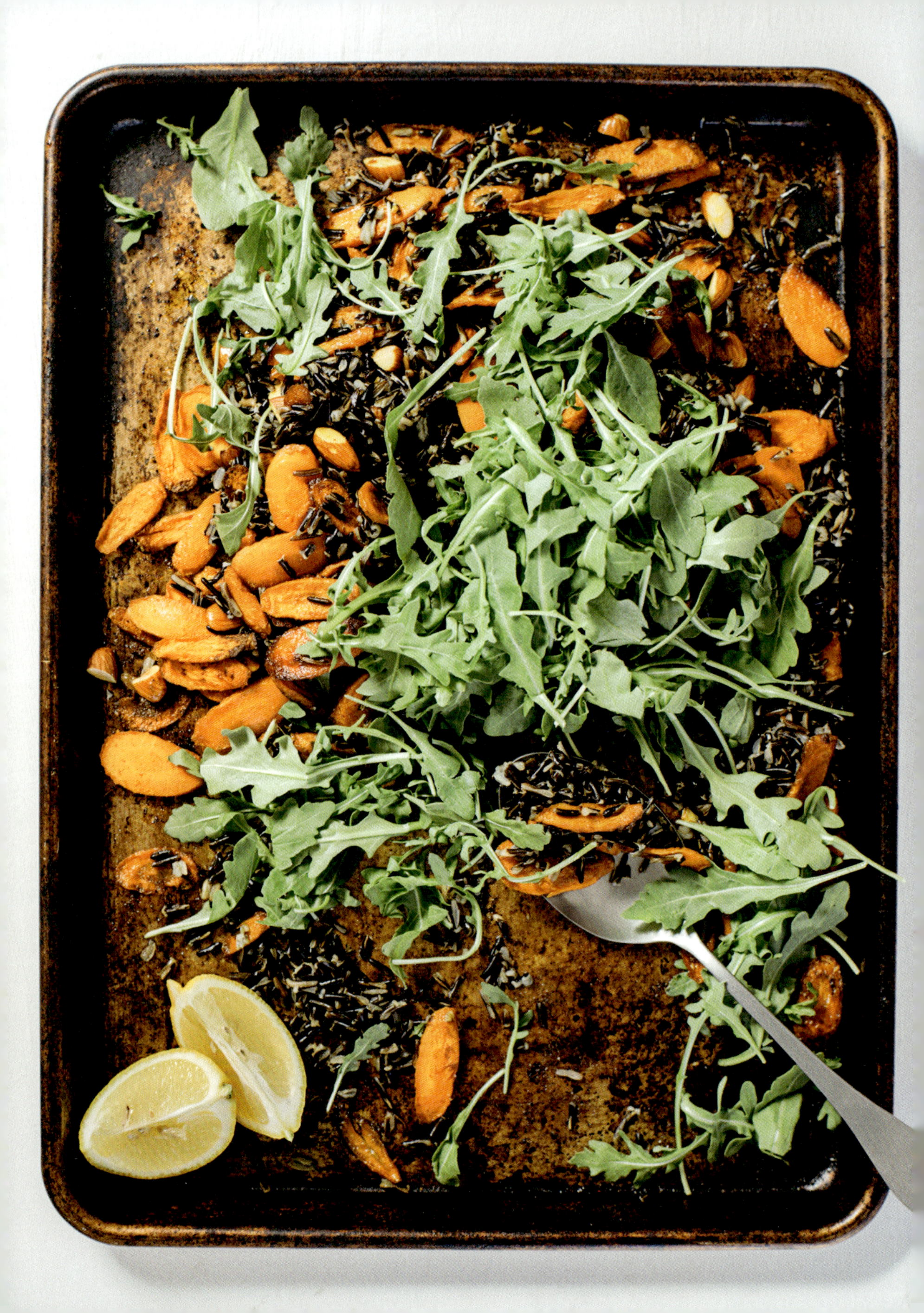

Marokkanischer Karottensalat mit Wildreis, Rucola und Mandeln

Vielen Menschen bekommt es gut, wenn sie während der SIBO-Behandlung einfach nur Reis und Quinoa essen. Doch bei jeder heilenden Diät gilt es auch darauf zu achten, dass die Kohlenhydratzufuhr keine unguten Folgen für den Blutzuckerspiegel hat, da jede Art von hormoneller Fehlsteuerung negative Konsequenzen für das Verdauungssystem nach sich zieht (siehe S. 144). Ein Glücksfall bei den Kohlenhydraten ist Wildreis. Er ist dank seiner äußeren Schale FODMAP-arm, enthält aber auch viele unlösliche Fasern, die Ihren Blutzucker in Schach halten. Diesen Salat kann man wunderbar im Voraus zubereiten, er ist voller wärmender marokkanischer Gewürze, süßer Karotten und pikantem Rucola. Bewahren Sie in diesem Fall das Grüngemüse separat auf und mischen das Dressing erst kurz vor dem Essen darunter.

ERGIBT 4 PORTIONEN

- **1 Tasse Wildreis, gespült**
- **Meersalz**
- **500 g Karotten (etwa 8 mittelgroße), schräg in ½ cm dicke Scheiben geschnitten**
- **Olivenöl *extra vergine***
- **1 TL Kreuzkümmel, gemahlen**
- **½ TL Kurkuma, gemahlen**
- **¼ TL Zimt, gemahlen**
- **⅓ Tasse Mandeln, grob gehackt**
- **140 g Baby-Rucola (etwa 5 Tassen, fest gepackt)**
- **2 EL frisch gepresster Zitronensaft (von ½ Zitrone)**

❶ Einen großen Topf Salzwasser zum Kochen bringen. Den gespülten Wildreis zugeben und etwa 45 Minuten offen kochen, bis er bissfest ist. Wildreis abgießen und in den Topf zurückschütten. Ein Geschirrtuch über den Topf legen, damit der Dampf nicht entweicht, und 10 Minuten stehenlassen.

❷ Inzwischen den Backofen auf 220 °C vorheizen. Ein Blech mit Backpapier auslegen. Die Karotten zusammen mit 2 EL Olivenöl, Kreuzkümmel, Kurkuma, Zimt und ½ TL Salz darauf geben und schwenken. Gleichmäßig in einer Schicht verteilen und etwa 25 Minuten garen, bis sie weich und karamellisiert sind. Aus dem Backofen nehmen, die Mandeln und 2 weitere EL Olivenöl zugeben. Blech für 5–10 Minuten – oder bis die Mandeln goldbraun und geröstet sind – wieder in den Backofen schieben.

❸ Wildreis zugeben und schwenken, sodass er das ganze nussige Öl aufsaugt. Vor dem Essen den Rucola auf einer Platte anrichten (oder einfach auf das Backblech legen), die Wildreis-Mischung darauf geben und mit dem Zitronensaft beträufeln. Sofort servieren.

Für später: Auf einem zweiten mit Backpapier ausgelegten Backblech 2 Tassen in dünne Scheiben geschnittenen **Rosenkohl** (etwa 225 g), in Olivenöl geschwenkt und mit Salz bestreut, mit den Karotten zusammen garen, bis er gebräunt ist.

			Zitronensaft weglassen, falls unverträglich ↓	Wildreis weglassen ↓							Rucola und Mandeln weglassen ↓
LF	V	SF	HI	SCD	BPD	BPD1R	BPD1	BPD2	P	YC	HS

Kapern-Kräuter-Kartoffelsalat

Der Kartoffelsalat meiner Mutter ist in punkto Mayonnaise, im Vergleich zu den meisten anderen Kartoffelsalaten, die ich kenne, ziemlich leicht – und auch im Vergleich zu all ihren anderen Gerichten. Um dem Salat mehr Masse zu geben, verwendet sie eine ordentliche Menge Dijon-Senf und hartgekochte Eier, um die Soße anzudicken. Wenn Sie Mayonnaise gar nicht mögen, können Sie auch ein drittes hartgekochtes Ei nehmen oder sie durch einen *24-Stunden-Joghurt* (S. 193) ersetzen, aber nur, wenn Sie fermentierte Milchprodukte auch vertragen. Ungeachtet dessen sparen Sie bitte nicht an den Kräutern und verwenden Sie einfach alles, was Sie zur Hand haben. Auch Basilikum und Dill passen gut.

ERGIBT 6 PORTIONEN

- **6 große Eier**
- **1 kg rote oder gelbe Kartoffeln, in 5 cm große Stücke geschnitten**
- **Meersalz**
- **½ Tasse Mayonnaise**
- **¼ Tasse Dijon-Senf**
- **2 EL Kapern**
- **2 EL frischer Schnittlauch, fein geschnitten**
- **2 EL frischer Estragon, fein geschnitten**
- **2 EL frische glatte Petersilie, fein geschnitten, nur die Blätter**

1. Die Eier vorsichtig in einen mittelgroßen Topf legen und Wasser einfüllen, bis es etwa 2–3 cm über den Eiern steht. Bei starker Hitze zum Kochen bringen. Sobald das Wasser blubbert, den Topf von der Platte nehmen und die Eier stehen lassen, bis man sie anfassen kann. Oder Sie kochen die Eier wie gewohnt.

2. Inzwischen die Kartoffeln in einen großen Topf oder Suppentopf geben und mit gut gesalzenem kaltem Wasser bedecken (5 cm über den Kartoffeln). Zum Kochen bringen und etwa 15 Minuten köcheln lassen, bis die Kartoffeln sich leicht mit der Gabel einstechen lassen. Gut abgießen und in eine große Schüssel füllen.

3. Eier schälen und zu den Kartoffeln geben. Mit einem Kartoffelstampfer oder einer Gabel zerdrücken, bis Eiweiße und Eigelbe aufgebrochen und die Kartoffeln noch ziemlich stückig sind. Mayonnaise, Kapern, Schnittlauch, Estragon und Petersilie einrühren. Abschmecken und bei Bedarf nachsalzen.

4. In eine Servierschüssel füllen und mit zusätzlichen Kräutern garnieren.

Für später: Die Mayonnaise durch griechischen **Joghurt** ersetzen und/oder zwei dünn geschnittene **Frühlingszwiebeln** zugeben.

			Portionsgröße auf ½ Tasse beschränken ↓
LF	P	SF	BPD2

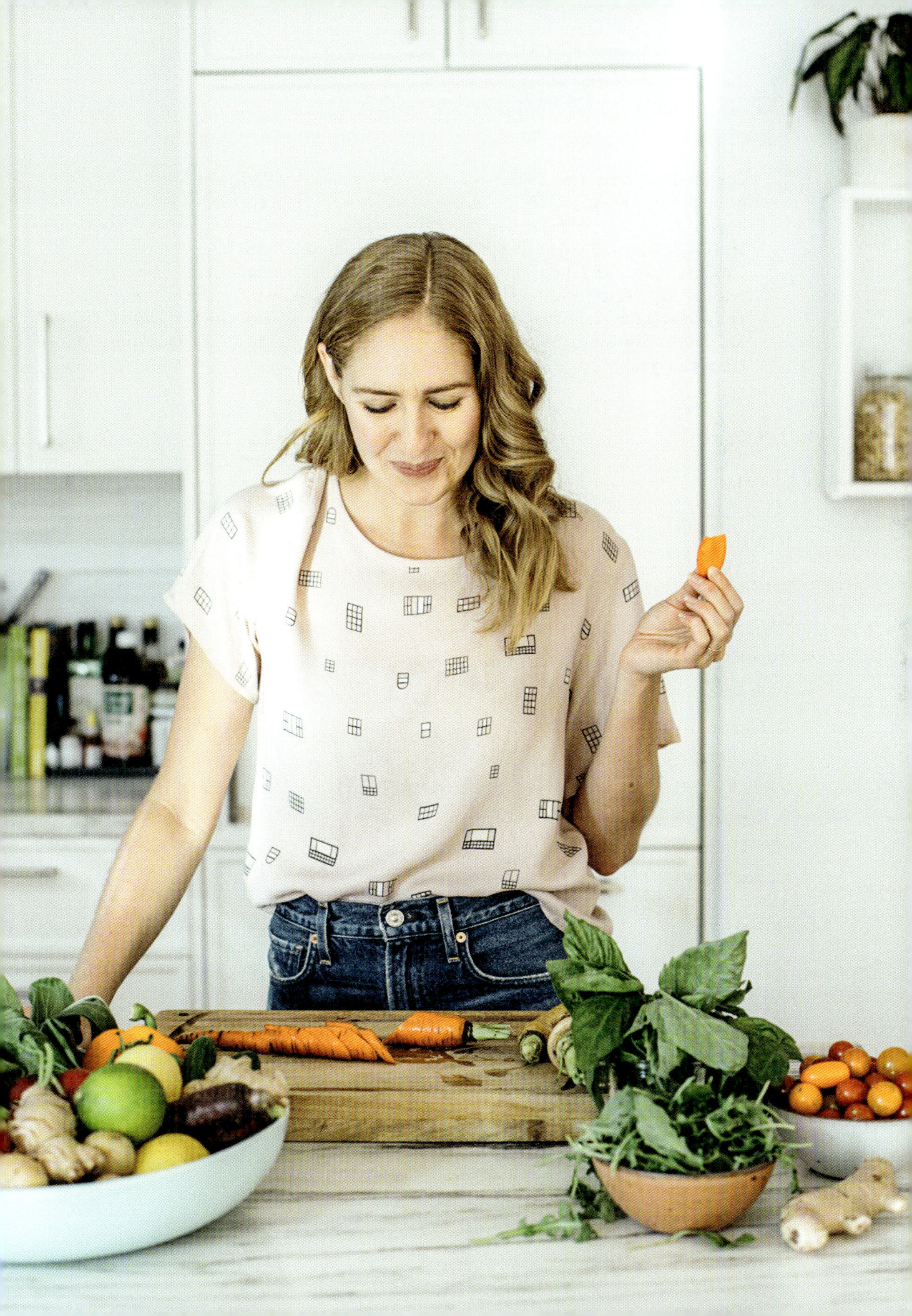

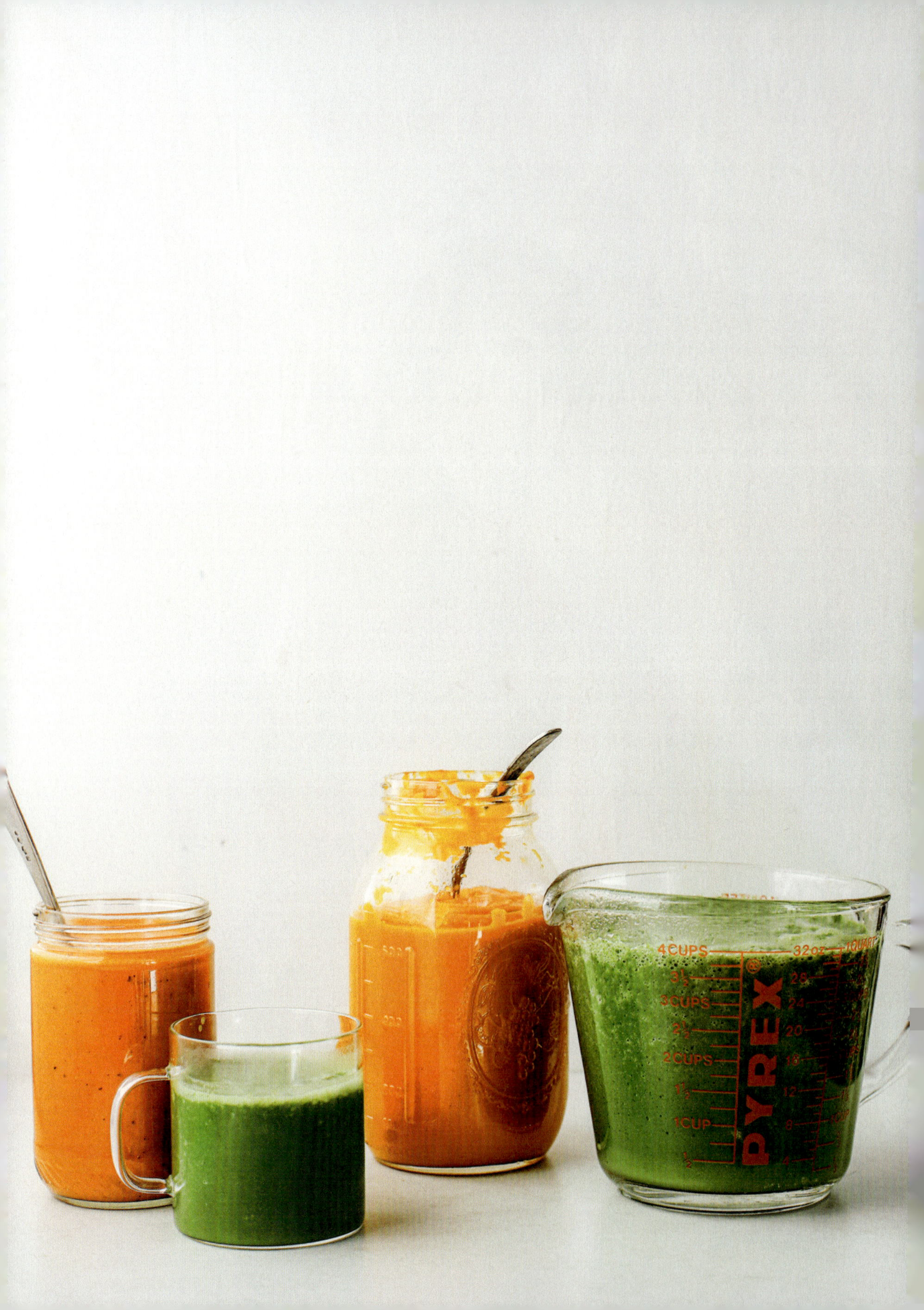
PYREX
4CUPS
3CUPS
2CUPS
1CUP
32oz
28
24
20
12
8
4

SUPPEN UND EINTÖPFE

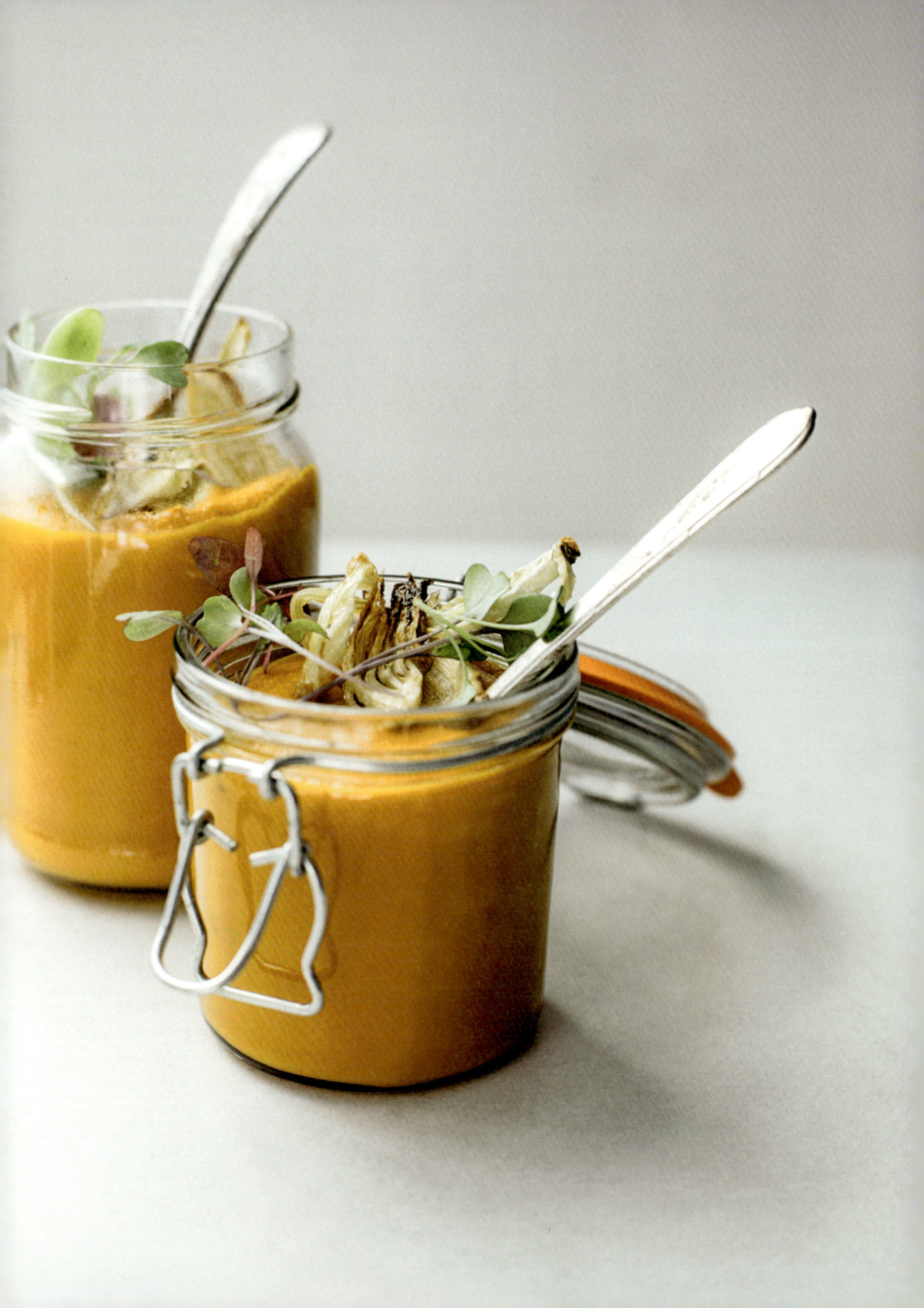

Suppenbalsam in Orange

Wenn eine Freundin oder ein Freund ein wenig zusätzlichen Trost, Unterstützung oder einfach etwas Gutes zum Essen braucht, versuche ich immer, etwas Selbstgemachtes vorbeizubringen. Und in 90 Prozent der Fälle ist es eine Version dieser Suppe. Was Gesundheit und Wohlgefühl angeht, steht sie unglaublich hoch im Kurs, und man kann sie gut für später einfrieren. Als mein Freund Rob gegen Magenkrebs kämpfte, sehnte er sich nach etwas Cremigem, Mildem. Also suchte ich nach Möglichkeiten, um die entzündungshemmende Wirkung der Suppe zu verstärken. Kurkuma bringt die Farbe der Karotten zum Leuchten, die Pastinaken geben Süße dazu und ein wenig Kokosmilch sorgt für eine balsamartige Textur ohne Milchprodukte. Sie war seine absolute Lieblingssuppe und ist auch bei frisch gebackenen Müttern in meinem Freundeskreis sehr beliebt. Und wenn mein Darm in Aufruhr ist und etwas leicht Verdauliches braucht, ist sie das Mittel der Wahl.

FÜR 6 PORTIONEN (PROBLEMLOSE VERZEHRMENGE: 2 TASSEN)

- 1 **kg Karotten (etwa 16 mittelgroße), ungeschält, in 2–3 cm große Stücke geschnitten**
- 2 **EL Olivenöl *extra vergine***
- **Meersalz**
- 2 **EL Ghee in Bioqualität oder raffiniertes Kokosöl**
- 2 **EL frischer Ingwer, geschnitten**
- 1 **TL Kurkuma, gemahlen**
- 500 **g Pastinaken (etwa 5 mittelgroße), geschält, in 2–3 cm große Stücke geschnitten**
- 1 **Tasse Kokosmilch**
- 4 **Tassen FODMAP-arme Gemüsebrühe (S. 172)**
- 2 **EL Apfelessig**

1. Backofen auf 220 °C vorheizen. Ein Backblech mit Backpapier auslegen.

2. Die Karotten mit dem Olivenöl und ½ TL Salz schwenken. In einer gleichmäßigen Schicht darauf verteilen und etwa 40 Minuten braten oder bis sie karamellisiert sind und sich mit der Gabel leicht anstechen lassen.

3. In der Zwischenzeit Ghee oder Kokosöl in einem großen Topf bei mittlerer Temperatur heiß machen. Ingwer, Kurkuma und Pastinaken zugeben. 5 Minuten sautieren oder bis sie Aroma entwickeln und zu karamellisieren beginnen. Die Kokosmilch mit der Brühe vorsichtig zugießen und mit 1 TL Salz würzen. Zum Kochen bringen, dann die Temperatur zurückschalten und etwa 10 Minuten köcheln lassen, bis die Pastinaken sich mit der Gabel leicht anstechen lassen.

4. Die gebratenen Karotten mit der Pastinakenmischung und dem Apfelessig in einem leistungsstarken Mixer zu einer geschmeidigen Masse verarbeiten und bei Bedarf mehr Wasser oder Brühe bis zur gewünschten Konsistenz zugeben. Mit ein wenig Knoblauchöl beträufeln und genießen.

Für später: Für eine cremigere Konsistenz die ganze Dose **Kokosmilch** (400 ml) und nur 3 Tassen Brühe verwenden. Die Pastinaken können auch durch eine große mehlige **Kartoffel** (geschält und gewürfelt) ersetzt werden.

								Essig weglassen und histaminarme Brühe (S. 172) verwenden ↓		
LF	SCD	SSFG	BPD1	BPD2	P	V	SF	HS	YC	HI

Grüne Detox-Suppe

In meinem ersten Kochbuch gibt es eine Geschichte über die berühmte Detox-Suppe meiner Mutter – und wie ich früher jedes Mal zusammenzuckte, wenn ich den Kühlschrank öffnete und sie dort stehen sah. Am 3. Tag hatte die Suppe durch den vielen Mangold und Zitronensaft die grüne Farbe von Abwasser. Ich weiß nicht mehr, wie alt ich war, als ich all meinen Mut zusammennahm und probierte. Und – Überraschung! – nach dem ersten Probeschluck wurde ich zur begeisterten Anhängerin. In der Grippezeit koche ich gerne eine große Menge davon. Man braucht dafür nur wenige Zutaten – Zucchini, Mangold, Korianderblätter – und sie ist wirklich schnell zusammengerührt. Das klappt sogar dann noch, wenn Sie sich todkrank fühlen. Mir gefällt der Gedanke, dass sie eine Art heiße Alternative zu grünem Saft und damit eine viel bessere Wahl bei einem trägen Verdauungssystem mit SIBO-Tendenz ist. Wenn Sie wollen, dass die grüne Farbe so frisch wie möglich bleibt, dann geben Sie den Zitronensaft erst später dazu, kurz bevor Sie sie trinken. An die Suppe muss man sich auch nicht erst gewöhnen, ich verspreche Ihnen, dass Sie sie von Anfang an lieben werden.

ERGIBT 8 TASSEN (PROBLEMLOSE VERZEHRMENGE: 1½ TASSEN)

- 2 **EL Olivenöl *extra vergine***
- 2 **mittelgroße Zucchini (etwa 750 g), in 2–3 cm dicke Scheiben geschnitten**
- 1 **Bund Mangold, Blätter und Stängel separat, grob gehackt (5 volle Tassen)**
- 4 **Tassen FODMAP-arme Hühnerbrühe (S. 170)**
- ½ **TL Meersalz**
- 1 **Bund Korianderblätter, dicke Stängelenden entfernt**
- 2 **EL frisch gepresster Zitronensaft**

❶ Olivenöl bei mittlerer Hitze in einem mittelgroßen Schmor- oder Suppentopf heiß machen. Zucchini und Mangoldstängel dazugeben. Unter gelegentlichen Umrühren 5–7 Minuten garen, bis das Gemüse weich ist und zu bräunen beginnt. Die Brühe zugießen und zum Kochen bringen. Die Mangoldblätter einrühren und salzen. Etwa 5 Minuten köcheln lassen, bis die Zucchini sich leicht mit der Gabel einstechen lassen. Vom Herd nehmen und die Korianderblätter hinzufügen. Einige Minuten stehenlassen, bis das ganze Grüngemüse zusammengefallen ist.

❷ Die Suppe in eine Küchenmaschine oder einen Mixer umfüllen und zu einer geschmeidigen Mischung pürieren. Zitronensaft zugeben und abschmecken.

❸ In einer Suppenschale oder einem Trinkbecher servieren und mit ein wenig Olivenöl beträufeln.

Für später: 1 geschälte und entkernte **Avocado** in den Mixer geben und mit der Suppe pürieren.

LF	SCD	SSFG	BPD1R	BPD1	BPD2	P	V	SF	YC	HI

Histaminarme Brühe (S. 172) verwenden und Zitronensaft weglassen, falls unverträglich ↓

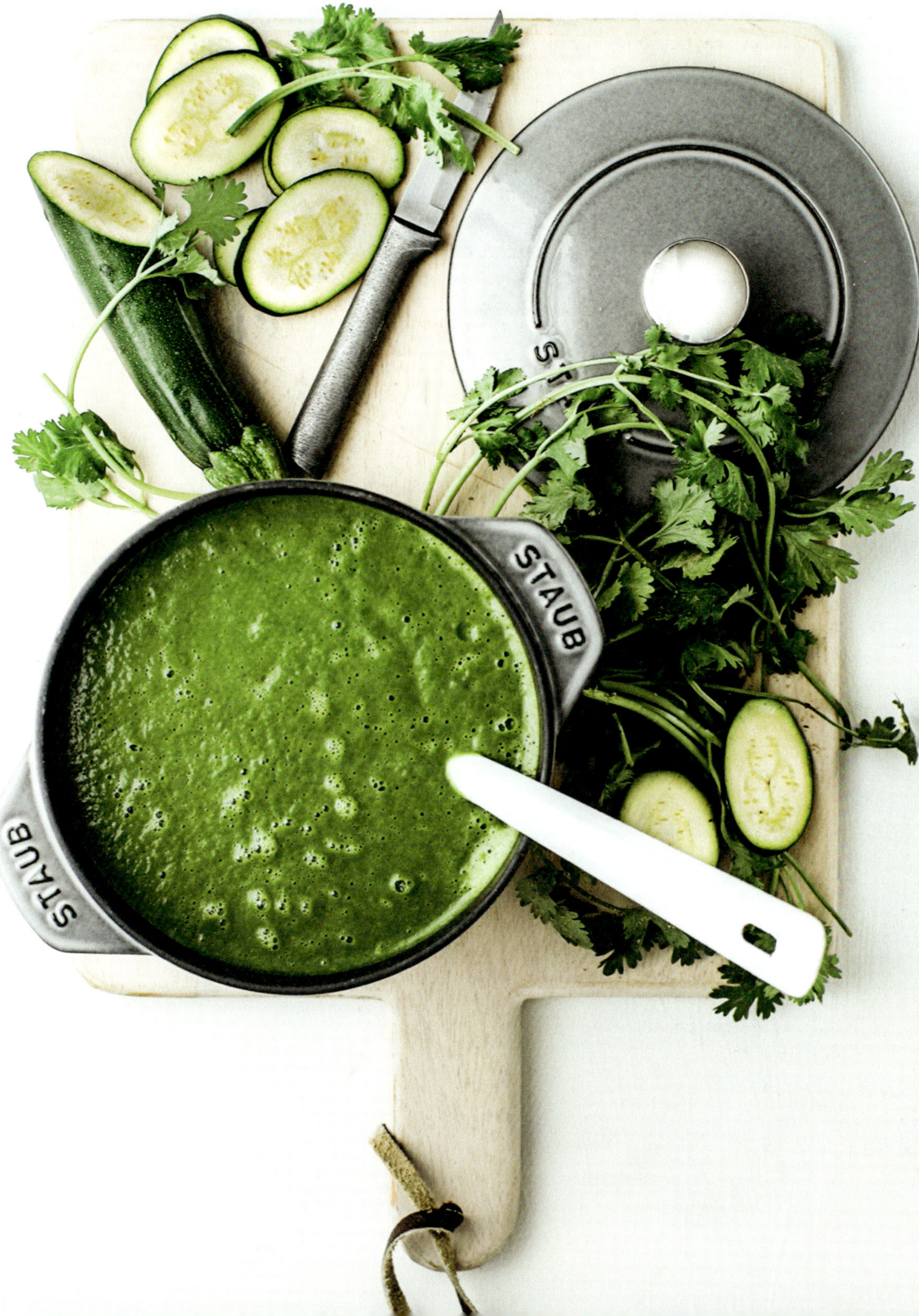
STAUB
STAUB
STAUB

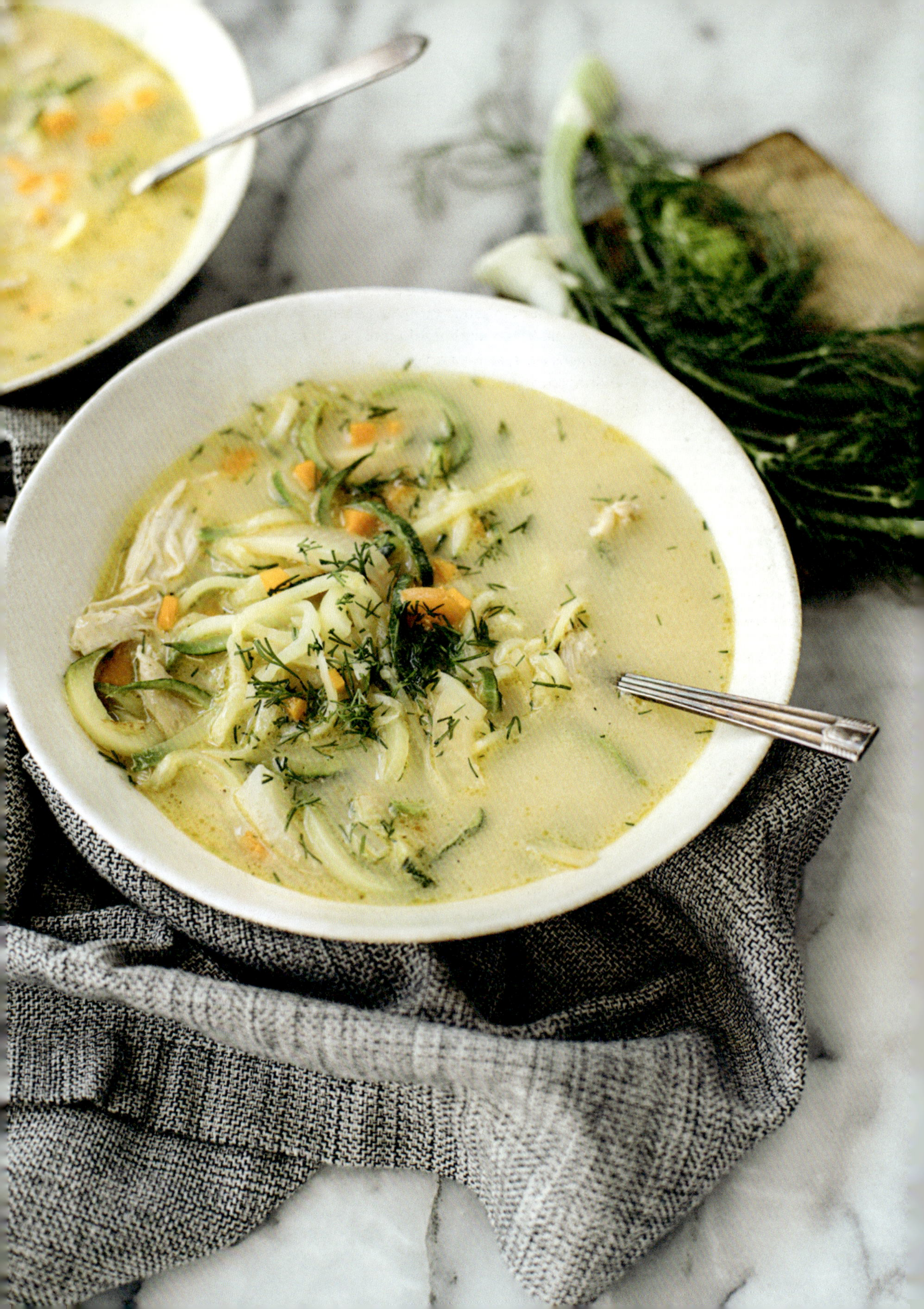

Griechische Hühnersuppe mit Zucchini-Nudeln und Dill

Diese Version der Avgolemono-Suppe – der klassischen griechischen Hühnersuppe mit Zitrone und Ei – wird mit Fenchel, Zucchini-Nudeln und zerkleinertem Hähnchenfleisch auf kleiner Flamme zubereitet. Sie eignet sich perfekt für die Erkältungs- und Grippesaison, doch dank der Zucchini-Nudeln passt sie auch zu einem kühlen Sommerabend. Heutzutage kann man diese „Nudeln" auch in vielen Lebensmittelgeschäften schon fertig kaufen, wenn Sie allerdings die Kohlenhydratzufuhr als Teil Ihrer SIBO-Behandlung einschränken, lege ich Ihnen ans Herz, sich einen guten Spiralschneider zuzulegen. Wenn Sie eine traditionelle Hühnersuppe mit Nudeln essen wollen, können Sie ohne Weiteres auch glutenfreie Nudeln verwenden. Lassen Sie sie einfach in der Brühe köcheln, bis sie bissfest sind.

ERGIBT 4 PORTIONEN

- **2 EL Olivenöl *extra vergine***
- **500 g entbeinte Hühnerkeulen ohne Haut**
- **Meersalz und schwarzer Pfeffer aus der Mühle**
- **½ kleine Fenchelknolle, den Strunk herausschneiden, in dünnen Scheiben (ca. 1 Tasse)**
- **2 mittelgroße Karotten, fein gewürfelt**
- **8 Tassen FODMAP-arme Hühnerbrühe (S. 170)**
- **1 mittelgroße Zucchini (ca. 225 g), mit dem Spiralschneider zu „Nudeln" geschnitten**
- **⅓ Tasse frisch gepresster Zitronensaft (aus 2 Zitronen)**
- **2 EL frischer Dill, gehackt**
- **4 große Eier, verquirlt**

❶ Das Öl in einem großen Koch- oder Schmortopf erhitzen. Das Hühnerfleisch großzügig mit Salz und Pfeffer würzen. Gleichmäßig verteilt in den Topf geben und etwa 3 Minuten auf jeder Seite scharf anbraten, bis sich eine schöne Kruste gebildet hat. Auf einen Teller legen.

❷ Fenchel und Karotten in den Topf geben. Das Gemüse bei Mittelhitze unter gelegentlichem Rühren und Lösen aller gebräunten Reste, die sich durch das Fleisch gebildet haben, etwa 5 Minuten anschwitzen, bis es weich ist. Hühnerfleisch wieder in den Topf geben, Brühe zugießen und mit 1 TL Salz würzen. Zum Kochen bringen, die Temperatur zurückschalten und etwa 15 Minuten sanft köcheln lassen, bis die Karotten ganz weich sind und sich das Fleisch leicht mit einer Gabel auseinanderziehen lässt.

Weiter auf S. 252

3 Hühnerfleisch wieder aus dem Topf nehmen und in eine mittelgroße Schüssel legen. Mit einer Gabel in mundgerechte Stücke zerteilen.

4 Inzwischen die Zucchini-Nudeln zur Brühe geben und bei geringer Hitze etwa 3 Minuten köcheln lassen, bis sie weich sind. Topf vom Herd nehmen und den Zitronensaft, das zerkleinerte Hühnerfleisch sowie den Dill hinzufügen.

5 Die Eier in einer mittelgroßen Schüssel verquirlen.

6 Die Eier durch schrittweises Einrühren von ¼ Tasse heißer Brühe Löffel für Löffel erwärmen, damit sie nicht stocken. Mit einer weiteren ¾ Tasse Brühe wiederholen. Sobald die Brühe ganz eingearbeitet ist, die warme Eiermischung in die Suppe einrühren. Falls die Eier in strähnigen Stückchen stocken – kein Problem. Die Suppe schmeckt trotzdem großartig, auch wenn sie ein bisschen komisch aussieht, eher wie eine chinesische Eiereinlaufsuppe. Einfach so tun, als sei es gewollt und in jedem Fall sofort servieren.

Für später: 6 Stangen **Spargel**, dünn geschnitten, zu den Zucchini-Nudeln geben.

								Eier und Zitronensaft weglassen, falls unverträglich; histaminarme Brühe (S. 172) verwenden ↓		Eier weglassen; histaminarme Brühe (S. 172) verwenden ↓
LF	SCD	SSFG	BPD1R	BPD1	BPD2	P	SF	YC	HI	HS

Baskischer Kabeljau-Chili-Kartoffel-Eintopf

Der Schlüssel zu diesem baskischen Gericht ist eine extrem aromatische Grundlage namens Sofritto (von ital. *soffriggere* für anbraten, sautieren; Anm. d. Übers.), die im Wesentlichen aus Paprikaschoten, Zwiebel und Knoblauch besteht und bei geringer Temperatur und langsam in viel Olivenöl gegart wird, bis sie karamellisiert. SIBO-Betroffene müssen auf zwei Elemente dieses „Dreiergespanns" verzichten. Die Wirkung ist jedoch die gleiche, wenn Sie mehrere Paprikaarten in Knoblauchöl anschwitzen. Dieser Fischeintopf ist von einem traditionellen Marmitako inspiriert, was sich frei mit „Thunfischtopf" übersetzen lässt. Ich habe den weißen Thunfisch durch Kabeljau ersetzt, um die Quecksilberbelastung zu reduzieren. Sie können jeden festen Weißfisch mittlerer Dicke verwenden – Seehecht oder Schellfisch passen auch gut.

ERGIBT 3–4 PORTIONEN

- ¼ **Tasse Olivenöl *extra vergine***
- 2 **Knoblauchzehen, zerdrückt**
- 1 **rote Paprika, fein gewürfelt**
- 1 **mexikanische Poblano-Paprika (Zuchtpaprika), entkernt, fein gewürfelt**
- 1 **TL Meersalz**
- ¼ **TL rote Chiliflocken (optional)**
- 500 **g Strauch- oder Roma-Tomaten, fein gewürfelt**
- 500 **g mehlige Kartoffeln (etwa 2 mittelgroße), geschält und in 2–3 cm große Stücke geschnitten**
- 2 **Tassen FODMAP-arme Hühnerbrühe (S. 170) oder Wasser**
- 750 **g Kabeljau oder anderer halbfester Weißfisch, in 5 cm große Stücke geschnitten**
- 2 **EL glatte Petersilie, fein gehackt**

1. Öl in einem großen Kochtopf mit schwerem Boden und Deckel oder in einem Schmortopf erhitzen. Knoblauch hinzufügen und etwa 5 Minuten bei niedriger Hitze garen, bis er auf allen Seiten goldbraun ist. Knoblauch entfernen und entsorgen.

2. Paprika, Salz und rote Chiliflocken (falls verwendet) vorsichtig zugeben. Bei Mittelhitze etwa 10 Minuten garen, bis das Gemüse sehr weich ist, aber noch nicht bräunt. Tomaten und Kartoffeln einrühren. Brühe oder Wasser zugießen, bis alles bedeckt ist und zum Kochen bringen. Temperatur zurückschalten und unter gelegentlichem Umrühren etwa 15 Minuten köcheln lassen, bis die Kartoffeln weich sind und Brühe angedickt ist. Kabeljau salzen, in die Tomatenmischung geben und den Deckel auflegen. Etwa 7 Minuten köcheln lassen, bis der Fisch weich ist, aber nicht auseinanderfällt.

3. Mit Petersilie garnieren und sofort servieren.

Für später: ½ kleine **Zwiebel** würfeln und zusammen mit den Paprikas braten.

				Kartoffeln weglassen ↓				
LF	BPD2	P	SF	SCD	SSFG	BPD1R	BDP1	YC

Hühner-Congee vor dem Atemtest

Congee – die Konsistenz liegt zwischen Suppe und Brei – ist seit Langem eine Geheimwaffe der chinesischen Medizin und Balsam für das Verdauungssystem. Das Verhältnis von Wasser zu Getreide ist bei diesem Reisbrei viel höher, und man lässt ihn köcheln, bis er zu einer Art Mus geworden ist, wodurch er leicht verdaulich und unglaublich nahrhaft wird. Der Brei ist gut für den Flüssigkeitshaushalt, da die stärkehaltige Mischung der Congee länger im Körper verbleibt als andere Nahrungsmittel und die Flüssigkeit dadurch langsamer aufgenommen werden kann – eine interessante Tatsache, die mir meine Akupunkteurin verraten hat. Und wie es der Zufall so will, erfordert die Basis jeder Congee wenig mehr als genau die Nahrungsmittel, die für den Vorbereitungstag Ihres SIBO-Atemtests erlaubt sind: Im Wesentlichen sind das weißer Reis und mageres tierisches Protein. Da es bei diesem Gericht nicht viel zu tun gibt, ist das Kochen am Tag vor dem Atemtest im Handumdrehen erledigt. Das Rezept ergibt drei große Portionen (wenn Sie sonst nichts essen) oder vier Normalportionen, falls Sie die Congee so liebgewinnen, dass Sie sie bei anderen Gelegenheiten auf Ihrem Genesungsweg wieder zubereiten möchten. In diesem Fall können Sie sich auch überlegen, ob Sie sie nicht mit ein paar FODMAP-armen Zutaten garnieren wollen, zum Beispiel mit frischem gehacktem Ingwer, dem grünen Anteil von Frühlingszwiebeln oder Schnittlauch, dunklem Sesamöl, glutenfreiem Tamari oder Kokosnuss-Aminos. Dieses Rezept ergibt eine lockere Congee, das Verhältnis von Flüssigkeit zu Reis beträgt 10 zu 1. Für eine dickere, breiartige Congee nehmen Sie ein Verhältnis von 7 zu 1.

ERGIBT 4 PORTIONEN
(8 TASSEN CONGEE)

- **1 Tasse Sushi- oder Jasminreis**
- **4 Hühnerkeulen**
- **2 ½ l (10 Tassen) gefiltertes Wasser**
- **2 TL rosa Himalaya-Salz**
- **1 EL Olivenöl *extra vergine***

1. Reis, Hühnerfleisch, Wasser und Salz in einem großen Topf bei hoher Temperatur zum Kochen bringen, dann sofort auf Mittelhitze zurückschalten. Etwa 1 Stunde offen sanft köcheln lassen oder bis der Reis weich und die Brühe zu einer breiartigen Konsistenz eingedickt ist. Alle 15–20 Minuten umrühren, um ein Anlegen zu verhindern.

2. Hühnerfleisch in eine Schüssel geben und das Fleisch mit zwei Gabeln von den Knochen lösen. Knochen und Haut entsorgen und das Hühnerfleisch wieder in den Topf legen.

3. Die Kokosmilch behutsam in die Congee einrühren und abschmecken. Nach Belieben garniert servieren (s. Anmerkung).

Portion auf ½ Tasse beschränken ↓							
YC	BPD1	BPD2	LF	GF	HI	SF	HS

Westafrikanischer Erdnuss-Eintopf

Mafe ist ein Gericht aus dem Senegal, bei dem man Erdnussbutter mit Tomaten und Gewürzen köcheln lässt, bis ein dicker, cremiger Eintopf entsteht. Ich versuche mich seit Jahren an kreativen Variationen dieses Rezepts mit Huhn oder Shrimps als Grundlage, doch diese vegetarische Version mit stärkehaltigen Wurzelgemüsen mag ich besonders gerne, um die Brühe noch mehr zu binden. Westafrikanische Erdnusseintöpfe enthalten oft heimisches Grüngemüse; dafür steht hier der Spinat. Das Currypulver gehört nicht traditionell dazu, doch dadurch kann die Zutatenliste um einige Gewürze reduziert werden und es bleibt dennoch ein wenig Schärfe und Vielschichtigkeit erhalten. Wie die meisten Eintopfgerichte wird dieses mit der Zeit noch aromatischer, es eignet sich also perfekt zum Kochen auf Vorrat.

ERGIBT 4 PORTIONEN

- **2 EL Olivenöl** ***extra vergine***
- **1 grüne Paprika, fein gewürfelt**
- **500 g Karotten (etwa 8 mittelgroße), in ½ cm dicke Scheiben geschnitten**
- **2 EL frischer Ingwer, sehr fein geschnitten**
- **2 TL Currypulver (Madras)**
- **1 TL Kurkuma, gemahlen**
- **1 TL Meersalz**
- **1 Dose (400 ml) stückige Tomaten oder 2 Tassen frische Tomaten, gewürfelt**
- **1 mittelgroße Süßkartoffel (ca. 225 g), in ½ cm große Würfel geschnitten**
- **3–4 Tassen FODMAP-arme Gemüsebrühe (S. 172)**
- **¼ Tasse cremige Erdnussbutter**
- **4 Tassen Baby-Spinat, dicht gepackt (ca. 85 g)**
- **¼ Tasse frische Korianderblätter, grob gehackt**
- **1 Limette, in 4 Spalten, zum Servieren**
- **Geröstete Erdnüsse zum Garnieren (optional)**

❶ Das Öl in einem großen Schmor- oder Kochtopf bei mittlerer Temperatur heiß machen. Paprika und Karotten dazugeben, die Temperatur etwas hochschalten und etwa 8 Minuten sautieren, bis sie weich sind. Ingwer, Currypulver, Kurkuma und Salz einrühren. Weitere 2 Minuten sautieren, bis sich ein starkes Aroma entwickelt. Die Tomaten vorsichtig zugeben und etwa 5 Minuten köcheln lassen, bis die Flüssigkeit reduziert ist.

❷ Süßkartoffelwürfel einrühren und mit Brühe auffüllen, bis alles bedeckt ist (das können auch weniger als 4 Tassen sein, je nachdem, wie groß der Topf ist). Zum Kochen bringen, dann die Temperatur zurückschalten und etwa 15 Minuten offen köcheln lassen, bis die Süßkartoffeln gerade weich sind. Die Erdnussbutter einrühren und

Weiter auf S. 256

etwa 3 Minuten köcheln lassen, bis alles leicht angedickt ist. Den Spinat unterheben und noch 1 Minute garen, bis er zusammengefallen ist. Abschmecken und nachsalzen oder noch Erdnussbutter zugeben, wie es Ihnen am besten schmeckt.

❸ Den Eintopf in vier Suppenschalen füllen und mit Korianderblättern, Limettenspalten und Erdnüssen (falls verwendet) garniert servieren.

Für später: 1 Tasse Süßkartoffel durch 1 Tasse **Butternusskürbis** ersetzen und/oder ½ Tasse gefrorene **Zuckererbsen** zum Spinat geben.

				Erdnussbutter, Spinat und Korianderblätter weglassen ↓	Tomaten weglassen; Grünkohl statt Spinat; histaminarme Brühe verwenden ↓	Pastinaken statt Süßkartoffel; frische Tomaten verwenden ↓			
LF	P	V	SF	HS	HI	SCD	SSFG	BPD1	BPD2

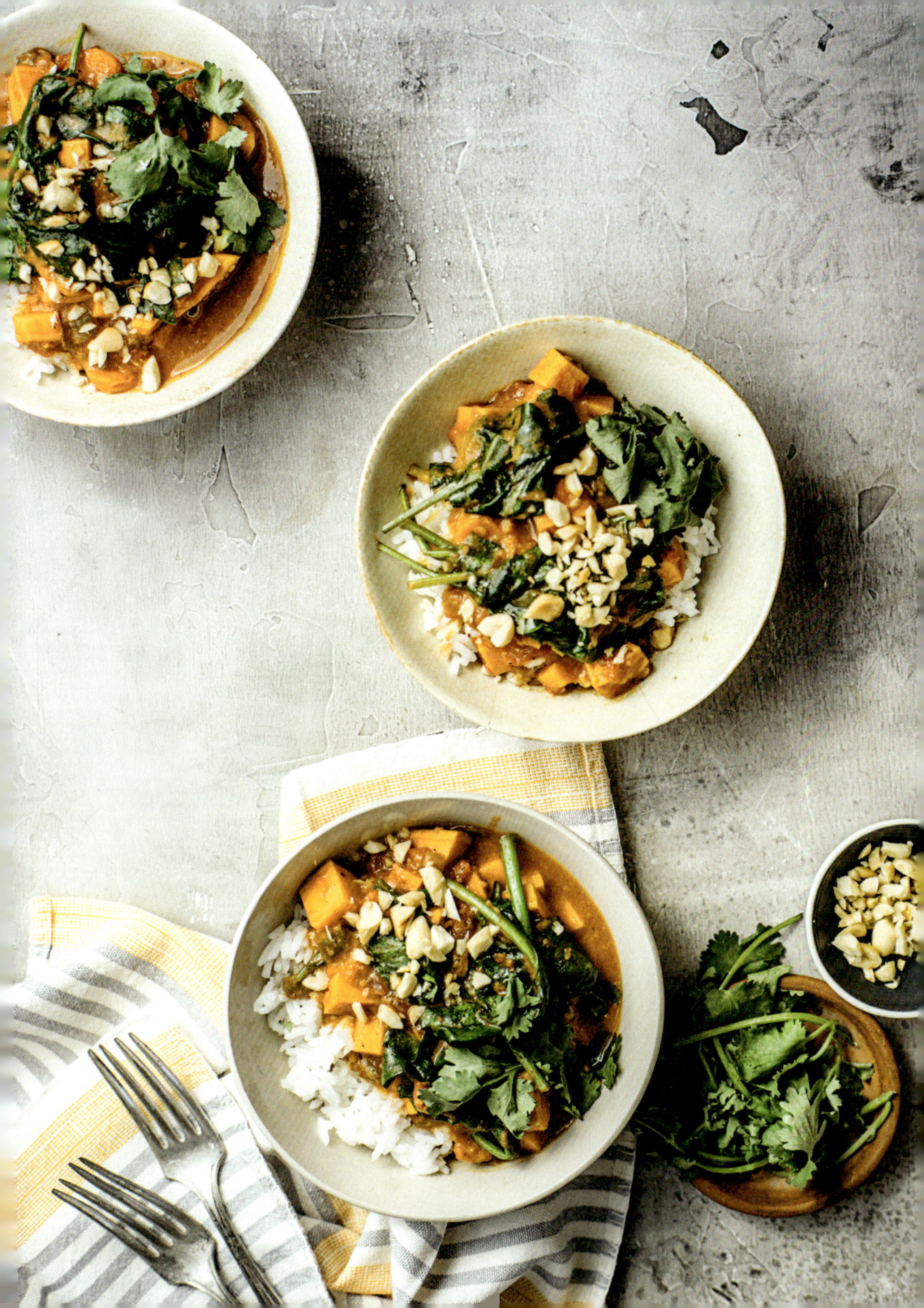

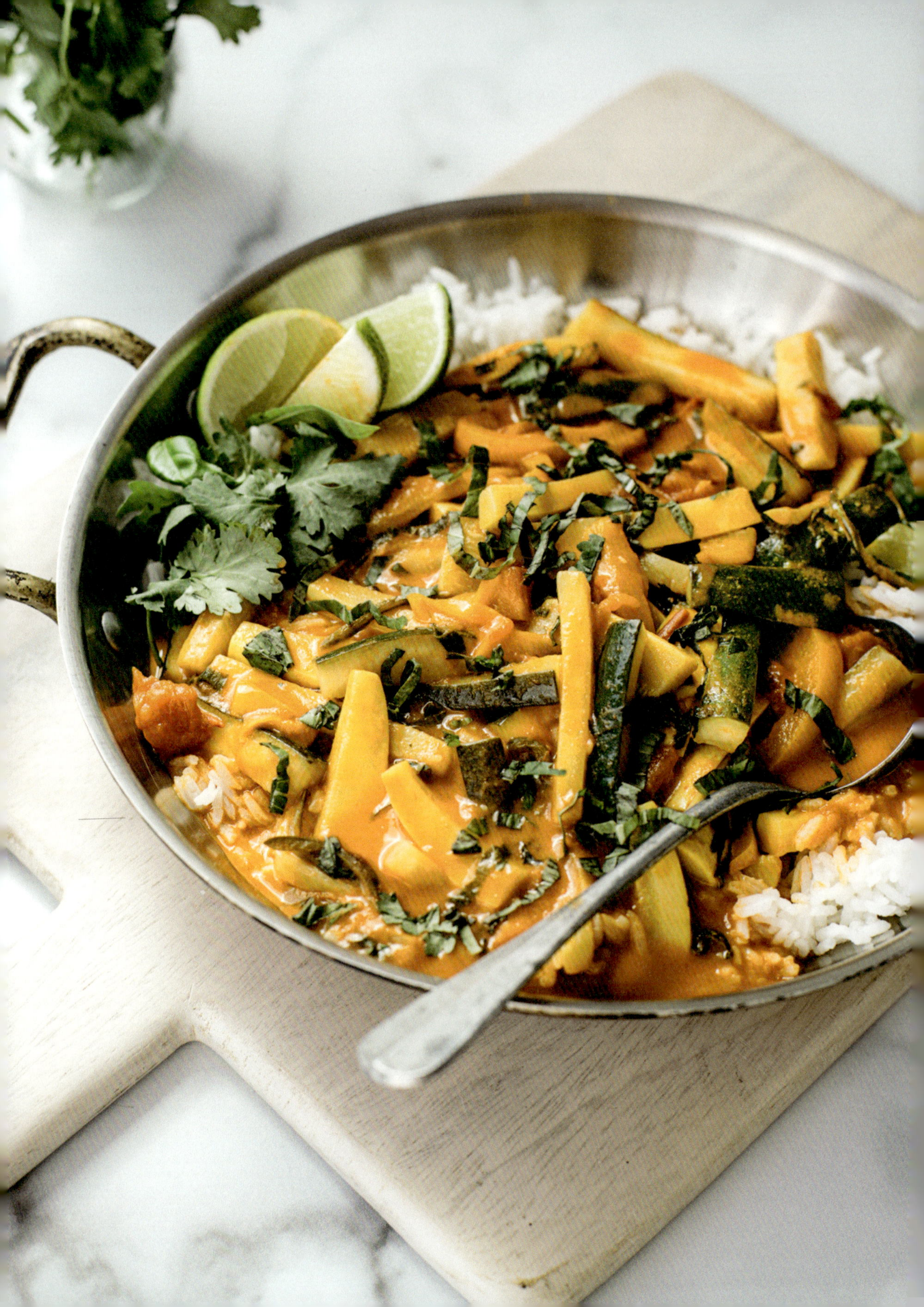

Sommerkürbis-Moqueca

Dieser kräftige Sommereintopf ist eine vegetarische Version des traditionellen Fischgerichts Moqueca. Der Fischeintopf wird aus einer kräftigen Brühe aus Meeresfrüchten zubereitet und ist dank Kokosmilch, Tomaten und Paprika rot und cremig. Auch diese schnelle Version ist kräftig und wohltuend. Soll das Aroma dem traditionellen Eintopf näherkommen, können Sie gewürfelten Kabeljau, Schellfisch oder Shrimps mit der Kokosmilch zugeben. Soll es mehr Gemüse sein, gebe ich besonders gern klein geschnittene Palmherzen hinein, ein weiteres brasilianisches Hauptnahrungsmittel (über deren FODMAP-Gehalt konnte ich leider nichts in Erfahrung bringen, Sie müssen also schauen, ob Sie sie vertragen).

ERGIBT 4 PORTIONEN (PROBLEMLOSE VERZEHRMENGE: 1½ TASSEN)

- **2 EL Olivenöl *extra vergine* oder reines Kokosöl**
- **1 mittelgroße orangefarbene Paprika, fein geschnitten**
- **1 Fresno- oder Jalapeño-Chili, entkernt, dünn geschnitten**
- **2 mittelgroße Zucchini (340 g), in ½ cm dicke Stifte geschnitten**
- **1 mittelgroßer Sommerkürbis (340 g), in ½ cm dicke Stifte geschnitten**
- **1 Strauchtomate, grob geschnitten**
- **2 EL Tomatenmark**
- **2 EL Paprikapulver**
- **1 Tasse vollfette Kokosmilch**
- **½ Tasse FODMAP-arme Hühnerbrühe oder Gemüsefond (S. 172)**
- **1 TL Meersalz**
- **2 EL frisch gepresster Limettensaft (1 Limette)**
- **¼ Tasse frische Korianderblätter, grob gehackt**
- **¼ Tasse frisches Basilikum, grob gehackt**

❶ Das Öl in einem großen Schmor- oder Kochtopf erhitzen. Paprika und Chili zugeben und etwa 4 Minuten sautieren, bis sie weich sind und zu bräunen beginnen. Zucchini, Sommerkürbis, Tomaten, Tomatenmark und Paprikapulver einrühren. Weitere 4 Minuten garen oder bis sie ein starkes Aroma entwickeln und der Tomatensaft eingekocht ist.

❷ Kokosmilch und Brühe zugießen, dabei alle braunen Anhaftungen vom Topfboden lösen und salzen. Rasch bei mittlerer Hitze etwa 5 Minuten köcheln lassen oder bis der Kürbis sich leicht mit der Gabel einstechen lässt, aber noch nicht zu weich ist. Vom Herd nehmen, Limettensaft einrühren sowie die Hälfte der Korianderblätter und des Basilikums. Warm servieren auf Reis, Quinoa oder sautiertem Grüngemüse und mit den restlichen Kräutern garnieren.

Für später: In Schritt 2 zusammen mit dem Limettensaft 1 Dose dünn geschnittene **Palmherzen** hinzufügen.

LF	SCD	SSFG	Korianderblätter weglassen; histaminarme Brühe verwenden (S. 172) ↓	Tomaten, Tomatenmark und Jalapeño weglassen; histaminarme Brühe verwenden (S. 172) ↓	Histaminarme Brühe verwenden (S. 172) ↓
BPD1R	BPD1	BPD2			
P	V	SF	HS	HI	YC

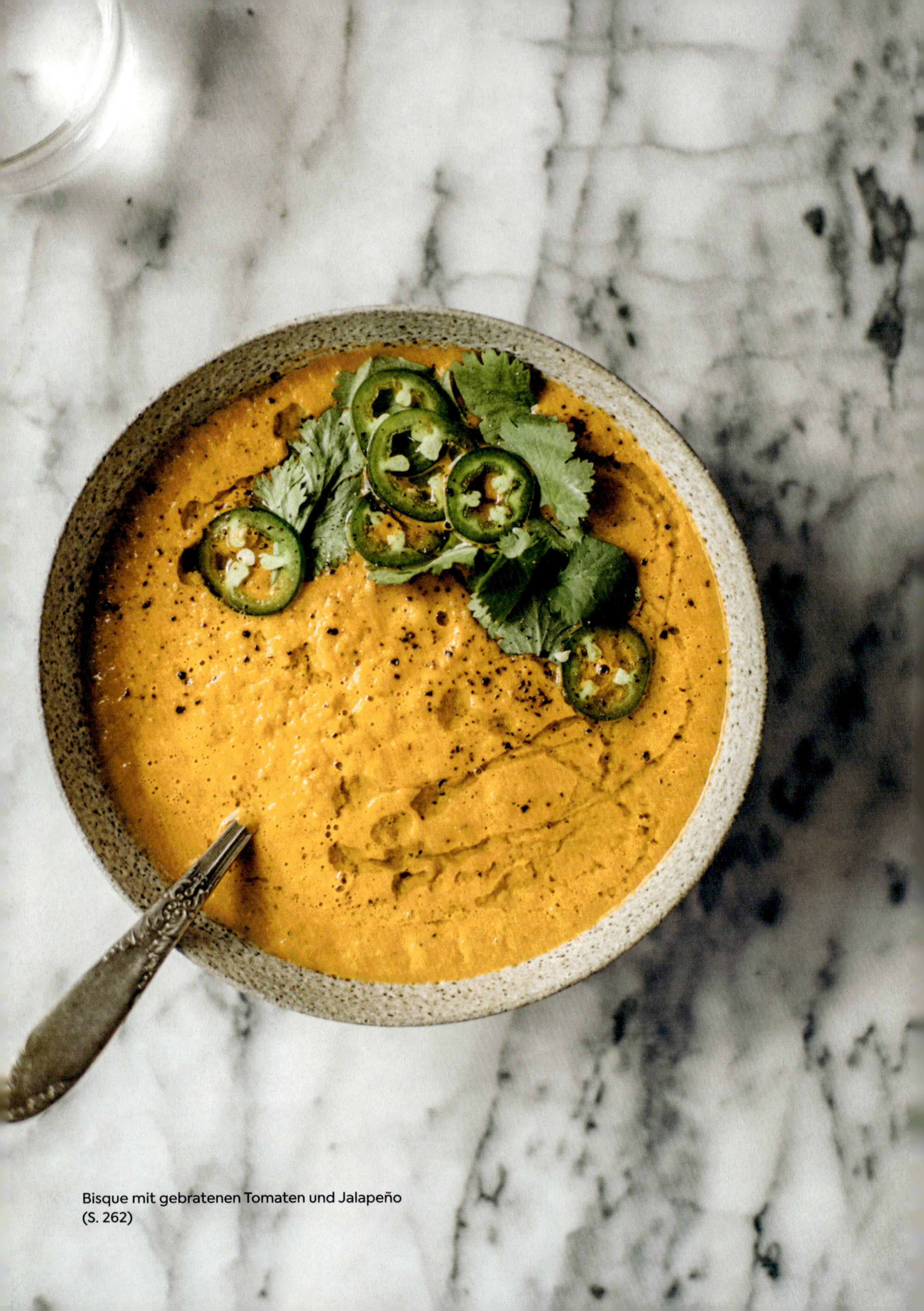

Bisque mit gebratenen Tomaten und Jalapeño
(S. 262)

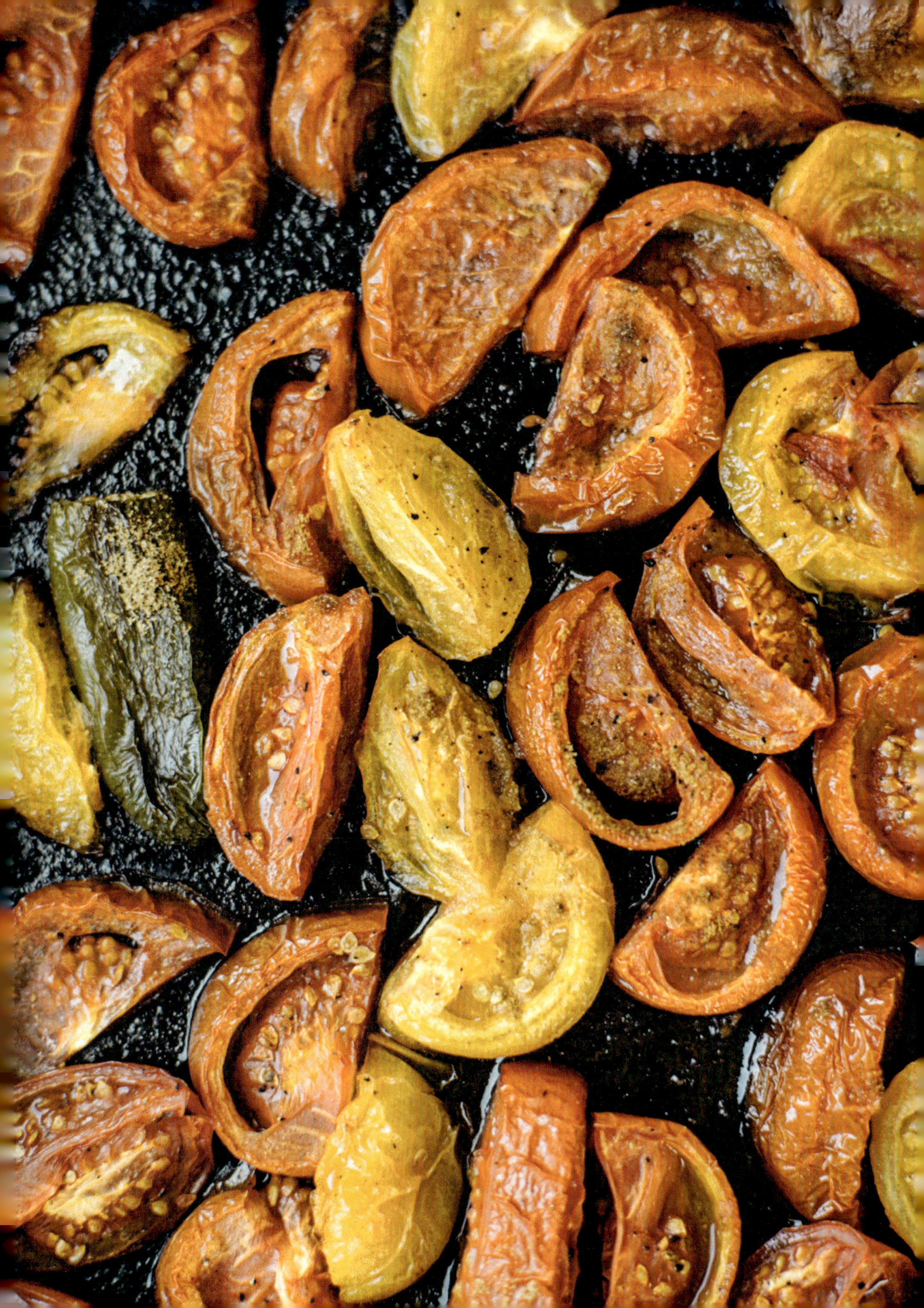

Bisque mit gebratenen Tomaten und Jalapeño

Eine Tomatencremesuppe bekommt einen kleinen Kick, wenn man sie in dieses Rezept „kleidet". Die am Strauch gereiften Tomaten und der Jalapeño leuchten nach dem Braten immer noch schön rot, profitieren aber auch von der Karamellisierung im Backofen. Das Braten der Tomaten verleiht auch der Brühe einen attraktiven Orangeton. Da die Suppe so wenige Zutaten braucht, lohnt es sich, Tomaten von wirklich guter Qualität zu verwenden. Achten Sie bei der Zugabe von Kokosmilch und Brühe darauf, dass die benötigte Menge auch vom Wassergehalt Ihrer Tomaten abhängt. Für eine gewünschte zusätzliche Struktur und einen Knuspereffekt garnieren Sie die Suppe mit dem süßen und rauchigen *Kürbiskern-Krokant* von S. 206.

ERGIBT 4 PORTIONEN

- 1 ¾ **kg Roma-Tomaten (Eier- oder Flaschentomaten), geviertelt**
- 1 **Jalapeño-Chili (entkernt für weniger Schärfe)**
- ½ **TL Kreuzkümmel, gemahlen**
- **Meersalz**
- **Olivenöl *extra vergine***
- ½ **Tasse frische Korianderblätter mit Stängeln**
- 1 **Tasse FODMAP-arme Hühnerbrühe oder Gemüsefond (S. 172)**
- 1 **Tasse Kokosmilch**

1. Den Backofen auf 230 °C vorheizen. Ein Backblech mit Backpapier auslegen.
2. Tomaten und Jalapeño-Chili in einer Schicht darauf verteilen, mit Kreuzkümmel würzen und einer Prise Salz bestreuen. Gemüse leicht mit Olivenöl beträufeln und in den Ofen schieben.
3. Etwa 45 Minuten braten, bis die Tomaten schrumpelig sind und ihren Saft freigesetzt haben.
4. Tomaten und Jalapeño-Chili zusammen mit dem Saft vom Blech, der Hälfte der Korianderblätter und mit Brühe, Kokosmilch sowie ¾ TL Salz in einen Mixer oder eine Küchenmaschine geben. Zu einer geschmeidigen Suppe verarbeiten; Wasser oder Brühe zugießen, wenn sie zu dick ist.
5. Abschmecken und auf vier Suppenschüsseln verteilen. Mit den restlichen Korianderblättern garnieren.

Für später: Die Kokosmilch durch ½ Tasse rohe **Cashewkerne** ersetzen, die vorher 10 Minuten lang in 1 Tasse kochendem Wasser eingeweicht wurden.

									Histaminarme Brühe (S. 172) verwenden ↓	Basilikum statt Korianderblättern; histaminarme Brühe (S. 172) verwenden ↓
LF	SCD	SSFG	BPD1R	BPD1	BPD2	P	V	SF	YC	HS

Wärmende Wurzelgemüse-Hühner-Tajine mit Mangold

Wie Sie sicherlich schon bemerkt haben, borge ich mir Aromen aus anderen Kulturen, um bei einer SIBO-Diät möglichst viel Abwechslung zu schaffen. Dieses Gericht ist da keine Ausnahme. Die Tajine ist nach der Terracotta-Kasserolle benannt, in der sie traditionell zubereitet wird; eigentlich ist es aber das marokkanische Wort für Eintopf. Tajine-Gerichte enthalten meist verschiedene wärmende Gewürze und zum Schluss wird noch gerne eine Trockenfrucht hinzugefügt. Da das meiste Obst für SIBO-Amigos leider tabu ist, zähle ich auf die Süße von Wurzelgemüse, hier auf Pastinaken und Karotten. Es steht Ihnen frei, dafür andere stärkehaltige Gemüsesorten wie Steckrüben, Kohlrüben, Süßkartoffel oder Baby-Kartoffeln zu verwenden, wenn Sie sie vertragen.

ERGIBT 4 PORTIONEN

500 g entbeinte Hühnerkeulen ohne Haut

Meersalz und schwarzer Pfeffer aus der Mühle

Olivenöl *extra vergine*

500 g Karotten (etwa 8 mittelgroße), diagonal in 2–3 cm große Stücke geschnitten

500 g Pastinaken (etwa 5 mittelgroße), geschält und diagonal in 2–3 cm große Stücke geschnitten

1 Bund Mangold, Stängel und Blätter getrennt und fein gehackt (etwa 5 volle Tassen)

1 EL Kreuzkümmel, gemahlen

2 TL Kurkuma, gemahlen

2 TL Ingwer, gemahlen

¼ TL Zimt, gemahlen

¼ TL Cayennepfeffer

1 Dose (400 g) stückige Tomaten oder zwei große Strauchtomaten, gewürfelt

4 Tassen FODMAP-arme Hühnerbrühe (S. 170)

2 EL frisch gepresster Zitronensaft

Frische Petersilie oder Korianderblätter zum Servieren

1. Die Hühnerkeulen mit Salz und Pfeffer würzen. Den Boden eines großen Suppen- oder Schmortopfs dünn mit Olivenöl bedecken und erhitzen. Das Fleisch partienweise bei starker Hitze etwa 4 Minuten auf jeder Seite goldbraun scharf anbraten; darauf achten, dass der Topf nicht zu voll ist. Dann die Hühnerteile in eine Schüssel geben.

2. Zusammen mit Karotten, Pastinaken und Mangoldstängeln einen weiteren Schuss Olivenöl zugeben. Etwa 7 Minuten bei Mittelhitze sautieren, bis sie weich sind und zu bräunen beginnen.

Weiter auf S. 264

❸ Kreuzkümmel, Kurkuma, Ingwer, Zimt, Cayennepfeffer und 2 TL Salz einrühren. Etwa 2 Minuten garen, bis die Gewürze ganz aufgenommen sind und Aroma verströmen. Die Tomaten hinzufügen und etwa 3 Minuten garen, bis sie angedickt sind, dabei den braunen Satz vom Boden lösen. Die Hühnerteile auf die Gemüsemischung legen und Brühe zugießen, bis alles bedeckt ist.

❹ Zum Köcheln bringen, auf niedrige Temperatur zurückschalten und mindestens 30 Minuten (gegebenenfalls bis zu 2 Stunden) offen garen, bis sich Fleisch und Karotten leicht mit einer Gabel einstechen lassen. Bei Bedarf mehr Wasser oder Brühe hinzufügen.

❺ Mangold und Zitronensaft hinzufügen und etwa 3 Minuten köcheln lassen, bis er zusammengefallen ist.

❻ Die Tajine in einzelne Suppenschalen verteilen und mit Koriander oder Petersilie garnieren.

Für später: Zusammen mit der Brühe 1 Tasse **Kichererbsen** zugeben und/oder ¼ Tasse geschnittene **Trockenaprikosen** in Schritt 5 einrühren.

			Frische Tomaten verwenden ↓				Tomaten und Zitronensaft weglassen, falls unverträglich; histaminarme Brühe (S. 172) verwenden ↓	Mangold und Korianderblätter weglassen; histaminarme Brühe (S. 172) verwenden ↓	Histaminarme Brühe (S. 172) verwenden ↓
LF	P	SF	SSFG	SCD	BPD1	BPD2	HI	HS	YC

Kreuzblütler-Suppenallerlei

Was haben Brokkoli, Kohlgemüse und Grünkohl gemeinsam? Sie gehören alle zur Familie der Kreuzblütler oder Senfgemüse. Andere Arten sind Blumenkohl, Pak Choi, Rucola, Rosenkohl, Blattkohl, Brunnenkresse und Radieschen. Die meisten Kreuzblütler-Gemüse sind reich an Folsäure und Vitamin K. Ohne die Zufuhr von Kreuzblütlern ist die Entgiftungsfunktion der Leber tatsächlich weniger effektiv. Und das kann uns in unserer stark giftbelasteten Umwelt in große Schwierigkeiten bringen. Diese Suppe ist eine fantastische Möglichkeit, um von einigen dieser Vorzüge zu profitieren, ohne die eigene FODMAP-Schwelle zu überschreiten oder es mit harten Ballaststoffen aufnehmen zu müssen, die für SIBO-Patienten oft schwerer verdaulich sind, wenn sie roh verzehrt werden. Sie können auch Pak Choi, Brunnenkresse oder Rucola anstelle von Mangold verwenden. Kohl und Brokkoli geben der Suppe mehr Masse und so fühlt sie sich an wie die gesunde Version der käseartigen Zubereitung, die gerne im ausgehöhlten Brotlaib serviert wird.

ERGIBT 4 PORTIONEN

- **¼ Tasse Olivenöl *extra vergine***
- **2 Tassen Brokkoli-Röschen**
- **2 Tassen Weißkohl, geschnitten**
- **1 mittelgroße mehlige Kartoffel (225 g), geschält, in 1 cm große Würfel geschnitten**
- **6 Tassen FODMAP-arme Gemüsebrühe (S. 172)**
- **1 TL Meersalz**
- **6 grob gehackte Frühlingszwiebeln, nur die grünen Anteile, oder ½ Tasse frischer Schnittlauch, klein geschnitten**
- **1 kleiner Bund Grünkohl (beliebige Art), grob geschnitten (3 gut gefüllte Tassen)**
- **2 EL frisch gepresster Zitronensaft**

1. Olivenöl in einem großen Topf oder einer tiefen Kasserolle bei Mittelhitze heiß machen. Brokkoli, Kohl und Kartoffel zugeben. Unter gelegentlichem Rühren etwa 5 Minuten garen, bis der Kohl glasig ist und zu bräunen beginnt. Die Brühe zugießen und salzen. Bei hoher Temperatur einmal zum Aufkochen bringen, dann zurückschalten, sodass das Kochgut nur noch simmert (leicht blubbert). Das Gemüse etwa 8 Minuten garen, bis die Kartoffel sich mit der Gabel leicht anstechen lässt. Grünkohl und Frühlingszwiebeln einrühren und noch 1 Minute garen, bis beides zusammengefallen ist.

2. Suppe von der Platte nehmen und in einem Standmixer (oder mit dem Pürierstab) zu einer geschmeidigen Mischung verarbeiten.

3. Zitronensaft direkt vor dem Servieren dazugeben und die Suppe warm genießen.

Für später: 2 EL fermentierte **weiße Misopaste** in Schritt 3 mit dem Zitronensaft unterrühren.

					Kartoffel weglassen ↓				Histaminarme Brühe (S. 172) verwenden ↓	Zitronensaft weglassen, falls unverträglich; histaminarme Brühe (S. 172) verwenden ↓
LF	P	SF	V	BPD2	SCD	SSFG	BPD1R	BPD1	YC	HI

Chili mit Lamm und Süßkartoffel

Sie wundern sich vielleicht, wie man ein traditionelles Chili ohne jegliche Bohnen zustande bringen soll. Die Lösung ist, alle traditionellen Bestandteile außen vor zu lassen. Da Lammhackfleisch so gut zu den marokkanischen Aromen passt, habe ich die Gewürzmischung und das Beiwerk von einem meiner Lieblingseintöpfe (S. 263) als Basis genommen. Anstelle von Bohnen verwende ich Kichererbsen aus der Dose in entsprechend reduzierter Menge für eine FODMAP-arme Ernährung. Zusammen mit Süßkartoffel und Grünkohl deckt dieses Chili alle Nahrungsmittelgruppen ab. Wenn Sie Milchprodukte vertragen, können Sie es mit *24-Stunden-Joghurt* (S. 193) als darmfreundlichen Ersatz für den üblichen Sauerrahm krönen. Wenn Sie das Chili in einem Schongarer zubereiten, füllen Sie es bei Schritt 2 hinein, geben die restlichen Zutaten dazu und garen es vier Stunden auf hoher Stufe.

ERGIBT 4 PORTIONEN

- 2 EL Olivenöl
- 1 große rote Paprika, fein gewürfelt
- 500 g Lammhackfleisch
- 1 EL Kreuzkümmel, gemahlen
- 1 TL Koriander, gemahlen
- 1 TL Ingwer, gemahlen
- ¼ TL Cayennepfeffer
- 2 TL Meersalz
- 1 Dose (800 g) geröstete Tomaten, gewürfelt oder zerdrückt*
- 1 mittelgroße Süßkartoffel, geschält und in 1 cm große Würfel geschnitten (ca. 2 Tassen)
- ¾ Tasse Kichererbsen aus der Dose, abgegossen und gespült
- 2 Tassen gefrorener krauser Grünkohl oder 4 frische Blätter ohne Stängel, gehackt
- Frische Korianderblätter zum Servieren
- 2 Tassen FODMAP-arme Brühe (S. 172) oder Wasser
- 24-Stunden-Joghurt (S. 193) zum Servieren (optional)

❶ Das Öl in einem großen Suppen- oder Schmortopf erhitzen. Die rote Paprikaschote bei mittlerer Hitze etwa 5 Minuten sautieren, bis sie weich ist. An den Topfrand schieben und das Hackfleisch zugeben. Mit einem Pfannenwender im Topf verteilen und 5 Minuten bräunen, bis es durchgegart ist. Kreuzkümmel, Koriander, gemahlenen Ingwer, Cayennepfeffer und Salz zugeben. 1 Minute garen oder bis die Gewürze ihr Aroma verströmen. Die Tomaten vorsichtig einrühren und 10 Minuten köcheln lassen, bis die Flüssigkeit eingekocht ist.

❷ Süßkartoffel, Kichererbsen und Grünkohl einrühren. Brühe oder Wasser zugießen. Zum Kochen bringen, die Temperatur zurückschalten und offen für 15–20 Minuten köcheln lassen oder bis die Süßkartoffel weich und das Chili eingedickt ist.

❸ Mit Korianderblättern (und Joghurt) garnieren und servieren.

Für später: Die ganze Dose **Kichererbsen** verwenden.

		Süßkartoffel und Kichererbsen weglassen; 750 g frische Tomaten verwenden; Grünkohlmenge verdoppeln ↓					Kichererbsen weglassen ↓
LF	SF	SCD	SSFG	BPD1R	BPD1	BPD2	P

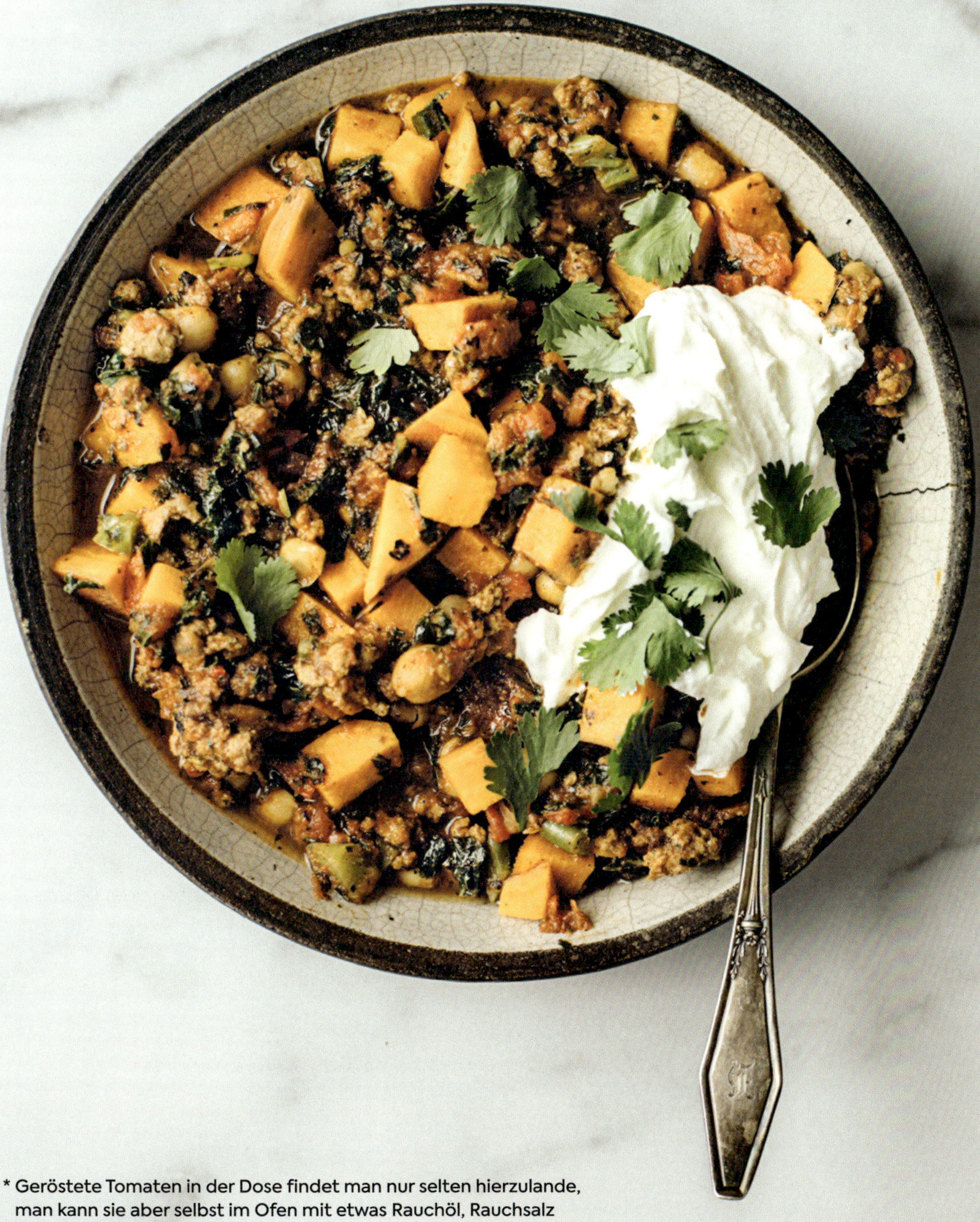

* Geröstete Tomaten in der Dose findet man nur selten hierzulande, man kann sie aber selbst im Ofen mit etwas Rauchöl, Rauchsalz oder Rauchpfeffer braten; Anm. d. Übers.

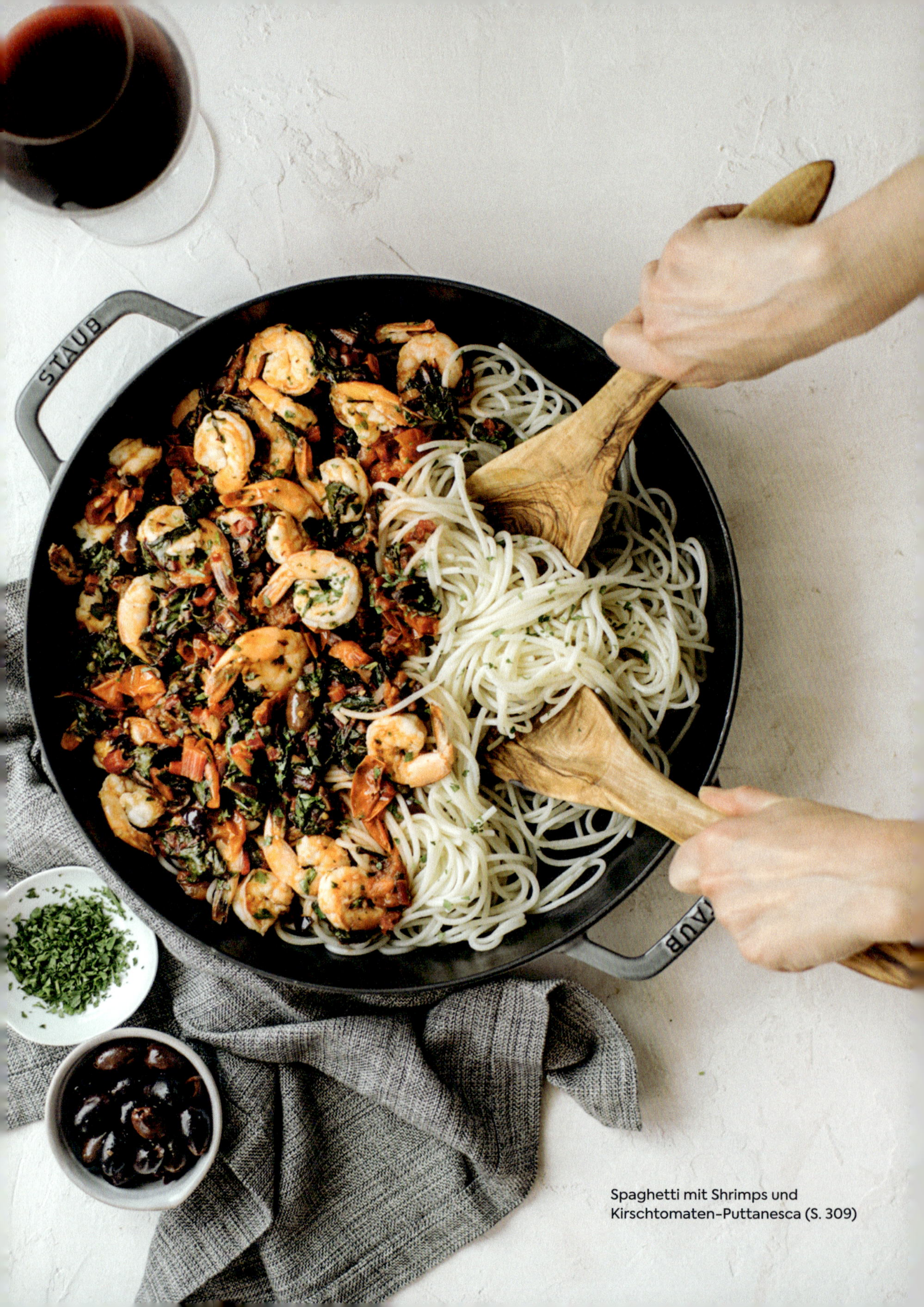

Spaghetti mit Shrimps und Kirschtomaten-Puttanesca (S. 309)

DIE HAUPT-ATTRAKTION

Geflügel und Fleisch, Fisch und Meeresfrüchte

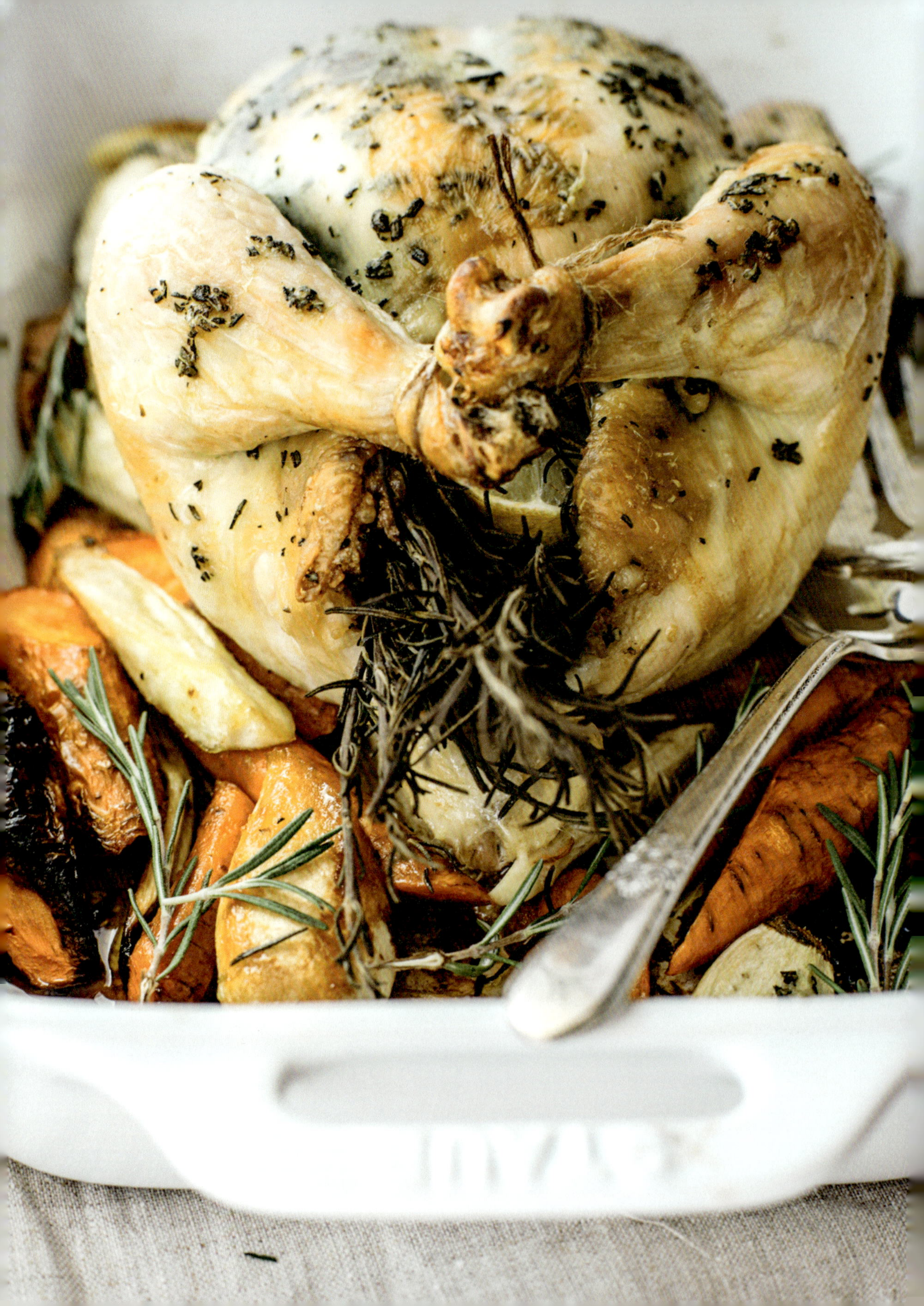

Gebratenes Rosmarin-Zitronen-Hähnchen mit Pastinaken und Karotten

Rosmarin ist eines meiner Lieblingsheilkräuter mit Universaleinsatzgebiet und einer breiten Palette entzündungshemmender Komponenten, die die Verdauung verbessern. Seine Wirkung als natürliches Mittel bei Infektionen mit *Helicobacter pylori* wurde ebenfalls untersucht. Noch besser als all das ist jedoch, dass Rosmarin so verdammt gut schmeckt. Insbesondere im Herbst und Winter würze ich fast jedes gebratene Fleisch und alle Wurzelgemüse damit. Dieses Brathuhn ist ein ganz besonderer Knaller und das perfekte Sonntagsessen. Der Schlüssel zu einem wirklich aromatischen Huhn ist eine selbst gemachte Kräuterbutter aus mehreren Komponenten, die man am besten mit den Fingern in jeder Ecke unter der Haut verteilt. In diesem Fall verwende ich dafür eine Mischung aus Ghee und Kokosöl, die bei Zimmertemperatur eine ähnliche Struktur haben und in die köstliche Soße für das darunter befindliche Gemüse hineinschmelzen.

ERGIBT 4 PORTIONEN

500 g Karotten (etwa 8 mittelgroße), diagonal in 5 cm große Stücke geschnitten

500 g Pastinaken (etwa 5 mittelgroße), geschält und diagonal in 5 cm große Stücke geschnitten

1 EL Olivenöl *extra vergine*

Meersalz

1 Bund frischer Rosmarin (etwa 8 Stängel)

1 EL Kokosöl

1 EL Ghee in Bioqualität

1 ganzes Huhn (2–2,5 kg)

1 Zitrone, halbiert

1. Den Backofen auf 220 °C vorheizen.

2. Karotten und Pastinaken in einen großen Bräter geben und in Olivenöl und ½ TL Salz schwenken. In einer gleichmäßigen Schicht verteilen.

3. Die Rosmarinnadeln abstreifen und grob hacken, es sollten 2 EL sein. Zusammen mit Kokosöl, Ghee und ½ TL Salz in eine kleine Schüssel geben und gründlich durchmischen.

4. Die Innereien aus dem Huhn entfernen und die Flügelspitzen abschneiden. Innen und außen gut abspülen, trocken tupfen und dann innen und außen großzügig salzen. Das Huhn mit dem restlichen Rosmarin und den Zitronenhälften füllen.

5. Die Haut vorsichtig von der Brustseite lösen und pro Hühnerbrust etwa 1 TL von der Rosmarin-Kokosöl-Ghee-Mischung mit den Fingern auf dem Fleisch verteilen, ohne die Haut zu verletzen. Die Haut außen mit der restlichen Mischung einreiben.

6. Hühnerbeine mit Küchenzwirn zusammenbinden und die Flügelspitzen unter den Körper des Huhns klemmen. Das Huhn mit der Brust nach oben auf die Gemüse im Bräter legen.

Weiter auf S. 272

7 Im Backofen 1–1½ Stunden braten und das Gemüse nach der Hälfte der Zeit einmal schwenken. Beim Einschneiden des Fleisches zwischen Bein und Schenkel sollte der klare Saft austreten oder die Kerntemperatur 74 °C betragen. Das Huhn aus dem Backofen nehmen, auf eine Arbeitsplatte legen und vor dem Zerteilen mindestens 15 Minuten ruhen lassen. Die Hähnchenteile zusammen mit dem Gemüse auf einer Platte anrichten. Die Zitronenhälften aus dem Huhn nehmen und darüber ausdrücken, den Bratensaft angießen und sofort servieren.

Für später: 2 große, in Stücke geschnittene, mehlige **Kartoffeln** zu den Karotten und Pastinaken geben (Schritt 2).

									Pastinaken weglassen und Karottenmenge verdoppeln ↓	Zitrone weglassen, falls unverträglich ↓
LF	SCD	SSFG	BPD1	BPD2	P	SF	YC	HS	BPD1R	HI

Chili-Limetten-Huhn vom Blech mit Delicata-Kürbis und Grünkohl

Mahlzeiten vom Blech sind die „Einstiegsdroge“, um die ewige Liebe zum Kochen zu entdecken. Der Schlüssel zu solch einem Gericht ist die Auswahl von Protein, dessen Garzeit zu den restlichen Zutaten passt. Hühnerteile mit Knochen, zum Beispiel, brauchen meist 45–60 Minuten, bis sie innen zart und außen knusprig sind, deshalb kombiniere ich sie mit dem festeren Winterkürbis. Delicata-Kürbis ist mein Favorit, wenn es schnell gehen soll, weil er nicht geschält werden muss. Wenn Sie ihn auf dem Markt nicht bekommen, verwenden Sie stattdessen einfach 500 g rote Kartoffeln, Pastinaken, Kabocha-Kürbis oder einen frischen, in kleine Spalten geschnittenen orangefarbenen Kürbis. Ich bevorzuge für dieses Gericht wegen der langen Garzeit dunkles Fleisch; wenn Sie sich also für Hühnerbrust entscheiden, achten Sie darauf, dass Sie sie mit Haut und Knochen verwenden.

ERGIBT 4 PORTIONEN

- **2 kleine Delicata-Kürbisse (etwa 750 g), längs halbiert, entkernt, in dünne Halbmonde geschnitten**
- **Olivenöl**
- **Meersalz**
- **2 TL Kreuzkümmel, gemahlen**
- **2 EL FODMAP-arme Chilisoße oder ¼ TL Cayennepfeffer**
- **¼ Tasse frisch gepresster Limettensaft (aus 2 Limetten)**
- **¼ Tasse frische Korianderblätter, fein geschnitten**
- **1,5 kg Ober- und Unterkeulen mit Knochen vom Huhn**
- **1 Bund Grünkohl, ohne Stängel, grob gehackt (4 volle Tassen)**

❶ Backofen auf 220 °C vorheizen. Ein hohes Backblech mit Backpapier auslegen.

❷ Den Kürbis darauf in 2 EL Olivenöl und ½ TL Salz schwenken. Gleichmäßig auf dem Blech verteilen.

❸ In einer kleinen Schüssel Kreuzkümmel, Chilisoße, Limettensaft, 2 EL der gehackten Korianderblätter, 2 EL Olivenöl und ½ TL Salz gut vermischen.

❹ Die Hühnerteile gleichmäßig auf dem Kürbis anrichten, mit der Hälfte der Kreuzkümmelmischung beträufeln und mit den Händen (oder einem Pinsel) das ganze Fleisch damit einreiben. Im Backofen 40 Minuten braten oder bis die Haut zu bräunen beginnt und das Huhn seinen guten Saft freisetzt.

Weiter auf S. 274

5 Inzwischen den Grünkohl vorbeireiten. Die gehackten Blätter mit der restlichen Kreuzkümmelmischung in eine große Schüssel geben. Schwenken, bis der Grünkohl ganz bedeckt ist.

6 Das Blech aus dem Backofen nehmen und den marinierten Grünkohl zwischen den Fleischstücken verteilen (damit die Haut knusprig bleibt, sollte er nicht das Huhn bedecken). Blech wieder in den Backofen schieben und weitere 10 Minuten dort belassen oder bis der Grünkohl zusammenfällt und oben knusprig wird.

7 Das Huhn, garniert mit den restlichen Korianderblättern, ganz rustikal und direkt vom Blech servieren.

Für später: Den Kürbis durch 500 g **Blumenkohl** ersetzen (Schritt 2).

								Grünkohl und Korianderblätter weglassen ↓	Chilisoße oder Cayennepfeffer weglassen ↓	
LF	SCD	SSFG	BPD1R	BPD1	BPD2	P	SF	HS	YC	HI

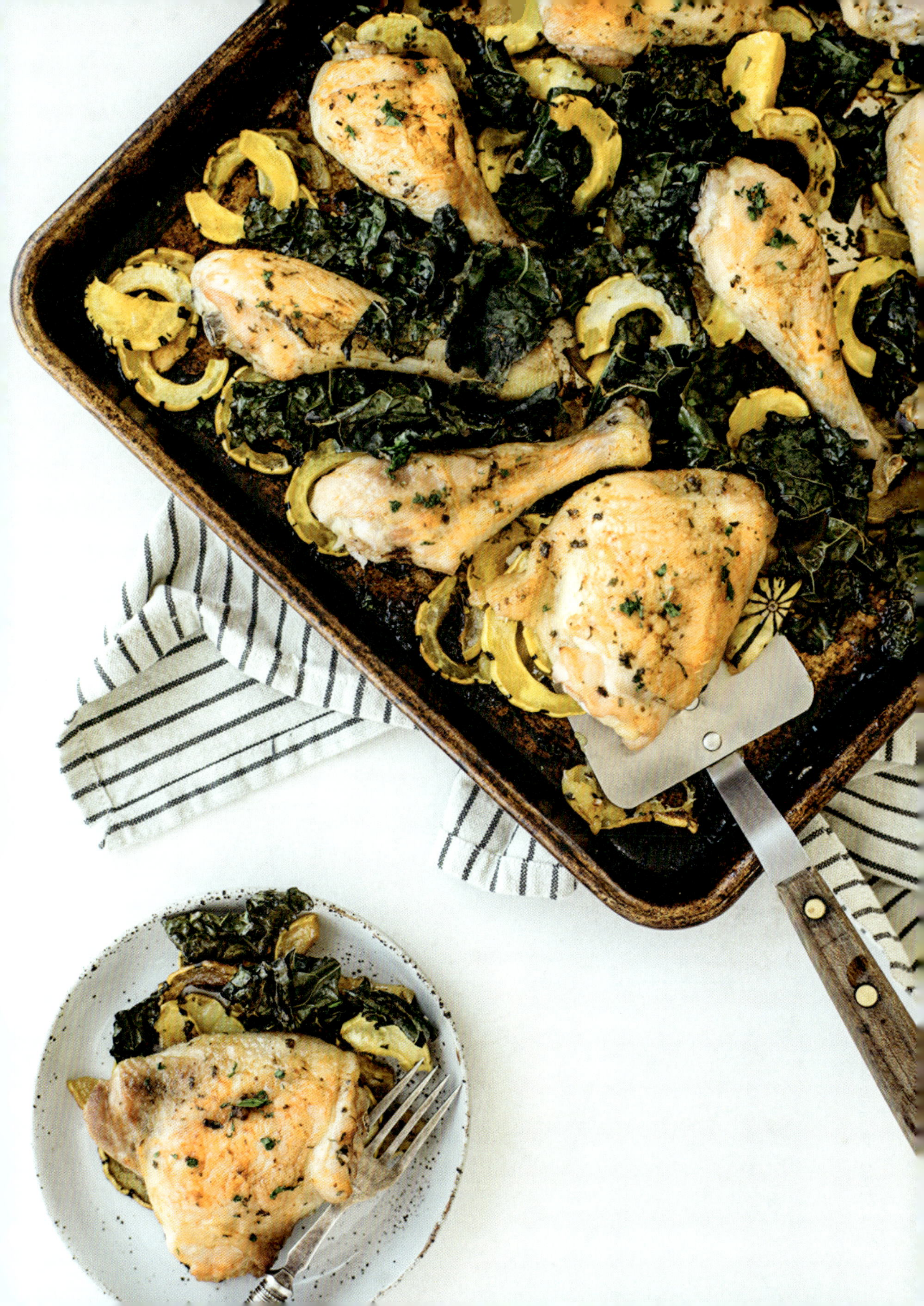

Grünes Curryhuhn mit Baby-Auberginen auf thailändische Art

Durch eine hausgemachte grüne Curry-Paste auf thailändische Art wird dieses Rezept zu einer FODMAP-armen, zuckerfreien und gesunden Mahlzeit. Und trotzdem ist es schneller fertig als eine Bestellung mit dem Lieferservice an Ihrer Haustür ankommen würde. Da Hühnerbrustfleisch wenig Fett enthält und deshalb leicht trocken wird, schneide ich mein Huhn in größere Stücke, damit das nicht passiert. Wenn Sie möchten, dass Ihr Curry aussieht wie im Thai-Restaurant, dann schneiden Sie das Fleisch in dünne Scheiben und dünsten es in der Kokosmilchmischung, bis es gar ist, anstatt es zuerst scharf anzubraten. Um die Zubereitung zu beschleunigen, können Sie Ingwer und Jalapeño in einen elektrischen Multihacker geben, um die Paste herzustellen. Servieren Sie das Curry auf Reis (wenn Sie ihn vertragen) mit zusätzlichen Limetten als Beilage. Oder machen Sie *Spaghettikürbis Pad Thai* (S. 234), wenn Sie Lust auf eine Mahlzeit haben, die so aussieht, als käme sie direkt vom Thai-Restaurant.

ERGIBT 4 PORTIONEN

- ¼ **Tasse Olivenöl**
- 1 **kg Hühnerbrustfleisch (ca. 4 mittelgroße Bruststücke), in 5 cm große Würfel geschnitten**
- **Meersalz**
- 1 **kleine japanische oder italienische Aubergine, längs halbiert und in dünne Halbmonde geschnitten**
- 1 **(2–3 cm großes) Stück frischer Ingwer, klein geschnitten**
- 1 **Jalapeño-Chili, entkernt, fein gehackt**
- 1 **TL Kreuzkümmel, gemahlen**
- ½ **TL Koriander, gemahlen**
- ½ **TL Kurkuma, gemahlen**
- 1 **Tasse vollfette Kokosmilch**
- 1 **Tasse FODMAP-arme Basis-Hühnerbrühe** (S. 170)
- ¼ **Tasse frisch gepresster Limettensaft (aus 2 Limetten)**
- 1 **mittelgroße rote Paprika, dünn geschnitten**
- 1 **Tasse grüne Bohnen, halbiert**
- ½ **Tasse klein gerissener, frischer Basilikum, locker gefüllt**

❶ 2 EL Kokosöl in einer großen beschichteten Pfanne bei mittlerer Hitze schmelzen lassen. Das Hühnerfleisch dazugeben und in einer gleichmäßigen Schicht verteilen. Großzügig salzen und etwa 3 Minuten garen, bis es auf der Oberseite goldbraun ist. Wenden und eine weitere Minute garen (es muss nicht ganz durch sein). In eine große Schüssel geben und beiseitestellen.

❷ Die beiden restlichen Esslöffel Öl in die Pfanne geben. Wenn es heiß ist, die Aubergine hinzufügen und unter Rühren etwa 5 Minuten braten, bis sie leicht gebräunt und weich ist. Aus der Pfanne nehmen, in die Schüssel zum Hühnerfleisch geben und beiseitestellen.

❸ Ingwer, Jalapeño, ½ TL Salz, Kreuzkümmel, Koriander und Kurkuma in die Pfanne geben und 2 Minuten garen, bis sich Aroma entwickelt (bei Bedarf mehr Öl zugeben). Kokosmilch, Brühe und Limettensaft zugießen und den Ansatz vom Pfannenboden lösen. Zum Köcheln bringen und 5 Minuten garen, bis die Flüssigkeit leicht eingekocht ist und die Brühe eine leuchtende grünlich-gelbe Farbe hat.

❹ Huhn und Aubergine vorsichtig zurück in die Pfanne geben, dann Paprika und grüne Bohnen einrühren; etwa 5 Minuten weiter garen, bis das Gemüse weich ist. Von der Platte nehmen und mit Basilikum garnieren.

								Histaminarme Brühe (S. 172) verwenden ↓	Koriander und grüne Bohnen weglassen; histaminarme Brühe (S. 172) verwenden ↓	Jalapeño und -Aubergine weglassen; Paprikamenge verdoppeln ↓
LF	SCD	P	SF	SSFG	BPD1R	BPD1	BPD2	YC	HS	HI

Cremiger Hühner-Brokkoli-Auflauf

Solange Sie keinen Auflauf wie in den 1950er-Jahren zubereiten, ist dieses Gericht auch bei einer FODMAP-armen Diät erlaubt. In meiner Version ersetzt Kokosmilch die Fertigsuppe aus der Dose, die damals gerne zugegeben wurde. Wie bereits erwähnt, ist die ¼ Tasse FODMAP-arme Portion Kokosmilch eine eher unpraktische Menge, da eine normale Dose ungefähr 2 Tassen enthält. Der (italienische) Arborio-Reis ist, weil er Stärke enthält, ideal für Aufläufe. Doch Sie können auch Sushi-Reis verwenden und ein ähnliches Resultat erzielen: außen knusprig, innen klebrig.

ERGIBT 4 – 6 PORTIONEN

- **1 Tasse Arborio-Reis**
- **2 Tassen fein zerteilte Brokkoli-Röschen (von 1 kleinen Brokkoli)**
- **4 Frühlingszwiebeln, nur die grünen Teile, dünn geschnitten**
- **1 Tasse vollfette Kokosmilch**
- **2 Tassen FODMAP-arme Hühnerbrühe (S. 170)**
- **2 EL frisch gepresster Zitronensaft (von ½ Zitrone)**
- **2 EL Olivenöl *extra vergine***
- **½ TL Thymian, getrocknet**
- **¼ TL rote Chiliflocken**
- **Meersalz und schwarzer Pfeffer aus der Mühle**
- **6 Hühnerkeulen mit Haut und Knochen (ca. 1 kg)**

1. Den Backofen auf 200 °C vorheizen.

2. Reis, Brokkoli, Frühlingszwiebeln, Kokosmilch, Brühe, Zitronensaft, Olivenöl, Thymian, rote Chiliflocken und 1 TL Salz in einer großen Schüssel gut vermengen. Gleichmäßig in einer ofenfesten Pfanne (ca. 28 cm Durchmesser) oder einer ähnlich großen Auflaufform verteilen. Die Keulen mit der Haut nach oben auf die Reismischung legen und großzügig mit Salz und Pfeffer würzen.

3. Etwa 45 Minuten ohne Deckel garen oder bis der Reis weich ist und die meiste Flüssigkeit aufgenommen hat. Aus dem Backofen nehmen und 5 Minuten ruhen lassen. Warm mit einem grünen Salat als Beilage servieren.

Für später: Die gesamte Dose **Kokosmilch** (400 ml) verwenden und 1 Tasse Brühe weglassen.

		Reisportion auf ½ Tasse beschränken ↓		Zitronensaft weglassen, falls unverträglich; histaminarme Brühe (S. 172) verwenden ↓
LF	SF	BPD1	BPD2	HI

Truthahn-Zucchini-Fleischbällchen mit spanischer Romesco-Soße

Das Geheimnis für diese Paläo-Fleischbällchen hat mir meine Freundin Serena Wolf verraten, die eine Zauberin darin ist, klassisches Seelenfutter verträglicher für Sie zu machen. Chiasamen quellen auf und entwickeln eine gelatineartige Struktur, wenn sie mit Flüssigkeit in Berührung kommen. Sie ersetzen das übliche Ei und die Semmelbrösel in diesem Rezept und ermöglichen es Ihnen, ein bisschen Gemüse (Zucchini) hineinzuschmuggeln, ohne dass Ihre Fleischbällchen matschig werden. Die Bällchen und die Soße lassen sich hervorragend „vorkochen". Machen Sie einfach ein paar glutenfreie Nudeln dazu oder lassen Sie sie ganz weg, wenn Sie auf Ihre Getreidezufuhr achten, und servieren Sie die Bällchen „nackt" oder mit Zucchini-Nudeln. Die restliche Romesco-Soße schmeckt großartig zu Rühreiern. Wenn Ihr Darm sehr empfindlich ist, könnten die Chiasamen schwerer verdaulich sein; richten Sie sich dann nach der Veränderung bei BPD, siehe unten.

ERGIBT 4 PORTIONEN

▷ Fleischbällchen

- 1 mittelgroße Zucchini, sehr grob geraspelt (etwa 1½ Tassen)
- 500 g Putenhackfleisch
- 1 EL Chiasamen
- 2 EL frische Minzblätter, fein gehackt
- ½ TL geräuchertes Paprikapulver
- ¼ TL Kreuzkümmel, gemahlen
- 1 TL Meersalz

▷ Romesco-Soße

- 1 Glas gebratene rote Paprika (450 g), abgegossen
- 2 EL blanchierte Mandeln
- ¼ Tasse Olivenöl *extra vergine*
- 1 EL Sherry- oder Rotweinessig
- ½ TL Meersalz
- 1 Prise rote Chiliflocken (optional)

❶ **Für die Fleischbällchen:** Den Backofen auf 200 °C vorheizen. Ein Blech mit Backpapier auslegen und beiseitestellen.

❷ Aus den geraspelten Zucchini mit den Händen einen Teil des Wassers über dem Spülbecken ausdrücken. Zucchini zusammen mit Putenhackfleisch, Chiasamen, Minze, geräuchertem Paprikapulver, Kreuzkümmel und Salz in eine mittelgroße Schüssel geben. Mit sauberen Händen das Hackfleisch gut daruntermischen und darauf achten, dass das Fleisch nicht übermäßig zerfasert, damit die Mischung gut zusammenhält. Die Mischung mindestens 10 Minuten bei Zimmertemperatur oder länger im Kühlschrank ruhen lassen, damit die Chiasamen aufquellen können.

Weiter auf S. 280

3 Aus je etwa 2 EL Fleisch ungefähr 16 gleich große Bällchen formen (ich verwende dafür gerne einen Eiscreme-Portionierer). Auf dem vorbereiteten Backblech anrichten und im Backofen auf der mittleren Schiene etwa 25 Minuten braten, bis sie oben leicht gebräunt und durchgegart sind.

4 **Inzwischen die Soße zubereiten:** Paprika, Mandeln, Olivenöl, Essig, Salz und ggf. Chiliflocken im Mixer oder einer Küchenmaschine zu einer geschmeidigen Mischung pürieren und bei Bedarf Wasser zugeben, bis die gewünschte Konsistenz erreicht ist.

5 Fleischbällchen warm mit Ihren glutenfreien Lieblingsnudeln, Zucchini-Nudeln oder ohne Beilage nur mit der Soße servieren.

Für später: 1 Glas (240 g) **getrocknete Tomaten** in Öl zur Romesco-Soße geben (Schritt 4).

			Chiasamen ersetzen durch ¼ Tasse Mandelmehl und 1 großes verquirltes Ei ↓					Mandeln weglassen ↓
LF	P	SF	SCD	SSFG	BPD1R	BPD1	BPD2	HS

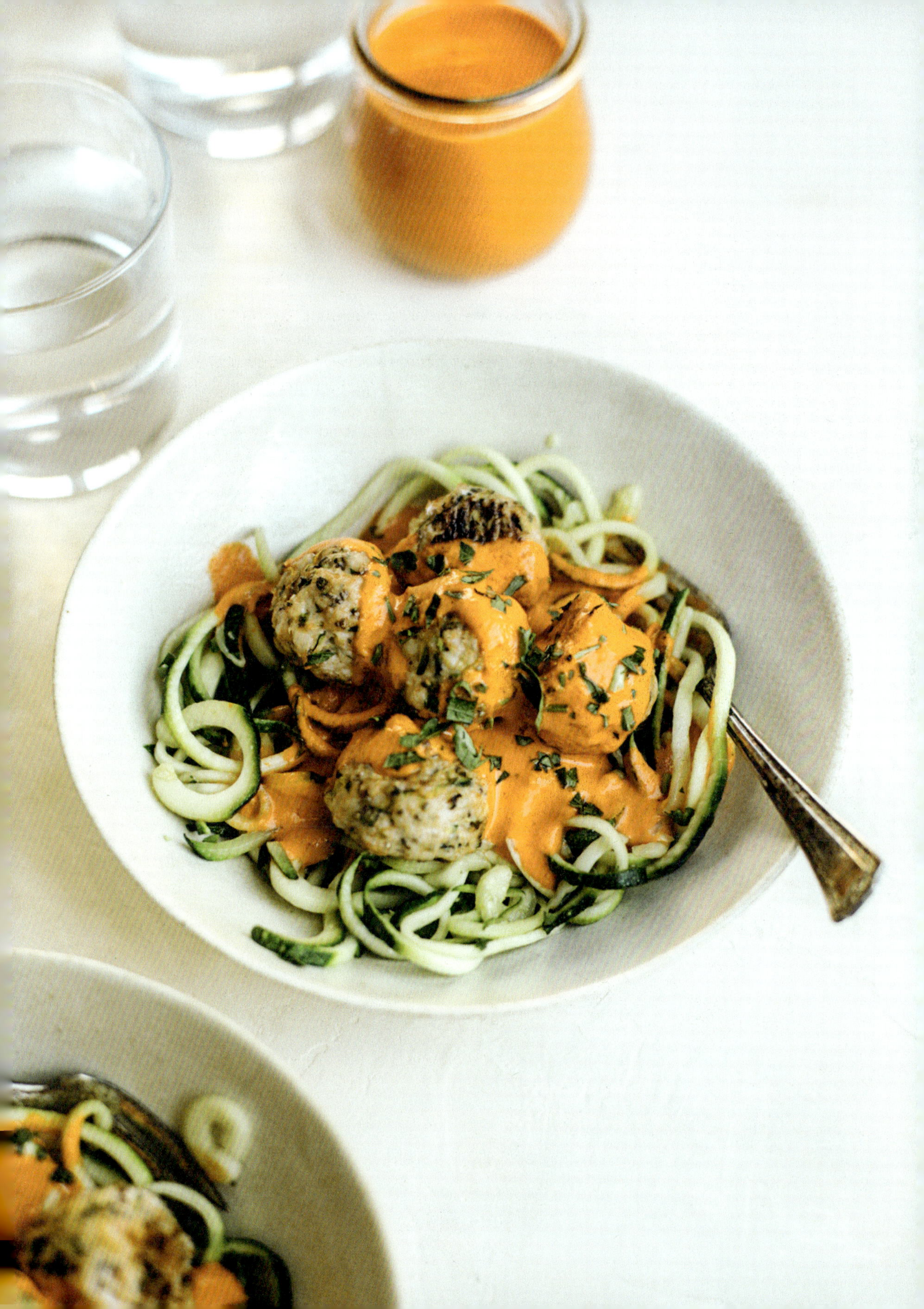

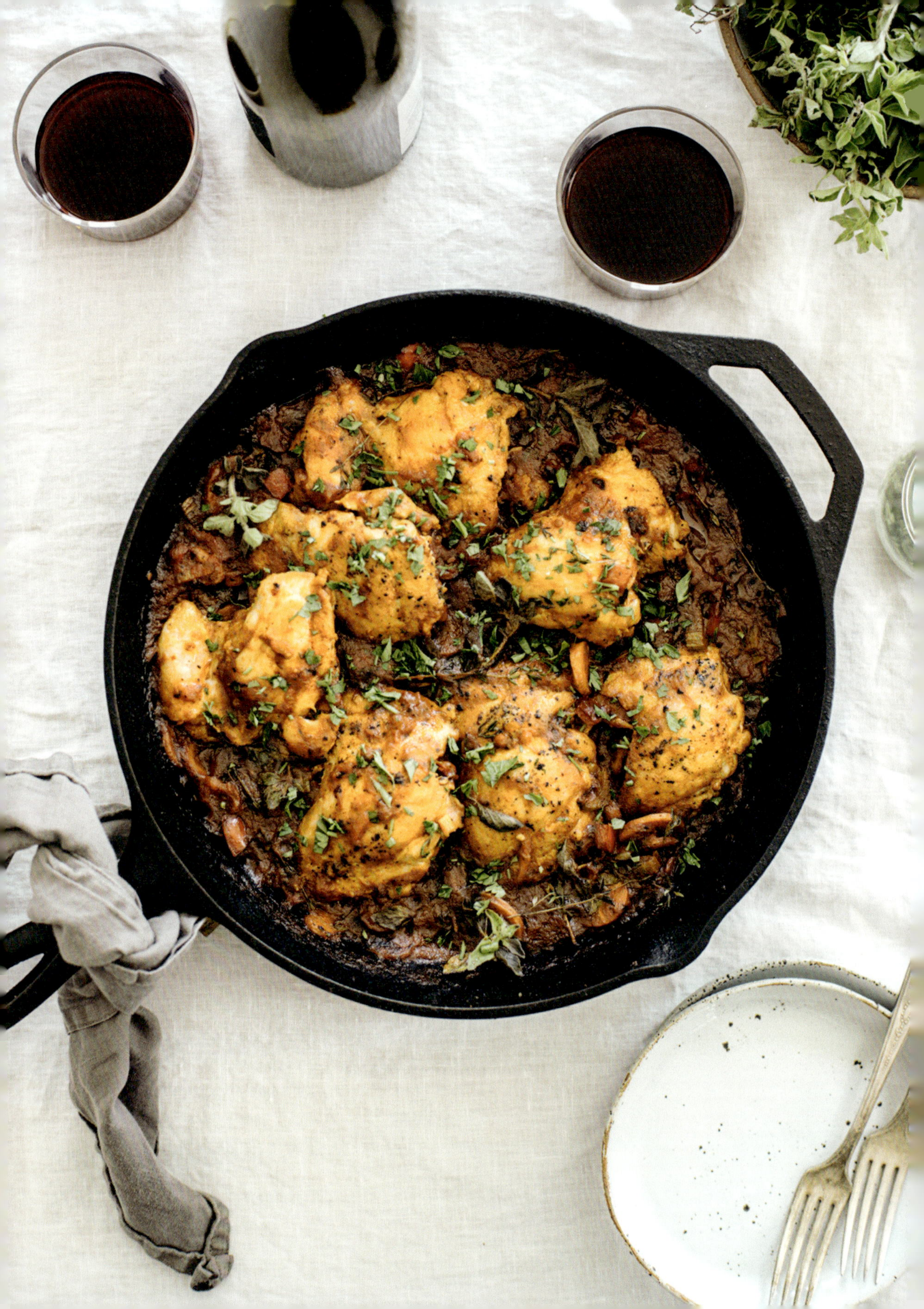

Hähnchenpfanne nach Jägerart

Selbst mit nur der Hälfte der Aromen schmeckt dieses italienische Hühnergericht dank kräftiger Kräuter wie Thymian und Oregano immer noch phänomenal. Servieren Sie dieses Hähnchengericht nach Jägerart mit glutenfreien Nudeln oder dem Chicorée-Salat von S. 212.

ERGIBT 4 PORTIONEN

- 2 EL Olivenöl *extra vergine*
- Meersalz und schwarzer Pfeffer aus der Mühle
- 1 kg Hühnerkeulen, ohne Haut und Knochen
- 2 mittelgroße Karotten, dünn geschnitten
- 1 mittelgroße Stange Sellerie, dünn geschnitten
- 1 rote Paprika, gewürfelt
- ¼ TL rote Chiliflocken
- ½ Tasse trockener Rotwein oder FODMAP-arme Hühnerbrühe (S. 170)
- 2 Tassen FODMAP-arme Pastasoße (S. 179)
- 4 frische Thymianzweige oder ¼ TL getrocknete Blätter
- 4 frische Oreganostängel oder ¼ TL getrocknete Blätter
- 2 EL glatte Petersilie, fein gehackt

❶ Das Öl in einer großen Bratpfanne bei mittlerer Hitze heiß machen. Die Hühnerkeulen mit Salz und schwarzem Pfeffer würzen und in einer gleichmäßigen Schicht in der Pfanne verteilen. 10 Minuten braten (falls nötig in mehreren Partien), bis sie auf beiden Seiten eine goldbraune Kruste haben und durchgegart sind. Auf einem Teller beiseitestellen.

❷ Karotten, Sellerie und Paprika in die Pfanne geben. Die Gemüse etwa 5 Minuten sautieren, dabei den Ansatz vom Pfannenboden lösen. Mit 1 TL Salz und roten Chiliflocken würzen.

❸ Rotwein oder Brühe zugießen und eine Minute köcheln lassen, bis die Flüssigkeit mindestens zur Hälfte eingekocht ist. Pastasoße einrühren. Hühnerteile vorsichtig in die Soße legen und darauf achten, dass sie ganz bedeckt sind. Die Kräuter zwischen die Hühnerkeulen geben oder, wenn sie getrocknet sind, darüber streuen. Temperatur leicht reduzieren und 10–15 Minuten köcheln lassen, bis die Soße eingedickt ist und das Hühnerfleisch sich leicht mit der Gabel anstechen lässt. Mit Petersilie garnieren und direkt aus der Pfanne servieren.

Für später: 225 g dünn geschnittene (Cremini-)**Champignons** mit den Karotten dazugeben (Schritt 2).

Histaminarme Brühe (S. 172) statt Wein verwenden ↓

LF	P	SF	SCD	SSFG	BPD1R	BPD1	BPD2	HS	YC

Schnelles Hühner-Paillard mit Vinaigrette aus getrockneten Tomaten

Diese Kombination aus gegrillter Hühnerbrust und Salat ist immer ein Treffer, auch wegen des ungewöhnlichen Dressings. Knifflig bei den FODMAP-haltigen Zutaten ist, dass ihre Belastung sich je nach Zubereitungsart unterscheidet. Bei Trockenobst ist sie durch den konzentrierten Zucker höher als bei frischen Früchten. Nehmen Sie zum Beispiel Tomaten. (Ja, Tomaten zählen zu den Früchten ...) Die Fruktosemenge steigt durch das Trocknen, sodass drei Stück einen hohen FODMAP-Gehalt haben, während von frischen Tomaten im Allgemeinen keine Gefahr ausgeht. Eine Möglichkeit, die Süße und das Pikante zu genießen, das getrocknete Tomaten bieten, ohne es jedoch mit der Menge zu übertreiben, ist ihre Verwendung als Würzmittel.

ERGIBT 4 PORTIONEN

- 4 **Hühnerbrustteile, ohne Haut und Knochen**
- ¼ **Tasse frisch gepresster Zitronensaft (aus 2 Zitronen)**
- ¾ **Tasse Olivenöl *extra vergine***
- **Meersalz**
- 8 **getrocknete Tomaten in Öl (s. Anmerkung oben)**
- 1 **EL Sherry- oder Rotweinessig**
- 140 **g Baby-Rucola (etwa 5 Tassen, dicht gepackt)**
- 1 **kleiner Radicchio, ohne Strunk, dünn geschnitten**
- ½ **Tasse Walnüsse, geröstet und gehackt**

Für später: 1 Tasse abgegossene und gespülte **Cannellini-Bohnen** oder 2 dünn geschnittene Stängel **Stangensellerie** zum Salat geben (Schritt 5).

1. Auf einer sauberen Arbeitsfläche jeweils eine Hühnerbrust zwischen zwei Bögen Backpapier legen und mit einem Fleischklopfer oder dem Boden einer Pfanne gleichmäßig platt klopfen, bis das Fleisch etwa ½ cm dick ist.

2. Das Hühnerfleisch in eine Auflaufform oder eine große Schüssel legen. Den Zitronensaft, ¼ Tasse Olivenöl und 1 TL Salz zugeben. Fleisch in der Marinade wenden, bis es rundum gut bedeckt ist. Mindestens 20 Minuten beiseitestellen oder bis zu 1 Stunde im Kühlschrank marinieren lassen.

3. Inzwischen getrocknete Tomaten, Essig, die restliche ½ Tasse Olivenöl und ½ TL Salz in einem Multihacker oder Mixer zu einer geschmeidigen, flüssigen Konsistenz verarbeiten und bei Bedarf noch Öl hinzufügen, dann beiseitestellen.

4. Eine Grillpfanne oder einen Topf mit dickem Boden bei mittlerer Hitze aufheizen. Fleisch aus der Marinade nehmen und in Partien etwa 3 Minuten auf jeder Seite grillen oder scharf anbraten, bis sie schön angeschmort und auf den Punkt gar sind. Dabei jede Hühnerbrust nach der halben Zeit um 90 Grad drehen, damit die hübsche Kreuzschraffur der Pfanne sich abzeichnet!

5. Während das Fleisch ruht, Rucola, Radicchio und Walnüsse in einer großen Schüssel mischen. Mit der Tomaten-Vinaigrette begießen und durch Schwenken vermischen.

6. Die kurzgebratenen Hühnerstücke mit dem gemischten Grün auf vier Teller verteilen und sofort servieren.

LF	SCD	SSFG	BPD1R	BPD1	BPD2	P	SF

Mildes und cremiges Butterhähnchen ohne Butter

Wenn Sie sich von den Gerichten fernhalten, die Sahne enthalten oder zu viel Butter, kann die indische Küche für Ihren Darm unglaublich wohltuend sein. Die Currys und Soßen enthalten reichliche Mengen an verdauungsfördernden Gewürzen, frischem Ingwer und entzündungshemmendem Kurkuma. Das Butterhähnchen gehört zu den typischen amerikanisierten Gerichten, die sich mehr auf die Milchprodukte als auf die Gewürzmischung stützen. Ich habe meine Version mild und frei von Schärfe gehalten, doch sie ist dank Ghee und Kokosmilch trotzdem relativ cremig. Geben Sie einen halben Jalapeño-Chili in die Soße, wenn sie köchelt, oder einige Prisen Cayenne zur Gewürzmischung, wenn Sie es ein bisschen schärfer mögen.

ERGIBT 4 PORTIONEN

- ¼ **Tasse Ghee in Bioqualität oder Kokosöl**
- 1 **EL Kurkuma, gemahlen**
- 2 **TL Kreuzkümmel, gemahlen**
- 1 **TL Garam Masala**
- 2 **EL frischer Ingwer, fein gehackt**
- 2 **EL Tomatenmark**
- 1 **Tasse vollfette Kokosmilch**
- ½ **Tasse FODMAP-arme Hühnerbrühe (S. 170)**
- 2 **EL frisch gepresster Zitronensaft (von ½ Zitrone)**
- 1 **TL Meersalz**
- 1 **kg Hühnerkeulen ohne Haut und Knochen, in 5 cm großen Stücken**
- ¼ **Tasse frische Korianderblätter, grob gehackt**

1. Ghee oder Öl in einem großen Topf mit Deckel bei mittlerer Temperatur erhitzen. Kurkuma, Kreuzkümmel, Garam Masala, Ingwer und Tomatenmark hinzufügen. Zwei Minuten garen oder bis sich eine aromatische Paste bildet.

2. Kokosmilch, Brühe, Zitronensaft und Salz vorsichtig einrühren. Die Soße zum Köcheln bringen und 10 Minuten sanft köcheln lassen, bis sie leicht reduziert ist und einen goldenen Farbton angenommen hat. Das Hähnchen unterheben und 10 Minuten unter gelegentlichem Umrühren weiter bei mittlerer Hitze köcheln lassen.

3. Deckel auflegen und weitere 5–10 Minuten garen oder bis das Huhn weich genug ist, dass es sich mit dem Pfannenwender zerteilen lässt. Sofort mit den Korianderblättern garniert servieren.

Für später: ½ Tasse vollfetten **Naturjoghurt** oder 24-Stunden-Joghurt (S. 193) zur fertigen Soße geben (am Ende von Schritt 3) und/oder ½ Tasse **Zuckererbsen** zu Beginn von Schritt 3.

								Tomatenmark und Zitronensaft weglassen, falls unverträglich; histaminarme Brühe (S. 172) verwenden ↓	Histaminarme Brühe (S. 172) verwenden ↓	Histaminarme Brühe (S. 172) verwenden; Korianderblätter durch frische Minze ersetzen ↓
LF	SCD	SSFG	BPD1R	BPD1	BPD2	P	SF	HI	YC	HS

Gegrilltes Kronfleisch mit Drei-Kräuter-Chimichurri

Kronfleisch erweist sich beim Metzger als echtes Schnäppchen. Wenn es in einer heißen gusseisernen Pfanne gebraten oder über offenem Grillfeuer richtig geschmort wird, halten die Fettbänder das Fleisch feucht und bewahren seinen vollen Umami-Geschmack. Ein Flanksteak (ein Teilstück der Bauchlappen von Rindfleisch) eignet sich auch gut, wenn Sie kein Kronfleisch bekommen, braucht aber eventuell ein paar Minuten mehr Garzeit. Die Kräutersoße nach argentinischer Art eignet sich nicht nur als Marinade und zum Begießen, man kann dafür auch wunderbar alle Kräuter verwenden, die man gerade zur Hand hat.

ERGIBT 4 PORTIONEN

- ½ **Tasse frische Korianderblätter, fein gehackt**
- ¼ **Tasse frische glatte Petersilie, fein gehackt**
- 2 **EL fein gehackter frischer oder 2 TL getrockneter Oregano**
- ¼ **Tasse Rotweinessig**
- **Meersalz**
- ¼ **TL rote Chiliflocken (optional)**
- **Olivenöl**
- 1 **kg Kronfleisch vom Weiderind**

1. Chimichurri, die argentinische Kräutersoße, zubereiten: Koriander, Petersilie, Oregano, Essig, 1 TL Salz, rote Chiliflocken (falls verwendet) und ½ Tasse Olivenöl in einer mittelgroßen Schüssel mischen.

2. Das Fleisch marinieren: 2 EL Chimichurri in eine flache Schüssel oder eine Auflaufform geben, den Rest zum Servieren zurückbehalten. Das Fleisch dazugeben und in der Marinade wenden, bis es ganz bedeckt ist. Bei Zimmertemperatur 20 Minuten in der Marinade belassen.

3. Fleisch grillen: Den Grill anheizen oder eine gusseiserne Pfanne hoch erhitzen. Fleisch aus der Marinade nehmen, beidseitig salzen und auf den Grill oder in die Pfanne legen, das Chimichurri, das für die Marinade verwendet wurde, entsorgen. Fleisch auf beiden Seiten bei starker Hitze anbraten, bis es schön gebräunt und bei Berührung etwas fest ist, etwa 3 Minuten pro Seite, wenn es medium sein soll. Soll es eine hübsche Kreuzschraffur bekommen, nach der Hälfte der Zeit jeweils um 90 Grad drehen. Auf ein Schneidbrett legen und mindestens 10 Minuten ruhen lassen, dann gegen die Faser in dünne Scheiben schneiden.

4. Mit dem restlichen Chimichurri servieren.

Für später: 1 klein gehackte **Knoblauch**zehe zu den Kräutern geben (Schritt 1).

								Rote Chiliflocken weglassen und Essig durch frischen Limettensaft ersetzen ↓	
LF	SCD	SSFG	BPD1R	BPD1	BPD2	P	SF	YC	HI

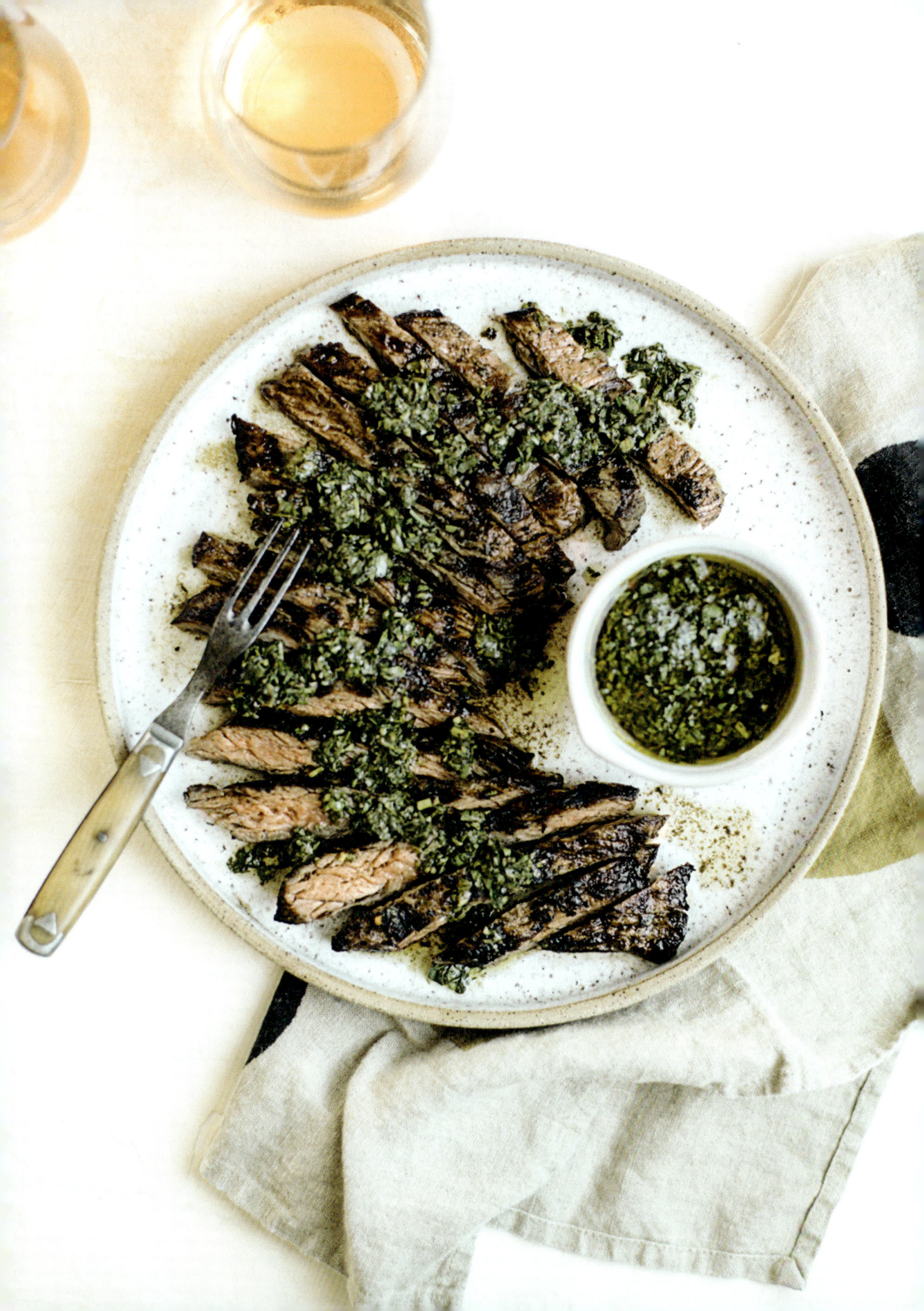

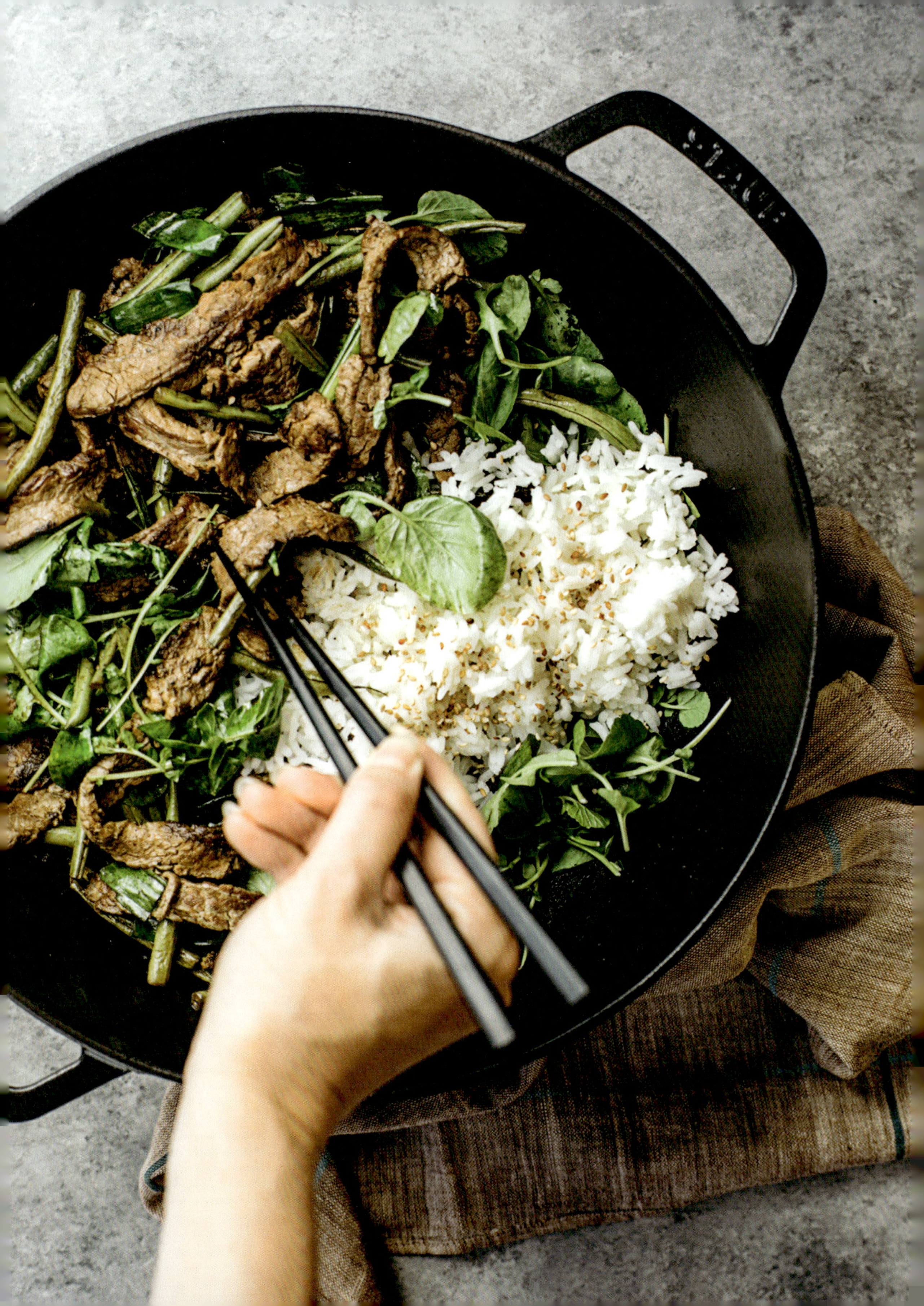

Rindfleisch-Negimaki-Pfanne mit grünen Bohnen und Brunnenkresse

Als ich die Gerichte für dieses Buch testete, war ich fest entschlossen, ein Rezept für Negimaki aufzunehmen, das traditionelle japanische Fleisch-Sushi. Als ich das Steak flachklopfte und es aufrollte, dachte ich: Das ist dämlich viel Arbeit für ein Abendessen – und packte kurzerhand alle Zutaten in eine Pfanne. So wurde in weniger als 10 Minuten ein köstliches Pfannengericht daraus. Anstatt wie üblich die ganzen Frühlingszwiebeln als Füllung zu verwenden, nehme ich nur die grünen Anteile und gebe grüne Bohnen dazu. Das Pfannengericht wird auf einem Bett aus Brunnenkresse als zusätzliches Gemüse serviert, weil sie wahrscheinlich auch in einem japanischen Restaurant als Garnierung auf einem Teller Negimaki verwendet würde. Weißer Reis ist, wenn Sie ihn vertragen, auch perfekt, um damit die Soße aufzunehmen.

ERGIBT 4 PORTIONEN

- **500 g Flanksteak**
- **Meersalz**
- **¼ Tasse Sake oder trockener Weißwein (optional)**
- **¼ Tasse glutenfreies Tamari oder Kokosnuss-Aminos**
- **2 EL Reis- oder Weißweinessig**
- **1 EL Kleeblütenhonig oder reiner Ahornsirup**
- **Kokos- oder Avocadoöl**
- **225 g grüne Bohnen, halbiert**
- **1 Bund Frühlingszwiebeln, nur die grünen Anteile, in 2–3 cm große Stücke geschnitten**
- **140 g Brunnenkresse (etwa 4 Tassen)**

1. Das Steak so dünn wie möglich gegen die Faser schneiden. Großzügig salzen und beiseitestellen.
2. Sake (falls verwendet), Tamari, Essig und Honig in einer Schüssel verrühren, bis alles aufgelöst ist.
3. Einen großen Wok oder einen Topf mit schwerem Boden bei großer Hitze aufsetzen. Eine dünne Schicht Öl hineingießen und das Steak gleichmäßig darin verteilen. Etwa 3 Minuten bräunen, bis es auf beiden Seiten dunkel angebraten ist, dabei einmal wenden. In eine Schüssel geben.
4. Die grünen Bohnen und die Soße in den Topf geben. Etwa 3 Minuten kräftig köcheln lassen, dabei gelegentlich umrühren, bis es um die Hälfte eingekocht ist und die Bohnen bissfest sind. Das Fleisch zusammen mit den Frühlingszwiebeln zurück in den Topf geben und in der Soße schwenken.
5. Zum Servieren die Brunnenkresse auf einer Platte anrichten, das Pfannengericht mit der Soße darüber verteilen. Sofort – mit Reis als Beilage, wenn gewünscht – servieren.

Für später: Die ganze **Frühlingszwiebel** und/oder 2 Tassen geschnittenen **Spargel** oder **Zuckerschoten** zu den grünen Bohnen geben (Schritt 4).

Reinen Ahornsirup verwenden ↓	Honig, Kokosnuss-Aminos und Weißweinessig verwenden; Wein weglassen ↓					Süßungsmittel und Alkohol weglassen ↓
LF	SCD	SSFG	BPD1	BPD2	P	SF

Shepherd's Pie mit Grünkohl und halbsüßem Kartoffelstampf

Auch wenn die „Schäfer-Pastete“ traditionell mit Milch und Mehl zubereitet wird, ist sie unglaublich leicht an eine entzündungshemmende Diät anzupassen. Sie können das Verhältnis von Fleisch zu Kartoffelstampf an Ihr Kohlenhydrat-Limit anpassen und normale Kartoffeln oder Süßkartoffeln verwenden, je nachdem, was Sie lieber essen. Schon bevor ich mit einer FODMAP-armen Diät zu experimentieren begann, mochte ich die halb-und-halb-Methode von pikant und süß sehr. Sie können den halbsüßen Kartoffelstampf für sich genommen als Beilage machen – das ist ein Lieblingsessen der Lapine-Familie! Eine Anmerkung zur „Ausrüstung“: Eine feuerfeste Pfanne bedeutet weniger Saubermachen und Mühe, doch wenn Sie keine haben, können Sie die Pastete in einer rechteckigen Auflaufform zubereiten. Lammhackfleisch oder Huhn passen auch anstelle von Rinderhack.

ERGIBT 6 PORTIONEN

1 kg mehlige Kartoffeln (etwa 4 mittelgroße), geschält, in 5 cm großen Stücken

500 g Süßkartoffeln (etwa 2 mittelgroße), geschält, in 5 cm großen Stücken

Meersalz und schwarzer Pfeffer aus der Mühle

2 EL Ghee in Bioqualität

4 EL Olivenöl *extra vergine*

1½ Tassen selbst gemachte FODMAP-arme Rinder- oder Hühnerbrühe (S. 172)

750 g Bio-Rinderhack (vorzugsweise zu 85 % mager)

2 mittelgroße Karotten, geschält und fein gewürfelt

¼ Tasse Tomatenmark

1 TL Paprikapulver

½ TL getrockneter oder 1 TL frischer Thymian

1 kleiner Bund Grünkohl, dünn in Streifen geschnitten (3 Tassen)

❶ Backofen auf 200 °C vorheizen.

❷ Kartoffeln und Süßkartoffeln in einen mittelgroßen Topf geben und mit so viel Wasser aufgießen, dass es 5 cm über den Kartoffeln steht. Großzügig salzen und zum Kochen bringen. Etwa 15 Minuten köcheln lassen, bis sie weich sind. Abgießen und in den Topf zurückschütten. Ghee und 2 EL vom Olivenöl zugeben. Stampfen, bis die Kartoffeln sämig und fluffig sind, bei Bedarf einen Schuss Brühe zugeben, um sie zur gewünschten Konsistenz zu verdünnen. Beiseitestellen und die Füllung zubereiten.

❸ Für die Füllung: In einer gusseisernen Pfanne (mit einem Durchmesser von mindestens 28 cm) oder einem feuerfesten Gefäß die restlichen 2 EL Olivenöl bei oberer Mittelhitze heiß machen. Rindfleisch und Karotten zugeben. Das Fleisch etwa 7 Minuten garen, dabei mit dem Pfannenwender immer wieder zerteilen, bis es durchgegart und gebräunt ist. Großzügig salzen und pfeffern. Tomatenmark, Paprikapulver und Thymian hinzufügen. Einige Minuten weiter garen, bis sich Aroma entwickelt und es einer Paste gleicht. Den Grünkohl vorsichtig unterheben und die Fleischmischung 2 Minuten weiter garen, bis das Grüngemüse zusammengefallen ist. 1¼ Tassen Brühe zugießen, dabei den Ansatz vom Pfannenboden lösen. Etwa 3 Minuten köcheln lassen, bis die Flüssigkeit fast ganz aufgenommen ist, das Fleisch sich aber immer noch feucht und saftig anfühlt.

❹ Die Pastete zusammenfügen: Mit einem Löffelrücken oder einem Pfannenwender die Fleischmischung gleichmäßig in der feuerfesten Pfanne oder der Auflaufform verteilen. Den halbsüßen Kartoffelstampf darauf verteilen und mit dem Pfannenwender glätten, damit das Fleisch überwiegend bedeckt ist. Eventuell mit einer Gabel ein Muster in die Oberfläche machen, um ein wenig Struktur zu schaffen.

❺ Die Pastete backen: Das Gefäß in den Backofen schieben und etwa 20 Minuten backen, bis das Fleisch an den Seiten blubbert und die Oberfläche eine leichte Kruste zu bilden beginnt. Für eine stärker gebräunte Kruste die Pastete noch kurz unter den Grill stellen. Warm servieren, dazu passt auch eine Salatbeilage.

Für später: ½ Tasse **Zuckererbsen** am Ende von Schritt 3 zum Fleisch geben.

			Süßkartoffeln weglassen; Kartoffelportion auf ½ Tasse beschränken ↓	Tomatenmark weglassen; histaminarme Brühe (S. 172) oder Wasser verwenden ↓	Hühnerhack statt Rinderhack; Grünkohl weglassen; histaminarme Brühe (S. 172) oder Wasser verwenden ↓
LF	P	SF	BPD2	HI	HS

Gefüllter Blattkohl mit Lamm und Quinoa

Kohl- und Weinblätter sind in der ungarischen und griechischen Küche sehr beliebt als „Taschen", um Reis und Fleisch darin zu dünsten. Diese Rollen sind nicht anders, ich habe lediglich Kohlblätter verwendet, da Weinblätter in unseren nördlichen Breitengraden eher selten anzutreffen sind. Im Gegensatz zum Reis quillt Quinoa nicht so sehr auf und daher ist es weniger wahrscheinlich, dass die Blätter beim Kochen reißen. Sie können auch problemlos weißen Reis verwenden oder das Fleisch weglassen und eine vegetarische Version zubereiten.

ERGIBT 4 PORTIONEN

- **10 Kohlblätter (von 1–2 Bund), ohne dicke Stängel**
- **500 g Lammhackfleisch**
- **½ Tasse Quinoa**
- **¼ Tasse frische glatte Petersilie, fein gehackt; zusätzliche Petersilie zum Garnieren**
- **2 EL frische oder 2 TL getrocknete Minzblätter, fein gehackt**
- **2 EL Olivenöl *extra vergine***
- **2 TL Kreuzkümmel, gemahlen**
- **½ TL Zimt, gemahlen**
- **¼ TL rote Chiliflocken**
- **1 TL Meersalz**
- **2 Tassen FODMAP-arme Pastasoße (S. 179)**

❶ Einen großen Topf Salzwasser zum Kochen bringen, währenddessen die dicken Stängel vorsichtig von den Kohlblättern entfernen, ohne sie zu verletzen. Eine Schüssel mit Eiswasser füllen. Die Blätter in das kochende Wasser geben. 30 Sekunden blanchieren, bis sie weich und biegsam sind, dann abgießen. Mit kaltem Wasser spülen, um den Kochvorgang zu stoppen. Überschüssiges Wasser abschütteln, dann beiseitestellen.

❷ Lammfleisch, Quinoa, Petersilie, Minze, Olivenöl, Kreuzkümmel, Zimt, Chiliflocken, Salz und ½ Tasse Pastasoße gut mischen.

❸ Ein Kohlblatt mit der geäderten Seite nach oben auf eine saubere Arbeitsfläche legen, die Seite, wo der Stängel entfernt wurde, zeigt zu einem her. In der Mitte kann eine große Lücke klaffen, in diesem Fall die beiden Seiten leicht überlappen. Je nach Größe des Blattes 1–2 EL Füllung in die Blattmitte geben. Die Außenseiten darüber falten, dann aufrollen; darauf achten, dass die Seiten nicht herausrutschen. Die Blätter können locker gerollt werden, damit sich das Quinoa ausbreiten kann.

4 Die restliche Pastasoße in einer großen Pfanne oder einem Topf mit Deckel verteilen, dass sie den gesamten Boden bedeckt. Die Kohlrollen mit dem aufgerollten Ende nach unten hineinlegen; die gefüllten Blätter sollen alle nebeneinander passen.

5 Genügend Wasser, etwa 2 Tassen, zugießen, sodass die Rollen gerade bedeckt sind. Einen feuerfesten Teller auflegen, damit sie sich nicht entrollen und verrutschen und das Ganze auf mittlerer Temperatur zum Köcheln bringen. Mit Deckel bei geringer Hitze 30 Minuten köcheln lassen; Blätter und Quinoa sind dann weich. Deckel abnehmen und weitere 10–15 Minuten bei geringer Hitze köcheln lassen oder bis die Soße zur Hälfte eingekocht ist.

6 Vom Herd nehmen und den Teller vorsichtig abnehmen, am besten mit Küchenzangen. Warm oder bei Zimmertemperatur servieren und die Flüssigkeit aus dem Topf mit einer Schöpfkelle darüber geben.

Für später: Mit einem Klecks **24-Stunden-Joghurt** (S. 193) servieren und/oder 1 **Knoblauch**zehe zur Füllung geben (Schritt 2).

					Lamm weglassen und Quinoa verdoppeln bei ↓
LF	SF	BPD1	BPD2	YC	V

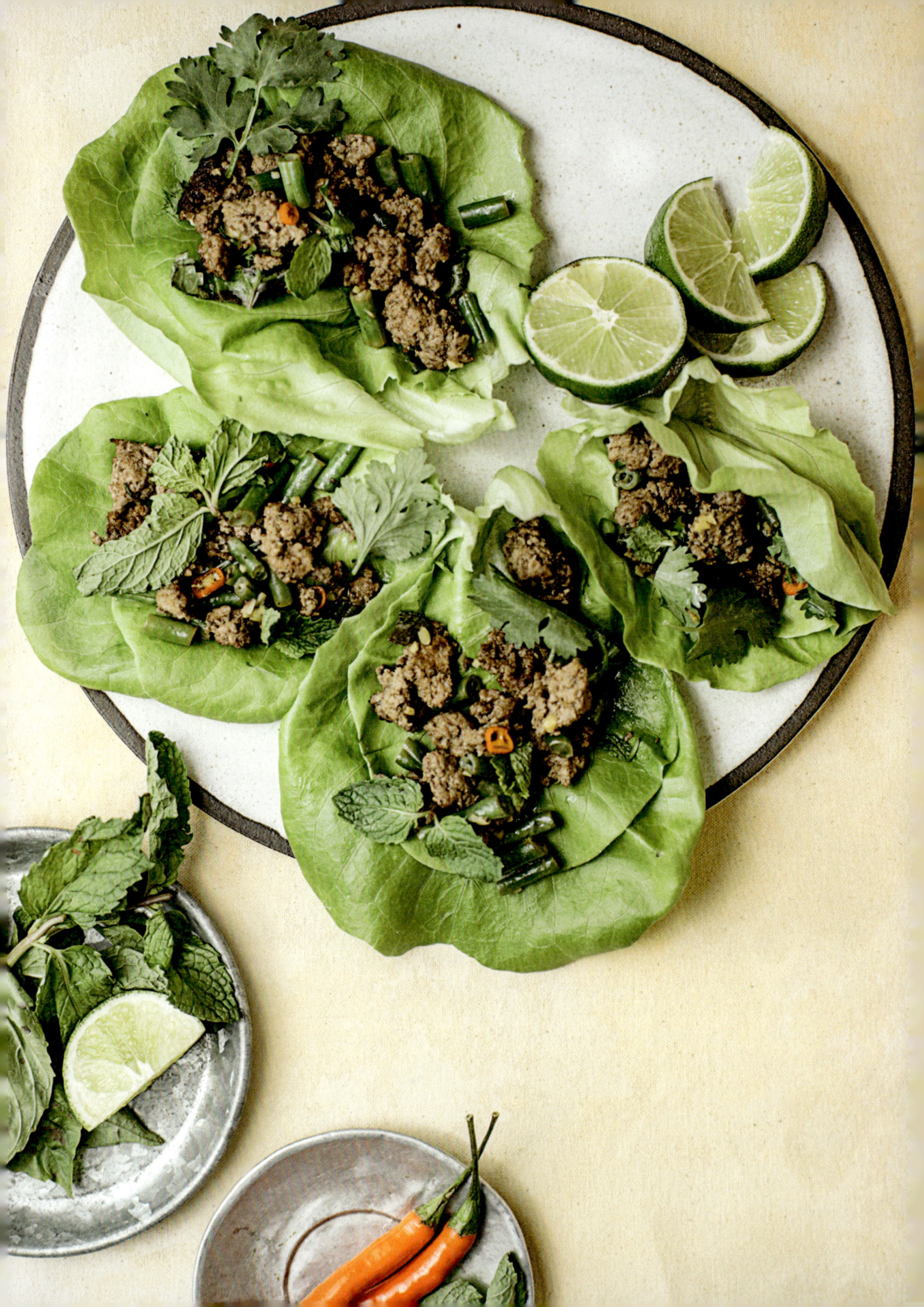

Larb-Salat-Wraps

Bei einem authentischen thailändischen Essen geht es immer um das möglichst perfekte Gleichgewicht zwischen süß, scharf und pikant. Wenn wir für eine SIBO-Diät kochen, müssen wir mit Süße und Schärfe vorsichtig sein, deshalb ist kein Zucker an diesem Hackfleisch-Salat. Die Chilischote steht zwar auf der Zutatenliste, hören Sie jedoch auf Ihren Körper, welchen Grad von Schärfe Sie vertragen – Sie dürfen auch gerne noch mehr „Feuer" zugeben, wenn Sie möchten! Wer nicht auf das Getreide achten muss, kann zusätzlich Jasmin- oder Klebreis dazu servieren. Als Proteinquelle bei Larb, dem thailändischen Fleischsalat, werden am häufigsten Schweinefleisch und Huhn verwendet – tauschen Sie also das Rindfleisch einfach aus!

ERGIBT 4 PORTIONEN

- 1 **EL Kokosöl**
- 500 **g Hackfleisch vom Weiderind**
- **Meersalz**
- 1 **Thai- oder Serrano-Chilischote, entkernt, fein geschnitten**
- 1 **EL frischer Ingwer, fein geschnitten**
- 1 **Tasse grüne Bohnen, fein geschnitten** (ca. 115 g)
- ½ **Tasse FODMAP-arme Hühnerbrühe oder notfalls Wasser**
- ¼ **Tasse frisch gepresster Limettensaft** (aus 2 Limetten)
- 2 **EL asiatische Fischsoße**
- ½ **Tasse frisches Basilikum, Korianderblätter oder Minzblätter, grob gehackt** (oder eine Mischung daraus)
- 1 **Kopfsalat, in einzelnen Blättern, zum Servieren**
- 1 **Limette, geviertelt, zum Servieren**

❶ Das Öl in einem großen beschichteten Wok oder einer beschichteten Pfanne bei mittlerer Temperatur erhitzen. Fleisch zugeben und etwa 5 Minuten bräunen, dabei mit einem Pfannenwender in mundgerechte Stücke trennen, bis keine rosa Stellen mehr vorhanden sind. Leicht salzen.

❷ Chilischote und Ingwer zugeben und 1–2 Minuten garen, bis sie Aroma entwickeln. Die grünen Bohnen hinzufügen und Brühe oder Wasser, Limettensaft und Fischsoße zugießen. Etwa 2 Minuten köcheln lassen, dabei den Ansatz vom Pfannenboden lösen; die Soße soll leicht eingekocht, aber immer noch reichlich sein. Die grünen Bohnen sollen bissfest sein.

❸ Pfanne oder Wok vom Herd nehmen, Kräuter zugeben und abschmecken. Auf einer Platte anrichten und warm mit Salatblättern und Limettenspalten servieren.

Für später: 1 klein gehackte **Knoblauch**zehe oder eine kleine, dünn geschnittene **Schalotte** zur Chilischote geben (Schritt 2).

							Chilischote und Fischsoße weglassen ↓	
SCD	P	SF	SSFG	BPD1	BPD2	LF	YC	HI

Teriyaki-Schweinelende mit Pak Choi und Brokkoli

Teriyaki-Soße enthält üblicherweise sehr viel raffinierten Zucker, was nicht immer ideal ist, wenn man eine Dünndarmfehlbesiedelung in Schach halten muss. Diese selbstgemachte Version eignet sich wunderbar als Marinade für jede Art von Fleisch. Ich benutze sie hier als zusätzliches Aroma und zur Karamellisierung der gebratenen Schweinelende. Das Fleisch gart in 25 Minuten auf einem Bett aus Brokkoli und Pak Choi, doch Sie können stattdessen auch jedes andere Gemüse verwenden, das genauso lange braucht. Ähnlich wie Lauch kann Pak Choi Sand enthalten. Wenn Sie unten an den Blättern etwas bemerken, stecken Sie den geschnittenen Pak Choi in eine Schüssel Wasser. Bewegen sie das Wasser so, dass der ganze Schmutz zu Boden sinkt. Holen Sie die Blätter dann mit den Händen aus dem Wasser (nicht abgießen!) und tupfen Sie sie mit einem sauberen Geschirrtuch trocken. Wenn Sie keinen ganzen Kopf bekommen, nehmen Sie sechs Packungen der Baby-Variante.

ERGIBT 4 PORTIONEN

- 2 **EL reiner Ahornsirup oder Kleeblütenhonig**
- ¼ **Tasse glutenfreies Tamari oder Kokosnuss-Aminos**
- 2 **EL frischer Ingwer, klein geschnitten**
- 500 **g Schweinelende**
- 2 **Köpfe Pak Choi (s. Hinweis oben), der Breite nach in dünne Bänder geschnitten**
- 1 **kleiner Brokkoli, in Röschen zerteilt (ca. 2 Tassen)**
- 2 **EL Olivenöl *extra vergine***
- ½ **TL Meersalz**
- **Sesamsamen zum Garnieren (optional)**

1. Ahornsirup, Tamari oder Kokosnuss-Aminos und Ingwer in einer kleinen Schüssel glattrühren. Die Marinade in einen wiederverschließbaren Plastikbeutel geben, das Schweinefleisch dazugeben und schwenken, bis es bedeckt ist. Im Kühlschrank mindestens eine Stunde marinieren, vorzugsweise über Nacht.

2. Backofen auf 230 °C vorheizen. Ein Blech mit Backpapier auslegen. Darauf Pak Choi und Brokkoli mit Öl und Salz schwenken, bis alles gut bedeckt ist; in einer gleichmäßigen Schicht verteilen.

3. Fleisch aus der Marinade nehmen und auf die Pak-Choi-Mischung legen. Die Marinade über das Gemüse träufeln. Im Backofen 25 Minuten braten oder bis das Fleisch auf der Oberfläche schön gebräunt und fest bei Berührung ist oder seine Innentemperatur 63 °C beträgt. Blech aus dem Backofen nehmen und das Fleisch auf einem Schneidbrett mindestens 10 Minuten ruhen lassen, dann diagonal zur Faser aufschneiden. Zusammen mit gebratenem Pak Choi und Brokkoli servieren und (eventuell) mit Sesamsamen bestreuen.

Für später: 1 Kopf Pak Choi durch 225 g **Rosenkohl**, in dünne Scheiben geschnitten, ersetzen.

Reinen Ahornsirup verwenden ↓	Kleeblütenhonig und Kokosnuss-Aminos verwenden ↓					Ahornsirup oder Honig weglassen ↓
LF	P	SCD	SSFG	BPD1	BPD2	SF

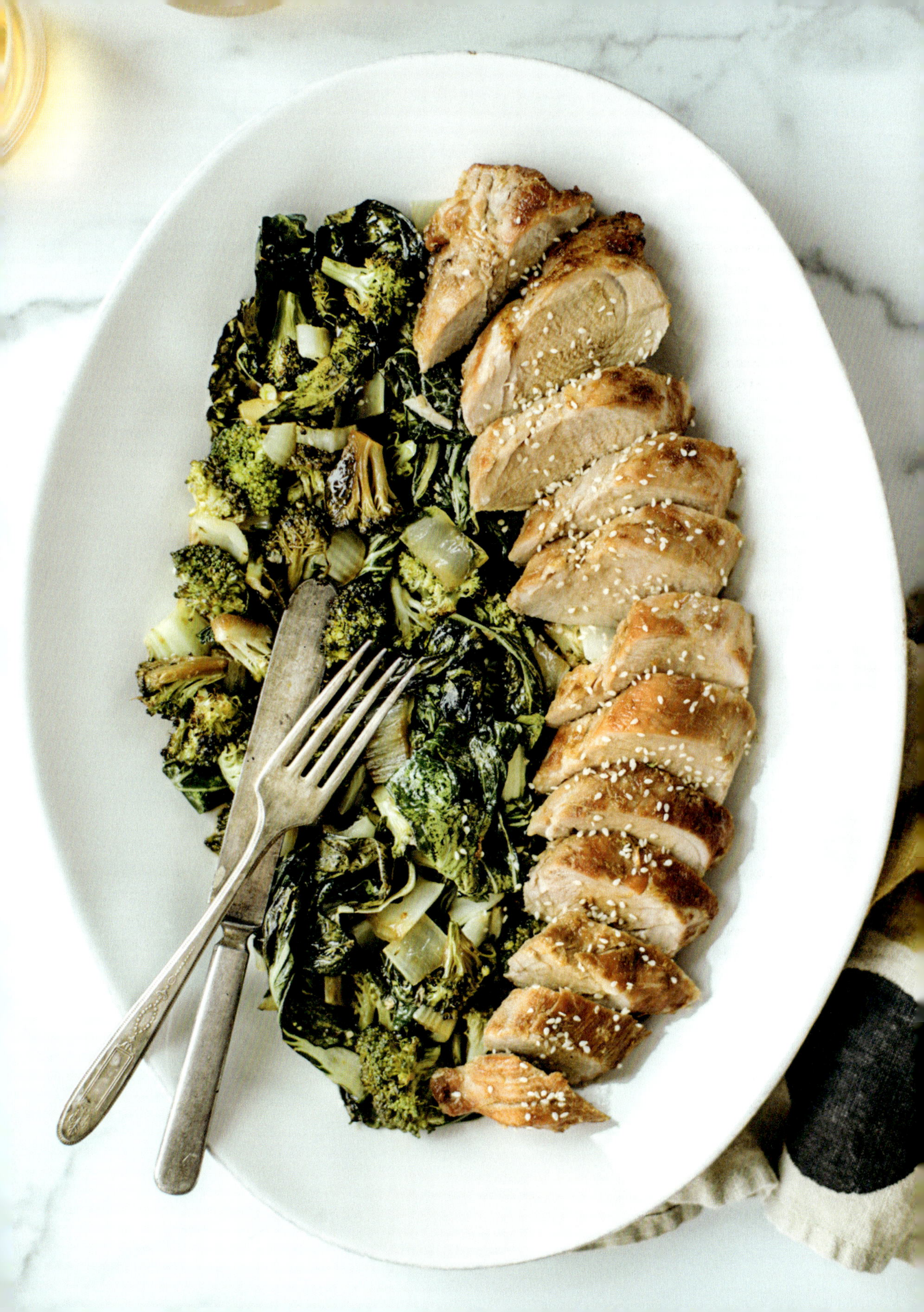

Schweinekotelett in Apfelessig und Dijonsenf mit seidenweichem Weißkohl

Weißkohl passt perfekt zu Schweinefleisch, daher bin ich froh, dass bei einer FODMAP-armen Diät eine ¾ Tasse erlaubt ist. Statt des handelsüblichen Sauerkrauts verwende ich eine Senfsoße aus der Pfanne, um meine eigene Mischung aus Weißkohl und Grünkohl zu kreieren. Als ich Freunden dieses Gericht servierte, dachten alle, da seien Zwiebeln drin. Also erübrigt es sich zu sagen, dass Sie sie nicht vermissen werden!

ERGIBT 4 PORTIONEN

- 2 **EL Dijonsenf**
- 2 **EL Apfelessig**
- 1 **TL Kleeblütenhonig oder Ahornsirup**
- 1 **TL frische oder ½ TL getrocknete Thymianblätter**
- **Olivenöl *extra vergine***
- **Meersalz**
- 4 **Schweinekoteletts ohne Knochen (etwa 1 kg), in 2–3 cm dicken Scheiben**
- 1 **EL Ghee in Bioqualität**
- 1 **kleiner Kopf Rot- oder Weißkohl (340 g), dünn geschnitten (ca. 3 Tassen)**
- 1 **Bund toskanischer Grünkohl (Schwarzkohl), dünn geschnitten (4 volle Tassen)**
- 1 **Tasse trockener Rotwein oder FODMAP-arme Hühnerbrühe (S. 170)**

1. Dijonsenf, Essig, Honig, Thymian, 2 EL Olivenöl und 1 TL Salz in einer mittelgroßen Schüssel verrühren. Die Schweinekoteletts darin wenden, bis sie gut bedeckt sind. Mindestens 15 Minuten bei Zimmertemperatur beiseitestellen oder über Nacht im Kühlschrank marinieren.

2. Ghee bei mittlerer Temperatur in einer großen Pfanne mit schwerem Boden (Gusseisen ist ideal) erhitzen. Die Schweinekoteletts aus der Marinade nehmen, überschüssige Flüssigkeit abschütteln und restliche Marinade aufheben. Fleisch für die Garstufe medium portionsweise etwa 4 Minuten auf jeder Seite bräunen, bis es beidseitig goldbraun und halbfest ist. Auf einen Teller legen.

3. Weiß- und Grünkohl in die Pfanne geben, bei Bedarf einen Schuss Olivenöl hinzufügen. Bei Mittelhitze unter gelegentlichem Umrühren etwa 7 Minuten sautieren, bis alles weich und zusammengefallen ist. Mit ½ TL Salz würzen, den Wein zugießen und die restliche Marinade in die Pfanne geben. Zum Köcheln bringen und bei mittlerer Temperatur etwa 10 Minuten garen, bis die meiste Flüssigkeit aufgenommen und der Kohl weich und seidig ist.

4. Die Pfanne vom Herd nehmen. Den Kohl abschmecken und bei Bedarf nachsalzen.

5. Das Fleisch mindestens 10 Minuten ruhen lassen, dann dünn aufschneiden. Die Kohlmischung auf vier Teller verteilen und jeweils ein geschnittenes Kotelett mit vorhandenem Bratfett darauf verteilen. Sofort servieren.

Für später: ½ **Granny-Smith-Apfel**, gewürfelt, mit dem Wein (Schritt 3) zum Kohl geben.

Ahornsirup verwenden ↓	Honig verwenden ↓		Honig verwenden und Wein weglassen ↓		
LF	SCD	SSFG	BPD1	BPD2	P

Haschee mit Wurst und Paprika

Ein schnelles und perfektes Frühstück, Mittagessen oder Abendessen ist dieses Haschee-Gericht mit der klassischen italienischen Kombination aus Wurst, Paprika und Zwiebeln – natürlich ohne die Zwiebeln. Wenn Sie die Schärfe nicht vertragen, verwenden Sie die selbstgemachte *Milde italienische Wurst* (S. 185). Mit einem Spiegelei und einem grünen Salat als Beilage wird dieses Haschee zu einer vollständigen Mahlzeit. Sie können auch eine Frittata daraus machen, wenn Sie über das Haschee acht große verquirlte Eier in die Pfanne geben (sie sollte hitzebeständig sein) und sie 2 Minuten unter den Grill stellen.

ERGIBT 4 PORTIONEN

- 500 g selbstgemachte *Scharfe italienische Wurst* (S. 185), roh
- 2 EL Olivenöl *extra vergine*
- 500 g mehlige Kartoffeln (etwa 2 mittelgroße), in ½ cm großen Würfeln
- 1 TL Meersalz
- 2 Paprika (etwa 750 g), in dünnen Streifen, beliebige Farbe
- 1 TL geräuchertes Paprikapulver
- ⅓ Tasse frische Basilikumblätter, grob gehackt (optional)

1. Eine große (28 cm Durchmesser) gusseiserne Pfanne mit schwerem Boden oder eine beschichtete Pfanne auf mittlere Temperatur erhitzen. Wurst zugeben und etwa 3 Minuten braten, bis sie auf einer Seite angeschmort ist. Umdrehen und mit dem Pfannenwender in mundgerechte Stücke zerteilen. Weitere 5 Minuten braten, bis sie rundum braun ist und in der Mitte nicht mehr rosa. Die Fleischstücke auf einem Teller beiseitestellen.

2. Olivenöl zusammen mit den Kartoffeln in die Pfanne geben. In einer gleichmäßigen Schicht etwa 5 Minuten auf einer Seite schön bräunen. Mit ½ TL Salz würzen und weitere 5 Minuten braten, gelegentlich wenden. Paprikaschoten und den restlichen ½ TL Salz hinzufügen. Weitere 10 Minuten sautieren, bis die Paprika leicht angeschmort und die Kartoffeln gar sind. Die Wurst wieder in die Pfanne geben und mit geräuchertem Paprikapulver würzen. Noch 2 Minuten sautieren oder bis die Gewürze ihr Aroma verströmen und die Wurst gut daruntergemischt ist. Pfanne vom Herd nehmen und das Basilikum (falls verwendet) unterheben.

Für später: 1 Tasse **Rosenkohl**, in dünne Scheiben geschnitten, zusammen mit den Kartoffeln bräunen oder die Hälfte der Kartoffeln durch **Süßkartoffeln** ersetzen.

			Portionsgröße auf 1 Tasse beschränken ↓		Selbstgemachte Milde italienische Wurst (S. 185) aus Huhn (statt Schwein) verwenden ↓
LF	P	SF	YC	BPD2	HI

Schinkenspeck-Salat-Tomaten-Frittata

Die Tatsache, dass Schinkenspeck einen Platz in Ihrer SIBO-Behandlung hat, sollte alles besser machen. Und trotzdem gilt verarbeitetes Fleisch für die WHO als bekanntes Karzinogen, also als Krebserreger. Daher ist es hier noch wichtiger als bei allen anderen tierischen Produkten, qualitativ hochwertigen, nitratfreien Schinkenspeck zu kaufen. Obwohl nicht zu viel in das Endprodukt gelangt, achte ich auch darauf, zuckerfreie, für die Paläo-Ernährung geeignete Produkte zu verwenden. Der „Salat" in unserer Frittata ist Rucola, dessen wunderbar würziger Biss den reichhaltigen Schinkenspeck ausgleicht.

ERGIBT 4 PORTIONEN

- **4 Scheiben zucker- und nitratfreier Schinkenspeck**
- **8 große Eier**
- **½ TL Meersalz**
- **1 Tasse Kirschtomaten, halbiert, oder 1 große Saisontomate, grob geschnitten**
- **2 ½ Tassen Baby-Rucola, dicht gepackt (ca. 70 g)**

❶ Den Grill vorheizen. Einen Teller mit Küchenpapier auslegen.

❷ Eine große feuerfeste Pfanne (28 cm Durchmesser) bei Mittelhitze auf den Herd stellen. Schinkenspeckstreifen etwa 5 Minuten braten, ein- oder zweimal wenden, bis das Fett geschmolzen und das Fleisch gebräunt ist. Mit einer Küchenzange auf den mit Papier ausgelegten Teller legen.

❸ Inzwischen die Eier in einer großen Schüssel mit Salz verquirlen, bis Eigelb und Eiweiß gut vermischt sind.

❹ Das ausgelassene Fett des Schinkens bis auf einen kleinen Rest abgießen (und in einem Glas für eine spätere Verwendung aufheben). Tomaten in die Pfanne geben und bei Mittelhitze 5 Minuten garen, bis sie langsam karamellisieren, dabei den Ansatz vom Pfannenboden lösen. Rucola unterheben und 2 Minuten sautieren oder bis er zusammengefallen, aber noch nicht schrumpelig ist.

❺ Die Gemüse in einer gleichmäßigen Schicht in der Pfanne anordnen. Temperatur reduzieren und die Eier darüber gießen; darauf achten, dass sie gleichmäßig verteilt sind. Etwa 5 Minuten stocken lassen, bis die Seiten fest sind und oben nur noch eine dünne Eierschicht roh ist.

❻ Inzwischen den Schinkenspeck grob schneiden, über die Frittata streuen und die Pfanne unter den Grill stellen. Eine Minute grillen, bis die Oberfläche durchgegart und leicht gebräunt ist. Herausnehmen und vor dem Aufschneiden mindestens 5 Minuten in der Pfanne ruhen lassen. In Ecken schneiden und warm servieren.

Für später: Statt Rucola eine dünn geschnittene Stange **Lauch** (wie bei Schritt 4 statt des Salats) mit den Tomaten sautieren.

LF	SCD	SSFG	BPD1R	BPD1	BPD2	P	SF

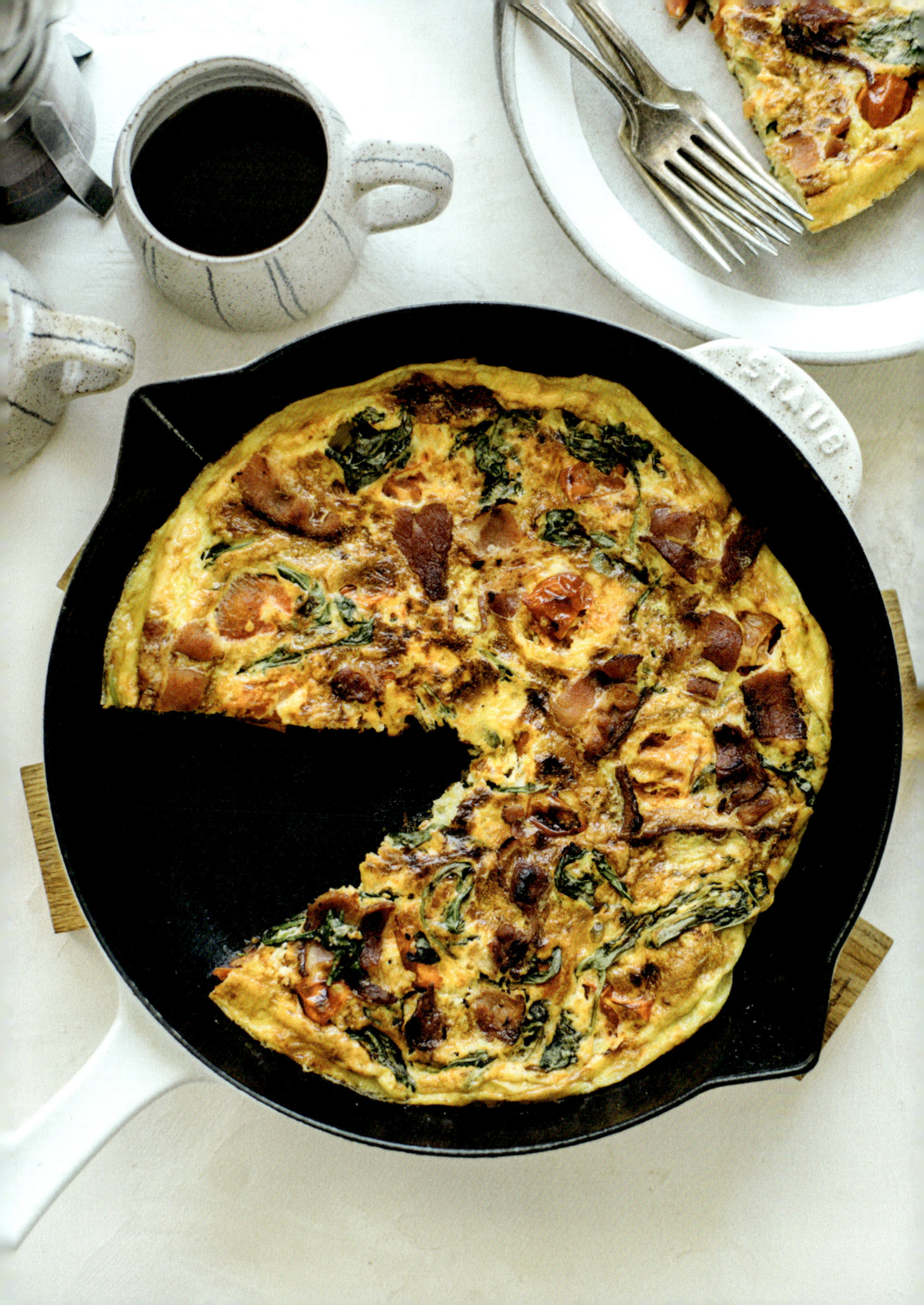
STAUB

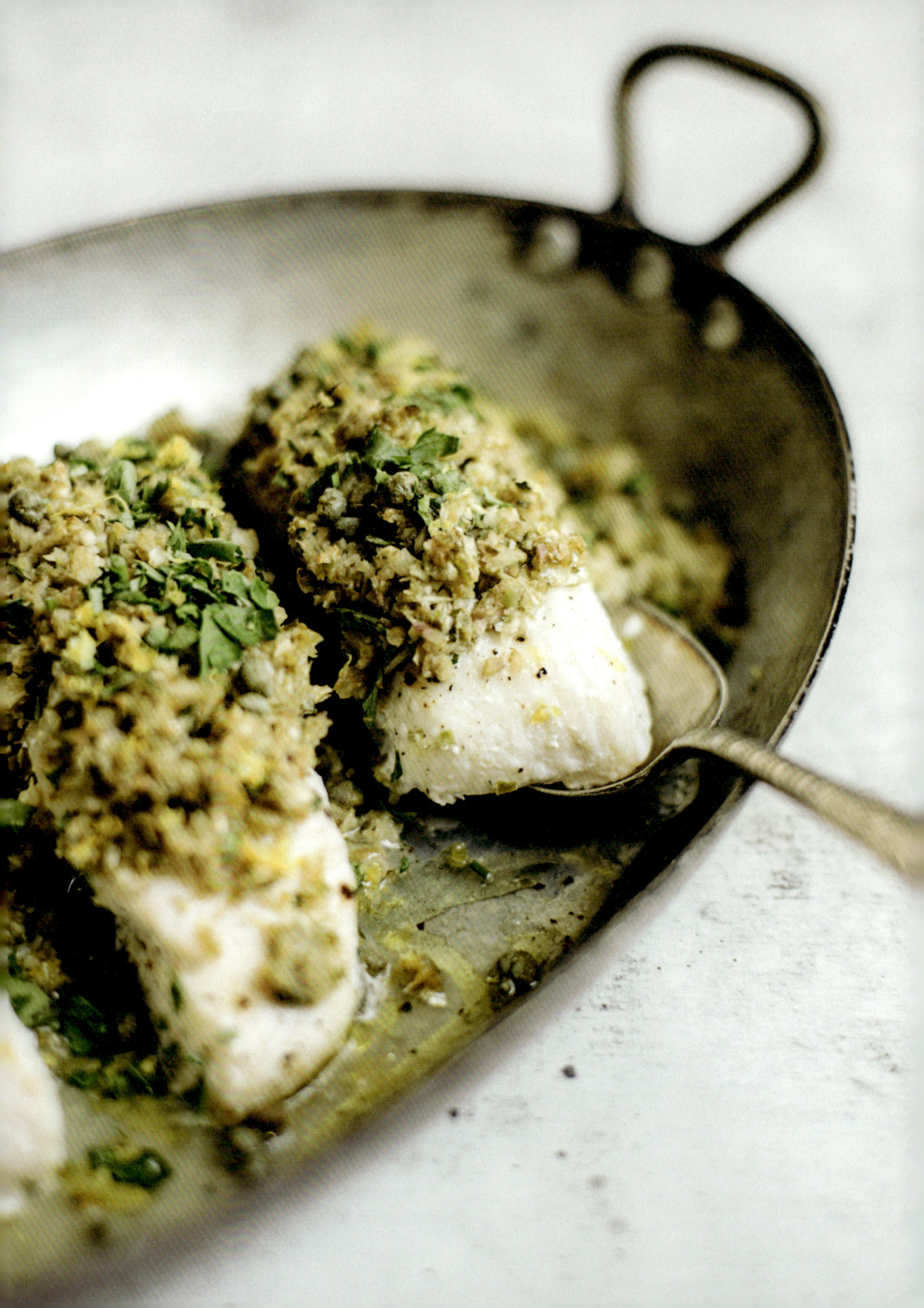

Gebratener Heilbutt mit grünen Oliven und Fenchel-Tapenade

Im Sommer ist mein Papa der „König des gegrillten Heilbutts". Doch wenn er einmal zu faul dazu ist, dann braten wir den Fisch einfach. Dieses Gericht braucht im Backofen nur 10–15 Minuten und ist ein perfektes Abendessen unter der Woche, aber auch extravagant genug, um es bei einer Dinnerparty zu servieren. Was von der Tapenade übrigbleibt, kann als Aufstrich für glutenfreie Cracker verwendet werden. Wenn Sie keinen Heilbutt bekommen oder dieser sehr teuer ist, dann nehmen sie einfach einen anderen halbfesten Fisch mittlerer Dicke. Wenn Sie ihn etwas rustikaler präsentieren wollen, braten Sie ihn nicht portionsweise, sondern im Ganzen.

ERGIBT 6 PORTIONEN

- **1 Tasse grüne Oliven, entsteint**
- **½ mittelgroße Fenchelknolle, grob geschnitten**
- **¼ Tasse frische glatte Petersilie**
- **2 EL frisch gepresster Zitronensaft (von ½ Zitrone)**
- **2 EL Kapern**
- **¼ Tasse Olivenöl *extra vergine* (und noch ein wenig für die Pfanne)**
- **Meersalz und schwarzer Pfeffer aus der Mühle**
- **6 Heilbutt-, Streifenbarsch- oder Kabeljaufilets (zu je 60 g)**
- **Zeste von 1 Zitrone**

1. Den Backofen auf 200 °C vorheizen.

2. Oliven, Fenchel, Petersilie, Zitronensaft, Kapern und Olivenöl in einer Küchenmaschine zu einer fein zerkleinerten, aber nicht vollständig pürierten Masse verarbeiten. Nach Geschmack mit Salz und Pfeffer würzen.

3. Die Fischfilets in kaltem Wasser abspülen und mit Küchenpapier trocken tupfen. Ein Backblech oder eine feuerfeste Pfanne mit Olivenöl einfetten und die Fischfilets so hineinlegen, dass etwa 2–3 cm Platz dazwischen ist. Mit Salz und Pfeffer würzen.

4. Die Tapenade mit einem Löffel großzügig auf dem Fisch verteilen (2–3 gehäufte EL pro Filet) und leicht andrücken, damit sie auf der Oberfläche bleibt – es ist aber kein Problem, wenn kleine Stückchen an den Seiten abfallen.

5. Den Heilbutt etwa 15 Minuten braten oder bis der Fisch ganz weiß ist und sich mit einer Gabel leicht in Blättern abheben lässt. Etwas Zitronenzeste darüber streuen und sofort servieren.

Für später: 1 **Knoblauch**zehe zur Tapenade geben oder ½ Tasse Semmelbrösel oder Pankomehl darüber streuen.

LF	SCD	SSFG	BPD1R	BPD1	BPD2	P	SF	Heilbutt durch Lachs ersetzen ↓ HS

Seewolf in Kurkuma-Dill

Dieses Fischgericht aus Hanoi (es heißt dort Cha Ca La Vong) findet sich auf vielen Speisekarten der besten vietnamesischen Restaurants in den USA. Die Grundlage ähnelt zahlreichen Gerichten dieser Region: Fischsoße, Limettensaft und Zucker. Aber Kurkuma und Dill geben ihm eine neue Dimension, leuchtend und zugleich kräftig. Die tiefgelbe Soße sickert in alles, auf das sie gegossen wird, meist ein Nest aus frischen Reisnudeln und knusprigem Grüngemüse. Sobald das Wetter frühlingshaft wird, sehne ich mich nach diesem Gericht. Man mischt die Zutaten einfach zusammen und lässt sie einige Minuten auf der Anrichte marinieren. Anstatt das Gericht auf dem Herd zu kochen, gebe ich es in eine Auflaufform und stelle diese unter den Grill. Man kann es auch *en papillote* – im Garbeutel – zubereiten, das macht noch weniger Arbeit und sorgt für franko-vietnamesisches Flair. Servieren Sie den Seewolf alternativ auf Reis oder glutenfreien japanischen Ramen-Nudeln.

ERGIBT 2–4 PORTIONEN

- ¼ **Tasse frischer Dill, gehackt**
- 2 **EL frischer Ingwer, klein geschnitten**
- ¼ **Tasse frisch gepresster Limettensaft (aus 2 Limetten)**
- 2 **EL asiatische Fischsoße**
- 2 **EL Kokosöl, geschmolzen**
- 2 **TL reiner Ahornsirup oder Kleeblütenhonig**
- 1 **TL Kurkuma, gemahlen**
- ¼ **TL Cayennepfeffer (optional)**
- 500 **g Seewolf, Kabeljau, Schellfisch, Heilbutt oder anderer halbfester Weißfisch, in 5 cm großen Würfeln**
- 1 **kleiner Kopf Pak Choi oder 3 Köpfe Baby-Pak-Choi (500 g), gut gespült, dünn geschnitten**
- 1 **Kopfsalat zum Servieren**

❶ Den Grill vorheizen, ein Blech mit Backpapier auslegen.

❷ Dill, Ingwer, Limettensaft, Fischsoße, Kokosöl, Ahornsirup, Kurkuma und (optional) Cayennepfeffer in einer großen Schüssel mischen. Den Fisch hineingeben und beiseitestellen, um ihn 10 Minuten bei Zimmertemperatur marinieren zu lassen.

❸ Pak Choi in einer gleichmäßigen Schicht auf dem Blech verteilen. Den Fisch darauf anrichten und die restliche Marinade auf das Gemüse gießen. 5–7 Minuten grillen, bis die Filets durchgegart sind.

❹ Mit den Salatblättern servieren.

Für später: ½ kleine **rote Zwiebel**, dünn geschnitten, zur Marinade geben.

Ahornsirup verwenden ↓	Honig verwenden ↓				Cayennepfeffer und Fischsoße weglassen ↓	
LF	SCD	SSFG	BPD1	BPD2	HI	P

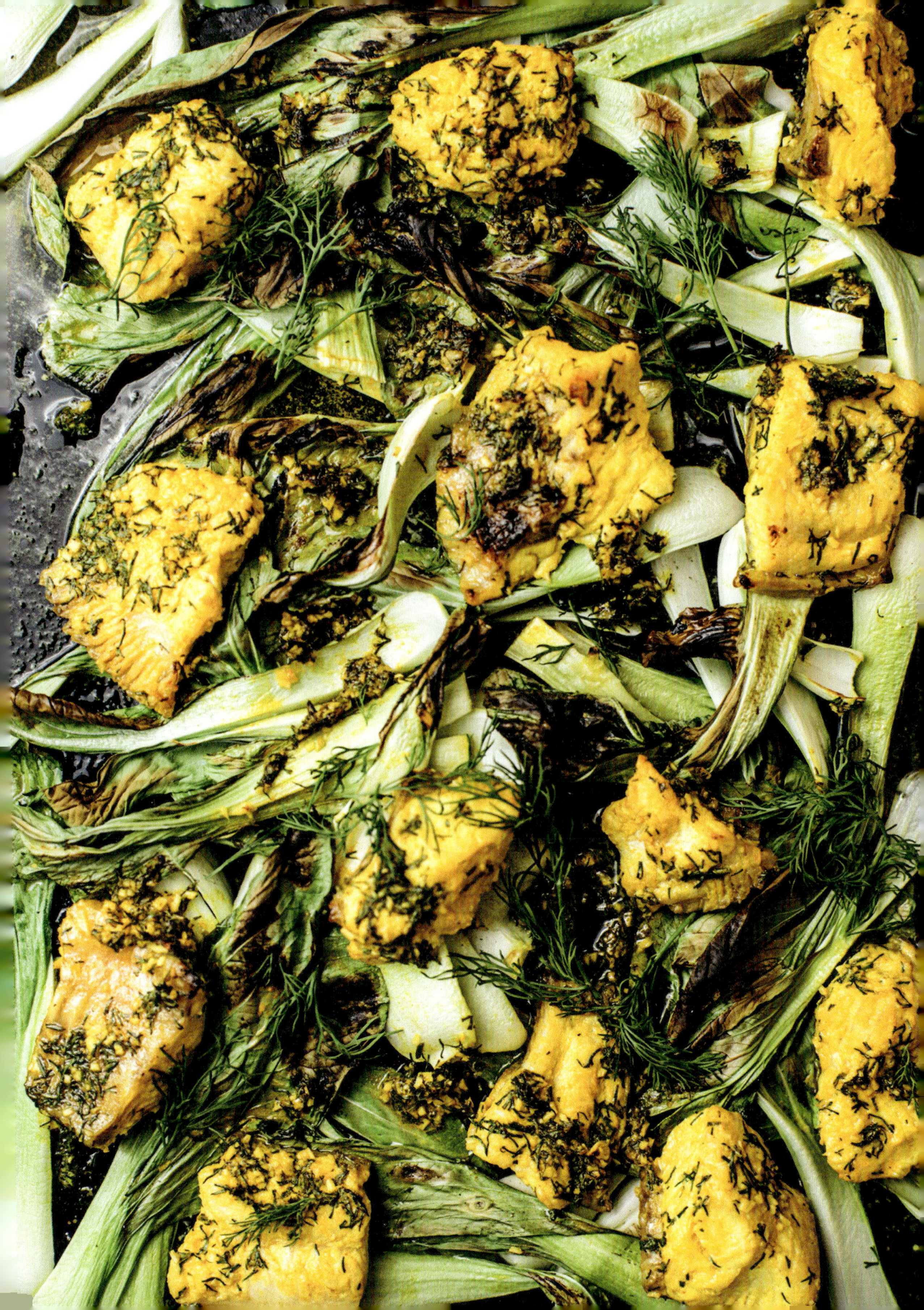

Sesam-Lachs vom Blech mit Radieschen

Wildlachs gehört zu meinen entzündungshemmenden Lieblingsnahrungsmitteln. Obwohl einige Alaska-Lachsarten ziemlich teuer sind, findet man großartige Angebote für gefrorenen Sockeye-Lachs meist während der Hochsaison im Sommer. Dieses pinkfarbene Gericht vom Blech lohnt sich schon wegen seiner Farbe – der Lachs wird von pinkfarbenen Radieschen und in dünne Scheiben geschnittenem Daikon-Rettich ergänzt. Statt Radieschen kann man auch Mairübchen oder Sommerkürbis verwenden. Servieren Sie den Fisch auf weißem Reis, Blumenkohl-„Reis" oder Reisnudeln, je nachdem, was aufgrund Ihrer Diät möglich ist.

ERGIBT 4 PORTIONEN

- **4 EL Olivenöl *extra vergine***
- **500 g Daikon-Rettich (ca. 3 mittelgroße Rüben), in dünnen Scheiben**
- **2 Bund rosafarbene Radieschen, geviertelt**
- **Meersalz**
- **¼ Tasse frisch gepresster Zitronensaft (aus 1–2 Zitronen)**
- **¼ Tasse glutenfreies Tamari oder Kokosnuss-Aminos**
- **2 EL geröstetes Sesamöl**
- **3 EL frischer Ingwer, fein geschnitten**
- **3 EL weiße oder schwarze Sesamsamen oder gemischt**
- **4 Wildlachsfilets (je 170 g), mit Haut**
- **¼ Tasse frische Korianderblätter, fein gehackt**

1. Den Backofen auf 230 °C vorheizen.

2. Daikon-Rettich und Radieschen mit 2 EL Olivenöl und etwas Salz auf einem Backblech schwenken. Im Backofen etwa 15 Minuten braten, bis sie weich sind und zu schrumpeln beginnen.

3. Inzwischen in einer kleinen Schüssel die restlichen 2 EL Olivenöl, Zitronensaft, Tamari oder Kokosnuss-Aminos, Sesamöl, Ingwer, Sesamsamen und ½ TL Salz mischen.

4. Blech aus dem Backofen nehmen und die Lachsfilets mit der Hautseite nach unten in die Gemüse legen, sodass jedes Stück Kontakt mit dem Blech hat. Das Ganze mit der Hälfte der Marinade beträufeln. Wieder in den Backofen schieben und etwa 10 Minuten braten, bis der Lachs weich und medium durch sowie in der Mitte eine Spur dunkler ist.

5. Die Korianderblätter in die restliche Marinade rühren und zum warmen Lachs servieren.

Für später: 1 Stange **Lauch** (weiße und hellgrüne Anteile), dünn geschnitten, zu Rettich und Radieschen geben.

		Kokosnuss-Aminos verwenden ↓					Tamari und Kokosnuss-Aminos weglassen; Limettensaft statt Zitronensaft, falls unverträglich ↓	
LF	SF	SCD	SSFG	BPD1	BPD2	P	YC	HI

Gebratene Jakobsmuscheln mit Kürbis-Succotash

Mit dieser Anleitung und einer unschlagbaren Kombination aus Ghee und Kokosöl bekommen Ihre Muscheln eine perfekte braune Kruste. Und selbst wenn es Ihnen nicht gelingt, werden alle Schwächen unter einer großen Schicht Succotash, einem traditionellen Eintopf, hier mit Kürbis, versteckt. Ich bereite dieses schnelle Pfannengericht meist mit frischem Zuckermais im Sommer zu, doch es schmeckt auch mit gelbem Kürbis fabelhaft.

ERGIBT 4 PORTIONEN

- 1 kg Jakobsmuscheln
- 2 EL Kokosöl
- 2 EL Ghee in Bioqualität
- Meersalz
- 1 mittelgroße Zucchini (etwa 225 g), fein gewürfelt
- 2 große Sommerkürbisse (etwa 500 g), fein gewürfelt
- ½ TL Kurkuma, gemahlen
- ½ TL Kreuzkümmel, gemahlen
- ½ TL geräuchertes Paprikapulver
- 2 Strauchtomaten, grob geschnitten
- 2 EL frisch gepresster Zitronensaft (aus ½ Zitrone)
- 1 TL Kleeblütenhonig oder reiner Ahornsirup
- ¼ Tasse frische Basilikumblätter, in dünnen Streifen

1. Die Muscheln unter kaltem Wasser abspülen und auf einem sauberen Geschirrtuch beiseitestellen. Seitliche Hautsehnen von den Muscheln entfernen und entsorgen.

2. In einer großen beschichteten Gusseisenpfanne 1 EL Kokosöl und 1 EL Ghee bei mittelhoher Temperatur erhitzen. Die Muscheln sanft mit einem Papiertuch trocken tupfen und salzen. Wenn das Öl ziemlich heiß ist, die Muscheln locker in den Topf setzen (am besten in 2 Partien arbeiten). Die Muscheln nicht bewegen, bis sie, je nach Größe, nach etwa 2–3 Minuten richtig gebräunt sind. Hat sich an der Unterseite eine dunkelbraune Kruste gebildet, die Muscheln wenden und eine weitere Minute braten. Sie sollten in der Mitte noch leicht glasig sein. Die fertigen Muscheln auf einen Teller legen, mit der schön gebräunten Seite nach oben. Mit den restlichen Muscheln, Öl und Ghee ebenso verfahren.

3. Auf Mittelhitze zurückschalten, Zucchini und Sommerkürbis in die Pfanne geben. Unter gelegentlichem Rühren etwa 5 Minuten braten, bis sie weich sind und zu karamellisieren beginnen. Kurkuma, Kreuzkümmel, geräuchertes Paprikapulver und 1 TL Salz zugeben. Eine weitere Minute garen, bis die Gewürze ihr Aroma verströmen. Tomaten hinzufügen und etwa 3 Minuten garen oder bis sie gerade begonnen haben, Saft zu ziehen. Vom Herd nehmen, Zitronensaft, Honig und die Hälfte des Basilikums einrühren.

4. Kürbis-Succotash auf eine Platte geben. Die gebratenen Muscheln daraufsetzen und mit dem restlichen Basilikum garnieren. Sofort bei Zimmertemperatur servieren.

Für später: 2 Tassen frischen **Zuckermais** zum Kürbis geben, Honig oder Ahornsirup weglassen.

Ahornsirup verwenden ↓	Honig verwenden ↓					Süßungsmittel weglassen ↓		
LF	SCD	SSFG	BPD1	BPD2	P	BPD1R	YC	SF

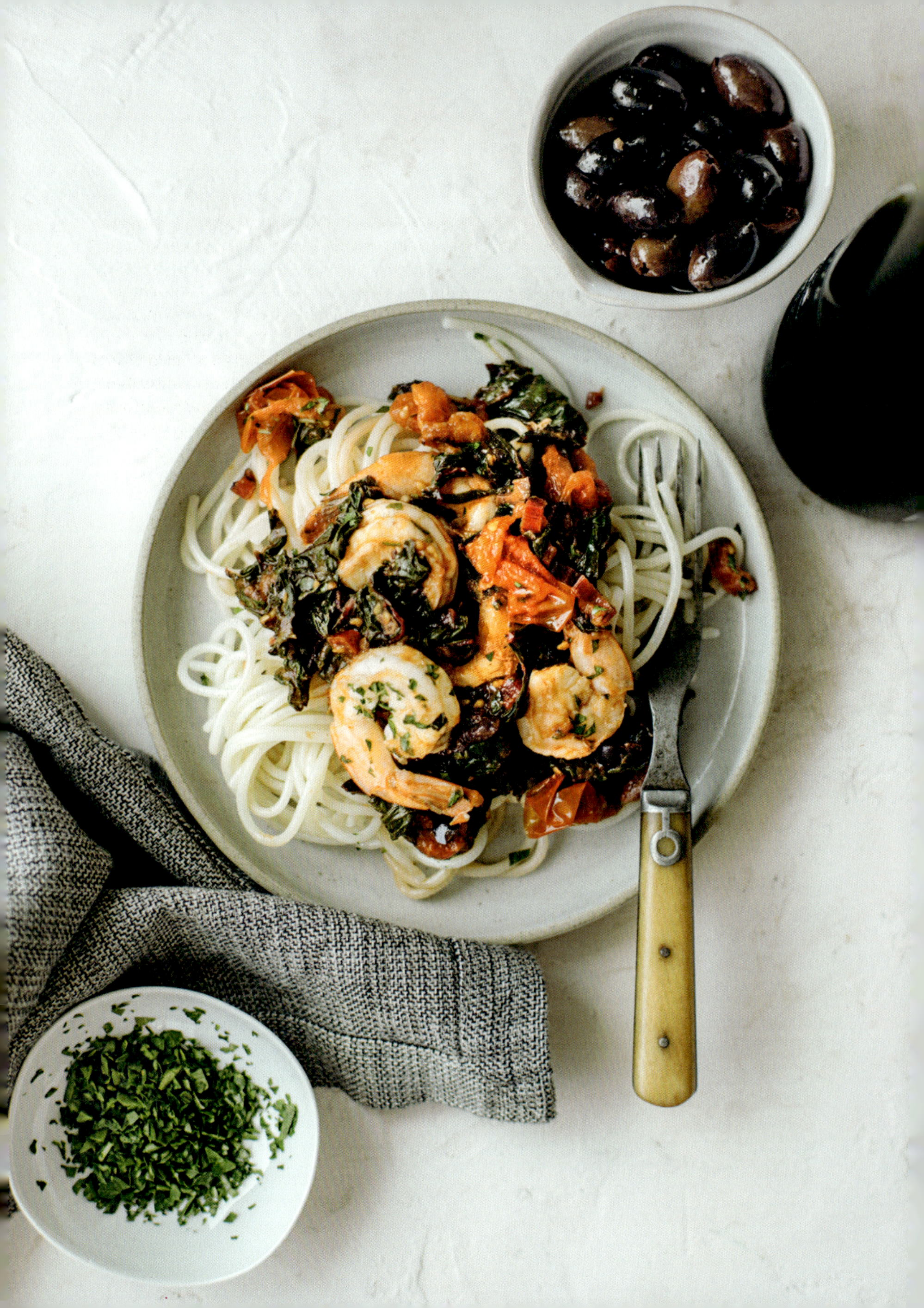

Spaghetti mit Shrimps und Kirschtomaten-Puttanesca

Eine meiner erfolgreichen Strategien, um Knoblauch und Zwiebeln zu meiden und trotzdem jede Menge echtes italienisches Aroma in die Gerichte zu bringen, ist die Verwendung von Antipasti. Und zufällig ist es auch die Strategie schlechthin, um die Anzahl der Gefäße in meinem Kühlschrank zu reduzieren, da Kapern, Oliven und Anchovis dort tendenziell viel Platz belegen. Dieses Gericht ist eine stückigere Version der traditionellen süditalienischen Puttanesca-Soße, für die ich Kirschtomaten verwende. Haben frische Tomaten gerade keine Saison, können Sie sie durch eine Dose oder einen Tetrapack stückige Tomaten (400 g) ersetzen. Ich bevorzuge Letztere, da Tomaten ziemlich viel Säure enthalten und daher ein besonders hohes Risiko besteht, dass sie aus der Dosenbeschichtung austretendes Bisphenol A (BPA) aufnehmen. Ein Bund Mangold macht diese Pasta zu einer eigenständigen Mahlzeit. Wenn Sie sich kohlenhydratarm ernähren, können Sie die Shrimps-Puttanesca auch ohne Weiteres mit Spaghettikürbis, Zucchini-Nudeln oder Blumenkohlreis servieren.

ERGIBT 4 PORTIONEN

- **1 Bund roter Mangold**
- **¼ Tasse Olivenöl *extra vergine***
- **500 g extra große Shrimps (etwa 20), geschält, ohne Darm**
- **Meersalz und schwarzer Pfeffer aus der Mühle**
- **2 Knoblauchzehen, zerdrückt**
- **2 Tassen Kirschtomaten, halbiert**
- **½ Tasse griechische Oliven (Kalamata), entsteint, grob gehackt**
- **2 EL Tomatenmark**
- **2 Anchovisfilets, klein geschnitten**
- **1 EL Kapern**
- **340 g Naturreis oder Quinoa-Spaghetti**
- **2 EL frische glatte Petersilie, fein gehackt**

1. Einen großen Topf Salzwasser zum Kochen bringen.

2. Auf einer sauberen Arbeitsfläche die Mangoldstängel entfernen und dünn schneiden, die Blätter grob hacken. Beides separat beiseitestellen.

3. Vom Olivenöl 2 EL bei mittelhoher Temperatur in einer großen Pfanne erhitzen. Die Shrimps trocken tupfen und gleichmäßig in der Pfanne verteilen. Großzügig salzen. Auf jeder Seite 1–2 Minuten garen, bis sie leicht rosa sind und sich die Enden einrollen. In eine Schüssel geben und beiseitestellen.

Weiter auf S. 310

4 Die restlichen 2 EL des Öls zusammen mit dem Knoblauch in die Pfanne geben. Auf niedrige Temperatur zurückschalten und den Knoblauch 5 Minuten braten, bis er auf allen Seiten braun ist. Herausnehmen und entsorgen. Alternativ diesen Schritt durch aromatisiertes Knoblauchöl ersetzen (S. 173).

5 Kirschtomaten, Mangoldstängel und Oliven in die Pfanne geben. Bei Mittelhitze 5 Minuten sautieren, bis die Tomaten geschrumpft sind und Saft gezogen haben. Die Tomaten eventuell mit einem Löffel oder Pfannenwender sanft drücken, um den Vorgang zu beschleunigen. Mangoldblätter, Tomatenmark, Anchovis, Kapern und ½ TL Salz einrühren. Unter gelegentlichem Umrühren etwa 5 Minuten sanft köcheln lassen, bis das Grüngemüse zusammengefallen ist.

6 Inzwischen die Nudeln nach Packungsanweisung kochen. Vor dem Abgießen ¼ Tasse der Kochflüssigkeit abschöpfen. Abgegossene Nudeln, zurückbehaltene Kochflüssigkeit, gegarte Shrimps und Petersilie in den Topf mit der Puttanesca-Soße geben. Schwenken, bis die Pasta gut bedeckt ist. Abschmecken und bei Bedarf mehr Salz und Pfeffer zugeben (Anchovis und Kapern sind selbst salzig). Sofort servieren.

Für später: ½ Tasse geviertelte **Artischockenherzen** in Öl zur Soße geben.

		Pasta weglassen und mit Spaghettikürbis servieren ↓					
LF	SF	SCD	SSFG	BPD1R	BPD1	BPD2	P

Burrito-Bowls mit geschwärztem Lachs, „schmutziger“ Quinoa und Gurken-Salsa

Dieses Bowl-Gericht hat alles, was zu einem perfekten Fisch-Taco dazugehört: Es ist würzig, cremig und knackig mit einem Hauch Pickles. Es mag nach vielen Zutaten und Arbeitsschritten aussehen, doch sie sind alle recht straff und unkompliziert. Und die meisten Bestandteile können im Voraus zubereitet werden. Wenn Sie Getreide meiden, lassen Sie Quinoa einfach weg und verdoppeln Sie den Salat als Bett für den Lachs.

ERGIBT 4 PORTIONEN

▷ Quinoa

- 1 EL Olivenöl *extra vergine*
- 1 kleine rote Paprika, fein gewürfelt
- ½ TL Kreuzkümmel, gemahlen
- ½ TL geräuchertes Paprikapulver
- ½ TL Meersalz
- 1 EL Tomatenmark
- 1 Tasse Quinoa

▷ Lachs

- 1 TL Kreuzkümmel, gemahlen
- 1 TL geräuchertes Paprikapulver
- 1 TL Chilipulver
- ¼ TL Cayennepfeffer (optional)
- 750 g Wildlachsfilets
- Olivenöl *extra vergine*
- Meersalz

▷ Salsa

- 2 kernlose Gurken (625 g), fein gewürfelt
- 2 Frühlingszwiebeln, grüne Anteile, dünn geschnitten
- 1 Jalapeño-Chili, entkernt, klein geschnitten
- 3 EL frische Korianderblätter, fein gehackt
- ¼ Tasse frischer Limettensaft (aus 2 Limetten)
- 2 TL Kleeblütenhonig oder reiner Ahornsirup
- ¾ TL Meersalz

▷ Bowls

- 2 Salatköpfe, Blätter abgetrennt
- 3 Tassen Weißkohl, zerkleinert
- 1 Tasse *Cremiges Ranch-Dressing mit Koriander und Jalapeño* (S. 175)
- 1 Tasse frische Korianderblätter (locker gefüllt), zum Servieren
- 1 Limette, in Spalten geschnitten, zum Servieren

1 Quinoa zubereiten: Das Olivenöl in einem mittelgroßen Schmortopf heiß machen. Paprika etwa 5 Minuten sautieren, bis sie weich ist. Kreuzkümmel, Paprikapulver, Salz und Tomatenmark einrühren. Noch 1 Minute garen, bis die Gewürze ihr Aroma verströmen. Quinoa in die Gemüsemischung einrühren und das Getreide unter gelegentlichem Rühren 2 Minuten anbraten. 1¾ Tassen Wasser zugießen und zum Kochen bringen, Deckel auflegen und etwa 20 Minuten ziehen lassen, bis das Wasser aufgenommen ist. Einmal durchrühren und die Quinoa etwa 5 Minuten offen ruhen lassen, bis der Dampf entwichen ist. Das kann bis zu 3 Tage im Voraus zubereitet werden.

Weiter auf S. 312

❷ **Salsa zubereiten:** Gurke, Frühlingszwiebeln, Jalapeño, Korianderblätter, Limettensaft, Honig und Salz in einer mittelgroßen Schüssel verrühren.

❸ **Lachs zubereiten:** Die Grillfunktion im Backofen vorheizen und ein Blech mit Backpapier auslegen. Kreuzkümmel, Paprikapulver, Chilipulver und Cayennepfeffer in einer kleinen Schüssel mischen. Den Lachs mit der Hautseite nach unten auf das vorbereitete Blech legen. Die Filets mit Olivenöl beträufeln und großzügig salzen, mit den Fingern gleichmäßig verteilen. Die Würzmischung über die Filets streuen. Das Blech in den Backofen schieben und 5 Minuten grillen oder bis die Oberseite des Lachses geschwärzt und der Fisch medium gebraten ist. Beiseitestellen und abkühlen lassen.

❹ **Bowls zusammenstellen:** Den Lachs mit zwei Gabeln in mundgerechte Stücke zerteilen, die Haut entsorgen. Kopfsalat, Weißkohl, Quinoa und Lachs auf vier Schüsseln verteilen. Gurkensalsa darüber verteilen und mit dem Ranch-Dressing beträufeln. Mit Korianderblättern und Limettenspalten garnieren.

Für später: 1 entkernte **Avocado** oder 1 Tasse gewürfelte **Mango** zu den Bowls geben.

Ahornsirup verwenden ↓	Quinoa weglassen und Kopfsalatmenge verdoppeln; Honig verwenden ↓				Quinoa auf ½ Tasse beschränken; Honig verwenden ↓		Tomatenmark, Jalapeño und Cayennepfeffer weglassen; alternatives Dressing verwenden ↓	Quinoa, Korianderblätter und Weißkohl weglassen ↓	Süßungsmittel weglassen; alternatives Dressing verwenden ↓	
LF	P	SCD	SSFG	BPD1R	BPD1	BPD2	HI	HS	YC	SF

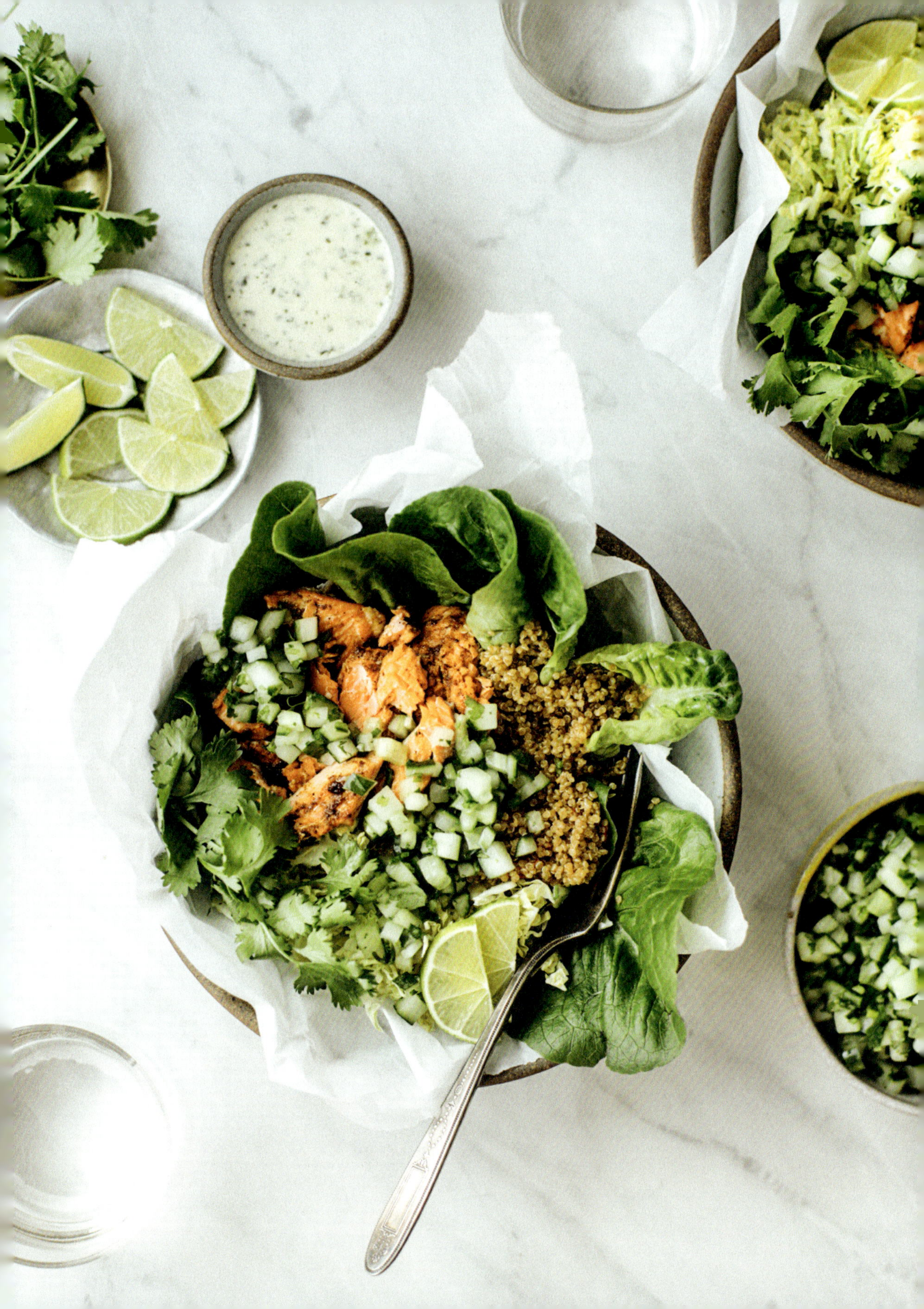

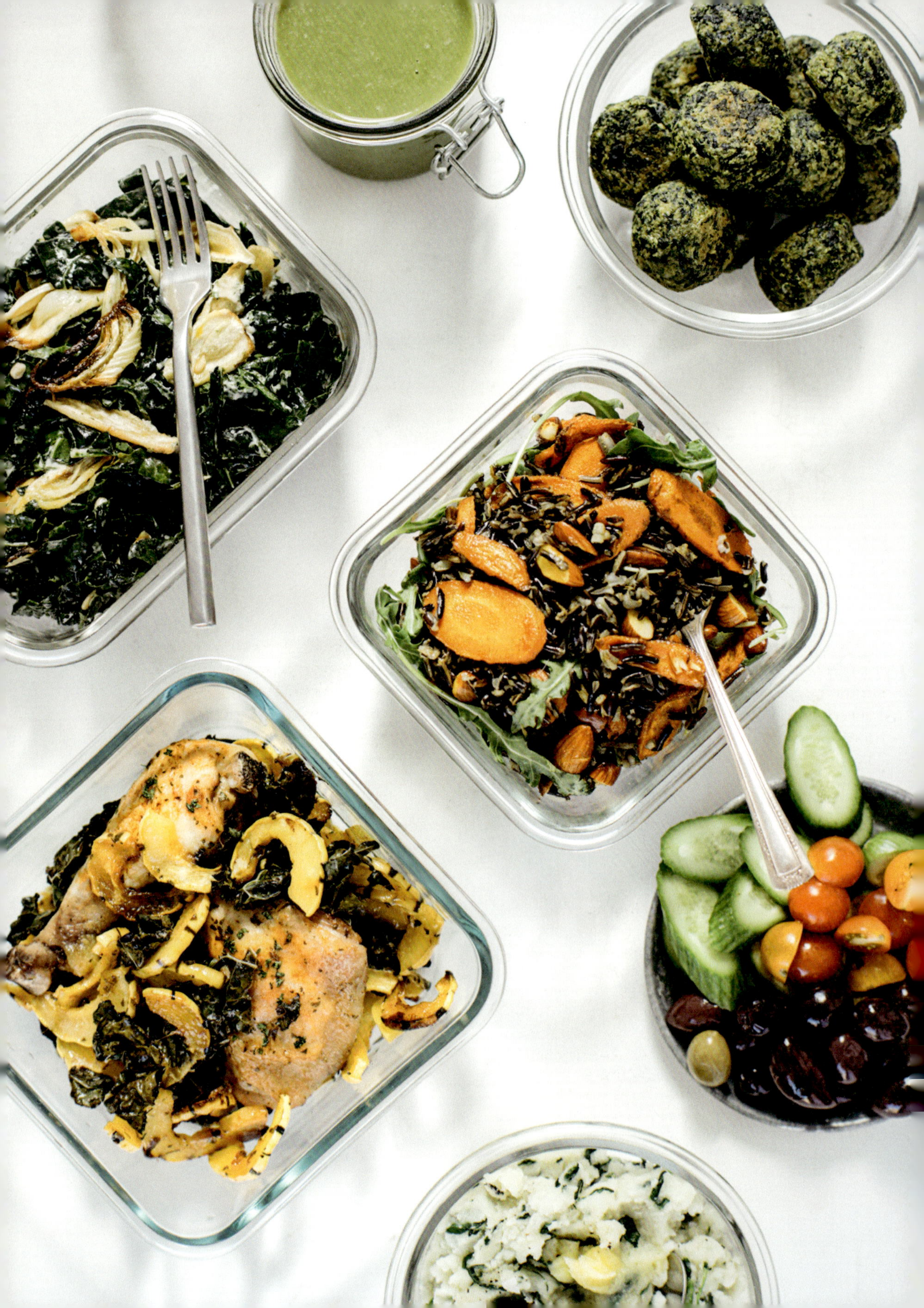

KOCHEN AUF VORRAT: SPEISEPLÄNE UND MENÜS

DIE FOLGENDEN ZUSAMMENSTELLUNGEN VERSCHIEDENER REZEPTE eignen sich ideal dafür, in einem bestimmten Zeitfenster mehrere Gerichte vorzukochen. Sie dienen auch als Anleitung, welche Gerichte geschmacklich am besten zusammenpassen. Wenn Sie sich an eine besondere Ernährungsrichtlinie oder an eine bestimmte Diät halten, achten Sie bitte darauf, die unterhalb der Rezepte angegebenen Informationen zu beachten. Das Menü im „Trainingslager für den gesunden Darm" besteht aus einfachen Rezepten für sehr leicht verdauliche Mahlzeiten, wenn Sie dringend einen Neustart brauchen.

TRAININGSLAGER FÜR DEN GESUNDEN DARM

Woche 1

Suppenbalsam in Orange

Grüne Detox-Suppe

Hühner-Congee vor dem Atemtest

Gebratenes Rosmarin-Zitronen-Hähnchen mit Pastinaken und Karotten

Gebratener Heilbutt mit grünen Oliven und Fenchel-Tapenade

Woche 2

Kreuzblütler-Suppenallerlei

Griechische Hühnersuppe mit Zucchini-Nudeln und Dill

Unschlagbares selbstgemachtes gelbes Reis-Pilaw

Wärmende Wurzelgemüse-Hühner-Tajine mit Mangold

Gegrilltes Kronfleisch mit Drei-Kräuter-Chimichurri

FODMAP-ARM

Woche 1

Gebratenes Rosmarin-Zitronen-Hähnchen mit Pastinaken und Karotten

Spinat-Kartoffel-Püree mit Ghee

Französischer Bohnen- und Karottensalat mit grüner Harissa-Soße

Grüne Detox-Suppe

Woche 2

Mildes und cremiges Butterhähnchen ohne Butter

Geschmorte Auberginen mit Kurkuma und Ingwer

Unschlagbares selbstgemachtes gelbes Reis-Pilaw

Mildes Gurken-Kimchi

Nussiges gedünstetes Grüngemüse

Woche 3

Wärmende Wurzelgemüse-Hühner-Tajine mit Mangold

Kitchari mit Naturreis

Marinierter Grünkohl mit gebratenem Fenchel, Pastinaken und Sonnenblumenkernen

Suppenbalsam in Orange

Woche 4

Sesam-Lachs vom Blech mit Radieschen

Rindfleisch-Negimaki-Pfanne mit grünen Bohnen und Brunnenkresse

Nussiges gedünstetes Grüngemüse

Kreuzblütler-Suppenallerlei

Woche 5

Teriyaki-Schweinelende mit Pak Choi und Brokkoli

Grünes Curryhuhn mit Baby-Auberginen auf thailändische Art

Spaghettikürbis Pad Thai

Pikante Schwarzkohl-Sommerrollen mit Mandel-Tamari-Dip

Woche 6

Hähnchenpfanne nach Jägerart

Baskischer Kabeljau-Chili-Kartoffel-Eintopf

Kürbis-Schnittlauch-Risotto

Chicorée-Salat mit wachsweich gekochten Eiern und Bagna-Cauda-Dressing

Woche 7

Gegrilltes Kronfleisch mit Drei-Kräuter-Chimichurri

Sommerkürbis-Moqueca

Bisque mit gebratenen Tomaten und Jalapeño

Romana-Salatherzen mit süßem und rauchigem Kürbiskern-Krokant nach Art des amerikanischen Südwestens

Woche 8

Chili-Limetten-Huhn vom Blech mit Delicata-Kürbis und Grünkohl

Chili mit Lamm und Süßkartoffel

Grüne Falafel mit weißer Soße

Marokkanischer Karottensalat mit Wildreis, Rucola und Mandeln

FODMAP-ARM, VEGETARISCH

Woche 1

Westafrikanischer Erdnuss-Eintopf

Geschmorte Auberginen mit Kurkuma und Ingwer

Kitchari mit Naturreis

Suppenbalsam in Orange

Woche 2

Spaghettikürbis Pad Thai

Gebratener Auberginensalat nach vietnamesischer Art

Mildes Gurken-Kimchi

Kohlgemüse aus der Pfanne mit Ingwer und Quinoa

Woche 3

Sommerkürbis-Moqueca

Unschlagbares selbstgemachtes gelbes Reis-Pilaw

Marinierter Grünkohl mit gebratenem Fenchel, Pastinaken und Sonnenblumenkernen

Grüne Detox-Suppe

Woche 4

Süßkartoffel-Quinoa-Burger mit Sprossen und pikanter Limetten-Aioli

Kapern-Kräuter-Kartoffelsalat

Marokkanischer Karottensalat mit Wildreis, Rucola und Mandeln

Bisque mit gebratenen Tomaten und Jalapeño

Woche 5

Kürbis-Schnittlauch-Risotto

Gebratener Radicchio- und Endiviensalat mit Balsamicoessig

Zucchini-Carpaccio mit Pinienkernen und knusprigem Schinken

Kreuzblütler-Suppenallerlei

Woche 6

Grüne Falafel mit weißer Soße

Hirse-Taboulé

Französischer Bohnen- und Karottensalat mit grüner Harissa-Soße

Gartensalat mit Karotten-Ingwer-Dressing

Woche 1
(BPD1R/Phase 1 – Eingeschränkt)

Grünes Curryhuhn mit Baby-Auberginen auf thailändische Art

Geschmorte Auberginen mit Kurkuma und Ingwer

Gartensalat mit Karotten-Ingwer-Dressing

Kreuzblütler-Suppenallerlei

Woche 2
(BPD1R/Phase 1 – Eingeschränkt)

Chili-Limetten-Huhn vom Blech mit Delicata-Kürbis und Grünkohl

Gebratener Heilbutt mit grünen Oliven und Fenchel-Tapenade

Französischer Bohnen- und Karottensalat mit grüner Harissa-Soße

Grüne Detox-Suppe

Woche 3
(BPD1/Phase 1 – Teilweise eingeschränkt)

Schweinekotelett in Apfelessig und Dijonsenf mit seidenweichem Weißkohl

Truthahn-Zucchini-Fleischbällchen mit spanischer Romesco-Soße

Marinierter Grünkohl mit gebratenem Fenchel, Pastinaken und Sonnenblumenkernen

Suppenbalsam in Orange

Woche 4
(BPD1/Phase 1 – Teilweise eingeschränkt)

Teriyaki-Schweinelende mit Pak Choi und Brokkoli

Larb-Salat-Wraps

Unschlagbares selbstgemachtes gelbes Reis-Pilaw

Mildes Gurken-Kimchi

Woche 5
(BPD2/Phase 2)

Gebratenes Rosmarin-Zitronen-Hähnchen mit Pastinaken und Karotten

Gefüllter Blattkohl mit Lamm und Quinoa

Spinat-Kartoffel-Püree mit Ghee

Chicorée-Salat mit wachsweich gekochten Eiern und Bagna-Cauda-Dressing

Woche 6
(BPD2/Phase 2)

Gegrilltes Kronfleisch mit Drei-Kräuter-Chimichurri

Schnelles Hühner-Paillard mit Vinaigrette aus getrockneten Tomaten

Baskischer Kabeljau-Chili-Kartoffel-Eintopf

Zucchini-Carpaccio mit Pinienkernen und knusprigem Schinken

SIBO-SPEZIFISCHE ERNÄHRUNGSRICHTLINIEN, SCD (SPEZIFISCHE KOHLENHYDRAT-DIÄT) UND PALÄO

Woche 1

Grünes Curryhuhn mit Baby-Auberginen auf thailändische Art

Geschmorte Auberginen mit Kurkuma und Ingwer

Gartensalat mit Karotten-Ingwer-Dressing

Kreuzblütler-Suppenallerlei

Woche 2

Chili-Limetten-Huhn vom Blech mit Delicata-Kürbis und Grünkohl

Gebratener Heilbutt mit grünen Oliven und Fenchel-Tapenade

Französischer Bohnen- und Karottensalat mit grüner Harissa-Soße

Grüne Detox-Suppe

Woche 3

Schweinekotelett in Apfelessig und Dijonsenf mit seidenweichem Weißkohl

Truthahn-Zucchini-Fleischbällchen mit spanischer Romesco-Soße

Marinierter Grünkohl mit gebratenem Fenchel, Pastinaken und Sonnenblumenkernen

Suppenbalsam in Orange

Woche 4

Teriyaki-Schweinelende mit Pak Choi und Brokkoli

Larb-Salat-Wraps

Gebratener Auberginensalat nach vietnamesischer Art

Mildes Gurken-Kimchi

Woche 5

Rindfleisch-Negimaki-Pfanne mit grünen Bohnen und Brunnenkresse

Seewolf in Kurkuma-Dill

Spaghettikürbis Pad Thai

Griechische Hühnersuppe mit Zucchini-Nudeln und Dill

Woche 6

Schnelles Hühner-Paillard mit Vinaigrette aus getrockneten Tomaten

Sommerkürbis-Moqueca

Romana-Salatherzen mit süßem und rauchigem Kürbiskern-Krokant nach Art des amerikanischen Südwestens

Bisque mit gebratenen Tomaten und Jalapeño

HISTAMINARM

Woche 1	Woche 2
Chili-Limetten-Huhn vom Blech mit Delicata-Kürbis und Grünkohl • Unschlagbares selbstgemachtes gelbes Reis-Pilaw • Französischer Bohnen- und Karottensalat mit grüner Harissa-Soße • Grüne Detox-Suppe	Mildes und cremiges Butterhähnchen ohne Butter • Kitchari mit Naturreis • Marinierter Grünkohl mit gebratenem Fenchel, Pastinaken und Sonnenblumenkernen • Suppenbalsam in Orange
Woche 3	**Woche 4**
Cremiger Hühner-Brokkoli-Auflauf • Larb-Salat-Wraps • Kohlgemüse aus der Pfanne mit Ingwer und Quinoa • Kreuzblütler-Suppenallerlei	Gegrilltes Kronfleisch mit Drei-Kräuter-Chimichurri • Burrito-Bowls mit geschwärztem Lachs, „schmutziger" Quinoa und Gurken-Salsa • Räucherwürzige Fingerling-Fritten aus dem Ofen • Marokkanischer Karottensalat mit Wildreis, Rucola und Mandeln

SCHWEFELARM

Woche 1

Hähnchenpfanne nach Jägerart

Wärmende Wurzelgemüse-Hühner-Tajine mit Mangold

Marokkanischer Karottensalat mit Wildreis, Rucola und Mandeln

Suppenbalsam in Orange

Woche 2

Mildes und cremiges Butterhähnchen ohne Butter

Geschmorte Auberginen mit Kurkuma und Ingwer

Unschlagbares selbstgemachtes gelbes Reis-Pilaw

Gartensalat mit Karotten-Ingwer-Dressing

Woche 3

Sommerkürbis-Moqueca

Gebratener Auberginensalat nach vietnamesischer Art

Hirse-Taboulé

Bisque mit gebratenen Tomaten und Jalapeño

Woche 4

Gebratenes Rosmarin-Zitronen-Hähnchen mit Pastinaken und Karotten

Truthahn-Zucchini-Fleischbällchen mit spanischer Romesco-Soße

Räucherwürzige Fingerling-Fritten aus dem Ofen

Romana-Salatherzen mit süßem und rauchigem Kürbiskern-Krokant nach Art des amerikanischen Südwestens

HEFEPILZ- UND CANDIDA-GEEIGNET UND ZUCKERFREI

Woche 1

Gebratene Jakobsmuscheln mit Kürbis-Succotash

•

Geschmorte Auberginen mit Kurkuma und Ingwer

•

Kitchari mit Naturreis

•

Suppenbalsam in Orange

Woche 2

Mildes und cremiges Butterhähnchen ohne Butter

•

Gedünstete Auberginen mit Kurkuma und Ingwer

•

Kitchari mit Naturreis

•

Suppenbalsam in Orange

Woche 3

Gefüllter Blattkohl mit Lamm und Quinoa

•

Baskischer Kabeljau-Chili-Kartoffel-Eintopf

•

Hirse-Taboulé

•

Zucchini-Carpaccio mit Pinienkernen und knusprigem Schinken

Woche 4

Grünes Curryhuhn mit Baby-Auberginen auf thailändische Art

•

Sesam-Lachs vom Blech mit Radieschen

•

Unschlagbares selbstgemachtes gelbes Reis-Pilaw

•

Gebratener Radicchio- und Endiviensalat mit Balsamicoessig

REZEPTVERZEICHNIS

BASISREZEPTE

Soßen, Snacks, Getränke und Würzmittel

SALATE UND GEMÜSEBEILAGEN

SCHONENDE KOHLENHYDRATE

SUPPEN UND EINTÖPFE

DIE HAUPTATTRAKTION

Geflügel und Fleisch, Fisch und Meeresfrüchte

REZEPTSCHLÜSSEL FÜR SPEZIFISCHE ERNÄHRUNGSFORMEN

LF	→ FODMAP-arm (s. Übersicht auf S. 105)
SCD	→ Spezifische Kohlenhydrat-Diät
SSFG	→ SIBO-spezifische Ernährungsrichtlinien
BPD1R	→ Zwei-Phasen-Diät, Phase 1 – eingeschränkt
BPD1	→ Zwei-Phasen-Diät, Phase 1 – teilweise eingeschränkt
BPD2	→ Zwei-Phasen-Diät, Phase 2
P	→ Paläo
V	→ Vegetarisch / Pflanzlich
SF	→ Ohne Zuckerzusatz
HI	→ Histaminarm
YC	→ Bei Überwucherung mit Hefe / Candida
HS	→ Bei Schwefelwasserstoff-bedingter SIBO

NAHRUNGSMITTELLISTEN FÜR SPEZIFISCHE EINSCHRÄNKUNGEN

NAHRUNGSMITTEL, DIE BEI EINER HISTAMINARMEN ERNÄHRUNGSWEISE (HI) GEMIEDEN WERDEN SOLLTEN

NAHRUNGSMITTEL MIT HOHEM HISTAMINGEHALT

Vergorene alkoholische Getränke: Wein, Sekt, Champagner, Bier, Cidre, Most

Fermentierte Nahrungs- und Würzmittel: Sauerkraut, Kefir, Joghurt, Kombucha, Kimchi, Sauerrahm, Buttermilch, Oliven, Pickles, Essig, Senf, Sojasoße, diverse asiatische Würzmittel

Fleisch- und Wurstwaren: Schinken, Speck, Salami, Aufschnitt

Dosenfisch: Thunfisch, Anchovis, Sardinen

Gereifter Käse

Trockenobst: Rosinen, Kirschen, Aprikosen, Pflaumen, Datteln, Feigen

Gemüse mit hohem Histamingehalt: Avocado, Auberginen, Spinat und Tomaten

HISTAMINLIBERATOREN

Alkohol

Bananen

Schokolade

Zitrusfrüchte (Limetten werden von den meisten Menschen vertragen)

Kuhmilch

Eier

Nüsse

Papaya

Ananas

Meeresfrüchte

Erdbeeren

Weizenkeime

DAO-BLOCKIERENDE NAHRUNGSMITTEL

Alkohol

Schwarztee

Energydrinks

Grüner Tee

Matetee

NAHRUNGSMITTEL, DIE BEI EINER HEFEPILZ- UND CANDIDA-BESIEDLUNG GEMIEDEN WERDEN SOLLTEN (YC)

Bei vielen Candida-Diäten werden Getreide, stärkehaltiges Gemüse und raffinierte Kohlenhydrate weggelassen. Ich vertrete einen liberaleren Ansatz und setze den Schwerpunkt auf Nahrungsmittel, die zu einer Kreuzreaktion mit Hefe führen bzw. selbst Hefe oder natürlichen Schimmel enthalten. Wer sich streng kohlenhydratarm ernährt, kann sich nach der Kennzeichnung SCD (Spezifische Kohlenhydrat-Diät) zusätzlich zu YC (Hefe) unterhalb der Rezepte richten.

Backhefen

Eier

Erdnüsse

Essig

Fermentierte Würzmittel (Tamari, Fischsoße)

Fermentiertes Gemüse

Fisch in Dosen: Thunfisch, Anchovis, Sardinen, Lachs

Fleisch- und Wurstwaren: Schinken, Speck, Salami, Aufschnitt

Gluten

Hülsenfrüchte

Kaffee

Käse

Knochenbrühe (Ausnahme: selbstgemachte histaminarme Brühe, S. 172)

Mais

Milch und Milchprodukte

Obst (Beerenobst in Maßen ist erlaubt)

Obst- und Gemüsesäfte in Flaschen

Soja

Speisepilze

Stärkehaltiges Gemüse wie Kartoffeln, Winterkürbis, Süßkartoffel, Pastinaken, orangefarbener Kürbis (begrenzte Mengen sind erlaubt)

Trockenobst

Verarbeitete Stärke in Mehl, Pasta usw. (Vollkorngetreide in Maßen ist erlaubt)

Vergorene alkoholische Getränke (Cidre, Wein, Bier, Kombucha)

Zucker und alle Süßungsmittel (s. Spickzettel für Zuckerzusätze, S. 330)

STARK SCHWEFELHALTIGE NAHRUNGSMITTEL, DIE BEI VORLIEGEN EINER SCHWEFELWASSERSTOFF-SIBO (HS) GEMIEDEN WERDEN SOLLTEN

Alles, was Sulfit in der Zutatenliste aufführt (überprüfen Sie das Etikett Ihrer Essigflasche).

Artischocken

Blattkohl

Blumenkohl

Bohnensprossen

Brokkoli

Brunnenkresse

Buchweizen

Eier

Erbsen

Fisch und Meeresfrüchte (ausgenommen Anchovis, Austern, Hering, Lachs, Makrelen, Muscheln, Sardinen)

Frühlingszwiebeln

Grüne Bohnen

Grünkohl

Hülsenfrüchte

Käse

Knoblauch

Knochenbrühe

Kohl

Kohlrübe/Steckrübe

Kollagen

Korianderblätter

Kuhmilch

Lauch

Mandeln

Mangold

Meeresalgen

Nüsse

Pak Choi

Quinoa

Rettich/Radieschen (Daikon-Rettich, Meerrettich usw.)

Rosenkohl

Rotes Fleisch

Rüben

Rucola

Sauerkraut

Schalotten

Schnittlauch

Schweinefleisch

Senf

Senfgrün/Sareptasenf

Soja

Spargel

Spinat

Topinambur (alias Jerusalem-Artischocke)

Trockenobst

Wein, Bier und Cidre

Yambohne

Zwiebeln

SPICKZETTEL FÜR ZUCKERZUSÄTZE

Agavendicksaft
Ahornsirup
Backmalz
Brauner Rohzucker
Buttercreme
Demerara-Zucker
Dextrin
Dextrose
End- oder Restmelasse
Ethylmaltol
Fruchtsaft
Fruchtsaftkonzentrat
Fruktose
Galaktose
Gelbzucker
Gerstenmalz
Glukose
Glukosesirup
Haushaltszucker

Honig
Invertzucker
Johannisbrotzucker
Kandiszucker
Karamell
Kokoszucker
Kristalline Fruktose
Kristallzucker
Laktose
Maissirup
Maissirup mit hohem Fruktosegehalt (HFCS)
Maltodextrin
Maltose
Malzsirup
Melasse
Muscovado-Zucker
Palmzucker
Panela-Zucker

Puderzucker
Raffineriezucker
Reissirup
Rohrohrzucker
Rohrzucker
Rübenkraut
Rübenzucker
Saccharose
Sirup
Staubzucker
Streuzucker
Sucanat
Tafelzucker
Traubenzucker
Turbinadozucker
Vollrohrzucker
Zuckerrohrsirup

ARBEITSBLATT: WIEDEREINFÜHRUNG VON NAHRUNGSMITTELN NACH EINER ELIMINATIONSDIÄT

Mithilfe des Arbeitsblatts zu den Symptomen und Beschwerden im Tagesverlauf (S. 333) erhalten Sie ein Gesamtbild des Tages, an dem Sie ein Nahrungsmittel erneut zu sich genommen haben; tragen Sie die Ergebnisse bitte in die Spalte *Symptome und Notizen* ein.

NAHRUNGSMITTEL UND MENGE	DATUM UND ZEIT DER WIEDER-EINFÜHRUNG	SYMPTOME UND NOTIZEN
Bsp.: ¼ Avocado	1. Mai, 9 Uhr	Leichtes Gluckern, aber nichts Besonderes!

NAHRUNGSMITTEL UND MENGE	DATUM UND ZEIT DER WIEDER-EINFÜHRUNG	SYMPTOME UND NOTIZEN

ARBEITSBLATT: SYMPTOME UND BESCHWERDEN IM TAGESVERLAUF

SYMPTOME UND BESCHWERDEN Notieren Sie die Uhrzeit	Mo	Die	Mi	Do	Fr	Sa	So
Hautprobleme: Hautausschläge, Quaddeln, Ekzeme usw.							
Gasbildung in Magen oder Darm: Aufstoßen oder Blähungen							
Sodbrennen oder Säurereflux							
Blähungen oder Blähbauch (Oberbauch)							
Blähungen oder Blähbauch (Unterbauch)							
Kopfschmerzen							
Müdigkeit							
Rücken-, Nacken- und Gelenkschmerzen							
Übelkeit oder übermäßiges Völlegefühl nach dem Essen							
„Gehirnnebel“ oder Benommenheit							
Angstzustände oder Depressionen							
Nasennebenhöhlenbeschwerden, verstopfte Nase, juckende Augen							
Anderes:							
STUHLGANG Kreuzen Sie an:	**Mo**	**Die**	**Mi**	**Do**	**Fr**	**Sa**	**So**
Durchfall							
Weicher Stuhl							
Trockene, feste Klumpen							
Verstopfung							
Unauffälliger Stuhlgang							
NAHRUNGSERGÄNZUNGSMITTEL Kräuter, Vitamine und auch Medikamente:	**Mo**	**Die**	**Mi**	**Do**	**Fr**	**Sa**	**So**

SYMPTOMAUSLÖSENDE NAHRUNGSMITTEL Kreuzen Sie verzehrte Nahrungsmittel an:	Mo	Die	Mi	Do	Fr	Sa	So
Mais							
Soja							
Milch und Milchprodukte							
Gluten							
Zuckerzusätze							
Hülsenfrüchte							
Gemüse mit hohem FODMAP-Gehalt							
Anderes:							
Anderes:							
Anderes:							
SELBST GEKOCHT ODER AUSWÄRTS GEGESSEN	**Mo**	**Die**	**Mi**	**Do**	**Fr**	**Sa**	**So**
Anzahl der Mahlzeiten, die nicht selbst zubereitet wurden							
FLÜSSIGKEITSHAUSHALT **Anzahl der Tassen/Gläser eintragen:**	**Mo**	**Die**	**Mi**	**Do**	**Fr**	**Sa**	**So**
Kaffee und Tee							
Alkohol							
Wasser							
SCHLAF	**Mo**	**Die**	**Mi**	**Do**	**Fr**	**Sa**	**So**
Anzahl Stunden							
Anzahl nächtliches Aufwachen							
Befinden am Morgen auf einer Skala von 1–10							
BEWEGUNG UND ACHTSAMKEIT **Anzahl der Minuten eintragen:**	**Mo**	**Die**	**Mi**	**Do**	**Fr**	**Sa**	**So**
Anzahl Minuten Bewegung							
Anzahl Minuten Achtsamkeit							
FÜR FRAUEN: ZYKLUSBEWUSSTSEIN	**Mo**	**Die**	**Mi**	**Do**	**Fr**	**Sa**	**So**
Tragen Sie den Zyklustag ein (Zählung beginnt mit dem ersten Tag der Periode)							

BEGLEITENDE ERKRANKUNGEN UND BESCHWERDEN VON SIBO *

- Autismus
- Bauchspeicheldrüsenentzündung
- Cholelithiasis (Gallensteine)
- Chronische lymphatische Leukämie (CLL)
- Chronisches Müdigkeitssyndrom (CFS)
- Diabetes
- Divertikulitis
- Dyspepsie
- Ehlers-Danlos-Syndrom
- Endometriose
- Chronisch-entzündliche Darmerkrankungen (Morbus Crohn und Colitis ulcerosa)
- Fibromyalgie
- Gastroparese
- Hashimoto-Thyreoiditis
- *Helicobacter-pylori-*Infektion
- Hepatische Steatose (Fettleber)
- HIV
- Hypochlorhydrie
- Hypothyreose (Schilddrüsenunterfunktion)
- Infektion mit *C. difficile*
- Interstitielle Zystitis
- Leaky-Gut-Syndrom
- Leberkrankheiten
- Lyme-Borreliose
- Mastzellenaktivierungssyndrom (MCAS)
- Mukoviszidose
- Muskeldystrophie (Muskelschwund)
- Parkinson-Krankheit
- Posturales Tachykardie-Syndrom
- Prostataentzündung
- RDS (Reizdarmsyndrom)
- Refluxösophagitis
- Restless-Legs-Syndrom
- Rheumatoide Arthritis
- Sklerodermie
- Strahlenenteropathie (Schäden am Darm durch Bestrahlung)
- Systemische Sklerose
- Traumatische Gehirn- oder Rückenmarksverletzung
- Zöliakie

* Ohne Anspruch auf Vollständigkeit

RESSOURCEN

INTERNETSEITEN

Internetseiten der Autorin Phoebe Lapine (in Englisch)
https://sibomadesimple.com
https://feedmephoebe.com/sibo/
https://thewellnessproject.com

PODCAST

Podcast der Autorin Phoebe Lapine (in Englisch)
https://feedmephoebe.com/sibo-made-simple-my-new-podcast-is-here/

APPS

Monash University FODMAP Diet, erhältlich bei Google Play oder iTunes (auch in Deutsch)

ERNÄHRUNGSALTERNATIVEN BEI SIBO

Im Internet gibt es zahlreiche Seiten, auf denen sich zu den verschiedenen Ernährungsformen (von GAPS über Low-FODMAP bis hin zur Paläo-Ernährung) spezifische Informationen finden. Geben Sie den entsprechenden Begriff in eine Suchmaschine ein. Auch Krankenkassen bieten Hilfestellungen an, z. B. bei Reizdarm, und übernehmen ggf. eine Ernährungsberatung. Auch Ratgeber sind zu den einzelnen Ernährungsalternativen bereits erschienen.

WEITERFÜHRENDE INFORMATIONEN

Mastzellaktivierungssyndrom und Histaminintoleranz
https://www.histaminintoleranz.ch
https://www.mastzellaktivierung.info/

Umwelttoxine und Schimmel
Bei Fragen zu Umweltgiften und Schimmelpilzen wenden Sie sich bitte an Ihre Verbraucherzentrale, die Sie an entsprechende Berater zum Thema verweisen kann.

Neurofeedback
Alle Fachverbände können Ihnen Therapeuten in Ihrer Umgebung nennen.

Hypnose bei RDS
Bitte erkundigen Sie sich bei Ihrer Krankenkasse nach einer Therapeutenliste, das Vertrauensverhältnis ist sehr wichtig. Es gibt auch Ratgeber mit CDs für die Selbsthypnose, z. B. von Prof. Martin Storr.

Rolfing
https://rolfingverband.de
https://rolfing.at
https://rolfing.ch

Osteopathie
https://www.osteopathie.de
https://www.oego.org
https://association-osteo-swiss.ch

Anm. d. Verlags: Die hier genannten Adressen und Empfehlungen entsprechen nur teilweise den Angaben in der amerikanischen Originalausgabe. Sie wurden für den deutschsprachigen Raum angepasst.

WO FINDEN SIE ÄRZTLICHE HILFE?

Wenn Sie nicht schon eine Empfehlung aus der Familie, dem Freundes- oder Bekanntenkreis haben, wenden Sie sich bei der Suche nach einer auf SIBO spezialisierten Ärztin oder einem Arzt bitte an Ihre Krankenversicherung. Auch in Selbsthilfeforen im Internet gibt es Listen mit Empfehlungen.

SIBO-ATEMTEST

Über einen SIBO-Atemtest, entweder zur Selbsttestung oder im Rahmen einer ärztlichen Behandlung, sowie einen IBS-Smart-Test bei Reizdarm und einen speziellen DNA-Stuhltest kann Ihnen Ihre Apotheke Auskunft geben, wenn Sie nicht bereits von einer Ärztin oder einem Arzt betreut werden. Eine Vorabrecherche im Internet kann Ihnen ebenfalls einen Überblick über die einzelnen Möglichkeiten verschaffen.

PRODUKTE UND NAHRUNGSERGÄNZUNGEN

Auch hier ist Ihre Apotheke ein kompetenter Ansprechpartner. Ihre Ärztin oder Ihr Arzt kann Ihnen außerdem eine Verordnung für eine Ernährungsberatung ausstellen, die teilweise auch von den gesetzlichen Krankenkassen übernommen wird.

Auf der Internetseite der Autorin Phoebe Lapine werden ebenfalls zahlreiche Produkte empfohlen, die jedoch größtenteils nur in den USA erhältlich sind. Dennoch kann man sich einen ersten Überblick verschaffen: *https://feedmephoebe.com/shop/*

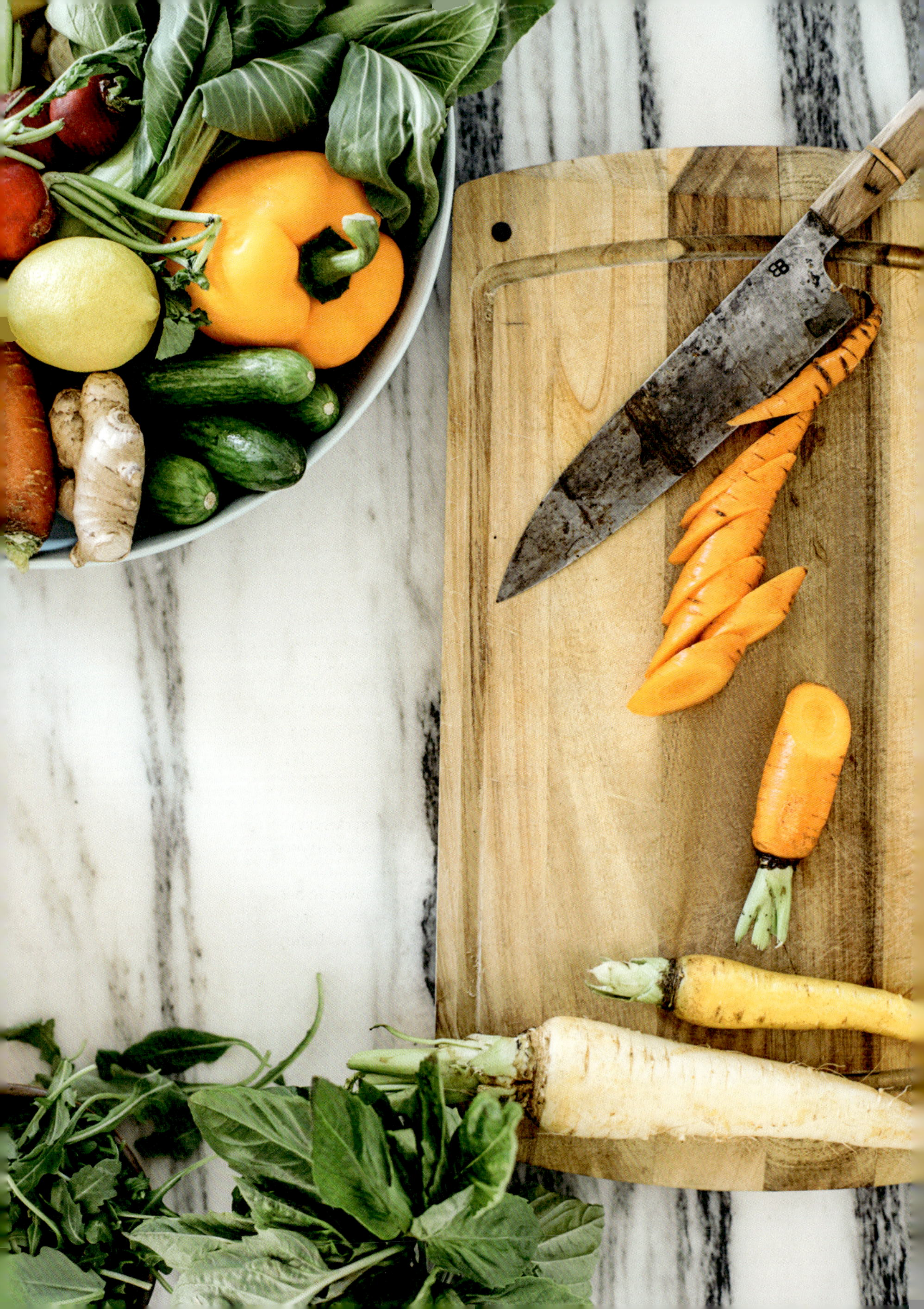

DANKSAGUNGEN

Vielleicht ist das Schreiben eines Buches der einzige Prozess, bei dem man sich noch einsamer fühlt als bei der Bewältigung einer chronischen Krankheit. Ich wusste, wenn ich also noch ein Buch über chronische Krankheiten schreiben würde, würde ich ein Spitzenteam zur Unterstützung brauchen, auf das ich mich verlassen konnte. Und dafür hätte ich mir kein besseres wünschen können.

Der Weg zu diesem Buch war mit Absagen von Menschen gepflastert, die dachten, SIBO besetze eine zu kleine Nische. Deshalb geht ein riesiges Dankeschön an Renée Sedliar, die meine Mission mit offenen Armen aufnahm und meinem Buch einen äußerst großzügigen Seitenumfang gewährte. Du hast eine wesentliche Rolle gespielt bei der Ideenfindung und während der Redaktion, und dein Vertrauen kommt nun all den SIBO-Amigos da draußen zugute.

Mein Dank geht auch an Sally Ekus, die meine kreativen Launen immer unterstützte, wohin auch immer sie (oder mein eigener Weg zur Gesundheit) führten.

Ich danke Haley Hunt Davis, dass sie sich mit ihrem ausgesprochenen vielseitigen Talent, Essen künstlerisch in Szene zu setzen, bereit erklärte, mich bei meinen sehr laienhaften Fotoaufnahmen zu unterstützen. Die vier Tage, die wir zu lauter Radiomusik tanzend in meiner Wohnung verbrachten, waren das Beste am Entstehungsprozess dieses Buches. Ein zusätzliches Dankeschön geht an Amelia Arend, für deinen Teamgeist und deine hervorragenden Künste mit dem Küchenmesser sowie an Maeve Sheridan, die uns meine Traum-Utensilien zu einem wahnsinnig günstigen Preis zur Verfügung stellte. Ich kann den Tag kaum erwarten, wenn ich es mir leisten kann, dich persönlich als Requisiteurin zu engagieren!

Danke an das ganze Team von Hachette Go für die Gestaltung des großartigsten SIBO-Buches im ganzen Land und für die Begleitung auf seinem Weg in die Welt.

Und mein Dank geht auch an das Spruceton Inn, das mir eine Woche der Ruhe und des Friedens gewährte, damit ich aufessen konnte, was von meinen Fotoaufnahmen übriggeblieben war, und mich in das Manuskript vertiefen konnte.

Ich danke Erica Adler, die (unter anderem) alle Aiolis probierte, als ich wirklich eine helfende Hand gebrauchen konnte. Ich bin so glücklich, dass ich dich seit vielen Jahren an meiner Seite habe.

Und ein Dank geht an die Leserinnen und Leser meiner Webseite *Feed Me Phoebe*, die unzählige Kommentare und E-Mails zu SIBO beisteuerten. Ihr seid der Grund, dass ich über den Tellerrand meiner eigenen Erfahrung hinausblicken konnte und die Notwendigkeit weiterer Lösungen erkannte. Und ganz außerordentlich dankbar bin ich den mehr als 77 von euch, die zu meinen Testessern gehörten – diese Rezepte sind durch eure Beiträge und eure Anfeuerung so viel besser geworden.

Ein großer Dank gebührt auch meinen Ernährungsfreundinnen, die jederzeit für beliebige Fragen und spontane Zusammenkünfte zur Verfügung standen, wenn ich Dampf ablassen musste: Serena Wolf, Liz Moody, Talia Pollock, Katie Horwich und Kaite Dalebout und viele andere mehr. Und ein ganz spezieller Dank geht an euch, Jessica Murnane und Heather Crosby, dass ich von eurem unvergleichlichen Blick auf die Dinge und euren Design-Fähigkeiten profitieren durfte.

Meinen Eltern, Sarah und James, danke ich für ihren Mut und ihr neuentdecktes Interesse an dem ganzen „Darmkram". Meiner Schwiegermutter Jane danke ich dafür, dass sie dafür sorgte, dass unser Vorrat an Monolaurin nie zur Neige ging. Und an Cheryl Houser und Debbie Phillips richtet sich mein Dank für ihre Betreuung als Mentorinnen.

Meinem Mann Charlie danke ich dafür, dass er das beste denkbare emotionale „Begleittier" für mich war. Die Entstehung dieses Buches überschnitt sich mit einer Pandemie, einem schrecklichen Verlust und vielen anderen Zeiten voller Existenzängste. Danke, dass du mich durchfütterst und darüber hinwegsehen konntest, dass mein Outfit dauerhaft aus Hosen mit Gummibund bestand. Ich liebe dich von ganzem Herzen. Und ich denke, dein Darm liebt auch mich dafür, dass ich dich dazu ermutigen konnte, auf Milch und Milchprodukte zu verzichten.

Letztendlich zähle ich mich, wie eingangs schon erwähnt, eher zur Abteilung „Umfassende Recherche und Informationsverwaltung" und ich bin keine medizinische Spezialistin in Sachen SIBO. Es erübrigt sich also zu erwähnen, dass ich dieses Buch ohne die Informationen der folgenden Ärztinnen und Ärzte unmöglich hätte schreiben können, die mich in meinem Podcast während meiner eigenen Genesungszeit an ihrem Wissen teilhaben ließen. Ich danke allen für ihre Forschungsarbeit, Ressourcen und die zahllosen Stunden, in denen sie SIBO-Amigos wie mich unterstützt haben: Lara Adler, Delia Ahouandjinou, Dr. Amy Bader, Dr. Maurice Beer, Dr. Susan Blum, David Bouley, Dr. Jolene Brighten, Dr. Will Bulsiewicz, Rebecca Coomes, Dr. Patrick Fratellone, Dr. Mahmoud Ghannoum, Dr. Ilana Gurevich, Jennifer Hanway, Dr. Jason Hawrelak, Dr. Nirala Jacobi, Dr. Ami Kapadia, Dr. Heidi Lovie, Dr. Andrea McBeth, Beth O'Hara, Dr. William Parker, Dr. Jessica Peatross, Dr. Mark Pimentel, Dr. Megan Riehl, Kristy Regan, Dr. Aviva Romm, Dr. Michael Ruscio, Shivan Sarna, Kate Scarlata, Dr. Amy Shah, Dr. Lisa Shaver, Dr. Allison Siebecker, Dr. Maya Shetreat, Heidi Turner, Chloe Weber und Dr. Jason Wysocki.

Und ein ganz spezielles Dankeschön geht an Dr. Will Cole dafür, dass er mir in Arizona einen ersten ermutigenden Schubs gegeben hat, als dieses Buch nur das Samenkörnchen einer Idee war, sowie für die großzügige Begleitung in der Endphase mit einem Vorwort. Ich fühle mich so geehrt, ein Teil eines gemeinsamen Projektes zu sein.

LITERATUR

Baker, Sidney MacDonald. *Detoxification and Healing: The Key to Optimal Health.* New York: McGraw Hill Education, 2003.

Barshak, M. B., and M. L. Durand. "The Role of Infection and Antibiotics in Chronic Rhinosinusitis." *Laryngoscope Investigative Otolaryngology* 2, no. 1 (January 2017): 36–42. https://doi.org/10.1002/lio2.61.

Basseri, R. J., B. Basseri, M. Pimentel, K. Chong, A. Youdim, K. Low, L. Hwang, E. Soffer, C. Chang, and R. Mathur. "Intestinal Methane Production in Obese Individuals Is Associated with a Higher Body Mass Index." *Gastroenterology & Hepatology* 8, no. 1 (January 2012): 22–28. https://www.ncbi.nlm.nih.gov/pubmed/22347829.

Belei, Oana, Laura Olariu, Andreea Dobrescu, Tamara Marcovici, and Otilia Marginean. "Is It Useful to Administer Probiotics Together with Proton Pump Inhibitors in Children with Gastroesophageal Reflux?" *Journal of Neurogastroenterology and Motility* 24, no. 1 (January 2018): 51–57. https://doi.org/10.5056/jnm17059.

Borrelli, F., I. Fasolino, B. Romano, R. Capasso, F. Maiello, D. Coppola, P. Orlando, G. Battista, E. Pagano, V. Di Marzo, et al. "Beneficial Effect of the Non-psychotropic Plant Cannabinoid Cannabigerol on Experimental Inflammatory Bowel Disease." *Biochemical Pharmocology* 85, no. 9 (May 1, 2013): 1306–1316. https://doi.org/10.1016/j.bcp.2013.01.017.

Bozek, A., and K. Pyrkosz. "Immunotherapy of Mold Allergy: A Review." *Human Vaccines & Immunotherapeutics* 13, no. 10 (2017): 2397–2401. https://doi.org/10.1080/21645515.2017.1314404.

Cao, Shu-Guang, Wan-Chun Wu, Zhen Han, and Meng-Ya Wang. "Effects of Psychological Stress on Small Intestinal Motility and Expression of Cholecystokinin and Vasoactive Intestinal Polypeptide in Plasma and Small Intestine in Mice." *World Journal of Gastroenterology* 11, no. 5 (February 2005): 737–740. https://doi.org/10.3748/wjg.v11.i5.737.

Chris Kresser. "Biofilm: What It Is and How to Treat It." Kresser Institute. Chris Kresser LLC, March 6, 2018. https://kresserinstitute.com/biofilm-what-it-is-and-how-to-treat-it/.

Cornish, J. A., E. Tan, C. Simillis, S. K. Clark, J. Teare, and P. P. Tekkis. "The Risk of Oral Contraceptives in the Etiology of Inflammatory Bowel Disease: A Meta-analysis." *American Journal of Gastroenterology* 103, no. 9 (September 2008): 2394–2400. https://doi.org/10.1111/j.1572-0241.2008.02064.x.

da Silva, Marco, Antonio Helio, and Peter T. Dorsher. "Neuroanatomic and Clinical Correspondences: Acupuncture and Vagus Nerve Stimulation." *Journal of Alternative and Complementary Medicine* 20, no. 4 (April 2014): 223–240. https://doi.org/10.1089/acm.2012.1022.

Darkoh, Charles, Lenard M. Lichtenberger, Nadim Ajami, Elizabeth J. Dial, Zhi-Dong Jiang, and Herbert L. DuPont. "Bile Acids Improve the Antimicrobial Effect of Rifaximin." *Antimicrobial Agents and Chemotherapy* 54, no. 9 (September 2010): 3618–3624. https://doi.org/10.1128/AAC.00161-10.

Do, Moon Ho, Eunjung Lee, Mi-Jin Oh, Yoonsook Kim, and Ho-Young Park. "High-Glucose or -Fructose Diet Cause Changes of the Gut Microbiota and Metabolic Disorders in Mice Without Body Weight Change." *Nutrients* 10, no. 6 (June 2018): 761. https://doi.org/10.3390/nu10060761.

Dominy, Stephen S., Casey Lynch, Florian Ermini, Malgorzata Benedyk, Agata Marczyk, Andrei Konradi, Mai Nguyen, Ursula Haditsch, Debasish Raha, Christina Griffin, et al. "*Porphyromonas gingivalis* in Alzheimer's Disease Brains: Evidence for Disease Causation and Treatment with Small-Molecule Inhibitors." *Science Advances* 5, no. 1 (January 23, 2019). https://doi.org/10.1126/sciadv.aau3333.

Donn, Jeff, Martha Mendoza, and Justin Pritchard. "Pharmaceuticals Lurking in U.S. Drinking Water." NBC News. Associated Press, 2013.

Dukowicz, Andrew C., Brian E. Lacy, and Gary M. Levine. "Small Intestinal Bacterial Overgrowth." *Gastroenterology & Hepatology* 3, no. 2 (February 2007): 112–122.

Erdogan, A., and S. S. Rao. "Small Intestinal Fungal Overgrowth." *Current Gastroenterology Reports* 17, no. 4 (April 2015): 16. https://doi.org/10.1007/s11894-015-0436-2.

Eutamene, Helene, Vassilia Theodorou, Jean Fioramonti, and Lionel Bueno. "Acute Stress Modulates the Histamine Content of Mast Cells in the Gastrointestinal Tract Through Interleukin-1 and Corticotropin-Releasing Factor Release in Rats." *Journal of Physiology* 553, pt. 3 (December 15, 2003): 959–966. https://doi.org/10.1113/jphysiol.2003.052274.

Fahey, Jed W., Katherine K. Stephenson, and Alison J. Wallace. "Dietary Amelioration of Helicobacter Infection." *Nutrition Research* 35, no. 6 (June 2015): 461–473. https://doi.org/10.1016/j.nutres.2015.03.001.

Faresjö, Åshild, Saga Johansson, Tomas Faresjö, Susanne Roos, and Claes Hallert. "Sex Differences in Dietary Coping with Gastrointestinal Symptoms." *European Journal of Gastroenterology & Hepatology* 22, no. 3 (March 2010): 327–333. https://doi.org/10.1097/MEG.0b013e32832b9c53.

Field, Tiffany, Miguel Diego, and Maria Hernandez-Reif. "Preterm Infant Massage Therapy Research: A Review." *Infant Behavior and Development* 33, no. 2 (April 2010): 115–124. https://doi.org/10.1016/j.infbeh.2009.12.004.

Foster, Jane A., and Karen-Anne McVey Neufeld. "Gut-Brain Axis: How the Microbiome Influences Anxiety and Depression." *Trends in Neurosciences* 36, no. 5 (May 2013): 305–312. https://doi.org/10.1016/j.tins.2013.01.005.

Furnari, M., A. Parodi, L. Gemignani, E. G. Giannini, S. Marenco, E. Savarino, L. Assandri, V. Fazio, D. Bonfanti, S. Inferrera, et al. "Clinical Trial: The Combination of Rifaximin with Partially Hydrolysed Guar Gum Is More Effective Than Rifaximin Alone in Eradicating Small Intestinal Bacterial Overgrowth." *Alimentary Pharmacology & Therapeutics* 32, no. 8 (October 2010): 1000–1006. https://doi.org/10.1111/j.1365-2036.2010.04436.x.

Galland, Leo. "Nutrition and Candidiasis." *Journal of Orthomolecular Psychiatry* 14, no. 1 (1985): 50–60. http://www.orthomolecular.org/library/jom/1985/pdf/1985-v14n01-p050.pdf.

Gigli, Stefano, Luisa Seguella, Marcella Pesce, Eugenia Bruzzese, Alessandra D'Alessandro, Rosario Cuomo, Luca Steardo, Giovanni Sarnelli, and Giuseppe Esposito. "Cannabidiol Restores Intestinal Barrier Dysfunction and Inhibits the Apoptotic Process Induced by *Clostridium difficile* Toxin A in Caco-2 Cells." *United European Gastroenterology Journal* 5, no. 8 (December 2017): 1108–1115. https://doi.org/10.1177/2050640617698622.

Godman, Heidi. "Are Sprouted Grains More Nutritious Than Regular Whole Grains?" Harvard Health Publishing. Harvard University, November 6, 2017. https://www.health.harvard.edu/blog/sprouted-grains-nutritious-regular-whole-grains-2017110612692.

Gonsalkorale, W. M., V. Miller, A. Afzal, and P. J. Whorwell. "Long-Term Benefits of Hypnotherapy for Irritable Bowel Syndrome." *Gut* 52, no. 11 (November 2003): 1623–1629. https://doi.org/10.1136/gut.52.11.1623.

Gonsalkorale, W. M. "Gut-Directed Hypnotherapy: The Manchester Approach for Treatment of Irritable Bowel Syndrome." *International Journal of Clinical and Experimental Hypnosis* 54, no. 1 (January 2006): 27–50. https://doi.org/10.1080/00207140500323030.

Grigoleit, H.-G., and P. Grigoleit. "Peppermint Oil in Irritable Bowel Syndrome." *Phytomedicine* 12, no. 8 (August 2005): 601–606. https://doi.org/10.1016/j.phymed.2004.10.005.

Gurav, Abhijit N. "Periodontitis and Insulin Resistance: Casual or Causal Relationship?" *Diabetes and Metabolism Journal* 36, no. 6 (December 2012): 404–411. https://doi.org/10.4093/dmj.2012.36.6.404.

Habib, Navaz. *Aktivieren Sie Ihren Vagusnerv.* Kirchzarten: VAK, 4. Auflage 2020.

Halmos, Emma P., Claus T. Christophersen, Anthony R. Bird, Susan J. Shepherd, Peter R. Gibson, and Jane G. Muir. "Diets That Differ in Their FODMAP Content Alter the Colonic Luminal Microenvironment." *Gut* 64, no. 1 (January 2015): 93–100. https://doi.org/10.1136/gutjnl-2014-307264.

Hashida, S., E. Ishikawa, N. Nakamichi, and H. Sekino. "Concentration of Egg White Lysozyme in the Serum of Healthy Subjects After Oral Administration." *Clinical and Experimental Pharmacology & Physiology* 29, no. 1–2 (January–February 2002): 79–83. https://www.ncbi.nlm.nih.gov/pubmed/11906463.

Hesselmar, Bill, Anna Hicke-Roberts, and Göran Wennergren. "Allergy in Children in Hand Versus Machine Dishwashing." *Pediatrics* 135, no. 3 (March 2015): e590–e597. https://doi.org/10.1542/peds.2014-2968.

Hesselmar, Bill, Anna Hicke-Roberts, Anna-Carin Lundell, Ingegerd Adlerberth, Anna Rudin, Robert Saalman, Göran Wennergren, and Agnes E. Wold. "Pet-Keeping in Early Life Reduces the Risk of Allergy in a Dose-Dependent Fashion." *PLoS ONE* 13, no. 12 (2018). https://doi.org/10.1371/journal.pone.0208472.

Hill, Peta, Jane G. Muir, and Peter R. Gibson. "Controversies and Recent Developments of the Low-

FODMAP Diet." *Gastroenterology & Hepatology* 31, no. 1 (January 2017): 36–45. https://www.ncbi.nlm.nih.gov/pmc/articles/PMC5390324/.

"IARC Monographs Evaluate Consumption of Red Meat and Processed Meat." International Agency for Research on Cancer press release, October 26, 2015. On the IARC website. https://www.iarc.fr/wp-content/uploads/2018/07/pr240_E.pdf.

Kajiura, Takayuki, Tomoko Takeda, Shinji Sakata, Mitsuo Sakamoto, Masaki Hashimoto, Hideki Suzuki, Manabu Suzuki, and Yoshimi Benno. "Change of Intestinal Microbiota with Elemental Diet and Its Impact on Therapeutic Effects in a Murine Model of Chronic Colitis." *Digestive Diseases and Sciences* 54 (2009): 1892–1900. https://link.springer.com/article/10.1007/s10620-008-0574-6.

Katzenberger, R. J., B. Ganetzky, and D. A. Wassarman. "The Gut Reaction to Traumatic Brain Injury." *Fly* 9, no. 2 (2015): 68–74. https://doi.org/10.1080/19336934.2015.1085623.

Kelesidis, Theodoros, and Charalabos Pothoulakis. "Efficacy and Safety of the Probiotic *Saccharomyces boulardii* for the Prevention and Therapy of Gastrointestinal Disorders." *Therapeutic Advances in Gastroenterology* 5, no. 2 (March 2012): 111–125. https://doi.org/10.1177/1756283X11428502.

Kennedy, Joshua L., and Larry Borish. "Chronic Rhinosinusitis and Antibiotics: The Good, the Bad, and the Ugly." *American Journal of Rhinology & Allergy* 27, no. 6 (November–December 2013): 467–472. https://doi.org/10.2500/ajra.2013.27.3960.

Khalili, Hamed, Leslie M. Higuchi, Ashwin N. Ananthakrishnan, James M. Richter, Diane Feskanich, Charles S. Fuchs, and Andrew T. Chan. "Oral Contraceptives, Reproductive Factors and Risk of Inflammatory Bowel Disease." *Gut* 62, no. 8 (August 2013): 1153–1159. https://doi.org/10.1136/gutjnl-2012-302362.

Kim, Dae Bum, Chang-Nyol Paik, Yeon Ji Kim, Ji Min Lee, Kyong-Hwa Jun, Woo Chul Chung, Kang-Moon Lee, Jin-Mo Yang, and Myung-Gyu Choi. "Positive Glucose Breath Tests in Patients with Hysterectomy, Gastrectomy, and Cholecystectomy." *Gut Liver* 11, no. 2 (March 2017): 237–242. https://doi.org/10.5009/gnl16132.

Kim, Y., S. C. Park, B. W. Wolf, and S. R. Hertzler. "Combination of Erythritol and Fructose Increases Gastrointestinal Symptoms in Healthy Adults." *Nutrition Research* 31, no. 11 (November 2011): 836–841. https://doi.org/10.1016/j.nutres.2011.09.025.

Korzenik, J., A. K. Koch, and J. Langhorst. "Complementary and Integrative Gastroenterology." *Medical Clinics of North America* 101, no. 5 (September 2017): 943–954. https://doi.org/10.1016/j.mcna.2017.04.009.

Kumamoto, Carol A. "Inflammation and Gastrointestinal Candida Colonization." *Current Opinion in Microbiology* 14, no. 4 (August 2011): 386–391. https://doi.org/10.1016/j.mib.2011.07.015.

Kuo, Braden, Manoj Bhasin, Jolene Jacquart, Matthe A. Scult, Lauren Slipp, Eric Isaac Kagan Riklin, Veronique Lepoutre, Nicole Comosa, Beth-Anne Norton, Allison Dassatti, et al. "Genomic and Clinical Effects Associated with a Relaxation Response Mind-Body Intervention in Patients with Irritable Bowel Syndrome and Inflammatory Bowel Disease." *PLoS ONE* (April 30, 2015). https://doi.org/10.1371/journal.pone.0123861.

Lapine, Phoebe. "SIBO Made Simple | EP 01 | SIBO 101: Root Causes, Testing & The IBS Connection with Dr. Allison Siebecker." *Feed Me Phoebe.* Podcast audio. January 16, 2019. https://feedmephoebe.com/smsepisode1/.

Lapine, Phoebe. "SIBO Made Simple | EP 02 | How to Treat SIBO Naturally with Dr. Will Cole." *Feed Me Phoebe.* Podcast audio. January 16, 2019. https://feedmephoebe.com/smsepisode2/.

Lapine, Phoebe. "SIBO Made Simple | EP 03 | The Thyroid Thread & What Women Need to Know About SIBO with Dr. Jolene Brighten." *Feed Me Phoebe.* Podcast audio. January 16, 2019. https://feedmephoebe.com/smsepisode3/.

Lapine, Phoebe. "SIBO Made Simple | EP 04 | FODMAP WTF: A Complete Guide to Life Without Fermentable Carbs with Kate Scarlata." *Feed Me Phoebe.* Podcast audio. January 23, 2019. https://feedmephoebe.com/smsepisode4/.

Lapine, Phoebe. "SIBO Made Simple | EP 05 | Intermittent Fasting & Other Strategies for Making the MMC Move Smoothly with Dr. Amy Shah." *Feed Me Phoebe.* Podcast audio. January 30, 2019. https://feedmephoebe.com/smsepisode5/.

Lapine, Phoebe. "SIBO Made Simple | EP 06 | Prebiotic and Probiotic Protocols: A SIBO Management Misnomer with Dr. Jason Hawrelak." *Feed Me Phoebe.* Podcast audio. February 6, 2019. https://feedmephoebe.com/smsepisode6/.

Lapine, Phoebe. "SIBO Made Simple | EP 07 | How Bodywork Can Give Your Intestines a Boost with Dr. Jason Wysocki." *Feed Me Phoebe.* Podcast audio. February 13, 2019. https://feedmephoebe.com/smsepisode7/.

Lapine, Phoebe. "SIBO Made Simple | EP 08 | The Autoimmune-SIBO Connection and How to Heal Leaky Gut with Dr. Susan Blum." *Feed Me Phoebe.*

Podcast audio. February 20, 2019. https://feedmephoebe.com/smsepisode8/.

Lapine, Phoebe. "SIBO Made Simple | EP 09 | Feast or Famine: How Your SIBO Diet & Treatment Plans Work in Tandem with Dr. Nirala Jacobi." *Feed Me Phoebe.* Podcast audio. February 27, 2019. https://feedmephoebe.com/smsepisode9/.

Lapine, Phoebe. "SIBO Made Simple | EP 10 | A Patient's Guide to Ridding Your Life of SIBO Without SIBO Taking Over Your Life with Rebecca Coomes." *Feed Me Phoebe.* Podcast audio. March 6, 2019. https://feedmephoebe.com/smsepisode10/.

Lapine, Phoebe. "SIBO Made Simple | EP 12 | Ask a Doctor: All Your Season 1 SIBO Questions Answered." *Feed Me Phoebe.* Podcast audio. March 20, 2019. https://feedmephoebe.com/smsepisode12/.

Lapine, Phoebe. "SIBO Made Simple | EP 13 | Digesting for Two: Infertility, SIBO & What Pregnant Mothers Need to Know About Gut Health with Dr. Aviva Romm." *Feed Me Phoebe.* Podcast audio. May 8, 2019. https://feedmephoebe.com/smsepisode13/.

Lapine, Phoebe. "SIBO Made Simple | EP 14 | The Sleep-Gut Cycle: How Improving Your Sleep Can Heal Your Digestive System with Jennifer Hanway." *Feed Me Phoebe.* Podcast audio. May 15, 2019. https://feedmephoebe.com/smsepisode14/.

Lapine, Phoebe. "SIBO Made Simple | EP 15 | Histamine, SIBO, and Food Sensitivities: What Seasonal Allergies Have to Do with Gut Health with Heidi Turner." *Feed Me Phoebe.* Podcast audio. May 22, 2019. https://feedmephoebe.com/smsepisode15/.

Lapine, Phoebe. "SIBO Made Simple | EP 16 | IBS & Anxiety: Free Your Mind with Hypnotherapy, Your Gut Will Follow with Dr. Megan Riehl." *Feed Me Phoebe.* Podcast audio. May 20, 2019. https://feedmephoebe.com/smsepisode16/.

Lapine, Phoebe. "SIBO Made Simple | EP 17 | The Great SIBO Breath Test Debate: How to Prep, Interpret Your Results, and Look at the Bigger Picture with Dr. Patrick Fratellone." *Feed Me Phoebe.* Podcast audio. June 5, 2019. https://feedmephoebe.com/smsepisode17/.

Lapine, Phoebe. "SIBO Made Simple | EP 18 | Getting Dirty: The Rules of Greater Gut Health to Teach Our Children and Heal Ourselves with Dr. Maya Shetreat." *Feed Me Phoebe.* Podcast audio. June 12, 2019. https://feedmephoebe.com/smsepisode18/.

Lapine, Phoebe. "SIBO Made Simple | EP 23 | Last Resort: The Elemental Diet and Other Strategies for When Your SIBO Won't Quit with Dr. Michael Ruscio." *Feed Me Phoebe.* Podcast audio. July 24, 2019. https://feedmephoebe.com/smsepisode23/.

Lapine, Phoebe. "SIBO Made Simple | EP 26 | Yeast and Other Beasts: The SIBO-Candida Connection, Diet & Treatment of Fungal Overgrowth with Dr. Ami Kapadia." *Feed Me Phoebe.* Podcast audio. November 20, 2019. https://feedmephoebe.com/smsepisode26/.

Lapine, Phoebe. "SIBO Made Simple | EP 30 | Gluten Freedom: Celiac Disease, SIBO & What This Protein Really Does to Our Gut with Dr. Lisa Shaver." *Feed Me Phoebe.* Podcast audio. January 1, 2020. https://feedmephoebe.com/smsepisode30/.

Lapine, Phoebe. "SIBO Made Simple | EP 36 | Ask a Doctor: The Latest IBS, Methane, and Hydrogen Sulfide Research + All Your Other SIBO Questions Answered with Dr. Mark Pimentel." *Feed Me Phoebe.* Podcast audio. February 19, 2020. https://feedmephoebe.com/smsepisode26/.

Lauritano, E. C., M. Gabrielli, E. Scarpellini, V. Ojetti, D. Roccarina, A. Villita, E. Fiore, R. Flore, A. Santoliquido, P. Tondi, et al. "Antibiotic Therapy in Small Intestinal Bacterial Overgrowth: Rifaximin Versus Metronidazole." *European Review for Medical and Pharmological Sciences* 13, no. 2 (March–April 2009): 111–116. https://www.ncbi.nlm.nih.gov/pubmed/19499846.

Lee, Han Hee, Yoon Young Choi, and Myung-Gyu Choi. "The Efficacy of Hypnotherapy in the Treatment of Irritable Bowel Syndrome: A Systematic Review and Meta-analysis." *Journal of Neurogastroenterology and Motility* 20, no. 2 (April 2014): 152–162. https://doi.org/10.5056/jnm.2014.20.2.152.

Lee, H. R., and M. Pimentel. "Bacteria and Irritable Bowel Syndrome: The Evidence for Small Intestinal Bacterial Overgrowth." *Current Gastroenterology Reports* 8, no. 2 (August 2006): 305–311. https://doi.org/10.1007/s11894-006-0051-3.

Lin, H. C., and M. Pimentel. "Bacterial Concepts in Irritable Bowel Syndrome." *Reviews in Gastroenterological Disorders* 5, suppl. 3 (2005): S3–S9. https://www.ncbi.nlm.nih.gov/pubmed/17713456.

Low, K., L. Hwang, J. Hua, A. Zhu, W. Morales, and M. Pimentel. "A Combination of Rifaximin and Neomycin Is Most Effective in Treating Irritable Bowel Syndrome Patients with Methane on Lactulose Breath Test." *Journal of Clinical Gastroenterology* 44, no. 8 (September 2010): 547–550. https://doi.org/10.1097/MCG.0b013e3181c64c90.

Lyszkowska, M., K. Popinska, M. Idzik, and P. Ksiazyk. "Probiotics in Children with Gut Failure." *Journal of Pediatric Gastroenterology and Nutrition* 46 (2008): 543.

Mahmood A., A. J. FitzGerald, T. Marchbank, E. Ntatsaki, D. Murray, S. Ghosh, and R. J. Playford. "Zinc Carnosine, A Health Food Supplement That Stabilises Small Bowel Integrity and Stimulates Gut Repair Processes." *Gut* 56, no. 2 (February 2007): 168–175. https://doi.org/10.1136/gut.2006.099929.

Marsh, A., E. M. Eslick, and G. D. Eslick. "Does a Diet Low in FODMAPs Reduce Symptoms Associated with Functional Gastrointestinal Disorders? A Comprehensive Systematic Review and Meta-analysis." *European Journal of Nutrition* 55, no. 3 (April 2016): 897–906. https://doi.org/10.1007/s00394-015-0922-1.

Mazzawi, Tarek, and Magdy El-Salhy. "Effect of Diet and Individual Dietary Guidance on Gastro-intestinal Endocrine Cells in Patients with Irritable Bowel Syndrome (Review)." *International Journal of Molecular Medicine* 40, no. 4 (October 2017): 943–952. https://doi.org/10.3892/ijmm.2017.3096.

McIntosh, Keith, David E Reed, Theresa Schneider, Frances Dang, Ammar H. Keshteli, Giada De Palma, Karen Madsen, Premysl Bercik, and Stephen Vanner. "FODMAPs Alter Symptoms and the Metabolome of Patients with IBS: A Randomised Controlled Trial." *Gut* 66 (2017): 1241–1251. https://gut.bmj.com/content/66/7/1241.

Mena-Sanchez, Guillermo, Nancy Babio, and Jordi Salas-Salvado. "Consuming Fermented Dairy Products Is Associated with a Healthier Life-Style and Greater Adherence to the Mediterranean Diet." Gut Microbiota for Heath. European Society for Neurogastroenterology & Motility, November 12, 2018. https://www.gutmicrobiotaforhealth.com/en/consuming-fermented-dairy-products-is-associated-with-a-healthier-life-style-and-greater-adherence-to-the-mediterranean-diet/.

Menees, Stacy, and William Chey. "The Gut Microbiome and Irritable Bowel Syndrome." *F1000Research* 7 (2018). https://doi.org/10.12688/f1000research.14592.1.

Mesnage, R., E. Clair, S. Gress, C. Then, A. Székács, and G.-E. Séralini. "Cytotoxicity on Human Cells of Cry1Ab and Cry1Ac Bt Insecticidal Toxins Alone or with a Glyphosate-Based Herbicide." *Journal of Applied Toxicology* 33, no. 7 (July 2013): 695–699. https://doi.org/10.1002/jat.2712.

"Mindfulness Meditation Reduces Severity of IBS in Women, Study Finds." National Center for Complementary and Integrative Health. US Department of Health & Human Services, National Institutes of Health, September 1, 2011. https://nccih.nih.gov/research/results/spotlight/031912.

Nickmilder, M., S. Carbonnelle, and A. Bernard. "House Cleaning with Chlorine Bleach and the Risks of Allergic and Respiratory Diseases in Children." *Pediatric Allergy and Immunology* 18, no. 1 (February 2007): 27–35. https://doi.org/10.1111/j.1399-3038.2006.00487.x.

Niv, E., A. Halak, E. Tiommny, H. Yanai, H. Strul, T. Naftali, and N. Vaisman. "Randomized Clinical Study: Partially Hydrolyzed Guar Gum (PHGG) Versus Placebo in the Treatment of Patients with Irritable Bowel Syndrome." *Nutrition & Metabolism* 13 (February 6, 2016): 10. https://doi.org/10.1186/s12986-016-0070-5.

Olsen, A. B., R. A. Hetz, H. Xue, K. R. Aroom, D. Bhattarai, E. Johnson, S. Bedi, C. S. Cox Jr., and K. Uray. "Effects of Traumatic Brain Injury on Intestinal Contractility." *Neurogastroenterology & Motility* 25, no. 7 (2013): 593-e463. https://doi.org/10.1111/nmo.12121.

Olsen, Ingar, and Kazuhisa Yamazaki. "Can Oral Bacteria Affect the Microbiome of the Gut?" *Journal of Oral Microbiology* 11, no. 1 (2019). https://doi.org/10.1080/20002297.2019.1586422.

Orme-Johnson, D. W., and R. E. Herron. "Reduced Medical Care Utilization and Expenditures Through an Innovative Approach." *Abstracts of the Association for Health Services Research 14th Annual Meeting* (June 15–17, 1997): 19.

Paddock, Catherine. "New IBD Treatments May Combine Antifungals and Probiotics." Medical News Today. Healthline Media UK Ltd., October 4, 2017. https://www.medicalnewstoday.com/articles/319633.php#1.

Palsson, O. S. "Standardized Hypnosis Treatment for Irritable Bowel Syndrome: The North Carolina Protocol." *International Journal of Clinical and Experimental Hypnosis* 54, no. 1 (January 2006): 51–64. https://doi.org/10.1080/00207140500322933.

Patwardhan, R. V., P. V. Desmond, R. F. Johnson, and S. Schenker. "Impaired Elimination of Caffeine by Oral Contraceptive Steroids." *Journal of Laboratory and Clinical Medicine* 95, no. 4 (April 1980): 603–608. https://www.ncbi.nlm.nih.gov/pubmed/7359014.

Pimentel, M., and S. Lezcano. "Irritable Bowel Syndrome: Bacterial Overgrowth What's Known and What to Do." *Current Treatment Options in Gastroenterology* 10, no. 4 (August 2007): 328–337. https://doi.org/10.1007/s11938-007-0076-1.

Pimentel, M., E. G. Chow, and H. C. Lin. "Eradication of Small Intestinal Bacterial Overgrowth Reduces Symptoms of Irritable Bowel Syndrome." *American Journal of Gastroenterology* 95, no. 12 (December 2000): 3503–3506. https://doi.org/10.1111/j.1572-0241.2000.03368.x.

Pimentel, M., E. G. Chow, and H. C. Lin. "Normalization of Lactulose Breath Testing Correlates with Symptom Improvement in Irritable Bowel Syndrome. A Double-Blind, Randomized, Placebo-Controlled Study." *American Journal of Gastroenterology* 98, no. 2 (February 2003): 412–419. https://doi.org/10.1111/j.1572-0241.2003.07234.x.

Pimentel, Mark, Edy E. Soffer, Evelyn J. Chow, Yuthana Kong, and Henry C. Lin. "Lower Frequency of MMC Is Found in IBS Subjects with Abnormal Lactulose Breath Test, Suggesting Bacterial Overgrowth." *Digestive Diseases and Sciences* 47, no. 12 (December 2002): 2639–2943. https://doi.org/10.1023/a:1021039032413.

Pimentel, Mark, R. J. Saad, M. D. Long, and S. S. C. Rao. "ACG Clinical Guideline: Small Intestinal Bacterial Overgrowth." *American Journal of Gastroenterology* 114, no. 2 (February 2020): 165–178. https://doi.org/10.14309/ajg.0000000000000501; https://journals.lww.com/ajg/Fulltext/2020/02000/ACG_Clinical_Guideline__Small_Intestinal_Bacterial.9.aspx.

Pimentel, Mark, Soumya Chatterjee, Christopher Chang, Kimberly Low, Yuli Song, Chengxu Liu, Walter Morales, Lemeesa Ali, Sheila Lezcano, Jeffery Conklin, and Sydney Finegold. "A New Rat Model Links Two Contemporary Theories in Irritable Bowel Syndrome." *Digestive Diseases and Sciences* 43, no. 4 (April 2008): 982–989. https://doi.org/10.1007/s10620-007-9977-z.

Pimentel, Mark, Tess Constantino, Yuthana Kong, Meera Bajwa, Abolghasem Rezaei, and Sandy Park. "A 14-Day Elemental Diet Is Highly Effective in Normalizing the Lactulose Breath Test." *Digestive Diseases and Sciences* 49, no. 1 (January 2004): 73–77. https://doi.org/10.1023/b:ddas.0000011605.43979.e1.

Pimentel, Mark, Walter Morales, Ali Rezaie, Emily Marsh, Anthony Lembo, James Mirocha, Daniel A. Leffler, Zachary Marsh, Stacy Weitsman, Kathleen S. Chua, et al. "Development and Validation of a Biomarker for Diarrhea-Predominant Irritable Bowel Syndrome in Human Subjects." *PLoS ONE* 10, no. 5 (2015). https://doi.org/10.1371/journal.pone.0126438.

Pimentel, Mark, Walter Morales, Venkata Pokkunuri, Constantinos Brikos, Sun Moon Kim, Seong Eun Kim, Konstantinos Triantafyllou, Stacy Weitsman, Zachary Marsh, Emily Marsh, et al. "Autoimmunity Links Vinculin to the Pathophysiology of Chronic Functional Bowel Changes Following *Campylobacter jejuni* Infection in a Rat Model." *Digestive Diseases and Sciences* 60, no. 5 (May 2015): 1195–1205. https://doi.org/10.1007/s10620-014-3435-5.

Ponziani, F. R., F. Scaldaferri, V. Petito, F. Paroni Sterbini, S. Pecere, L. R. Lopetuso, A. Palladini, V. Gerardi, L. Masucci, M Pompili, et al. "The Role of Antibiotics in Gut Microbiota Modulation: The Eubiotic Effects of Rifaximin." *Digestive Diseases* 34, no. 3 (2016): 269–278. https://doi.org/10.1159/000443361.

Ponziani, Francesca Romana, Maria Assunta Zocco, Francesca D'Aversa, Maurizio Pompili, and Antonio Gasbarrini. "Eubiotic Properties of Rifaximin: Disruption of the Traditional Concepts in Gut Microbiota Modulation." *World Journal of Gastroenterology* 23, no. 25 (July 2017): 4491–4499. https://doi.org/10.3748/wjg.v23.i25.4491.

"Post Infectious IBS." About IBS. International Foundation for Gastrointestinal Disorders, Inc., June 15, 2016. https://www.aboutibs.org/what-is-ibs-sidenav/post-infectious-ibs.html.

Prins, Mayumi, Tiffany Greco, Daya Alexander, and Christopher C. Giza. "The Pathophysiology of Traumatic Brain Injury at a Glance." *Disease Models & Mechanisms* 6, no. 6 (2013): 1307–1315. https://doi.org/10.1242/dmm.011585.

Rao, Radha Krishna, and Geetha Samak. "Role of Glutamine in Protection of Intestinal Epithelial Tight Junctions." *Journal of Epithelial Biology & Pharmacology* 5, suppl. 1-M7 (January 2012): 47–54. https://doi.org/10.2174/1875044301205010047.

Rao, Satish, and Ashley James. "248: SIBO and SIFO." Learn True Health. https://www.learntruehealth.com/sibo-and-sifo/.

Rao, Satish S. C., and Jigar Bhagatwala. "Small Intestinal Bacterial Overgrowth: Clinical Features and Therapeutic Management." *Clinical and Translational Gastroenterology* 10, no. 10 (October 3, 2019): e00078. https://doi.org/ 10.14309/ctg.0000000000000078; https://journals.lww.com/ctg/fulltext/2019/10000/small_intestinal_bacterial_overgrowth__clinical.2.aspx.

Rezaie, Ali, M. Buresi, A. Lembo, H. Lin, R. McCallum, S. Rao, M. Schmulson, M. Valdovinos, S. Zakko, and M. Pimentel. "Hydrogen and Methane-Based Breath Testing in Gastrointestinal Disorders: The North American Consensus." *American Journal of Gastroenterology* 112 (May 2017): 775–784. https://www.ncbi.nlm.nih.gov/pubmed/28323273/.

Romling, U., and C. Balsalobre. "Biofilm Infections, Their Resilience to Therapy and Innovative Treatment Strategies." *Journal of Internal Medicine* 272, no. 6 (December 2012): 541–561. https://doi.org/10.1111/joim.12004.

Santana, Ivone Lima, Letícia Machado Gonçalves, Andréa Araújo de Vasconcellos, Wander José da Silva, Jaime Aparecido Cury, and Altair Antoninha Del Bel Cury. "Dietary Carbohydrates Modulate *Candida albicans* Biofilm Development on the Denture Surface." *PLoS ONE* 8, no. 5 (2013). https://doi.org/10.1371/journal.pone.0064645.

Saraswati, Swami Satyananda. *Asana Pranayama Mudra Bandha*. Munger, India: Yoga Publications Trust, 2008.

Shah, Ayesha, N. J. Talley, M. Jones, B. J. Kendall, M. M. Walker, M. Morrison, and G. J. Holtmann. "Small Intestinal Bacterial Overgrowth in Irritable Bowel Syndrome: A Systematic Review and Meta-analysis of Case-Control Studies." *American Journal of Gastroenterology* 115, no. 2 (February 2020): 190–201. https://doi.org/10.14309/ajg.0000000000000504.

Shah, Eric D., Robert J. Basseri, Kelly Chong, and Mark Pimentel. "Abnormal Breath Testing in IBS: A Meta-analysis." *Digestive Diseases and Sciences* 55, no. 9 (September 2010): 2441–2449. https://doi.org/10.1007/s10620-010-1276-4.

Shahet, Ayesha al. "Small Intestinal Bacterial Overgrowth in Irritable Bowel Syndrome: A Systematic Review and Meta-Analysis of Case-Control Studies." *American Journal of Gastroenterology* 115, no. 2 (February 2020): 190–201. https://doi.org//10.14309/ajg.0000000000000504; https://journals.lww.com/ajg/Abstract/2020/02000/Small_Intestinal_Bacterial_Overgrowth_in_Irritable.11.aspx.

Shiga, Hisashi, Takayuki Kajiura, Junko Shinozaki, Sho Takagi, Yoshitaka Kinouchi, Seiichi Takahashi, Kenichi Negoro, Katsuya Endo, Yoichi Kakuta, Manabu Suzuki, et al. "Changes of Faecal Microbiota in Patients with Crohn's Disease Treated with an Elemental Diet and Total Parenteral Nutrition." *Digestive and Liver Disease* 44, no. 9 (September 2012): 736–742. https://doi.org/10.1016/j.dld.2012.04.014.

Sicard, Jean-Felix, Philippe Vogeleer, Guillaume Le Bihan, Yaindrys Rodriguez Olivera, Francis Beaudry, Mario Jacques, and Josée Harel. "N-Acetyl-glucosamine Influences the Biofilm Formation of *Escherichia coli*." *Gut Pathogens* 10 (2018): 26. https://doi.org/10.1186/s13099-018-0252-y.

Siebecker, Allison, and Steven Sandburg-Lewis. "SIBO: The Finer Points of Diagnosis, Test Interpretation, and Treatment." *Naturopathic Doctor News & Review* (January 2014). https://ndnr.com/gastrointestinal/sibo/.

Staudacher, H. M., and K. Whelan. "The Low FODMAP Diet: Recent Advances in Understanding Its Mechanisms and Efficacy in IBS." *Gut* 66, no. 8 (August 2017): 1517–1527. https://doi.org/10.1136/gutjnl-2017-313750.

Staudacher, H. M., M. C. Lomer, J. L. Anderson, J. S. Barrett, J. G. Muir, P. M. Irving, and K. Whelan. "Fermentable Carbohydrate Restriction Reduces Luminal Bifidobacteria and Gastrointestinal Symptoms in Patients with Irritable Bowel Syndrome." *Journal of Nutrition* 142, no. 8 (August 2012): 1510–1518. https://doi.org/10.3945/jn.112.159285.

Su, Tingting, Sanchuan Lai, Allen Lee, Xingkang He, and Shujie Chen. "Meta-analysis: Proton Pump Inhibitors Moderately Increase the Risk of Small Intestinal Bacterial Overgrowth." *Journal of Gastroenterology* 53, no. 1 (January 2018): 27–36. https://doi.org/10.1007/s00535-017-1371-9.

Suez, Jotham, Niv Zmora, Gili Ziberman-Schapira, Uria Mor, Mally Dori-Bachash, Stavros Bashiardes, Maya Zur, Dana Regev-Lehvi, Rotem Ben-Zeev Brik, Sara Federici, et al. "Post-antibiotic Gut Mucosal Microbiome Reconstitution Is Impaired by Probiotics and Improved by Autologous FMT." *Cell* 174, no. 6 (September 6, 2018): P1406–1423.E16. https://doi.org/10.1016/j.cell.2018.08.047.

Suez, Jotham, Tal Korem, David Zeevi, Gili Zilberman-Schapira, Christoph A. Thaiss, Ori Maza, David Israeli, Niv Zmora, Shlomit Gilad, Adina Weinberger, et al. "Artificial Sweeteners Induce Glucose Intolerance by Altering the Gut Microbiota." *Nature* 514, no. 7521 (October 9, 2014): 181–186. https://doi.org/10.1038/nature13793.

Summers, A. O., J. Wireman, M. J. Vimy, F. L. Lorscheider, B. Marshall, S. B. Levy, S. Bennett, and L. Billard. "Mercury Released from Dental 'Silver' Fillings Provokes an Increase in Mercury- and Antibiotic-Resistant Bacteria in Oral and Intestinal Floras of Primates." *Antimicrobial Agents and Chemotherapy* 37, no. 4 (April 1993): 825–834. https://doi.org/10.1128/aac.37.4.825.

Tabatabaeizadeh, Seyed-Amir, Niayesh Tafazoli, Gordon A. Ferns, Amir Avan, and Majid Ghayour-Mobarhan. "Vitamin D, the Gut Microbiome and Inflammatory Bowel Disease." *Journal of Research in Medical Sciences* 23 (2018): 75. https://doi.org/10.4103/jrms.JRMS_606_17.

Tabibian, N., E. Swehli, A. Boyd, A. Umbreen, and J. H. Tabibian. "Abdominal Adhesions: A Practical Review of an Often Overlooked Entity." *Annals of Medicine and Surgery* 15 (March 2017): 9–13. https://doi.org/10.1016/j.amsu.2017.01.021.

Terciolo, Chloe, Michael Dapoigny, and Frederic Andre. "Beneficial Effects of *Saccharomyces boulardii* CNCM I-745 on Clinical Disorders Associated with Intestinal Barrier Disruption." *Clinical and Experimental Gastroenterology* 12 (2019): 67–82. https://doi.org/10.2147/CEG.S181590.

Valori, R. M., D. Kumar, and D. L. Wingate. "Effects of Different Types of Stress and of 'Protokinetic' Drugs on the Control of the Fasting Motor Complex in Humans." *Gastroenterology* 90, no. 6 (June 1986): 1890–1900. https://doi.org/10.1016/0016-5085(86)90258-1.

Vickhoff, Björn, Helge Malmgren, Rickard Åström, Gunnar Nyberg, Seth-Reino Ekström, Mathias Engwall, Johan Snygg, Michael Nilsson, and Rebecka Jörnsten. "Music Structure Determines Heart Rate Variability of Singers." *Frontiers in Psychology* 4 (2013): 334. https://doi.org/10.3389/fpsyg.2013.00334.

Vlasova, Anastasia N., Sukumar Kandasamy, Kuldeep S. Chattha, Gireesh Rajashekara, and Linda J. Saif. "Comparison of Probiotic Lactobacilli and Bifidobacteria Effects, Immune Responses and Rotavirus Vaccines and Infection in Different Host Species." *Veterinary Immunology and Immunopathology* 172 (April 2016): 72–84. https://doi.org/10.1016/j.vetimm.2016.01.003.

Wang, Peng-fei, Dan-hua Yao, Yue-yu Hu, and Yousheng Li. "Vitamin D Improves Intestinal Barrier Function in Cirrhosis Rats by Upregulating Heme Oxygenase-1 Expression." *Biomolecules and Therapeutics* 27, no. 2 (February 2019): 222–230. https://doi.org/10.4062/biomolther.2018.052.

Yoon, Jin Young, Soo Jung Park, and Jae Hee Cheon. "Effect of Colostrum on the Symptoms and Mucosal Permeability in Patients with Irritable Bowel Syndrome: A Randomized Placebo-Controlled Study." *Intestinal Research* 12, no. 1 (January 2014): 80–82. https://doi.org/10.5217/ir.2014.12.1.80.

Zhang, Luoping, Iemaan Rana, Rachel M. Shaffer, Emanuela Taioli, and Lianne Sheppard. "Exposure to Glyphosate-Based Herbicides and Risk for Non-Hodgkin Lymphoma: A Meta-analysis and Supporting Evidence." *Mutation Research/Reviews in Mutation Research* 781 (July–September 2019): 186–206. https://doi.org/10.1016/j.mrrev.2019.02.001.

Zhang, Mei, and Xiao-Jiao Yang. "Effects of a High Fat Diet on Intestinal Microbiota and Gastrointestinal Diseases." *World Journal of Gastroenterology* 22, no. 40 (October 2016): 805–809. https://doi.org/10.3748/wjg.v22.i40.8905.

STICHWORTVERZEICHNIS

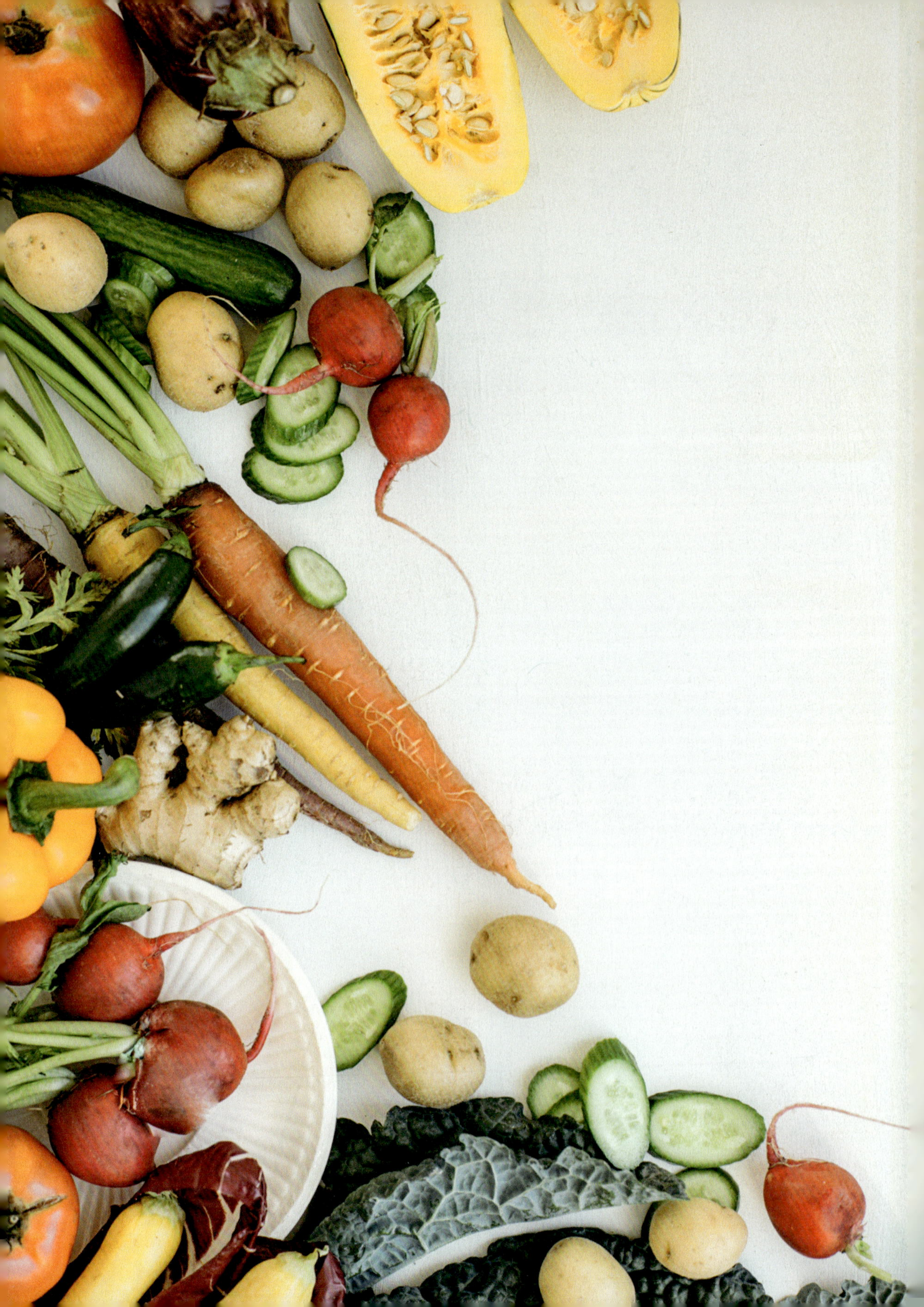